Manual Therapy for the Low Back and Pelvis
A Clinical Orthopedic Approach

腰部と骨盤の手技療法

機能解剖に基づく臨床技法とセルフケア

著 Joseph E. Muscolino
監訳 木戸正雄
翻訳 信國真理子
　　 伊藤直子

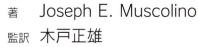

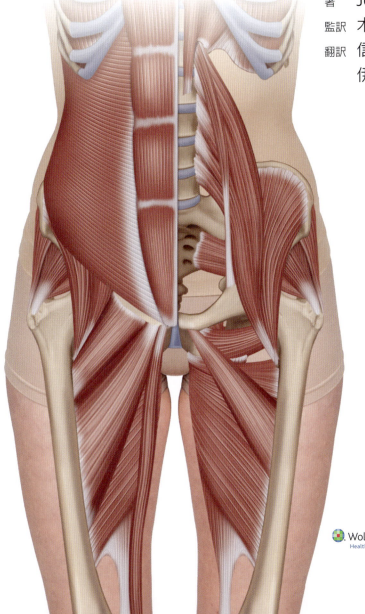

緑書房

Manual therapy for the low back and pelvis : a clinical orthopedic approach
by Muscolino, Joseph E.

Original English edition published by Lippincott Williams & Wilkins/Wolters Kluwer Health

First Edition

Copyright © 2015 Wolters Kluwer Health
Figure 6-9A&B courtesy of Joseph E. Muscolino

Japanese translation rights arranged with Lippincott Williams & Wilkins/
Wolters Kluwer Health Inc.,USA
through Japan UNI Agency, Inc., Tokyo

Lippincott Williams & Wilkins/Wolters Kluwer Health did not participate
in the translation of this title.

Lippincott Williams & Wilkins/Wolters Kluwer Health 発行の Manual therapy for the low
back and pelvis : a clinical orthopedic approach の日本語に関する
翻訳・出版権は株式会社緑書房が独占的にその権利を保有する。

ご注意

　本書で紹介する、適応症状、副作用、治療計画、製品については、細心の注意をもっ
て記載されています。しかし記載された内容がすべての点において完全であると保証す
るものではありません。国の医療情報、製造元のパッケージ情報をよくご確認の上、ご
活用ください。
　また、著者、監訳者、翻訳者、日本語版編集者、日本語版編集協力者、原著出版社な
らびに緑書房は、本書記載の診断法、治療法、薬用量を使用した結果として、不測の事
態が起こったとしても一切の責任を負いかねます。（株式会社緑書房）

Manual Therapy for the Low Back and Pelvis
A Clinical Orthopedic Approach

Joseph E. Muscolino, BA, DC

Chiropractor

Adjunct Professor of Anatomy, Physiology, and Kinesiology

at Purchase College, State University of New York

Owner of *The Art and Science of Kinesiology*

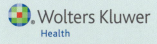

Philadelphia · Baltimore · New York · London
Buenos Aires · Hong Kong · Sydney · Tokyo

本書を

わが息子、

Joseph C. Muscolino に

愛情をこめて捧げる。

査読者
REVIEWERS

著者およびWalters Kluwer Health社チームは、本書執筆中に意見を賜り、査読をしていただいた以下の方々に、心からの感謝の意を表する。

Karen Casciato, LMT[1]
アメリカ オレゴン州ポートランド

Lisa Krause, MS[2], CMT[3]
Wisconsin School of Massage Therapy インストラクター
アメリカ ウィスコンシン州ジャーマンタウン

Karen Lilly, AAS[4]
アメリカ カンザス州ウィチタ

Jeffrey Lutz, CMTPT[5]
The Pain Treatment and Wellness Center
アメリカ ペンシルバニア州グリーンズバーグ

Lou Peters, LMT, CNMT[6], BS[7]
American Institute of Alternative Medicine インストラクター
アメリカ オハイオ州コロンバス

Antonella Sena, DC[8]
Academy of Massage Therapy カイロプラクター
アメリカ ニュージャージー州ハッケンサック

■監訳注
学位以外はアメリカ国内での略式呼称や資格名で、一致する日本語名称は基本的に存在しません。
1）LMT：Licensed Massage Therapist は「免許を取得しているマッサージ師」の意
2）MS：Master of Science は「理学修士」
3）CMT：Certified Massage Therapist は「認証されているマッサージ師」の意
4）AAS：Associate of Applied Science は「応用科学系準学士」
5）CMTPT：Certified Myofascial Trigger Point Therapist は「認証されている筋筋膜トリガーポイント施術師」の意
6）CNMT：Certified Neuromuscular Therapist は「認証されている神経筋施術師」の意
7）BS：Bachelor of Science は「理学士」
8）DC：Doctor of Chiropractic は「ドクター・オブ・カイロプラクティック」というアメリカでの学位で、以前は第一職業専門学位（First-Professional Degree）と呼ばれる博士号とは別の学位でしたが、2011年以降はカイロプラクティックの規定の博士課程の修了者に授与される「Doctor's degree - professional practice（博士号－専門職の意）」に分類されるようになりました

PREFACE

　マッサージ療法の分野が広く受け入れられるようになってきたのにともない、健康分野におけるその役割も高まってきています。このため、筋骨格系の病状を呈する患者に対する臨床整形外科的リハビリテーション志向の施術テクニックの必要性が増えつつあります。本書はそのような臨床整形外科領域から、マッサージ師やその他の手技療法士が使うことのできる数多くの施術テクニックを提示することを目的としています。

　本書は、多くの学校ではおそらく教わることがなかったであろうテクニックを学びたいと思っている現役の施術者に使ってもらえるようにも書かれています。またマッサージ療法、手技療法、運動療法を教える学校のカリキュラムに当てはまるようにも工夫されています。

　ただし、マッサージ師やその他の手技療法士の診療要件の範囲（スコープ・オブ・プラクティス[1]）は場所によって、例えばアメリカでは州や市、ひいては地域によっても異なるため、実際に治療に使用する際には注意が必要です。ここで紹介した治療法が法律の範囲内であるか、読者の保有する治療資格の範囲内であるかの確認は、施術者の責任となります。

本書の構成

　本書の内容は以下の3部（全12章）に分かれています。
- 第1部（第1～3章）では、患者の腰部または骨盤の状態を把握し、評価を行い、適切な選択肢を決めるために必要となる基礎的情報を扱います。
- 第2部（第4～10章）では、実際の腰部または骨盤の施術テクニックを扱い、章ごとに個別のテクニックを取り上げます。
- 第3部（第11～12章）では、患者と施術者のための姿勢のセルフケアと水治療法の利用法を紹介します。

　なお、本書が読者にとって、できるだけ使いやすく理解しやすくなるように、各章のはじめには簡単な概要（学習目標）、キーワードのリストを入れています。またコラムや臨床のアドバイスによる補足、注意点、実践テクニックとともに、章内で扱う施術の基本手順のリストも掲載しています。さらに、各章の終わりではその章の内容をふり返ってまとめるとともに、具体的な症例検討および演習問題を用意しています[2]。

第1部：解剖学・病理学・評価

　当然ながら、正しい治療を適用するには、まず基本的な解剖学、生理学、キネシオロジーを理解しておかなくてはなりません[3]。そのため、第1章では復習の意味も含めて、腰部と骨盤の解剖学と生理学についてまとめています。ただし、この内容はあくまでもおさらいに過ぎないものであり、マッサージなどの手技療法を教える学校の自然科学のカリキュラム全体に代わるものではありません。正確に言えば、各章で出てくる治療の重要事項をより容易に理解・学習・適用できるよう、腰椎と仙腸関節の解剖学と生理学の基礎を取り上げています。読者の皆さんには4章以降の技術面の章へと進む前に、第1章から読みはじめることをおすすめします。

　また正しい施術テクニックを適用するには、患者が罹患中の病態における解剖学および生理学を明確に理解しなくてはなりません。したがって、第2・3章では、臨床でよく遭遇する腰椎と骨盤の状態について述べています。それぞれ、第2章では「病態の症状と原因」、第3章では「評価」について紹介しています。

第2部：施術テクニック

治療効果のある手技療法のテクニックは数多くありますが、なかでも重要なものはスウェーデン式に基づくマッサージです。どのスウェーデン式マッサージも循環器系と神経系の副交感神経に影響を及ぼし、効果を発揮しますが、深部組織へのテクニックはさらなる臨床効果をもたらします。

第4章では、腰部および骨盤の筋系への施術を少ない労力で効果的に行うテクニックを紹介しています。がむしゃらにやるのではなく、賢く実践する方法となっています。なお、腹壁の筋系は特殊な構造をしているため、第5章ではこの部位のマッサージ治療に特化して解説します。

とはいえ、手技療法で活用できる治療はマッサージだけではなく、ストレッチも効果的な治療法の1つです。しかし、ストレッチはマッサージなどの手技治療のカリキュラムのなかでは軽視されることが多く、ほとんどの施術者は十分に活用できていないのが現状です。そのようなことから、第6～9章では、基本的なストレッチ技術とともに、腰椎および骨盤の治療に効果的に活用できるより高度なストレッチ技術も紹介します。

また関節モビライゼーションは、ストレッチよりもさらに活用されていないものですが、確かな技術をともなって実践できれば、腰椎や仙腸関節の疾患において非常に効果的な治療となります。ただし、高い効果を得るためには注意深く評価し、実践しなければなりません。そこで第10章では、施術者が患者の腰椎や仙腸関節の治療に安全かつ効果的に使うことのできる関節モビライゼーションの手技を紹介します。

第3部：患者と施術者のためのセルフケア

患者および施術者のためのセルフケアという重要なテーマについて、最後の2つの章で取り上げています。

第11章では、水治療法の利用法と患者に対する自宅でのケアの適切な指導について解説します。水治療法は、水を使って温熱や寒冷を患者に伝導させるものですが、診療の補助手段としてとても有用です。これらの治療法の具体的な利用法のみならず、温めるべき場合と冷やすべき場合の使い分けの習得にも注目します。また診療の合い間に自宅でもできるセルフケアを実践してもらわずに、治療計画の完成はあり得ないので、本章では患者のセルフケアについても紹介します。

第12章では、施術者のためのセルフケアについて解説します。マッサージおよびその他の手技療法は身体的な負荷が大きいことから、自身の体を健康に保つことがとても重要です。そのため、第12章では施術者が丈夫で健康であり、より長く仕事が続けられることを目的として、施術者のためのセルフケア体操についても紹介します。

■監訳注
1）アメリカでは、医療提供者による施術内容の範囲および限度が、州や地域ごとの法令によって異なります。施術者自身が受けた教育と訓練が施術を行うのに十分か、施術現場の地域や州の法令による認可が得られているか、施術施設の規定の範囲に合致しているか、といった3種類の必要要件を「scope of practice（スコープ・オブ・プラクティス）」といい、本書では「診療要件の範囲」としました。アメリカ国内では、施術者は自分が施術を行う土地に応じて、これに照らして合法であることを確認する必要があります。日本人で日本での資格を取得していても、アメリカで施術を行うには同様の確認が必要となりますので、スポーツ選手に帯同して遠征する場合などは注意が必要です

2）オンライン上の補助教材の入手については英語の書籍版の購入による付録サイトへのアクセスキーが必要となりますが、動画に関しては著者の公式有料動画サイトDigital COMTに会員登録すると、英語のみですが、本書の関連動画を含む数多くの動画のほか、英語版のPDF版も入手可能です。COMTとはClinical Orthopedic Manual Therapyの略で「臨床整形外科的手技療法」の意です。マッサージなどの手技療法、運動療法は、補完および代替医療の中で特に重要な位置を占めています。手技療法の実践者にとって、必要なことがすべて網羅されている本書の利用価値は高く、しかもウェブサイトなどで公開されている動画も多いため、希望者はそれらを活用することも可能です

3）本書では、著者により患者も理解できるような言葉での説明がなされているため、名称や動作について、解剖学の用語や定義とは異なる表現での説明が含まれていますので、あらかじめご了承ください

謝辞

ACKNOWLEDGMENTS

　本書の表紙に掲載されているのが私の名前だけであることから、読者の皆さんは私がたった1人で本書をつくり上げたと思うかもしれませんが、それは真実からはほど遠く、大きな間違いです。本書が完成したのは、多くの方々の手助けによるものであり、この機会に、彼らに直接感謝を伝えるとともに、それぞれについて紹介しようと思います。

　本書の特徴は図版のすばらしさにありますが、私は運良く、才能あるチームと長年ともに仕事をしてきました。Yanik Chauvinは、主担当のカメラマンであり、映像作家でもあります。動作を表現する最良のアングルやファインダーの焦点を合わせるのに彼が選ぶ最良の照明は、他に並ぶものはいないでしょう。また、彼が一緒に仕事をして最高に楽しい人物の1人であることも付け加えておきます。主担当のイラストレーターは、LightBox VisualsのGiovanni Rimastiです。Jodie Bernard（LightBox Visualsのオーナー）の非常に的確な指示のもと、彼は基本的な解剖と身体の動きの両方が読者に巧みに伝わるように、明解でわかりやすく描かれたイラストレーションを提供してくれました。そしてもちろん、Hyesun Bowman、Vaughn Bowman、Victoria Caligiuri、Simona Cipriani、Emilie Miller、Joseph C. Muscolino、Maryanne Peterson、Jintina Sundarabhaya、Kei Tsuruharataniといったすばらしいモデルたちにも恵まれました。皆さんのおかげで、本書がすばらしい出来映えとなったことに感謝します。

　編集・制作は、書籍をつくる過程の中でも特に目に触れることの少ない部分です。しかし、1冊の本の元々の原稿と最終的な出版物を比較する機会があった人ならば、編集・制作がいかに価値のある仕事であるかを知っていることでしょう。本書をつくり出し、形にすることに力を貸してくれたWalters Kluwer Health社チームの皆さん、本プロジェクト管理担当のEve Malakoff-Klein、担当編集者のJonathan Joyce、制作コーディネーターのDavid OrzechowskiとHarold Medina、進行と原稿作成担当のLinda Francis、デザイン補助のJen Clementsに感謝申し上げます。

　特に、第12章「施術者のセルフケア」を執筆してくれた、Brett M. Carr, MS, DCには心から感謝したいと思います。彼の計り知れない専門知識によって、本書の内容は強化され、締めくくることができました。

　さらに、かつての教え子であり、現在はインストラクターとなったWilliam Courtlandにも深謝します。彼が、単純な言葉ながら「先生は本を書くべきです！」と私の背中を押してくれなければ、現在のように教則本を執筆するようにはなっていなかったかもしれません。

　そして最後に、なによりも大切な私の家族全員に感謝したいと思います。とりわけ妻のSimona Cipriani、愛と理解と支えと励ましをありがとう。やりがいのある仕事になったのは、あなたのおかげです。

Joseph E. Muscolino

監訳をおえて

　腰痛や下肢痛は、進化によって2本足歩行を獲得した人類の宿命の疾患ともいわれ、たいていの人が経験する愁訴です。この愁訴は、高齢になるにつれて増加していくため、これから迎える超高齢社会において、これらの患者に対し、的確に対応ができる治療者・施術者のニーズはますます高まっていくことでしょう。本書は、腰部と骨盤に関して、手技療法士だからこそできることを、訓練校では教えていない技術も含めて紹介する教科書として執筆されたものです。

　監訳にあたっては、原著者の独自性を持った特徴的な情報に配慮し、極力、原著に忠実に翻訳するように努めました。この原著者が多くの書籍やDVDを発売しており、日本語での紹介が既に複数あることやオフィシャルサイトおよび無料動画サイトで手技の紹介があることを鑑み、そのような関連出版物と連携しながら活用できるように原著者の独自の用語をそのまま紹介することにしたからです。

　一方、手技療法の用語については、現在、日本語として定まっていないものや英語圏でも複数の呼称が使われているものが多いため、読者が参照する文献による呼称の違いを想定して、同義語が複数あるものや一般的な名称との関連などは監訳注で解説を入れて、便宜を図ることにしました。なお、私たちが気付いた原著の誤りなどは、その都度、直接著者に連絡確認し、了承を得てこの日本語版ではその修正を反映させています。

　本書の特徴は、機能解剖学的および臨床整形外科的知識を身に付け、それに基づいて触診、評価し、治療方針を立て、手技療法の施術を、基本的なものから高度なものまで順を追って実践できるように工夫されている点です。取り上げられている手技療法の種類も豊富で、本書1冊の中に現在知られている有用な施術方法がすべて網羅されているといっても過言ではありません。スウェーデン式の基本マッサージ、トリガーポイント、深部組織マッサージ（ディープティシュー・マッサージ）、ピン・アンド・ストレッチ、多面ストレッチ、CRストレッチ（収縮・弛緩ストレッチ）、ACストレッチ（主動筋収縮ストレッチ）、CRACストレッチ（収縮・弛緩―主動筋収縮ストレッチ）、関節モビライゼーションなどです。それらが、写真やイラストをふんだんに使いながら懇切丁寧に解説されているわけですから、実用書としてもこれ以上のものはないでしょう。

　さらに、患者に指導すべきセルフケアや施術者が自身のために行うべきセルフケアの知識と実践は、施術者にとっては必須であるにも関わらず、不思議なことに従来の類書にはありませんでした。このセルフケアについて各々章を設けて水治療法、ストレッチ、スタビライゼーションの詳解とともに記されていることも、本書の大きな長所といえます。安全かつ有効な手技療法による高度な臨床を目指す方に、自信を持って本書をおすすめします。

　最後に、本書出版にあたり、多大なる協力をいただいた東洋医学研究所の光澤弘・水上祥典・武藤厚子研究員各氏と、緑書房の森田猛社長および編集部、秋元理氏ならびに森川茜氏に厚く御礼を申し上げます。

2017年10月

木戸　正雄

目次

CONTENTS

献辞	004
査読者	005
序	006
謝辞	008
監訳をおえて	009
本書の使い方	013
解答・解説	406
索引	415
著者・監訳者・翻訳者の紹介	422

第1部 解剖学・病理学・評価 015

第1章
解剖学的構造と生理機能の概説 015

- 序論 016
- 腰椎と骨盤 016
- 腰椎の関節と骨盤の関節 018
- 腰椎と骨盤の運動 020
- 腰椎と骨盤の筋系 026
- 腰椎と骨盤の靭帯 044
- 事前注意事項 049
- 本章のまとめ 051

第2章
よく見られる筋骨格系の病態 053

- 序論 054
- 緊張過度の筋系 054
- 関節機能障害 068
- 捻挫と筋挫傷 071
- 仙腸関節の損傷 072
- 病的な椎間板の状態と坐骨神経痛 075
- 梨状筋症候群 080
- 変性関節疾患 081
- 脊柱側弯症 082
- 前方への骨盤傾斜と過前弯の腰椎 085
- 椎間関節症候群 087
- 脊椎すべり症 088
- 本章のまとめ 089

第3章
評価と治療方針 091

- 序論 092
- 健康歴 092
- フィジカルアセスメント検査 092
- 治療方針 107
- 特定の疾患の評価と治療 108
- 本章のまとめ 111

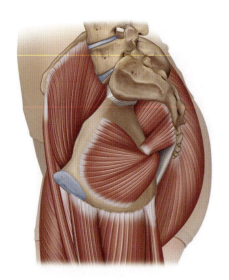

第2部 施術テクニック 113

第4章
腰部と骨盤後側の深部組織の施術（ディープティシュー・ワーク）のための身体の使い方 113

- 序論 114
- メカニズム 114
- テクニックの概要 116
- テクニックの実践 117
- 深部組織の施術（ディープティシュー・ワーク）の基本手順 140
- 本章のまとめ 149
- 症例検討 150

第5章
腹部前側と骨盤のマッサージ 151

- 序論 152
- テクニックの概要 153
- テクニックの実践 155
- 腹部のマッサージの基本手順 157
- 本章のまとめ 173
- 症例検討 174

第6章
多面ストレッチ 175

- 序論 176
- メカニズム 176
- テクニックの概要 178
- テクニックの実践 181
- 多面ストレッチの基本手順 183
- 本章のまとめ 212
- 症例検討 213

第7章
CR（収縮・弛緩）ストレッチ 215

- 序論 216
- メカニズム 216
- テクニックの概要 216
- テクニックの実践 221
- CRストレッチの基本手順 223
- 本章のまとめ 260
- 症例検討 260

第8章
AC（主動筋収縮）ストレッチ 261

- 序論 262
- メカニズム 262
- テクニックの概要 263
- テクニックの実践 265
- ACストレッチの基本手順 268
- 本章のまとめ 298
- 症例検討 299

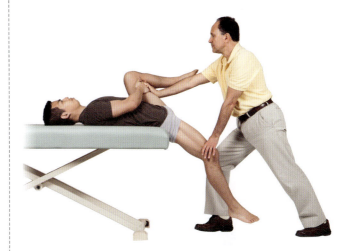

CONTENTS

第9章
CRAC（収縮・弛緩－主動筋収縮）ストレッチ　301

- 序論　302
- メカニズム　302
- テクニックの概要　302
- テクニックの実践　305
- CRACストレッチの基本手順　307
- 本章のまとめ　320
- 症例検討　320

第10章
関節モビライゼーション　321

- 序論　322
- メカニズム　322
- テクニックの概要　324
- テクニックの実践　327
- 関節モビライゼーションの基本手順　333
- 本章のまとめ　357
- 症例検討　358

第3部　患者と施術者のセルフケア　359

第11章
患者のセルフケア　359

- 序論　360
- 水治療法　361
- ストレッチ　366
- 姿勢についてのアドバイス　378
- 本章のまとめ　383
- 症例検討　383

第12章
施術者のセルフケア　385
（執筆者：Brett M. Carr）
（寄稿者：Joseph E. Muscolino）

- 序論　386
- メカニズム：運動制御　386
- テクニックの概要と実践　387
- セルフケアのスタビリゼーション・エクササイズ　390
- 本章のまとめ　404
- 症例検討　405

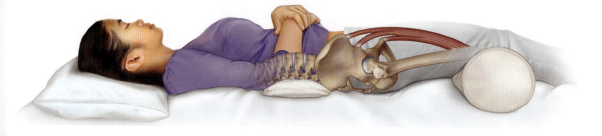

本書の使い方

HOW TO USE THIS BOOK

学習の目標・キーワード

各章の初めには、「学習の目標」と「キーワード」がまとめられています。

学習の目標
本章で習得すべきポイント

1. 腹部前側の評価とマッサージが重要な理由
2. 腹部前側のマッサージのステップごとの通常の手順
7. 前腹壁の施術で、患者の膝下にボルスターを入れるとよい理由
8. 腹部の筋の位置を確認する際に、腹直筋の外側縁をランドマークとする方法
9. 本章の各キーワードの定義と腹部のマッサージとの関係
10. 本章で解説されている腹部の筋それぞれに対するマッサージの実践

キーワード

- 虚血圧迫法
- 筋筋膜トリガーポイント
- コンタクトの手
- 支えの手
- 持続圧
- 深部組織の施術
- 垂直の背中
- 滑り
- 整列伸展された関節
- 施術のコンタクト
- ターゲットの筋系
- 力の外部発生
- 力の内部発生
- ディープストローク・マッサージ
- 手刀
- トリガーポイント
- 斜めの背中
- 猫背の背中
- ひっかかり
- 深い圧
- ブレースの手

基本手順

第4～12章で紹介する施術について具体的な基本手順を紹介しています。

基本手順

腹部のマッサージの基本手順

以下に述べる基本手順では、腹部の筋への軟部組織のマッサージの方法を示します。まず腹直筋から始めます。

次に、腹直筋をランドマーク（指標）に使って腹部の前外側にある外腹斜筋・内腹斜筋・腹横筋がある場所を見つけ、施術を行います。それから、大腰筋の近位（腹側）の筋腹、腸骨筋の近位（骨盤側）の筋腹、そして腸腰筋の大腿近位の筋腹または腱へと移ります。

基本手順の最後は横隔膜です。どの事例でも、患者の右側での施術を紹介しています。左側の筋をマッサージするには、ベッドの左側に立って、施術の手とサポートの手を入れ替えます。

これらの筋の図、詳しい付着部および作用についての情報は、第1章に記載されています。

基本手順 5-1　腹直筋

腹直筋は、下の恥骨から、上の胸郭の肋骨に付着します。5を参照）。

左側の腹直筋については、ベッドの左側に立ち、施術の手と支えの手を入れ替えて行います。

ステップ1：患者の筋の上にコンタクトを置く
- 左の母指腹を施術のコンタクトとし、患者の腰部の左側、腰方形筋上に置きます。腰方形筋は、傍脊柱筋系（脊柱起立筋）の外側縁のすぐ外側にあります。

注：脊柱起立筋の外側縁を見つけるには、患者に体幹を伸展してもらいます。そうすると、視診でも触診でも脊柱起立筋の輪郭と外縁がはっきりわかります（図4-28B）。

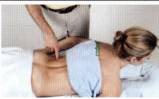
図4-28B

症例検討／解答

第4～12章において、実際の症例を基にした演習問題を掲載しています。患者の症状から、その患者に最適な治療法を検討し、学習した内容をアウトプットできるか確認してみましょう。解答は406頁から掲載しています。

症例検討

Vera Brasilia、48歳。女性。
（腹部前側のマッサージ）
□病歴とフィジカルアセスメント

右腰部に急な激痛を訴えて来院。痛みは4日間続いている。かかりつけ医で受診し、放射線（X線）検査を受けたが、骨の異常はなく、鎮痛剤の処方薬（痛みどめ）が出された。服薬すると痛みは和らぐが、頭が

理学的検査においては、腰椎の動作は6つの切断面すべてで可動域が減少、またこれらの動作で痛みが増増強。屈曲・伸展・左側屈で最も制限がかかり、痛み

もひどい。両脚の自動下肢伸展挙上は陽性だが、痛みが出るのは右腰部の局所のみ。他動下肢伸展挙上は、両脚とも陰性であった。咳のテストとバルサルバ法は陰性（評価テストの手順は、第3章を参照）。いずれの整形外科的テストでも、下肢への関連痛は生じない。ナクラス・テストとヨーマン・テスト、そして仙腸関節の多種混合テストでは、腰痛は陰性。

触診をしてみると、脊柱起立筋と腰方形筋はそこそこ固いが、押しても患者の訴える深部の痛みは起きず、

※解答とこの患者に対する治療方針は、406頁に記載しています。

HOW TO USE THIS BOOK

補足説明

本文内容の補足やキーポイントなどを記載しています。内容への理解を深めましょう。

> **コラム 1-2**
> **骨盤の姿勢と脊柱**
> 仙骨底（仙骨上面）は、脊柱がのる基底となっています。そのため、骨盤の姿勢が変化するときには仙骨底の位置が変わり、脊柱の姿勢にも変化が出ます。このため、骨盤の姿勢は脊柱の姿勢にとって極めて重要になります。施術者は、骨盤の姿勢に影響するすべての筋や靭帯、その他の筋膜組織を把握しておくことが肝要です。
> 詳細については、第2章を参照のこと。

要点整理や内容をより深く理解するための補足情報などをまとめています。

> **臨床のアドバイス 5-4**
> **ボックス型シーツの下に補助枕を入れる**
> 骨盤が緩んで後傾し、前腹壁が緩んで力が抜けた状態にするためには、患者の両膝の下に補助枕を入れるとよいでしょう。
> もし大きい補助枕もしくは代わりに小さい補助枕が複数用意できない場合には、ボックス型シーツの下で患者の両足のすぐ遠位の位置に補助枕を置いておくと、患者が股関節屈曲位をゆったりとれるようになります。ボックス型シーツがピンと張るのと相まって、ベッドに対する摩擦は補助枕を固定しておくのに十分ですので、股関節の屈曲位を保てる位置に患者の足も固定しておけます。

施術者が治療にあたる際に活用できるアドバイスなどを整理しています。

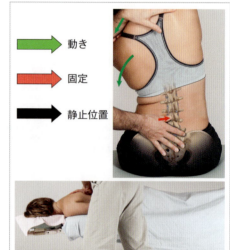

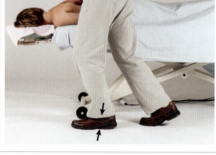

数多く用いられている写真やイラストと色分けした矢印で、より分かりやすく手技を解説しています。

> **実践テクニック 4-3**
> **側臥位で腰方形筋を施術する**
> 腰方形筋は脊柱起立筋より深部にあるため、圧をかけるには側方から内方へと入れなければなりません。この理由で、側臥位は腰方形筋の施術に非常によい体位です。これなら施術者の体重を使うこともできます。患者はできるだけベッドの端に寄り、側臥位か、側臥位で少し施術者に背を向けて（伏臥位方向に）回旋し、膝の間には小さい補助枕を挟みます。施術者は、脊柱起立筋のすぐ外側に施術のコンタクトを置きます。それから、ゆっくり腰方形筋へと沈み込みます（右図）。

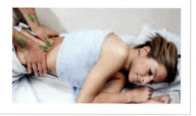

基本以外の選択肢やより高度なものなど、施術者の技量に合わせて用いることのできるテクニックも紹介しています。

> ※22監訳注：「付着部」筋の両端は解剖学的には通例「起始」、「停止」で言及されますが、機能解剖学的見方として著者は本書において起始、停止の区別はせず、一貫して付着部（attachment）としています。
>
> ※23監訳注：診療要件の範囲（スコープ・オブ・プラクティス、scope of practice）はアメリカで使われている医療用語で、「医療提供者が行うことのできる医学的介入の範囲と限度」の意。施術者・施術場所の地域や州・施術施設の3種の許認可要件を指します。

原著者の見解やアメリカでの認識を原文に忠実に翻訳しつつ、日本での認識との違いや名称の翻訳のバリエーションなど、グローバルな知識を得る助けとなる補足を紹介しています。

欧文		
AAS（=Associate of Applied Science） 5, 5監	counterirritant 364臨	internal abdominal oblique（=IAO） 28監
accessory process 16監	counternutation 26監	internal rotation 26
Active Isolated Stretching（=AIS） 263監	coxal bones, the 16	ITB→ iliotibial band
active SLR（=ASLR） 100監	coxal-femoral rhythm 41監	joint mobilization 17監
adjustment 331監	cramp 54監	joint release 331監
agonist 302監	crista sacralis mediana 17監	kinesiology 16監
agonist contract（=AC） 262監	cross-fiber friction 412臨	kinesthetic awareness 387監
AIIS→ anterior inferior iliac spine	cross fiber strokes 154	knee-to-chest stretch 206監
	crossbridge 58監	knee-to-opposite-shoulder stretch 377監
	CryoCup 363監	
	DC（=Doctor of Chiropractic） 5, 5監, 422, 422監	landmark 16

英語発信の名称は日本語表記が統一されていないものも多く混乱しがちなので、索引を充実させ、監訳注にて日本語訳が固定していない用語は極力英語表記および見かけられる日本語表記も複数紹介しているので、インターネット動画の英語情報などの理解にも役立ちます。

Part 1　Anatomy, Pathology, and Assessment

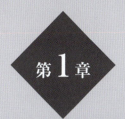

第1章

解剖学的構造と生理機能の概説

学習の目標

本章で習得すべきポイント

1. 腰椎と骨盤の構成
2. 腰椎棘突起の評価と施術の重要性と意味
3. 上後腸骨棘と上前腸骨棘―評価および施術における重要性と意味
4. 腰椎の関節、仙腸関節、股関節の構成と機能
5. 腰椎の関節、仙腸関節、股関節の運動
6. 腰椎と骨盤の筋の付着部と作用
7. 腰椎と股関節の筋の主な構成と機能による分類
8. 触診やストレッチを容易にする筋の作用の認識
9. 腰椎と骨盤の靭帯の構成と機能
10. 靭帯と拮抗筋の機能面における類似性
11. 腰部と骨盤の施術時の主な事前注意事項と禁忌
12. 本章のキーワードの定義

キーワード

- 黄色靭帯
- 横突間靭帯
- 開放性連鎖運動
- カウンター・ニューテーション
- 寛骨
- 関節間部
- 関節突起間関節（Z関節）
- 逆作用
- 胸腰筋膜
- 棘間靭帯
- 棘上靭帯
- 棘突起

- グライド
- 後縦靭帯
- 後仙腸靭帯
- 骨盤内運動
- サーカムダクション
- 坐骨
- 坐骨神経
- 坐骨大腿靭帯
- 上後腸骨棘
- 上前腸骨棘
- 髄核
- 正中仙骨稜
- 脊柱管
- 切断面

- 線維輪
- 仙棘靭帯
- 仙結節靭帯
- 仙骨
- 仙骨底
- 前縦靭帯
- 前仙腸靭帯
- 仙腸関節
- 前弯の弯曲（前弯）
- 前弯減少
- 前弯亢進
- 対抗筋
- 対側性回旋
- 大腿骨頭靭帯

- 大腿骨盤リズム
- 大腿三角
- 大腿静脈
- 大腿神経
- 大腿動脈
- 恥骨
- 恥骨大腿靭帯
- 腸骨
- 腸骨大腿靭帯
- 腸骨稜
- 腸腰靭帯
- 椎間関節
- 椎間板関節
- 椎間孔

- 椎弓板
- 椎弓板溝
- 椎孔
- 同側性回旋
- トランスレーション
- ニューテーション
- 尾骨
- 腹大動脈
- 腹部の腱膜
- 分節関節レベル
- 閉鎖性連鎖運動
- 腰仙関節
- 腰椎
- 輪帯

序論

本章では、腰部と骨盤の解剖学的構造と生理機能を概説します。部位の構造と機能についての基礎をしっかり固めることで、その部位への施術テクニックを理解し、よりよく応用できるようになります。腰部と骨盤の構造と機能についてさらに詳しく学びたい場合は、解剖学、生理学、キネシオロジー[※1]それぞれの専門教材を参照してください。

※1 監訳注：キネシオロジー（kinesiology）は運動学、身体運動学、動作学とも呼ばれます。

腰椎と骨盤

腰部とは、**腰椎**部分をいい、骨盤とは下肢帯の骨の部分を指します。腰椎は5つの椎骨で構成され、上から下へ順に、L1[※2]〜L5と呼ぶことにします。骨盤は2つの寛骨と仙骨および尾骨で構成されています（寛骨の英語名は the pelvic bones の他に the coxal bones、the innominate bones、hip bones もあります）（図1−1）。

※2 監訳注：「L1」は第1腰椎の意。本書内では番号を伴う腰椎はすべてL1〜L5と表記します。

腰椎

横から見ると、正常な腰椎は**前弯の弯曲（前弯）**が見られ、背側で凹、腹側で凸の状態と定義されています（図1−2）。（「前弯」や「前弯の」という言葉は、過度で病的な前弯の弯曲を意味するのによく使われますが、これらの用語は腰部や頚部の正常な弯曲に対しても用いられます。）腰椎の椎骨すべてに後方に伸びる**棘突起**があり、これは通常手で触れることができます。腰椎棘突起が手に触れやすいか触れにくいかは、その人の腰椎の前弯の弯曲度合いでほぼ決定します。

腰部の弯曲は前弯なので、棘突起は引っ込んでいて、触診の際に胸椎の棘突起ほど表面には出ていません。ただし、なかには腰椎の弯曲が減少していたり、まっすぐになっていたりするケースさえあります。そのような前弯が減少または消失しているものは**前弯減少**と呼ばれ、棘突起が手で触れやすくなります。一方、腰椎の弯曲度合いが過度のものは**前弯亢進**と呼ばれますが、このようになっている腰椎の棘突起を触診で触れるのはさらに困難です。他に腰椎の骨格の中で特にランドマーク（landmark　指標）となるのは、**椎弓板、椎弓板溝、乳頭突起、肋骨突起（横突起**[※3]**）、椎間関節、関節間部、椎体**です。脊髄は**椎孔**で形成される**脊柱管**[※4]を通り（椎孔の英語名は脊柱管形成には複数形で vertebral foramina、単数形では vertebra foramen）、腰神経は上下に隣接した椎骨の間にできる**椎間孔**を通ります（図1−3）。

※3 監訳注：横突起はすべての椎骨に基本的にある部位ですが、腰椎では退化して椎骨の上方の乳頭突起と下方の副突起と呼ばれる隆起のみになり、一見横突起に見える突起部分は肋骨が退化した肋骨突起となっています。一方、臨床学上では腰椎の場合でも肋骨突起ではなく横突起と呼ばれるのが一般的です。国際基準の解剖学用語では、横突起 transverse process とは別に肋骨突起の英語表記を costal process に定めていますが、英文資料においては解剖学上においても横突起とされ、副突起 accessory process は骨隆起として一般的には説明されています（図1−41）。

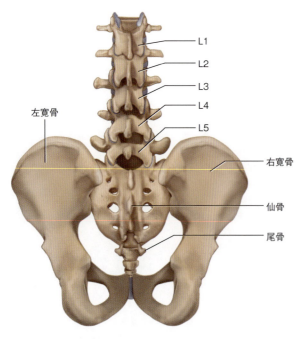

図1−1　腰椎と骨盤の後面図
腰椎は5つの椎骨で構成され、上から下へL1〜L5と呼ぶことにする。骨盤は2つの寛骨および仙骨、尾骨で構成される

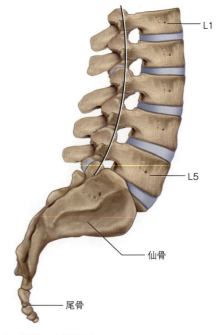

図1−2　腰椎の右側面図
腰椎の弯曲は前弯と呼ばれ、腹側に凸状、背側に凹状になっている

※4 監訳注：ここでの「脊柱管」の原語表記は central canal となっており、これは後出する central spinal canal（「中央の脊柱管」の意）を短くした表記と考えられます。また、第2章に出てくる「脊柱管狭窄症」の英語表現においても、central canal stenosis となっています。これらは英文で一般的に見受けられる表記です。一方、国際基準の解剖学用語の英語表記では「脊柱管」が vertebral canal となっており、ハバース管とも呼ばれる「中心管」が central canal となっています。この場合の中心管は脊髄中心管を指すので、「脊髄の」を補足して central canal of spinal code と表記されることもあります。また、脊柱管狭窄症は spinal（canal）stenosis とも表記されます。このように英語表記では central canal がハバース管を意味する場合と脊柱管を意味する場合がありますが、英和辞典類では central canal ではハバース管の意味しか通例紹介されていないので、英文資料を参照する場合は文脈などからどちらを指しているか注意する必要があります。

前方に弯曲し厚い筋系に覆われているため、腰椎で唯一簡単に触診できる骨格上の目印は、棘突起です。このため、動的触診※5の評価（assessment アセスメント）や関節モビライゼーション※6のために腰椎でコンタクト※7する際に棘突起（および椎弓板）を用います。

※5 監訳注：動的触診（motion palpation）は動態触診、モーション・パルペーションとも呼ばれます。
※6 監訳注：「関節モビライゼーション」joint mobilization は「関節モビリゼーション」とも呼ばれる。英語表記でもどちらにも発音される。
※7 監訳注：コンタクト（contact）とは、施術の際に患者の身体の部位と施術者の身体の部位を接触させること、またそれらの部位。

下肢帯

下肢帯の骨には、2つの**寛骨**および**仙骨**と尾骨（図1－1を参照）があります。寛骨は3種類の骨、**腸骨・坐骨・恥骨**からなり、これらは成長とともに一体化します（図1－4）。仙骨は、完全な形にならずに融合した5つの椎骨で三角の骨を形作っています。この三角形の仙骨は上下が逆になっていて、**仙骨底**が上方に、仙骨尖が下方に位置しています。左右それぞれの寛骨の腸骨の部分と仙骨の間には、**仙腸関節**※8があります。尾骨は、通常退化した尾と考えられていますが、不完全な形の個々の椎骨が4つ並び、年齢を経るにつれて融合することが多いです。骨盤には重要な骨のランドマーク（骨指標）となるものが多くあります。後面には**上後腸骨棘**※9、下後腸骨棘※10、大坐骨切痕、坐骨結節、坐骨棘、**正中仙骨稜**※11があります（図1－5A）。

※8 監訳注：仙腸関節（sacroiliac joint）は英語名を略してSIJともいいます。
※9 監訳注：上後腸骨棘（posterior superior iliac spine）は英語名を略してPSISともいいます。
※10 監訳注：下後腸骨棘（posterior inferior iliac spine）は英語名を略してPIISともいいます。
※11 監訳注：正中仙骨稜の国際基準の解剖学用語の英語表記は crista sacralis mediana ですが、著者はこれを機能解剖学的見方として sacral tubercles（「仙椎の結節」の意）の呼称を用いています。

上後腸骨棘の中央寄りで皮膚が落ち込むところには、たいてい患者の殿部上にくぼみが見られます（図1－5B）。触診で上後腸骨棘を探るときは、このくぼみを見つけて目印にします。前面には、**上前腸骨棘**※12、下前腸骨棘※13、恥骨結節があります（図1－6）。腸骨稜は、上後腸骨棘と上前腸骨棘との間の腸骨の上縁に当たる部分です（図1－5Aと図1－6を参照）。上後腸骨棘と上前腸骨棘は触診で触れやすく、患者をストレッチする際に骨盤を安定させておくための重要なコンタクトとなります。骨盤の仙腸関節の動的触診の評価を行う際にも上後腸骨棘と正中仙骨稜は重要で、特に上後腸骨棘は仙腸関節のモビライゼーションを行う際の重要なコンタクトとなります。

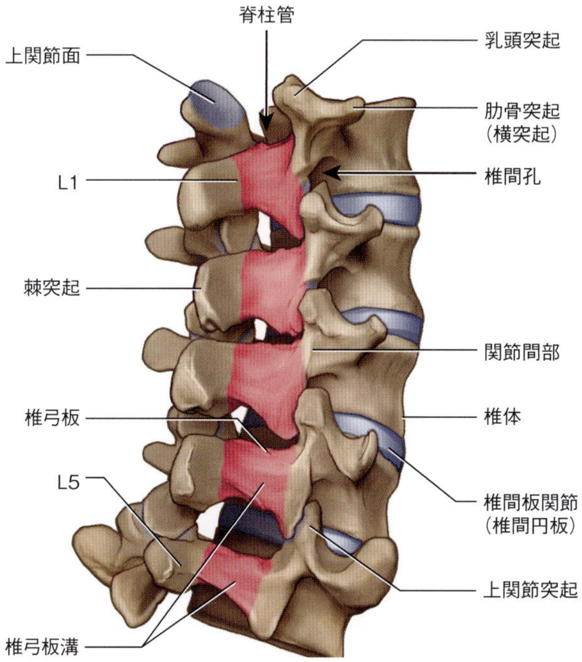

図1－3　腰椎の右後外側面図
目立つ骨のランドマーク（bony landmark　骨指標）を表示してある

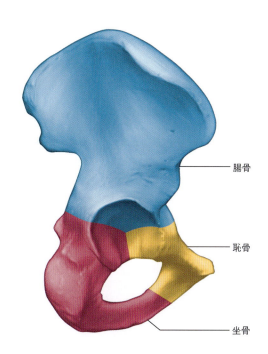

図1－4　右寛骨の側面図
それぞれの境界を識別できるよう腸骨を青、坐骨をピンク、恥骨を黄色で色分けしてある

※12監訳注：上前腸骨棘（anterior superior iliac spine）は英語名を略してASISともいいます。

※13監訳注：下前腸骨棘（anterior inferior iliac spine）は英語名を略してAIISともいいます。

腰椎の関節と骨盤の関節

腰椎の関節

　腰椎では、上下に並んだ2つの椎骨の間ごとに3つの関節があります。すなわち1つの**椎間板関節**[※14]（椎間円板関節）と左右で対になっている2つの**椎間関節**です。椎間板関節が前側に、椎間関節は後外側に位置しています（図1－7A）。

※14監訳注：椎間板関節（disc joint）は椎間円板を指しています。機能解剖学的見方として、椎体間関節（interbody joint）という表現が英語文献では見られることがありますが、著者は独自の呼称を用いています。日本では、解剖学上では椎間円板、臨床学上では椎間板が通例使われています。

　椎間板関節は軟骨性結合で、**線維輪**という外側の線維が内側の**髄核**を取り囲んでいます。線維輪を構成するのは10～20層の線維軟骨性の線維で、上下に並んだ椎骨本体の表面に沿って付着しています。この輪状の線維によって髄核は強固にしっかりと囲われています。

　髄核は椎間板関節の内側にある厚いゼリー状の物質で（図1－7B）、2つの主要な働きがあります。

1. 2つの椎体を離れさせておくことで、脊髄神経が脊椎を出入りする椎間孔を確保するだけでなく、椎間板関節の可動域を大きくしています。
2. 脊柱の緩衝材となります。

　椎間板関節自体は、総じて3つの主要な機能があります。

1. 椎間板関節は、その関節位置より上位の重さを支えます。脊柱を下がるにつれ関節位置より上位の重さは増加しますが、その分椎体と椎間円板も大きくなっていくので支えることができています。
2. 椎間板関節の厚みによって大きい動きが可能になっています。全部合わせると椎間円板（の厚み）は脊柱全体の25％を占めます。椎体の高さに対する椎間円板の相対的な高さが大きければ大きいほど、脊椎のその部位の可動域は広くなります。
3. 椎間円板は、衝撃を吸収する役割を担っています。

　個々の椎間関節は、下位の椎骨の上関節突起と上位の椎骨

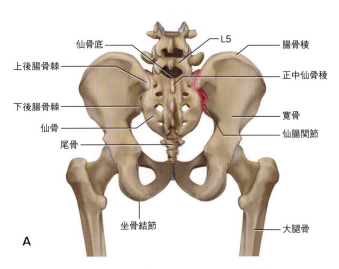

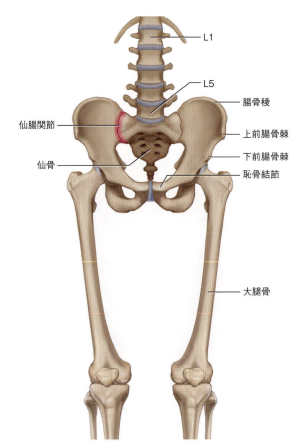

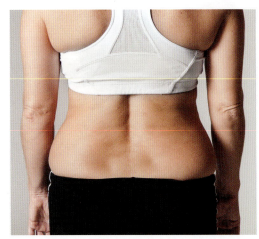

図1－5　腰椎と骨盤の後面図
A：骨と骨のランドマーク図　B：上後腸骨棘のすぐ正中線寄りに通例くぼみが見られる

図1－6　腰椎と骨盤の前面図
目立つ骨のランドマークを表示した

の下関節突起の間に位置する滑膜性の連結です（図1－7を参照）。椎間関節は各関節突起の関節面が切り子面（平滑面）になっていることから、英語名ではfacet joint（「切り子面の関節」の意）と呼ばれています。椎間関節の学名である**関節突起間関節**は英語名ではzygapophyseal jointsなので、**Z関節**（Z joints）という別名でもよく知られています。

椎間関節は脊柱の分節関節レベル※15での運動を誘導します。**分節関節レベル**とは、椎間板関節と椎間関節を含む、脊柱のある特定の連結部の高さ位置を指します。例えば、L3とL4の間の連結はL3－L4関節として知られていますが、1つの分節関節レベルです。同様に、L4－L5関節はまた別の分節関節レベルとなります。

※15監訳注：分節関節レベル（segmental joint level）はここで説明される椎間板関節と1組の椎間関節の3つの連結をひとかたまりとした、椎骨と椎骨の間の関節を著者が独自に命名した呼称です。

L5と仙骨底の連結は、L5－S1関節、または単に**腰仙関節**として知られています。腰仙関節の状態を把握しておくことは、骨盤の傾き具合とその傾きの腰椎の前弯弯曲への作用を理解するために極めて重要です。椎間板関節によってある特定の分節関節レベルで脊椎がどれだけ動くのかが決まり、椎間関節によってそこで起こり得る運動の種類（すなわち運動の方向）が決まります。腰椎では、椎間関節の関節面は矢状面で垂直方向を向いています。例外はL5－S1のレベルで、椎間関節の関節面は前頭面に極めて近い斜面となっています（図1－8A）。

> 注：図1－8Bで身体の3つの（主要な）切断面を確認しておきましょう。3つの**切断面**とは、矢状面、前頭面（または前額面）、水平面です。矢状面、前頭面、水平面のいずれとも完全に一致しない断面はすべて斜面と呼ばれます。

腰部の椎間関節が矢状面方向を向いているため、腰椎は屈

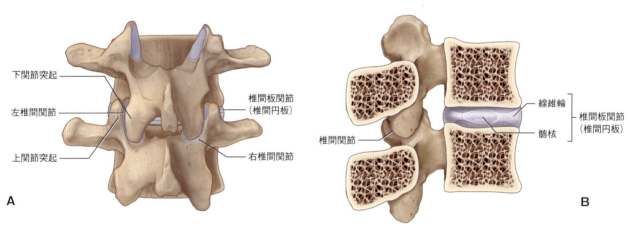

図1－7　脊椎の椎間板関節と椎間関節
A：後面図。椎間板関節は前側、対になっている椎間関節は後外側にある
B：矢状面の断面右側面図。椎間板関節は、外側の線維輪と内側の髄核で構成される
(Courtesy of Joseph E. Muscolino.)

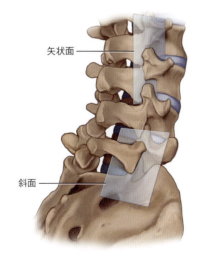
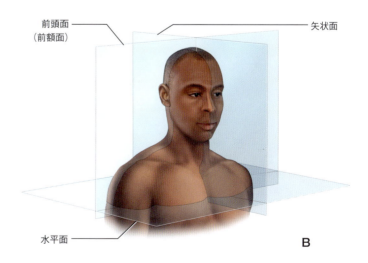

図1－8　腰椎の椎間関節の平面
A：腰椎の上下関節面の平面は矢状面を向いているが、腰仙関節での下関節面の平面だけは例外で、前頭面に近い斜面を向いている。右後外斜方図
B：身体の3つの（主要）切断面
(B：Reproduced with permission from Muscolino JE. *Advanced Treatment Techniques for the Manual Therapist : Neck.* Baltimore, MD : Lippincott Williams & Wilkins ; 2013.)

曲と伸展（矢状面での運動）は非常に動きやすくなります。腰仙関節の椎間関節面はほぼ前頭面を向いているので、他の分節関節レベルよりも左右の側屈運動を自由にできます。関節モビライゼーションを行う際には、脊柱の分節関節レベルごとにどういう動きが可能かに留意することが重要になります（第10章で解説）。

骨盤の関節

骨盤の関節は、2種類に分類することができます。骨盤とそこに隣接する身体の各部との間の関節と、骨盤内にある関節です。腰仙関節は、骨盤と体幹の間（もっと正確にいえば、骨盤の仙骨と腰椎のL5の間）に位置し（図1-2を参照）、股関節は、骨盤と大腿（もっと正確にいえば、骨盤の寛骨臼と左右の大腿骨頭）との間に配置されています（図1-6を参照）。

骨盤内には、仙腸関節が2つと恥骨結合が1つあります。仙腸関節は、後方で左右それぞれ寛骨の腸骨部と仙骨の間にあります（図1-5Aと図1-6を参照）。恥骨結合の連結は前方で2つの寛骨の恥骨部分の間にあります（図1-6を参照）。

腰椎と骨盤の運動

腰椎の運動

腰椎は、3つの切断面のすべて（矢状面、前頭面、水平面）において、軸性にも非軸性にも動くことができます。図1-9で示した軸性の運動は、以下の通りです。
- 矢状面での伸展と屈曲。
- 前頭面での左側屈および右側屈。
- 水平面での右回旋と左回旋。

同側性回旋とは、回旋方向と同じ側にある筋によって生じる体幹の回旋運動を意味します。つまり、左側の筋が体幹を左方向に回旋させること、あるいは同様に、右側の筋が体幹を右方向に回旋させることが同側性回旋です。

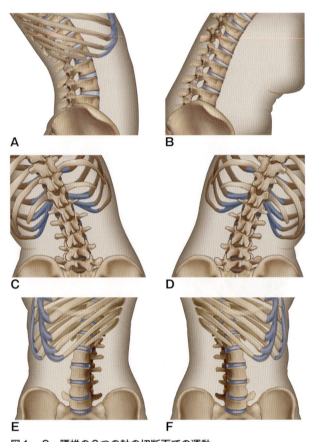

図1-9　腰椎の6つの軸の切断面での運動
A、B：矢状面での伸展と屈曲の側面図
C、D：前頭面での左側屈と右側屈の後面図
E、F：水平面での右回旋と左回旋の前面図

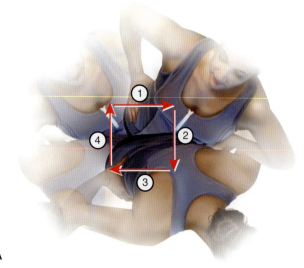

A

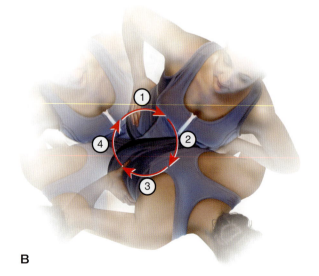

B

図1-10　脊柱関節における体幹のサーカムダクション
サーカムダクションとは、連続して起こる一連の4つの関節作用（左側屈、屈曲、右側屈、伸展）である
A：順番に示した関節作用。　B：作用間の連続部の角を取って丸くした関節作用

表1−1 腰椎・胸椎・胸腰椎の可動域
解剖学的位置より測定された平均正常可動域

	腰椎（L1−L2〜L5−S1間）	胸椎（T1−T2〜T12−L1間）	胸腰椎（T1−T2〜L5−S1間）
屈曲	50°	35°	85°
伸展	15°	25°	40°
右側屈	20°	25°	45°
左側屈	20°	25°	45°
右回旋	5°	30°	35°
左回旋	5°	30°	35°

対側性回旋とは、筋の位置とは反対の方向に回転が生じる体幹の回旋運動を意味します。つまり、左側の筋が体幹を右方向に回旋させること、または同様に右側の筋が体幹を左方向に回旋させることが対側性回旋です。

体幹の脊椎関節もまた**サーカムダクション**[※16]が可能です。サーカムダクションとは、1つの関節の作用ではなく、連続して起こる4つの作用、すなわち左側屈・屈曲・右側屈・伸展による一連の動作です。もしこれらの関節の作用が1つずつ順番に行われると、体幹の動きは正方形をなぞる形になります。しかしこれらの関節の作用が通常行われるように滑らかに行われると、連続する作用の合間にできる「角」が丸められ、体幹は円錐形に動きます（**図1−10**）。そのため、多くの施術者はサーカムダクションを回旋と呼びます。しかし体幹でのサーカムダクションは回旋ではありません。実際、水平面での回旋はサーカムダクションにおいては一切発生しません。サーカムダクションの4つの関節作用はすべて、矢状面および前頭面で起こります。

※16監訳注：サーカムダクション（circumduction）は別名「分回し運動」としても知られています。

表1−1は腰椎、胸椎および胸腰椎の正常な軸上の動きの平均を示したものです。すべての患者が必ずしもこれらの可動域を持つわけではないことを念頭に入れておくことが重要です。表1−1に示された範囲は、総人口全体の平均値です。高齢者の動きの範囲は、通常は若い人よりも狭く、慢性的な障害を持つ人もまた、可動域が減少していることがあります。

腰椎はまた非軸性の動きも可能です。非軸性の関節運動は、**トランスレーション**[※17]または**グライド**[※18]と呼ばれます。腰椎は、前後・左右・上下方向にトランスレーションまたはグライドが可能です。前方へのトランスレーションは、突き出しとも呼ばれ、後方へのトランスレーションは後退とも呼ばれます。上方へのトランスレーションは伸延あるいは牽引とも呼ばれ、下方へのトランスレーションは圧縮とも呼ばれます（**図1−11**）。腰椎の非軸性のグライド運動は、脊柱の他

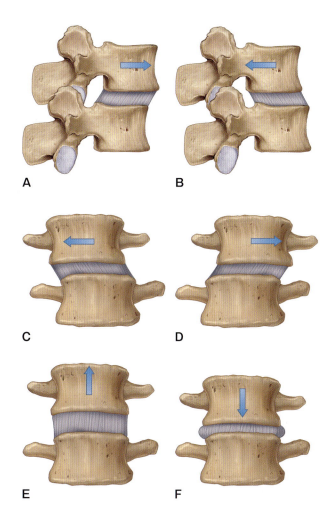

図1−11 腰椎の非軸性の運動
A、B：前方へのグライド（突き出し）と後方へのグライド（後退）の右側面図
C、D：右側方へのグライドと左側方へのグライドの前面図
E、F：上方へのグライド（別名：伸延または牽引）と下方へのグライド（別名：圧縮）の前面図
（Courtesy of Joseph E. Muscolino.）

の部位ほど可動域が広くはありませんが、留意されるべきです。上方へのグライドもしくは牽引は、脊柱の連結部分を減圧するのに役立つので、特に重要です。

※17監訳注：ここでのトランスレーション（translation）は並進の意。
※18監訳注：グライド（glide）は「ずれ」の意。前後方向のずれが「すべり症」にあたります。

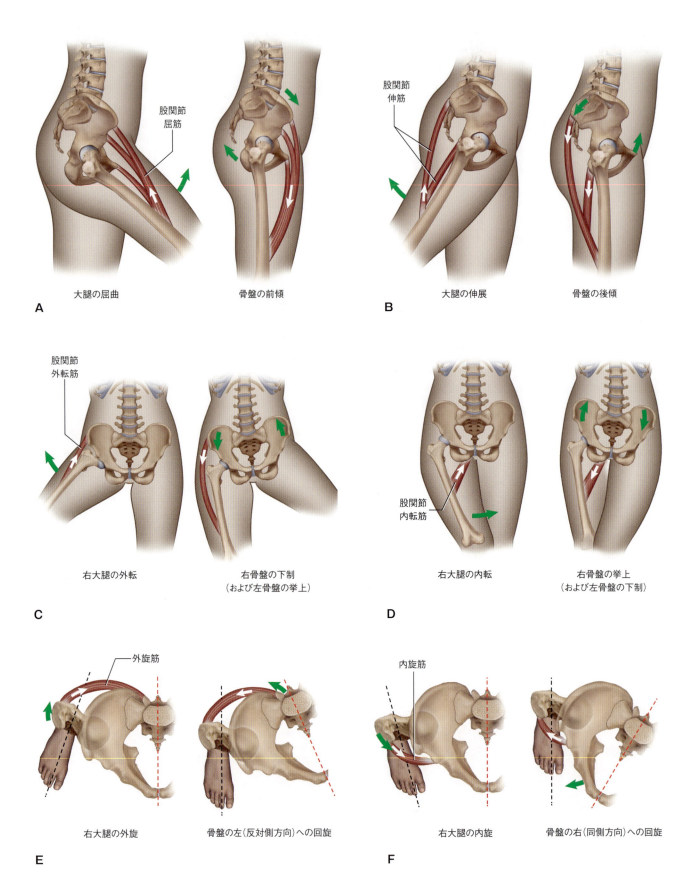

図1-12 骨盤の股関節での関節作用は、大腿の同一股関節での動きの逆作用※※
A、B：骨盤の前傾は大腿の屈曲の逆作用、骨盤の後傾は大腿の伸展の逆作用
C、D：骨盤の下制は大腿の外転の逆作用、骨盤の挙上は大腿の内転の逆作用
E、F：骨盤の対側性回旋は、大腿の外旋の逆作用。骨盤の同側性回旋は、大腿の内旋の逆作用
※※監訳注：本書での「大腿の屈曲／伸展」は「股関節の屈曲／伸展」を意味し、「下腿の屈曲／伸展」は「膝関節の屈曲／伸展」を意味しますが、著者はあえてそれぞれの関節における大腿および下腿の動きを強調した表現にしています。

表1-2　股関節における筋の標準作用と逆作用

大腿の開放性連鎖運動の標準作用	骨盤の閉鎖性連鎖運動の逆作用
屈曲	前傾
伸展	後傾
外転	下制
内転	挙上
外旋	対側性回旋
内旋	同側性回旋

コラム1-1

水平屈曲と水平伸展

　股関節での大腿の運動を他に2つ挙げます。水平屈曲（別名：水平内転）と水平伸展（別名：水平外転）です※※（下図参照）。水平外転は、大腿をあらかじめ90°に屈曲した状態での股関節における後方または外方への運動（図A）。水平内転は、大腿をあらかじめ90°に屈曲した状態での股関節における前方または内方への運動（図B）。水平内転は、骨盤後面の筋系のストレッチの際に役に立ちます。

※※監訳注：水平屈曲（水平内転）および水平伸展（水平外転）という運動名は、通例肩関節において用いられます。著者は独自に大腿にあてはめて、第3章で説明される梨状筋伸展テストの手順などのストレッチを説明していますが、一般的ではありません。

コラム1-2

骨盤の姿勢と脊柱

　仙骨底（仙骨上面）は、脊柱がのる基底となっています。そのため、骨盤の姿勢が変化する際には仙骨底の位置が変わり、脊柱の姿勢にも変化が出ます。このため、骨盤の姿勢は脊柱の姿勢にとって極めて重要になります。施術者は、骨盤の姿勢に影響するすべての筋や靭帯、その他の筋膜組織を把握しておくことが肝要です。
　詳細については、第2章を参照のこと。

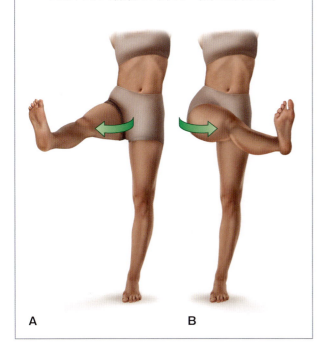

A　　　　B

骨盤の運動

　骨盤の運動は、2通り考えられます。骨盤は1つのユニットとして隣接する身体の各部に対して相対的に動くことがあります。運動はまた、骨盤内でも発生し、これは骨盤内運動と呼ばれます。

股関節におけるユニットとしての骨盤の運動

　骨盤がユニットとして動くとき、左右の大腿に対して両方の股関節で動くこともあれば、片側の大腿に対して同側の股関節だけで動くこともあります。これらの動きとは、矢状面での前傾と後傾、前頭面での下制と挙上（下制は側方傾斜、挙上はヒップハイクともいう）、および水平面での左回旋と右回旋です。股関節における骨盤の動きは、股関節での大腿の標準的作用の動きの逆作用であることを理解しておくと役に立ちます。

　言い換えれば、股関節において「骨盤」が安定または固定しているときに「大腿」を動かすのと同じ機能別筋群が、股関節で「大腿」が安定または固定しているときに「骨盤」を動かすのです。股関節で大腿が動くのは、下肢の運動連鎖の遠位端が自由に動ける状態、つまり**開放性連鎖運動**※19のときです。一方、股関節で骨盤が動きやすくなるのは、下肢の運動連鎖が遠位端で安定または固定されている場合、つまり**閉鎖性連鎖運動**※20のときです。

　同側の大腿に対する具体的な骨盤の逆作用は次のようになります。骨盤の前傾は大腿の屈曲の逆作用、骨盤の後傾は大腿の伸展の逆作用、骨盤の下制は大腿の外転の逆作用、骨盤の挙上は大腿の内転の逆作用、骨盤の大腿に対する対側性回旋は大腿の外旋の逆作用、骨盤の大腿に対する同側性回旋は大腿の内旋の逆作用（図1-12、表1-2を参照）です。

※19監訳注：開放性連鎖運動（open chain kinematics）は、open kinetic chainや、略してOKC、開放的運動連鎖などともいいます。
※20監訳注：閉鎖性連鎖運動（closed chain kinematics）は、closed kinetic chainや、略してCKC、閉鎖的運動連鎖などともいいます。

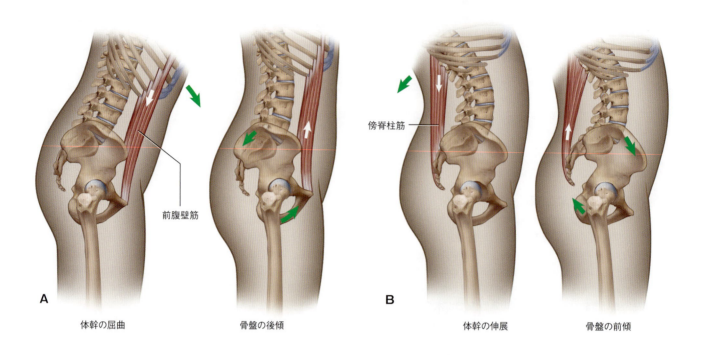
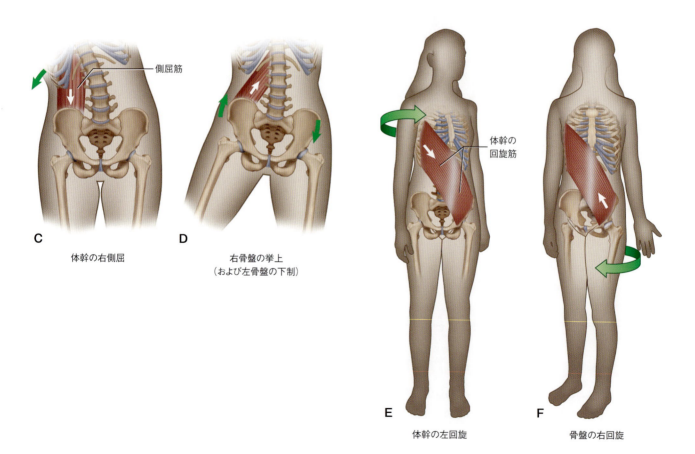

図1-13 骨盤の腰仙関節での関節作用は、体幹の腰仙関節での動きの逆作用
A、B：骨盤の後傾は体幹の屈曲の逆作用、骨盤の前傾は体幹の伸展の逆作用
C、D：骨盤の右側の挙上は体幹の右側屈の逆作用（骨盤の左側の挙上は体幹の左側屈の逆作用）
E、F：骨盤の右回旋は体幹の左回旋の逆作用（骨盤の左回旋は体幹の右回旋の逆作用）

表1－3　腰仙関節における筋の標準作用と逆作用

体幹の開放性連鎖運動の標準作用	骨盤の閉鎖性連鎖運動の逆作用
伸展	前傾
屈曲	後傾
右側屈	右側の挙上*
左側屈	左側の挙上*
左回旋	右回旋
右回旋	左回旋

*骨盤の片側が挙上すると、反対側は下制する

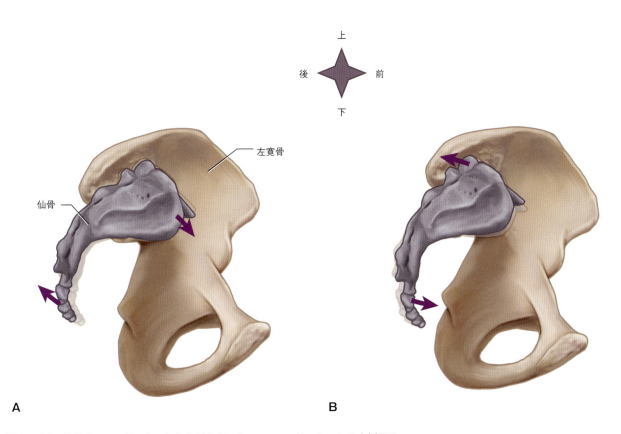

図1－14　仙骨のニューテーションおよびカウンター・ニューテーションの右側面図
A：ニューテーション　B：カウンター・ニューテーション

腰仙関節におけるユニットとしての骨盤の運動

骨盤は腰仙関節において体幹に対して動くこともあります。ここでの動きは、骨盤が股関節で動くときに挙げられた作用と同じで、矢状面での前傾と後傾、前頭面での下制と挙上、水平面での右回旋と左回旋です。股関節における大腿の逆作用となる骨盤の動きのように、腰仙関節における骨盤の作用は体幹に対しても逆作用となります。体幹の下部（骨盤）が安定もしくは固定されていて、体幹の上部（上体）が自由に動くとき、上体は腰仙関節で動きます（これは開放性連鎖運動とみなされる）。

その一方、体幹の上部（上体）が安定もしくは固定されていて、体幹の下部（骨盤）が自由に動くときは、骨盤が腰仙関節で動きます（これは閉鎖性連鎖運動とみなされる）。

具体的には、骨盤の前傾は体幹の伸展の逆作用、骨盤の後傾は体幹の屈曲の逆作用、骨盤の右側の挙上は体幹の右側屈の逆作用、骨盤の左側の挙上は体幹の左側屈の逆作用、骨盤の右回旋は体幹の左回旋の逆作用、骨盤の左回旋は体幹の右回旋の逆作用です（図1－13、表1－3）。

骨盤は股関節と腰仙関節で動くことができますが、姿勢と運動の双方の観点から、機能面でより重要なのは股関節での骨盤の動きです。

骨盤内における運動

骨盤内でも運動は発生します。これを**骨盤内運動**といいます。骨盤内運動には、仙骨に対する一方の寛骨の運動、もしくは仙腸関節においてそれを挟む2つの寛骨に対する

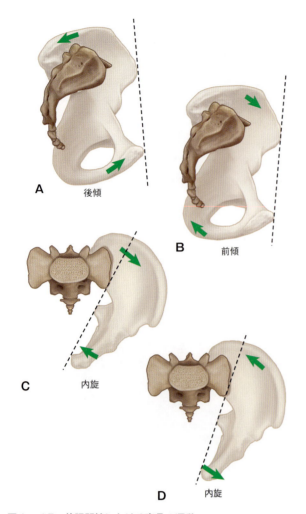

図1-15 仙腸関節における寛骨の運動
A、B：後傾および前傾の右側面図
C、D：寛骨の内旋と外旋の上面図

相対的な仙骨の運動があります（これにはまた、前面での恥骨結合における寛骨の運動も伴います）。これらの運動には、生じる仙骨の運動や寛骨の運動に由来して名前をつけることがあります。

矢状面（もしくはほぼ矢状面）における仙骨の運動を説明する際、**ニューテーション**※21と**カウンター・ニューテーション**※22という用語が使われます。仙骨底が前方に傾くときはニューテーション、後方に動くときはカウンター・ニューテーションといいます（図1-14）。ニューテーションは言い換えると前傾、カウンター・ニューテーションは言い換えると後傾に当たります。

※21監訳注：ニューテーション（nutation）は、おじぎ運動としても知られています。

※22監訳注：カウンター・ニューテーション（counternutation）は、起き上がり運動と呼ばれることもあります。

矢状面（もしくはほぼ矢状面）における仙腸関節での寛骨の運動を表す用語は、後傾と前傾が使われます。実際には、寛骨の後傾は仙腸関節における仙骨のニューテーションの逆作用で、寛骨の前傾は仙腸関節における仙骨のカウンター・ニューテーションの逆作用です。寛骨はまた、水平面で動くともいわれます。

内旋（英語ではinternal rotationまたはmedial rotation）とは、左右片方の寛骨前面が内側（実際には左は右、右は左）を向くことです。この運動により仙腸関節の後面は離れ（開き）ます［そして仙腸関節の前面は近寄る（閉まる）］。外旋（英語ではexternal rotationまたはlateral rotation）とは、左右片方の寛骨前面がさらに外側（左は左、右は右）を向くことです。この運動により仙腸関節の前面は離れます（そして仙腸関節の後面は近寄る）（図1-15）。実際、骨盤内運動は、骨盤の片側が反対側に相対して動くことを意味します。仙腸関節の動きは小さいものですが、非常に重要です。関節モビライゼーション術を行う際には、この動きを理解していることが決定的に重要となります。

腰椎と骨盤の筋系

腰部と骨盤において的確で著効となる臨床治療を行うためには、施術者はそれらの部位の筋の付着部と作用を把握している必要があります。例えば、腰部と骨盤へ深部組織の施術を応用する際に、施術対象の筋の付着部を知っていれば、対象となる筋を正確に探し出して触診する手をどこに置いたらよいかがわかります。

さらに施術者は、ターゲットの筋の主動筋としての作用も知っておく必要があります。主動筋としての作用がわかれば患者にターゲットの筋の収縮を作動させてもらい、触ってわかるくらいに固くすることができます。このように筋を固くすることでターゲットの筋を隣接する軟部組織と区別することができ、それによってその筋の正確な位置や深さに施術者が注意を払えるようになります。

ターゲットの筋の主動筋の作用についての知識は患者をストレッチする際にも重要です。ある筋をストレッチするにはその筋を伸ばすことで果たされますが、これはその筋の主動筋としての作用の逆のことをしていることになります。例えば、ターゲットの筋が体幹の伸筋の場合は患者の体幹を屈曲することでストレッチされますし、骨盤の前傾筋がターゲットの筋であれば患者の骨盤を後傾させることでストレッチされる、ということです。

詳細な作用を暗記するより、まずは構造的および機能別のグループのなかでの体幹や骨盤の各筋をイメージできるとよいでしょう。図1-16～図1-18には、体幹と骨盤の筋が図示されています。

体幹の筋

体幹の筋は、後側にあるものと前側にあるものとに分類

できます。この分類は完璧ではないものの（例えば、前側の腹壁の外腹斜筋および内腹斜筋は、回り込んで後側の腹壁につきます）、入門的構造としては十分です。

　同様に、体幹の右側もしくは左側にある筋として見ることも有用です。そこで本書の目的上、体幹の筋を以下の4つの主要な構造的グループに分割し、各筋はこれらのいずれかに属するものとします。

・前右側
・前左側
・後右側
・後左側

　このような大きな構造グループの一部として筋を見ることで、主動筋の作用を持つ筋群についての理解を深めることができます。これは主動筋の作用を持つ筋群は、構造的なグループによってほぼ決まるからです。つまり、ある筋の体幹での主動筋の機能は構造的な位置によっておおよそ決まるということです。

　体幹の筋の主な主動筋の作用を持つ筋群は6つあり、矢状面における①屈筋と②伸筋、前頭面における③右側方への屈筋と④左側方への屈筋、水平面における⑤右回旋筋と⑥左回旋筋です（もう1つの分類方法として、これらに相反する骨盤での作用で代わりに呼ぶことも考えられます。**表1－3**を参照）。

　筋の構造的な位置がわかれば、知識として暗記していなくても、その筋の作用を認識して標準作用を持つ筋群と逆作用を持つ筋群への分類を可能にする助けとなります。例えば、脊椎の関節の前側をまたぐ筋はすべて、脊椎関節においては体幹を屈曲させ、腰仙関節においては骨盤を後傾させます。同様に、脊椎の関節を後側でまたぐ筋はすべて、脊椎関節においては体幹を伸展させ、腰仙関節においては骨盤を前傾させます。前側でも後側でも、その筋が体幹の右側にあれば脊椎関節では体幹を右へ側屈させ、骨盤の右側を挙上します（そしてその結果として骨盤の左側を下制します）。同様に、体幹の左側にある筋は脊椎関節においては体幹を左へ側屈させ、骨盤の左側を挙上します（そしてその結果として骨盤の右側を下制します）。

　ターゲットの筋を治療する際には、その回旋作用を知っておくことも重要です。筋の作用のうち回旋要素をすぐにイメージするのが難しいのは、その他の作用に比べて前述のように筋の構造的な位置によらないからです。すべての筋にいえることですが、筋の引っ張る線の方向はその筋の作用を決定しますが、本質的にはその筋の線維の方向が引っ張る線を決めているのです。

　屈曲、伸展、右側屈、左側屈のいずれかもしくは全部を行う筋は、その筋の線維の方向に垂直の成分を持っているはず

です。右または左回旋を行う筋には、その筋の線維の方向に水平の成分があるはずで、要するに、筋が体幹を部分的に水平方向に「取り巻いている」とイメージすると理解しやすくなります。したがって体幹の筋の線維の方向を考慮することは、その筋の回旋能力を判断する際に重要になります。

　これらの6つの主要な主動筋の作用を持つ筋群は、互いに相容れないわけではありません。1つの筋が、複数の主動筋の作用を持つ筋群に属する場合もあります。例えば右の外腹斜筋は、脊椎関節において屈曲し、右に側屈し、左（反対側）に体幹を回旋することができます。筋系の主動筋の作用を持つ筋群別の作用の知識は、複数にまたがる解剖学的な断面でストレッチを行うときに非常に重要ですが、これは第6章で解説します。

　図1－19～図1－29（33頁からの「付着部と作用」の囲み内）では、体幹の個々の筋および筋群をそれらの付着部[※23]と作用とともに解説します。

※23監訳注：「付着部」筋の両端は解剖学的には通例「起始」、「停止」で言及されますが、機能解剖学的見方として著者は本書において起始、停止の区別はせず、一貫して付着部（attachment）としています。

骨盤の筋

　体幹の筋を学習するときと同様に、骨盤の筋について学習または復習する際も、まずは主動筋の作用別のグループに注目すると役に立ちます。それに先立ち、骨盤の筋を以下の3つの主要なカテゴリーにまず分類しておくことが重要です。

・骨盤から体幹に付着して腰仙関節をまたぐ筋
・骨盤から大腿または下腿に付着して股関節をまたぐ筋
・全面的に骨盤内に位置する骨盤底筋

腰仙関節をまたいで体幹に付着する骨盤の筋

　腰仙関節をまたいで体幹に付着する骨盤の筋は、前項の「体幹の筋」のところで解説済みです。体幹の筋の逆作用の骨盤動作が発生するのは、上方の体幹での筋付着部が固定されていて代わりに骨盤での付着部が動くときです。これらを単に骨盤の作用という観点から見た同じ体幹の筋群であるとするのであれば、同じように4つに分類できます。骨盤を後傾させる前側の筋、骨盤を前傾させる後側の筋、右側の筋は骨盤の右側を挙上（かつその結果、骨盤の左側を下制）し、左側の筋は骨盤の左側を挙上（かつその結果、骨盤の右側を下制）します。

　体幹からの視点での説明と同様、これらの筋による骨盤の回旋運動を理解するには、筋の線維の方向を水平方向の成分でイメージする必要があります。もしくは、逆作用ということで簡単に、ある筋が一方向に体幹を回旋するとき、その筋は骨盤をその反対（逆）方向に回旋すると理解してもよいでしょう。これらについての詳細は**表1－3**を参照してください。

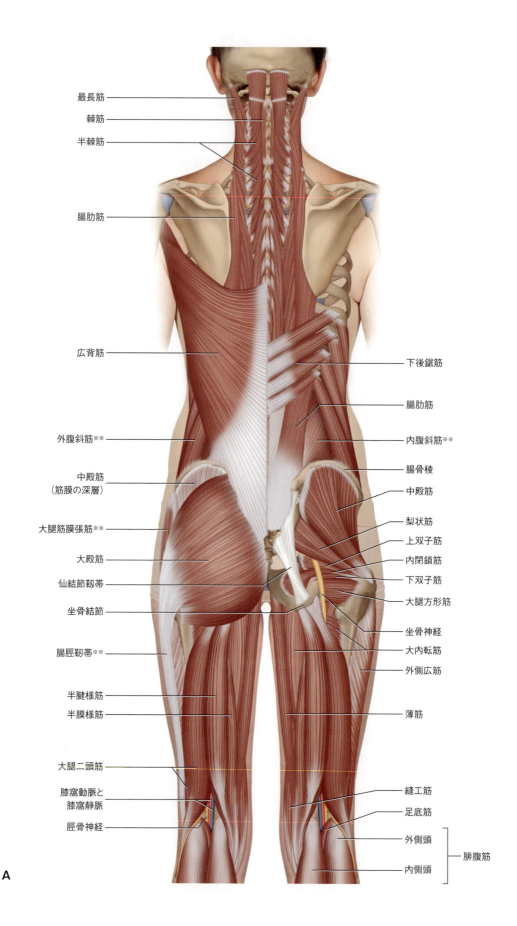

図1-16 腰部と骨盤部の筋系の後面図（続く）
A：左側に浅層図、右側に中層図

※※監訳注：英語では名称を略して、外腹斜筋（external abdominal oblique）はEAO、内腹斜筋（internal abdominal oblique）はIAO、大腿筋膜張筋（tensor fasciae latae）はTFLとも表記されます。同様に腸脛靭帯（iliotibial band）はITBとも表記されますが、国際基準の解剖学用語の英語名ではiliotibial tractです。

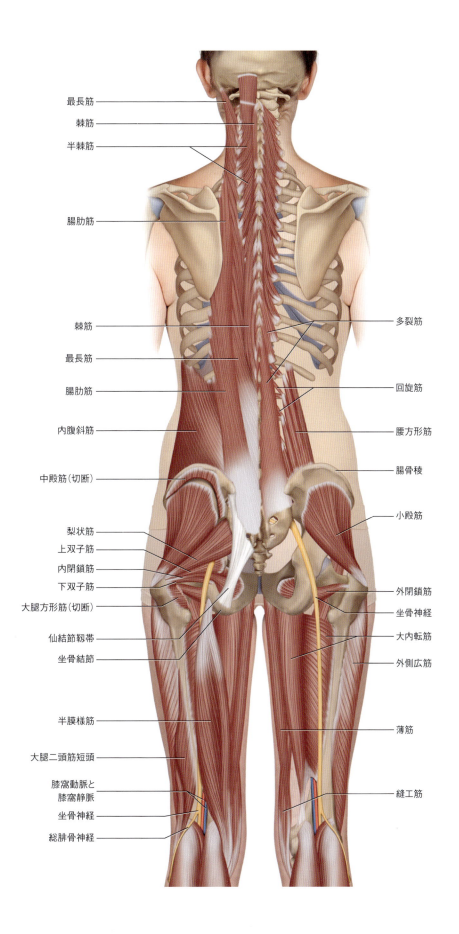

B

図1-16　腰部と骨盤部の筋系の後面図（続き）
B：深層図

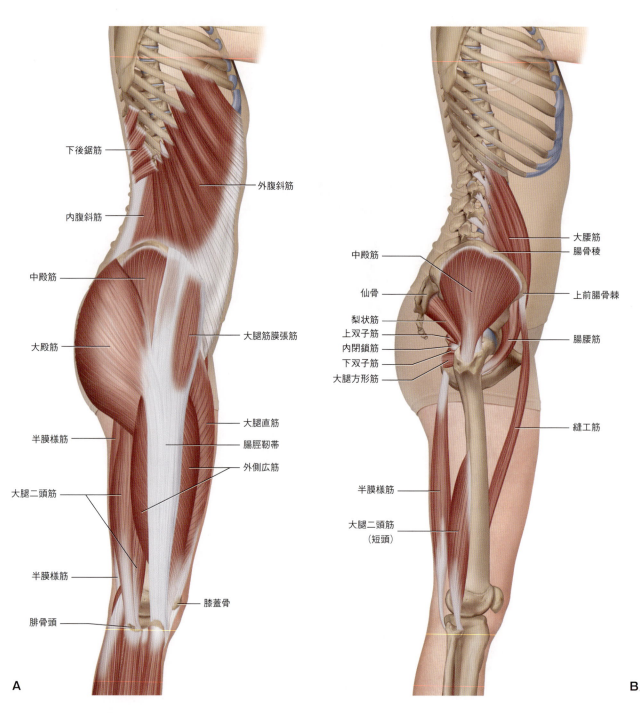

図1-17 腰部と骨盤部の筋系の右側面図
A：浅層図　B：深層図

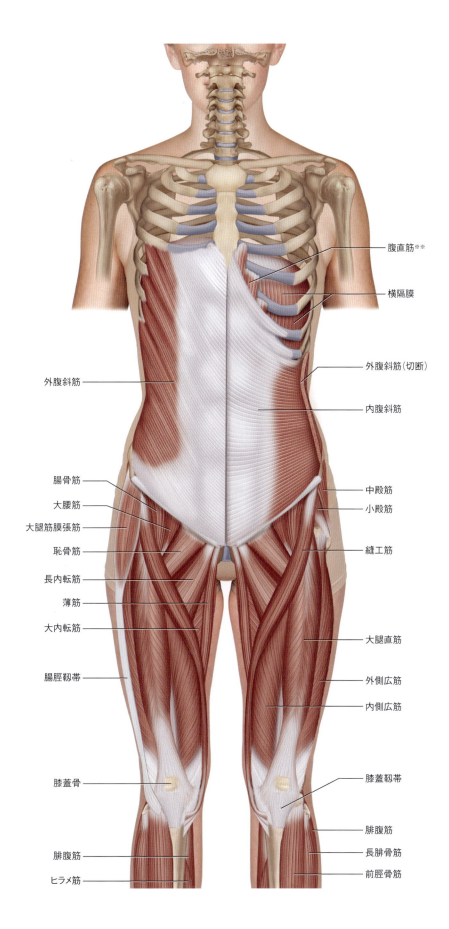

図1-18 腰部と骨盤部の筋系の前面図（続く）
A：右側は浅層図、左側は中層図
※※監訳注：英語では名称を略して、腹直筋（rectus abdominus）はRAとも表記されます。

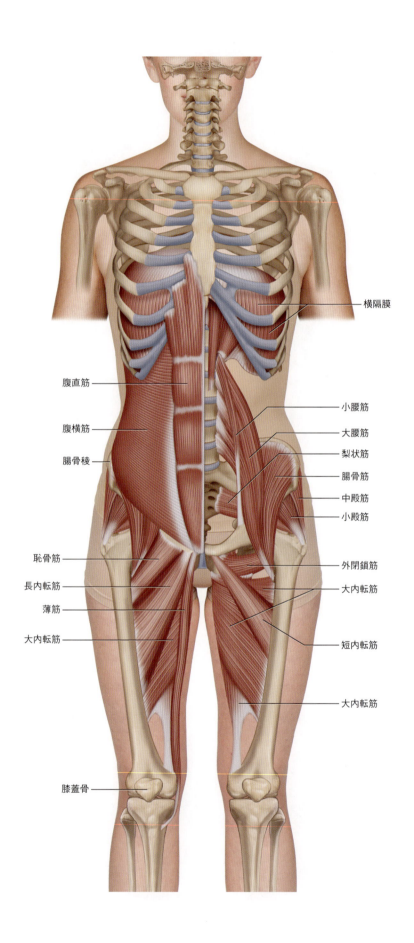

B

図1-18　腰部と骨盤部の筋系の前面図（続き）
B：深層図
※※監訳注：英語では名称を略して、腹横筋（transversus abdominus）はTAとも表記されます。

付着部と作用 1.1

脊柱起立筋

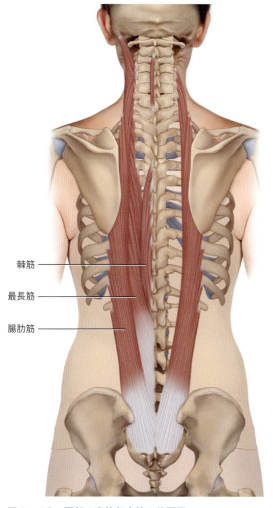

図1-19　腰部の脊柱起立筋の後面図
脊柱起立筋は、腸肋筋・最長筋・棘筋の3つの筋群で構成されている。左側に3つの筋群すべてを図示、また右側に腸肋筋のみを図示しています。

○体幹と骨盤にある脊柱起立筋は、仙骨・中央寄りの腸骨稜・椎骨の横突起および棘突起・肋骨角から、上位の肋骨角・椎骨の横突起および棘突起に付着しています。

○1つの筋群として、脊柱起立筋は脊椎の関節で体幹を伸展・側屈・同側性回旋します。また骨盤を前傾・対側性回旋し、腰仙関節で同側の骨盤を挙上します。

付着部と作用 1.2

横突棘筋

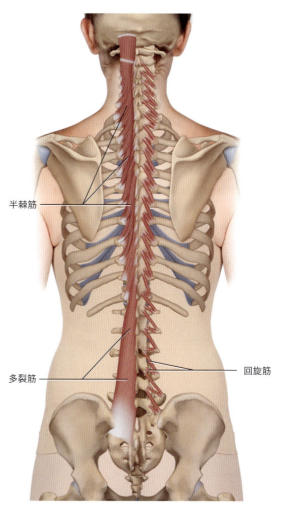

図1-20　横突棘筋の後面図
横突棘筋は半棘筋・多裂筋・回旋筋の3つの筋群で構成されます（半棘筋は腰椎に付着していない）。左側に多裂筋と半棘筋を図示、右側に回旋筋を図示しています。

注：多裂筋は腰椎で最も大きい筋です。

○体幹部の横突棘筋の多裂筋と回旋筋は、腰椎と胸椎の椎弓板溝に位置しています。多裂筋は、仙骨・上後腸骨棘・腰椎の乳頭突起・胸椎の横突起から3、4椎上位の椎骨の棘突起の下部に付着しています。回旋筋は、腰椎と胸椎の横突起から1、2椎上位の脊椎分節の下部に付着しています。

○1つの筋群として、横突棘筋は脊椎の関節で体幹を伸展・側屈・対側性回旋します。また骨盤を前傾・同側性回旋し、腰仙関節で同側の骨盤を挙上します。

付着部と作用　1.3

腰方形筋

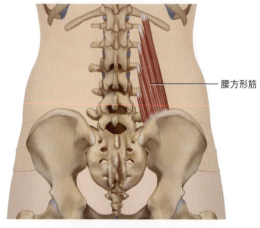

図1-21　右腰方形筋の後面図
- 腰方形筋は、第12肋骨の下内側縁・L1〜L4の横突起から、腸骨稜の後内側に付着しています。
- 腰方形筋は、腰仙関節で骨盤の同側を挙上、骨盤を前傾する作用があり、脊椎の関節では体幹を伸展し、側屈する働きをします。また肋椎関節で第12肋骨を下制します。

付着物と作用　1.4

下後鋸筋

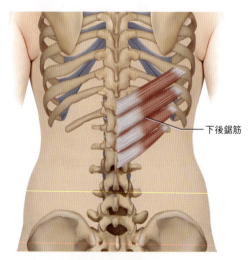

図1-22　右下後鋸筋の後面図
- 下後鋸筋は、T11〜L2の棘突起から、第9〜12肋骨に付着しています。
- 下後鋸筋は、胸肋関節と肋椎関節で第9〜12肋骨を下制します。

付着部と作用　1.5

広背筋

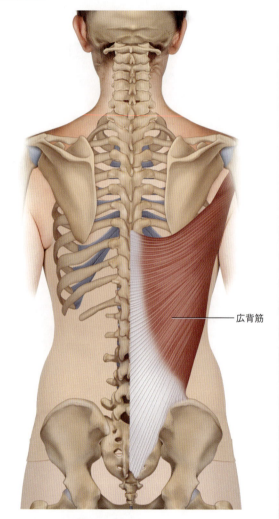

図1-23　右広背筋の後面図
- 広背筋は、T7〜L5の棘突起・仙骨後面・(胸腰筋膜を経由して)腸骨稜後面から、下位3、4本の肋骨・肩甲骨下角に、上腕骨の二頭筋溝の内側唇に付着しています※※。

※※監訳注：著者は起始・停止という概念では説明しておらず、付着元・付着先に当たる表現をしており、付着元として棘突起・仙骨・腸骨稜、付着先を2つに分け、肋骨・肩甲骨と上腕骨としています。広背筋の停止部は上腕骨のみでその他の付着部は起始とされています。

- 広背筋は、肩甲上腕関節で上腕を伸展・内旋・内転します。また、腰仙関節において骨盤を前傾させる。肩甲骨への付着を通して、肩甲肋骨関節※※で肩甲骨(上肢帯)の下制もします。

※※監訳注：肩甲肋骨関節 (scapulocostal joint) は生理学的機能としての疑似関節。肩甲胸郭関節 (scapulothoracic joint) という別名も使われます。

付着部と作用　1.6

腹直筋

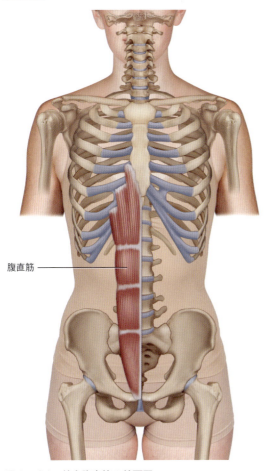

図1－24　前右腹直筋の前面図
○腹直筋は、恥骨稜・恥骨結合から、胸骨の剣状突起・第5～7肋骨の肋軟骨に付着しています。
○腹直筋は、脊椎の関節で体幹を屈曲・側屈し、腰仙関節で骨盤を後傾します。

付着部と作用　1.7

外腹斜筋

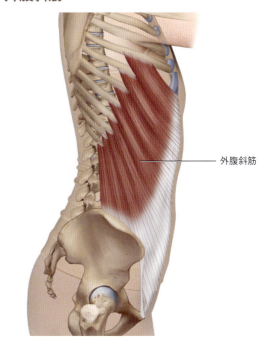

図1－25　右外腹斜筋の側面図
○外腹斜筋は、腹部の腱膜・恥骨・鼠径靭帯・腸骨稜前側から、下位8本の肋骨に付着しています。
○外腹斜筋は、脊椎の関節で体幹を屈曲・側屈・対側性回旋します。また、骨盤を後傾・同側性回旋し、腰仙関節で同側の骨盤を挙上します。外腹斜筋はまた、腹腔内容物を腹圧をかけて押し縮めます。

付着部と作用　1.8

内腹斜筋

図1－26　右内腹斜筋の側面図
○内腹斜筋は、鼠径靭帯・腸骨稜・胸腰筋膜から、下位3本の肋骨・腹部の腱膜に付着しています。
○内腹斜筋は、脊椎の関節で体幹を屈曲・側屈・同側性回旋します。また、骨盤を後傾・対側性回旋し、腰仙関節において同側の骨盤を挙上します。内腹斜筋はまた、腹腔内容物を腹圧をかけて押し縮めます。

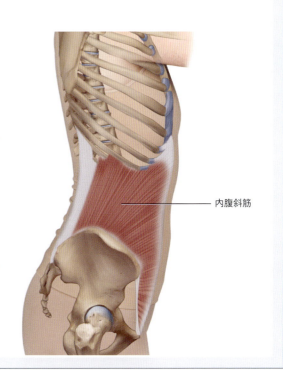

付着部と作用　1.9

腹横筋

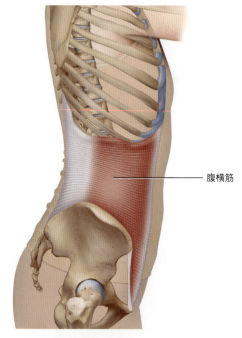

図1-27　右腹横筋の側面図
○腹横筋は、鼠径靭帯・腸骨稜・胸腰筋膜・第7〜12肋骨の肋軟骨から、腹部の腱膜に付着しています。
○腹横筋は、腹腔内容物を腹圧をかけて押し縮めます。

付着部と作用　1.11

横隔膜

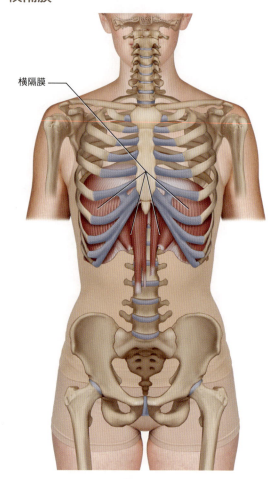

図1-29　横隔膜の前面図
○横隔膜は、胸骨の内面・下位6本の肋骨とその肋軟骨・L1〜L3に付着しています。
○横隔膜は、そのドーム状の中央部分を下げるか、胸郭の付着部を引き上げるか、またはその両方を行うことで、胸郭の量を増大します。

付着部と作用　1.10

小腰筋

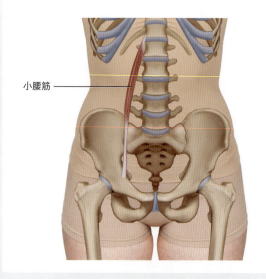

図1-28　右小腰筋の前面図
○小腰筋は、T12とL1の肋骨体前外側から寛骨に付着しています。
○小腰筋は、脊椎の関節で体幹を屈曲し、腰仙関節で骨盤を後傾します。

股関節をまたいで大腿または下腿に付着する骨盤の筋

　股関節をまたぐ骨盤の筋は通常、股関節における骨盤に対する大腿の開放性連鎖運動に関わるものとして考えられます。そのため、股関節で大腿を動かす筋系も4つに分類することができます。

　屈筋は後側に、伸筋は前側に、外転筋は外側に、内転筋は内側に位置しています。回旋の筋系は安易に所在位置と一致するわけではありませんが、原則的には外旋筋は後側に、内旋筋は前側にあります。ただし、これらの筋については大腿での開放性連鎖運動に目を向けるよりも骨盤での閉鎖性連鎖運動を理解することの方がはるかに重要です。それは、足が地面についていることがあまりにも多く、骨盤の閉鎖性連鎖運動を生じさせているためです。

　骨盤の姿勢や動きは同時に脊椎の姿勢と動きに影響を及ぼします（第2章を参照）。これらの筋の股関節での大腿と骨盤の標準作用と逆作用に関する詳細は、**表1－2**を参照してください。

　骨盤における股関節の筋は以下の通りです。**図1－30～図1－39**（38頁からの「付着物と作用」の囲み内）では、骨盤の個々の筋および股関節における骨盤の筋群をそれらの付着部と作用とともに解説します。

付着部と作用　1.12

大腿筋膜張筋

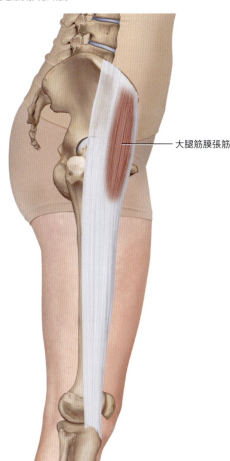

図1－30　右大腿筋膜張筋の側面図
- 大腿筋膜張筋は、上前腸骨棘・腸骨稜前側から腸脛靭帯に、大腿の上から3分の1のところで付着しています。
- 大腿筋膜張筋は、股関節において大腿を屈曲・外転・内旋し、骨盤を前傾し、同側の骨盤を股関節において前傾します。

付着部と作用　1.13

大腿直筋

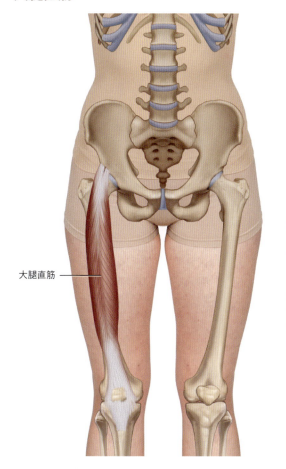

図1－31　大腿四頭筋の右大腿直筋の前面図
- 大腿四頭筋の大腿直筋は、下前腸骨棘から膝蓋骨に、それから膝蓋靭帯を通して脛骨粗面に付着しています。
- 大腿直筋は、股関節において大腿を屈曲し、股関節において骨盤を前傾します。また、膝関節において下腿を伸展します。

付着部と作用　1.14

縫工筋

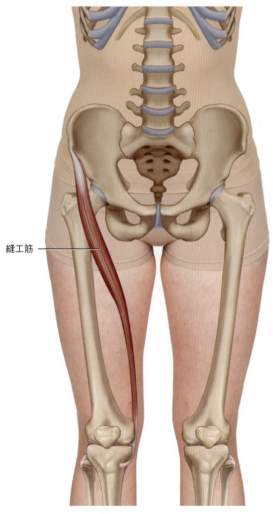

図1-32　右縫工筋の前面図
○縫工筋は、上前腸骨棘から、脛骨の近位前内側で鵞足の腱に付着しています。
○縫工筋は、股関節において大腿を屈曲・外転・外旋し、骨盤を前傾し、股関節において同側の骨盤を下制します。また、膝関節において下腿を屈曲します。

付着部と作用　1.15

腸腰筋

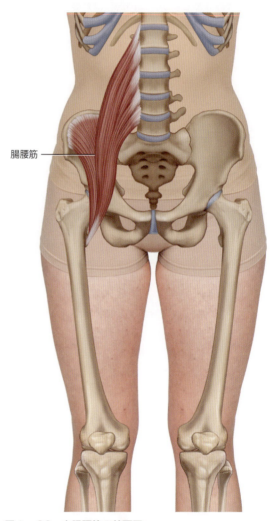

図1-33　右腸腰筋の前面図
腸腰筋は、腸骨筋と大腰筋で構成されています。
○腸腰筋の大腰筋は、T12～L5の椎体の前外側および椎間板・L1～L5の横突起から、大腿骨の小転子に付着します。腸腰筋の腸骨筋は、腸骨内面から、大腿骨の小転子に付着します。
○大腰筋も腸骨筋も、股関節において大腿を屈曲・外旋し、股関節において骨盤を前傾します。大腰筋はまた、脊椎の関節で体幹を屈曲・側屈・反対側に回旋します。

付着部と作用　1.16

内転筋群

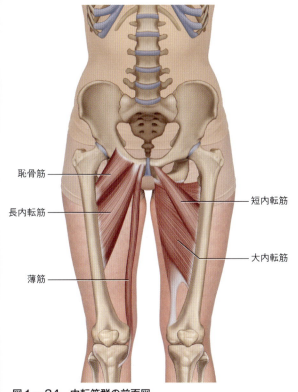

図1−34　内転筋群の前面図
内転筋群は、恥骨筋・長内転筋・短内転筋・大内転筋・薄筋で構成されています。患者の右側（図の左側）に恥骨筋・長内転筋・薄筋を図示しており、また患者の左側（図の右側）に短内転筋・大内転筋を図示しています。

- 内転筋群は、恥骨・坐骨から、粗線・恥骨筋線・大腿骨の内転筋結節・脛骨の近位前内側で鵞足の腱に付着しています。
- 1つの筋群として、内転筋は股関節において大腿を内転・屈曲・内旋し、股関節において骨盤を前傾・同側性回旋（および同側の骨盤を挙上）します。薄筋はまた、膝関節において下腿を屈曲します。大内転筋は、股関節において大腿を伸展し骨盤を後傾します。

付着部と作用　1.17

ハムストリング

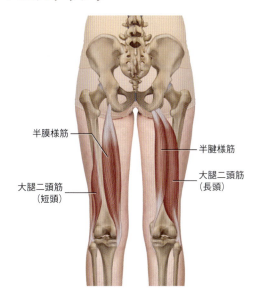

図1−35　ハムストリングの後面図
ハムストリングは、内側は半腱様筋・半膜様筋、外側は大腿二頭筋で構成されています。右側に半腱様筋・大腿二頭筋を図示、また左側に深層の半膜様筋・大腿二頭筋を図示しています。

- 大腿二頭筋は、坐骨結節（長頭）・大腿骨の粗線（短頭）から、腓骨頭に付着しています。半腱様筋は、坐骨結節から、脛骨の近位前内側で鵞足の腱に付着しています。半膜様筋は、坐骨結節から、脛骨内側顆後面に付着しています。
- 1つの筋群として、ハムストリングは、股関節において大腿を伸展し骨盤を後傾します。また、膝関節において下腿を屈曲します。

注：大腿二頭筋の短頭は股関節を横切らないため、股関節では何も作用しません。

付着部と作用　1.18

大殿筋

図1−36　右大殿筋の後面図
- 大殿筋は、腸骨稜後側・仙骨後外側・尾骨から、殿筋粗面・腸脛靱帯に付着しています。
- 大殿筋は、股関節において大腿を伸展・外旋・外転（上部線維）・内転（下部線維）します。また、股関節において骨盤を後傾・対側性回旋します。

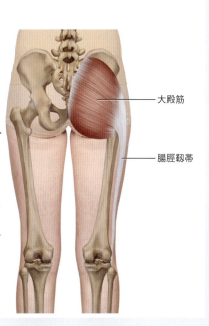

付着部と作用　1.19

中殿筋

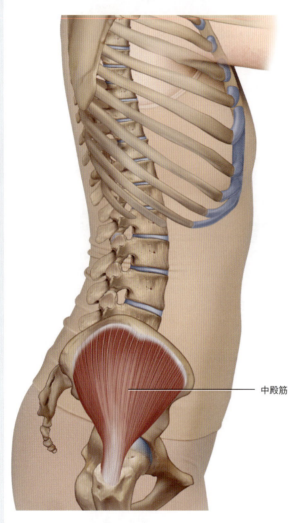

図1-37　右中殿筋の側面図
○中殿筋は、腸骨外側から、大腿骨の大転子に付着しています。
○中殿筋全体は、股関節において大腿を外転し、股関節において同側の骨盤を下制します。前部線維はまた、股関節において大腿を屈曲・内旋し、骨盤を前傾・同側性回旋します。後部線維はまた股関節において大腿を伸展・外旋し、骨盤を後傾・対側性回旋します。

付着部と作用　1.20

小殿筋

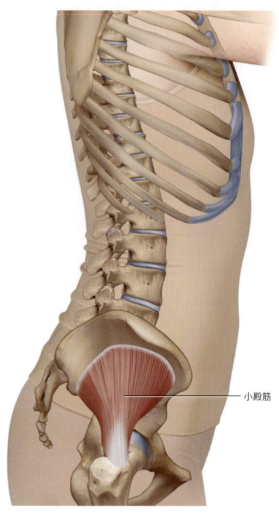

図1-38　右小殿筋の側面図
○小殿筋は、腸骨外側から、大腿骨の大転子に付着しています。
注：小殿筋は、中殿筋の深層に位置しています。
○小殿筋全体は、股関節において大腿を外転し、股関節において同側の骨盤を下制します。前部線維はまた、股関節において大腿を屈曲・内旋し、骨盤を前傾・同側性回旋します。後部線維はまた股関節において大腿を伸展・外旋し、骨盤を後傾・対側性回旋します。

付着部と作用　1.21

深層外旋筋群

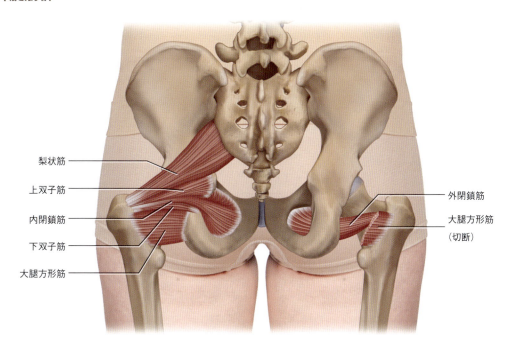

図1-39　深層外旋筋群の後面図
左側に深層外旋筋群のすべての筋を図示（外閉鎖筋は見えない）。右側は外閉鎖筋を見せるために大腿方形筋を切断してあります。
- 深層外旋筋群は、仙骨（梨状筋）・寛骨（その他の筋）から、大腿骨の大転子（またはその近く）に付着しています。
- 1つの筋群として、深層外旋筋は、股関節において大腿を外旋し、股関節において骨盤を対側性回旋します。もし大腿を先に90°に屈曲していると、深層外旋筋は股関節において大腿を水平に伸展（水平に外転）することができます。

注：もし大腿を先に（約60°以上）屈曲していると、梨状筋は変化して、股関節において大腿を外旋ではなく内旋するようになります。

コラム1-3

大腿骨盤リズム

　大腿骨盤リズム※※という用語は、大腿骨と骨盤が動くときに合わせる協調的な周期運動を表すのに用いられています。例えば、股関節において大腿を屈曲して足を前方で宙に浮かせる場合、脳は通常、骨盤にも後傾になるよう同時に命令します。これによって容易に足をさらに高く上げることができるからです。したがって、大腿骨盤リズムによって、大腿の屈曲と骨盤の後傾は対をなすのです。同様に、大腿の伸展は骨盤の前傾と対になります。

注：大腿骨盤リズムは、股関節における逆作用と同じではありません。例えば、股関節における大腿の屈曲の逆作用は、（大腿骨盤リズムでの骨盤の後方傾斜ではなく）骨盤の前方傾斜です。

※※ 監訳注：大腿骨盤リズム（femoropelvic rhythm）とは著者の造語です。骨盤大腿リズム（pelvifemoral rhythm）、寛骨大腿リズム（coxal-femoral rhythm）などの名称でも報告されている運動です。

全面的に骨盤内に位置する骨盤底筋

　骨盤底の筋は骨盤から出て身体の他の部位に付くことはありません。そのため、骨盤を体幹や大腿に相対的な1つのユニットとして動かすことはありません。むしろその主な役割は、仙腸関節と恥骨結合を安定させ、腹腔と骨盤腔にある内臓のための安定した床板を作ることです。図1-40（42頁からの「付着物と作用」の囲み内）では、骨盤底筋をそれぞれの付着部と作用とともに解説します。骨盤底の働きは直腸内や膣内で行われることが多いため、ほとんどの手技療法士の診療要件の範囲（スコープ・オブ・プラクティス）※24外です。とはいえ、骨盤底筋のいくつか（尾骨筋と肛門挙筋）は部分的に外側から梨状筋の下部に触ることができます。

※24 監訳注：診療要件の範囲（スコープ・オブ・プラクティス、scope of practice）はアメリカで使われている医療用語で、「医療提供者が行うことのできる医学的介入の範囲と限度」の意。施術者・施術施所の地域や州・施術施設の3種の許認可要件を指します。序の監訳注を参照してください。

付着部と作用　1.22（続く）

骨盤底の筋系

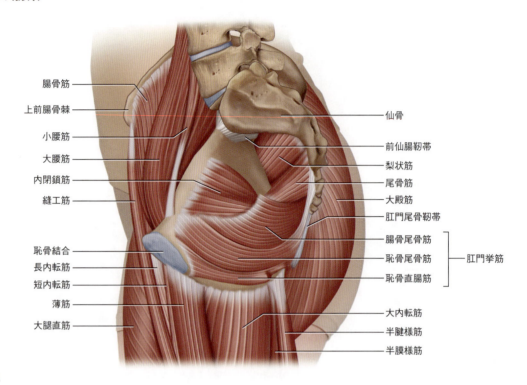

A

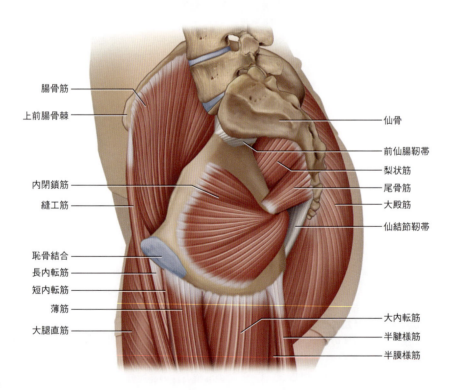

B

図1-40　骨盤底の筋（続く）
A、Bは、骨盤の右側の内側図を示しています。
A：浅層
B：深層

付着部と作用 1.22（続き）

骨盤底の筋系

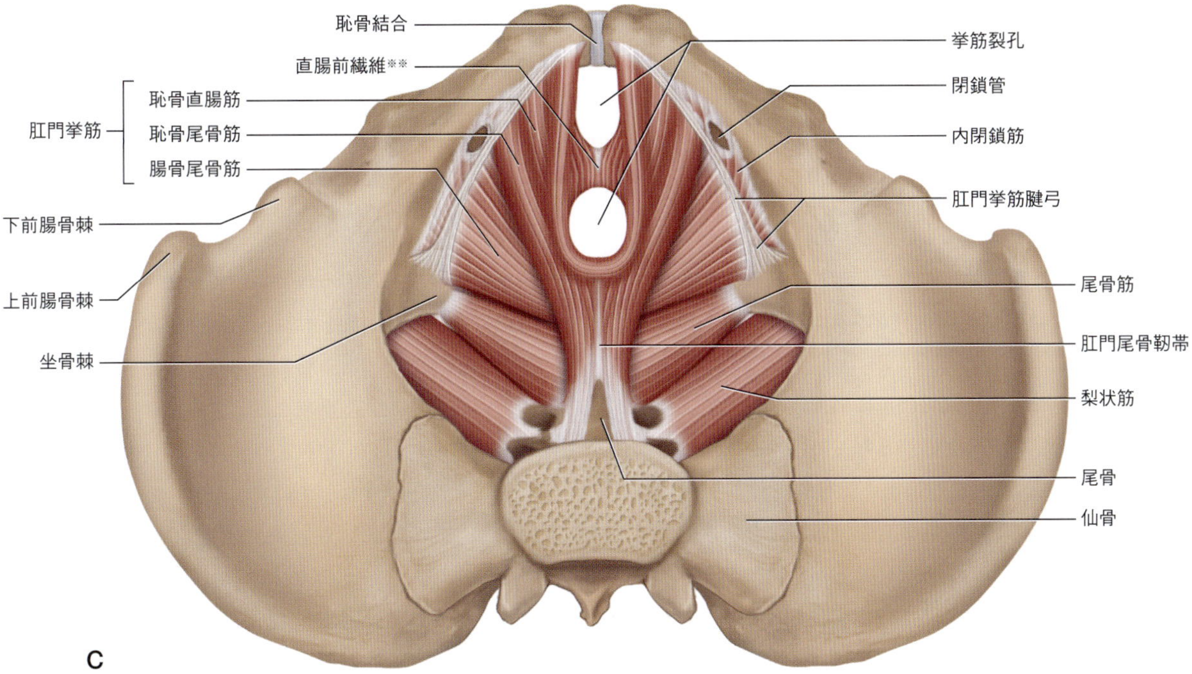

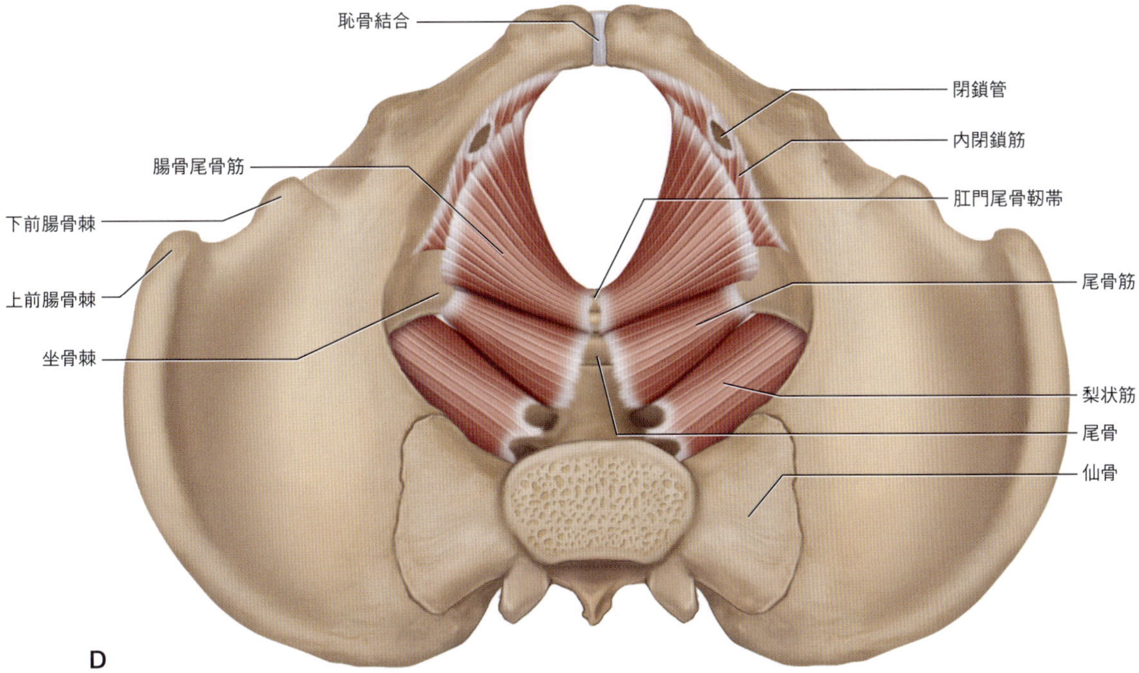

恥骨結合 — 挙筋裂孔
直腸前繊維※※ — 閉鎖管
肛門挙筋 { 恥骨直腸筋 — 内閉鎖筋
恥骨尾骨筋 —
腸骨尾骨筋 — 肛門挙筋腱弓
下前腸骨棘 — 尾骨筋
上前腸骨棘 — 肛門尾骨靭帯
坐骨棘 — 梨状筋
尾骨
仙骨

C

恥骨結合 — 閉鎖管
内閉鎖筋
腸骨尾骨筋 — 肛門尾骨靭帯
下前腸骨棘 — 尾骨筋
上前腸骨棘 —
坐骨棘 — 梨状筋
尾骨
仙骨

D

図1-40　骨盤底の筋（続き）
C、Dは女性の骨盤底の筋の上面図を示しています。
C：浅層
D：深層

※※監訳注：直腸前線維（prerectal fibers）は前直腸線維束という訳語も使われます。

43

腰椎と骨盤の靱帯

　筋と同様に、患者の身体を効果的にストレッチできるようになるためには腰椎と骨盤の靱帯も知っておくとよいでしょう。どのようなやり方で行うにしても、ストレッチの目的は、張りつめて関節の動きを制限しているすべての軟部組織を緩めることです。

　靱帯の役割は、いくつかの骨についてその動きを安定させたり制限したりすることですが、強く張った靱帯が過度に関節の運動を制限してしまう場合は、硬い筋と同じくらい有害なものとなります。そのため、患者に腰部の凝りがみられるときに、腰椎や骨盤の靱帯についての基礎知識があると大いに役に立ちます。

　靱帯の「作用」は、拮抗筋の作用に似ています。拮抗筋が硬くなると、その拮抗筋の主動筋としての作用とは逆の運動を制限します。例えば、（後側にある）体幹の伸筋が硬くなると、体幹の前方への屈曲を制限します。制限される運動はたいていその筋が位置する側とは反対側への動きなので、拮抗筋は**対抗筋**と呼ばれることもあります。英語での別名表記の文字通りの意味は「反対側筋」を意味します[※25]。

　同じように靱帯も対側、つまり、それが制限をかける動きからは関節の反対側に位置していることが多いのです。例えば、体幹が屈曲することに抵抗するなら、この動きを制止していると思われる張りつめた靱帯は後側にあります（そこには拮抗筋である体幹の伸筋もある）。もし制限されている動きが体幹の右側の側屈であれば、この動きを制限している張りつめた靱帯は体幹の左側にあると思われます（そこには拮抗筋の左側屈筋もある）（**図1－41**）。

※25監訳注：原文の表記は、拮抗筋がantagonist、別名称はcontralateral musclesで、contralateral（対側性の）をopposite side（反対側）と説明しています。

　例によって回旋はもう少しややこしくなります。回旋を行う筋が、回旋に関連する体幹のいずれか一方の側にある場合があるように、右回旋または左回旋を制限する靱帯も体幹のいずれか一方の側にある場合があります。筋系と同じように、靱帯の回旋を制限する役割を確認するには、その靱帯（の一部）が水平面においてどのように部位に「巻きついて」いるかを見ると一番理解しやすいでしょう。

腰椎の靱帯

　腰椎の主な靱帯は**図1－42**に示してあります。**棘上靱帯**、**棘間靱帯**、椎間関節の線維被膜（構造的に靱帯状になっているため、これらもまた運動を制限する働きをする）、**黄色靱**

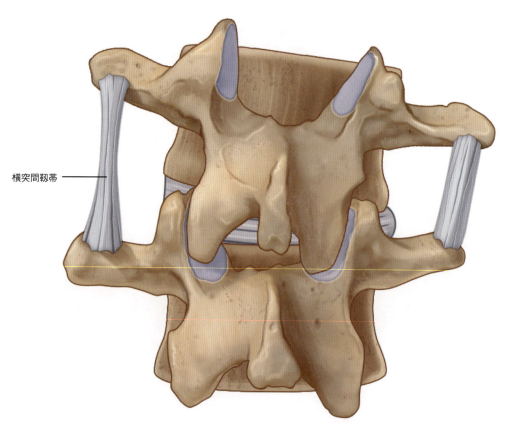

図1－41　靱帯の機能
どのように靱帯が緊張して靱帯の反対方向への骨の動きを制限するかを示す2つの椎骨の後面図。この例では、上位の椎骨が右に側屈すると、左側の横突間靱帯が緊張してこの動作を制限する
(Courtesy of Joseph E. Muscolino.)

帯そして**後縦靭帯**はすべて、脊椎の屈曲および伸展のための動きの軸の後方に位置しています。そのため、これらはすべて屈曲を制限します。

前縦靭帯は、脊椎の屈曲および伸展のための動きの軸の前方に位置しているため、伸展を制限します。**横突間靭帯**は側方に配置されていて、その位置から身体の反対側への側屈（対側性側屈）を制限します。これらの靭帯の多くは左右どちらかの方向への腰椎の回旋を制限する働きもします。

骨盤の靭帯

下肢帯の骨は靭帯が豊富についていて安定しています（図1－43）。腰椎の靭帯のほとんどは、腰椎を仙骨と寛骨に連結するために下方へ伸びています。**腸腰靭帯**は横突間靭帯の延長部分としてL4と骨盤の間およびL5と骨盤の間に見られます。骨盤内自体では、後方と前方と両側で豊富な靭帯が仙腸関節を安定させています。

仙骨から左右それぞれの寛骨に直接つく**後仙腸靭帯**と**前仙腸靭帯**の他に、後側にある強靭な**仙結節靭帯**と**仙棘靭帯**も忘れてはいけません。

股関節の靭帯

左右それぞれで寛骨を大腿骨に連結しているのが股関節の靭帯です。股関節の線維性被膜は、前側を**腸骨大腿靭帯**、後側を**坐骨大腿靭帯**、中間を**恥骨大腿靭帯**の3つの関節包靭帯によって補強されています（図1－44）。

腸骨大腿靭帯は主に股関節での大腿の伸展と骨盤の後傾を制限します。坐骨大腿靭帯は股関節を水平に取り巻いているため、主に股関節での大腿の内旋と骨盤の同側性回旋を制限します。恥骨大腿靭帯は主に股関節での大腿の外転と同側の骨盤の下制（側方傾斜）を制限します。線維性被膜は大腿骨頭の近くで補強されていて、この部分は**輪帯**と呼ばれます。関節内部の内側にあるのが**大腿骨頭靭帯**（円靭帯）で、大腿骨頭を寛骨臼に連結させ、軸の伸延（牽引）を制限します（図1－44）※26。

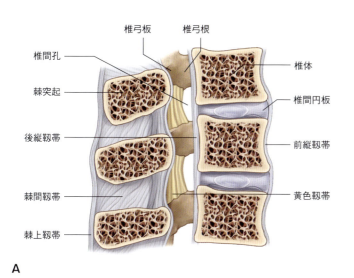

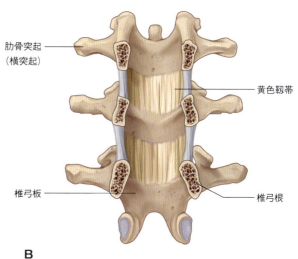

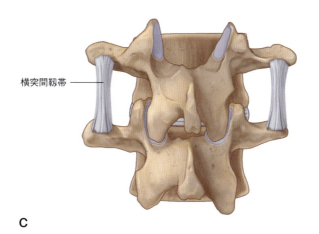

図1－42　脊柱の靭帯
A：矢状面での脊柱断面の右側面図
B：前頭面での脊柱の椎弓根断面の前面図。脊柱管内の黄色靭帯が見えている
C：横突間靭帯を描いた後面図
（Courtesy of Joseph E. Muscolino.）

コラム1-4

胸腰筋膜と腹部の腱膜

線維性の帯状の靱帯と関節包に加え、腰仙部と仙腸部をさらに安定させているのは、後側での**胸腰筋膜**と、前側での**腹部の腱膜**です。胸腰筋膜は腰部でよく発達し、3層を形成しています。

後層は表面、中層は脊柱起立筋・横突棘筋・腰方形筋の間、深部の前層は腰方形筋・大腰筋の間にあります（**図A**、**図B**参照）。腹部の腱膜は外腹斜筋・内腹斜筋・腹横筋の前側によって生成され、腹直筋の周囲に鞘を形成します（**図C**、**図D**参照）。

注：図Dの下の図に見られるように、腹部の腱膜は腹直筋の下部まで全部を鞘で覆っているわけではありません。

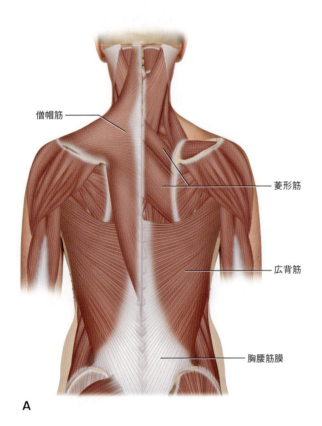

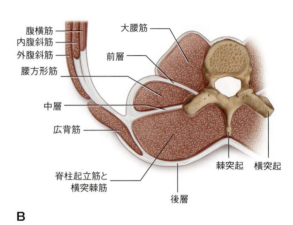

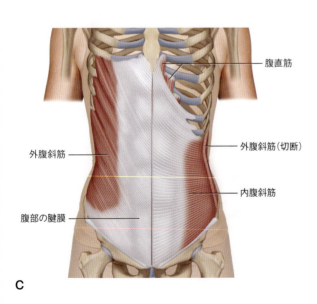

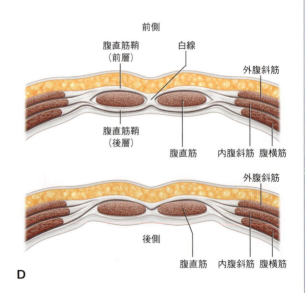

胸腰筋膜 A：後面図　B：横断面での断面図
腹部の腱膜 C：前面図　D：横断面での断面図（上図：体幹上部　下図：体幹下部）

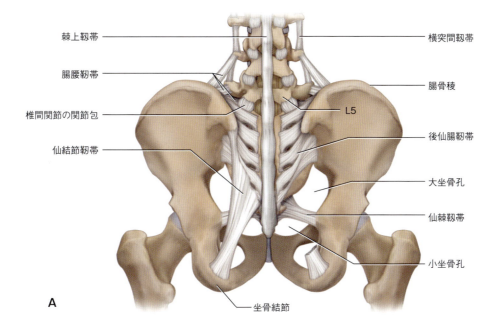

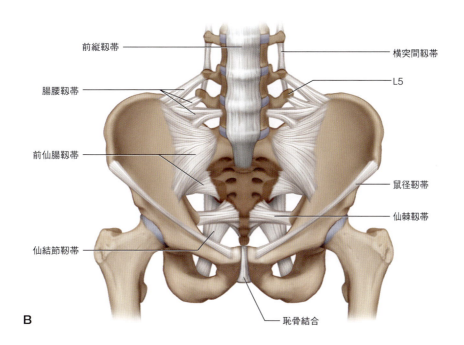

図1-43 骨盤の靱帯
仙腸関節は後側も前側も靱帯によって十分に固定されている
A：後面図
B：前面図
※※監訳注：恥骨結合を機能解剖学的見方として、著者は英語表記では恥骨結合関節（symphysis pubis joint）としています。

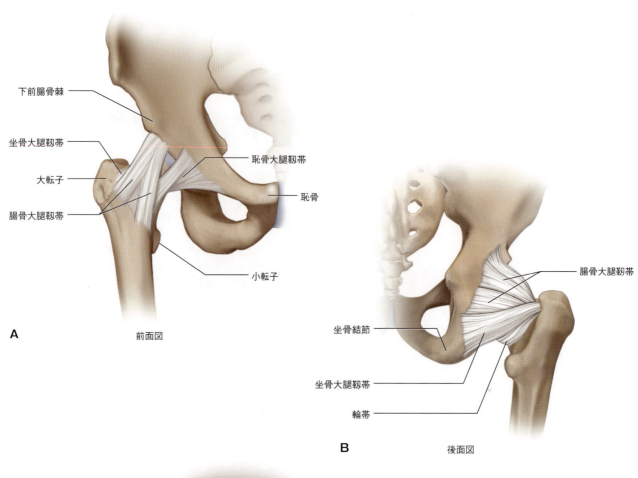
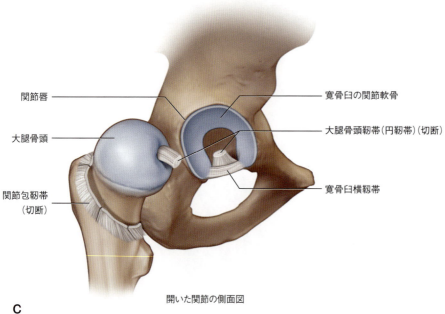

図1-44 股関節の靱帯
A：前面図
B：後面図
C：開いた関節の側面図
（C：Modeled from Neumann DA. *Kinesiology of the Musculoskeletal System: Foundations for Physical Rehabilitation*. 2nd ed. St. Louis, MO：Mosby Elsevier；2010.）

※26監訳注：「大腿骨頭靱帯」の国際基準の解剖学用語の英語表記はligamentum capitis femorisまたはligament of head of femurだが、「大腿円靱帯」とも呼ばれ、その場合の英語表記はligamentum teres femorisまたはround ligament of femurとなる。ここでの原語表記は「円索」を意味するligamentum teresのみで、「大腿」の意を含めていないが、英語表現ではこれで「大腿円靱帯」としているものがよく見かけられる。

事前注意事項

腰部や骨盤のあたりには多くの神経血管組織（神経、動脈、静脈）があり、それらの組織に強い圧は禁忌となるため位置を確認しておくことが重要です。これらの組織は前側にも後側にもあります（図1-45）。ただし、これらの組織の近くでは注意が必要とはいえ、施術が全くできないわけではありません。

神経血管組織付近での施術の際には、まず軽めから中程度の圧で始め、後から圧を強めていくようにするとよいでしょう。この部分の解剖学的な知識があると、施術を効果的かつ安全に行うことができます。

第3章ではその他の注意事項や特定の病態に対する禁忌事項を説明します。

前側にある組織：腹大動脈

腹大動脈は腹腔内にあり、脊椎の椎体や椎間円板の前面の中心線に沿って通っています（図1-45A参照）。とても深い位置にあるため、触れられることはほとんどありません。しかし、施術者が腹部内の大腰筋の筋腹を動かしているときに若干中心線に寄りすぎると、腹大動脈に圧がかかることがあります。このため触診中や大腰筋を動かす際には、腹大動脈の位置に留意してそこには圧がかからないように注意することが重要です。

指が腹大動脈を圧迫すると、さらにいえば動脈ならどれでも、拍動が感じられるのでたいていすぐにわかります。もし拍動を感じたら、横方向に動いて大動脈から離れるようにしましょう。

前側にある組織：大腿三角

大腿三角とは、大腿前面の近位、鼠径靱帯の遠位からすぐ、長内転筋・恥骨筋・腸腰筋を覆う領域を指す言葉です。大腿三角のなかには**大腿神経・大腿動脈・大腿静脈**が走っています（図1-45A参照）。

股関節の屈筋の近位の付着部や内転筋系を施術する際に、これらの構造に留意することが重要です。もし拍動を感じたら、大腿動脈に触れていることになります。ここで施術を中止する必要はありません。触診している指を少しずらすか、もしくは血管を左右どちらかにそっとよけるようにして、その箇所での施術を続けます。

強い圧によって血管が圧迫されて血行が遮られ、その結果、

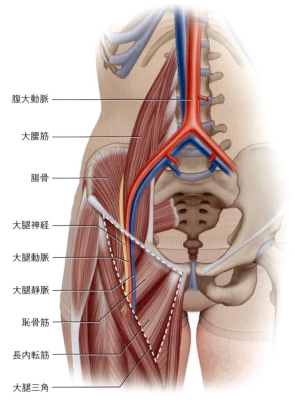

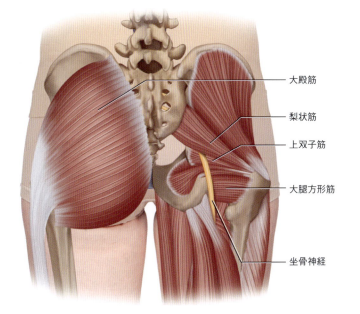

A

B

図1-45 腰部と骨盤の神経血管構造
A：腹大動脈と、大腿神経・大腿動脈・大腿静脈が入る大腿三角を示す前面図
B：坐骨神経を示す後面図

臨床のアドバイス 1-1

殿部の施術と関連症状

殿部に圧を入れたときに痛みなどの関連症状が下肢に感じられる場合は、坐骨神経に直接圧がかかったことが原因であることがあります。とはいえ、坐骨神経近辺での殿部への圧でも、トリガーポイントが関連痛をもたらすことによって、下肢に症状が出る場合もあります。このため、関連症状の原因を確信するのは困難となり得ます。神経に直接圧がかかることによって生じる関連症状は、突然痛みが走るように感じることが多いのです。しかし、必ずしもそうであるとは限りません。トリガーポイントの関連痛の説明図を調べるのも役に立つかもしれません（第2章を参照）。

もし、患者の痛みがトリガーポイントの関連痛のパターンにあてはまるならば、トリガーポイントの関連痛であることが多いですが、それは絶対ではありません。

またもし、関連症状が典型的なトリガーポイントのパターンと合致しないのならば、おそらく坐骨神経を直接押しているので、神経にかかる圧を取り除くために圧をかける場所を少しずらすとよいでしょう。疑わしい場合は、慎重に対処し、圧をかける場所を変えてみましょう。

臨床のアドバイス 1-2

患者を伏臥位にした施術

多くの患者にとって長時間伏臥位に横たわっていることがつらいのは、この姿勢だと腰椎が支えられず、後側の筋系や靱帯に負担がかかるからです。これは誰でもそうですが、特に腰部の急性症状を発症中の患者には特にあてはまります。腰部の問題を軽減させるのに必要な軟部組織への施術が、患者を伏臥位にすると最も効果的にできるというのは、皮肉で不幸なことです。

このような状況に直面したときには、施術者には以下の3つの選択肢があります。

1. 患者が伏臥位でいる時間をできるだけ短くする。
2. 患者の腰仙部の下に、小さなクッションを挟む。
3. 患者を代わりに側臥位で施術する。（そして患者の大腿または膝の間に小さな枕を挟む）

また、患者が伏臥位の体勢から起き上がるとすぐに、腰をストレッチしてもらうことも有用です。ヨガの「こどものポーズ」はこれを達成するのにとてもよい方法です（**下図参照**）。

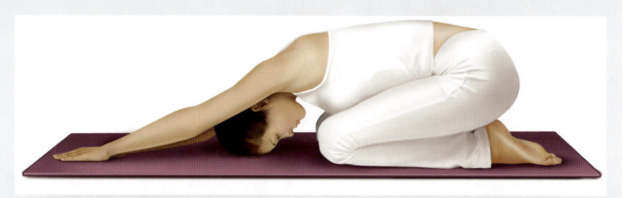

「こどものポーズ」の側面図

拍動の触診を邪魔してしまうこともあるため、大腿三角に圧をかけるときは、必ず軽めの圧で始めましょう。

大腿三角に圧が加えられた際に患者が大腿前側に走る鋭い痛みを感じたら、それは大腿神経が圧迫されていると思われます。

大腿動脈の場合と同様に、触診している指を少しずらすか、あるいは神経を左右どちらかから近づいてそっとよけるようにして、その箇所での施術を続けるとよいでしょう。

後側にある組織：坐骨神経

坐骨神経は、人体のなかで最も大きい神経で、直径はおよそ1/4インチ[※27]あります。この神経は殿部の梨状筋と上双子筋の間から出てきます（とはいえ神経の一部あるいは全部が梨状筋の合間や上から出るなど異形もよく見られる）（図1-45Bを参照）。

次に殿部のその他の深層の外旋筋群より浅層（かつ大殿筋の深部）を走り、その後大腿に入ります。坐骨神経は大殿筋

の深部にあるため、それほど表面には近くなく、その結果、軟部組織への施術で簡単に傷がつくことはありません。しかし、深層への施術になるほど坐骨神経に影響する場合もあるということに施術者は留意すべきであり、特に大腿方形筋への深めの施術は要注意です。

※27監訳注：約1/4インチはおよそ6.35㎜ですが、一般的には坐骨神経の直径は約2㎝とされています。

可動域

解剖学的な構造は本質的には含みませんが、もう1つ注意点を述べておきます。患者の腰部を施術するとき、多くの患者は解剖学的な位置以上のあらゆる伸展や、極端な回旋やすばやい回旋運動に対してあまり耐性がないということを認識すべきです。特に高齢の患者にあてはまりますが、中年もしくは若年層の患者でもあてはまる場合があります。腰椎は回旋の可動域が限られています。さらに、回旋と伸展の運動は椎間関節の表面同士を近づけることになるため、もし何らかの傷や炎症、関節の変形（変形性関節症）などがそれぞれもしくは同時にあれば、痛みを生じさせます。したがって、このような可能性があることを常に認識しておくのが賢明でしょう。ストレッチや他の方法で患者を動かす際、必要であれば数回の治療にわたってこれらの可動域を徐々に広げていくことが望ましいでしょう。

股関節では、内転と内旋を組み合わせながら患者の大腿を屈曲させるときは必ず用心して行いましょう。これは股関節置換手術を受けたことがある患者には特に重要です。

本章のまとめ

本章では腰部と骨盤の基本的な解剖学と生理学の概観を説明しました。腰椎は5つの椎骨で構成されます。腰椎のランドマークとなるものでストレッチと関節モビライゼーション術に特に重要なのは、棘突起と椎弓板です。腰椎の各分節関節レベルには、対になっている椎間関節が2つと、椎間板関節が1つあります。腰椎は回旋を除くすべての向きで非常によく動きます。

構造的には、腰部の筋系は4つの領域に分類可能で、前右側、前左側、後右側、後左側とします。機能的には、腰部の筋は6つの主な主動筋の作用を持つ節群に分類可能で、屈筋群、伸筋群、左右の側屈筋群、左右の回旋筋群です。

構造的には、骨盤の筋は3つのカテゴリーに分類可能で、体幹から骨盤について腰仙関節をまたぐ筋、下肢から骨盤に付いて股関節をまたぐ筋、骨盤底筋です。体幹の筋と同様に、股関節をまたぐ骨盤の筋も4つの領域に分類可能で、前側、後側、右側、左側です。機能的には、これらの筋は一般的に大腿部での開放性連鎖運動の視点から考察されます。それにもかかわらず、骨盤での閉鎖性連鎖運動の方がおそらくより重要であると考えられます。実際、骨盤ひいては腰椎の姿勢への影響に関しては閉鎖性連鎖運動の方が重要になります。

第1章　解剖学的構造と生理機能の概説

Part 1　Anatomy, Pathology, and Assessment

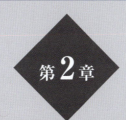

第2章
よく見られる筋骨格系の病態

学習の目標

本章で習得すべきポイント

1. 容体の病態力学（pathomechanics　パソメカニクス）を理解することが重要である理由
2. 本章掲載の各容体の症状、メカニズム、原因
3. 緊張過度の筋系をもたらすγ運動系、筋紡錘、筋の記憶、安静時筋緊張の連携
4. 全体的に硬くなっている筋と筋筋膜トリガーポイントの比較対照
5. ペイン・スパズム・ペイン・サイクルと収縮・虚血サイクルの違い
6. 癒着と可動性の関係
7. 筋が緊張過度になる主な4つの過程
8. 関節機能障害の2大タイプとその詳細
9. 捻挫と筋挫傷の比較
10. 病的な椎間板の異なるタイプとその詳細
11. 硬くなった筋と病的な椎間板の関係
12. 硬くなった筋と変性関節疾患の関係
13. 脊柱側弯症の定義と側弯弯曲の型名の説明
14. 過度の前方骨盤傾斜と過前弯の腰椎の関係
15. 椎間関節症候群とその評価法
16. 脊椎すべり症の原因と症状
17. 本章のキーワードの定義

キーワード

- 安静時緊張
- 異常感覚性大腿痛
- 凹円背
- 下位交差性症候群
- 過前弯
- 過前弯の腰椎
- 可動性減少の
- 可動性亢進の
- 関節機能障害
- γ運動系
- 虚血
- 筋挫傷
- 筋スプリンティング
- 筋線維癒着
- 緊張過度の
- 筋の記憶
- 筋紡錘線維
- 筋紡錘反射
- 筋筋膜トリガーポイント
- 筋膜癒着
- 骨増殖体
- 骨棘
- 坐骨神経痛
- サブラクセーション
- 収縮・虚血サイクル
- 伸張反射
- 脊柱管狭窄症
- 脊柱側弯症
- 脊椎症
- 脊椎すべり症
- 占拠性病変
- 仙骨底傾斜角（度）
- 全体的に硬くなっている筋
- 仙腸関節炎
- 前方すべり症
- 椎間関節症候群
- 椎間板脱出
- 椎間板の破裂
- 椎間板の菲薄化
- 椎間板ヘルニア
- 椎間板の膨隆
- 適応性短縮
- 動的触診
- トリガーポイント
- 半月体
- 瘢痕癒着
- 微細な断裂
- 病態機序
- 病態生理
- ペイン・スパズム・ペイン・サイクル
- 変形性関節症
- 変性関節疾患
- ヴォルフの法則
- 捻挫
- マイクロトラウマ
- マクロトラウマ
- ミスアライメント
- メカニズム
- 遊離脱出椎間板
- 癒着
- 梨状筋症候群
- locked long
- locked short

第1部　解剖学・病理学・評価

序論

患者の腰部および骨盤への適切な治療施術ができるかどうかは、患者の体調を正確に判断し、発症中の病態のメカニズム（mechanism　機序、機構）を明確に理解できているかどうかにかかっています。そのため、本章では、これらの部位を冒す最も一般的な病的な筋骨格の状態を簡潔に解説します。第3章ではこれらの病態の評価を行うのに使われる手順を説明します。

扱う腰部や骨盤が健康であれ病態であれ、最も重要なことはこれらの部位がどのように機能するかという**メカニズム**、つまり生理を理解しておくことです。腰部および骨盤の正常時の機能は第1章で取り上げました。しかし、人に病態があるときには、その機能は変化します。病態1つ1つに独自の生理学的機序、**病態生理**もしくは**病態機序**があり、これらを理解していれば、用いるべき治療手段についての重要な根拠の指針となり得ます。

効果がないばかりか患者を悪くさえするかもしれない暗記したマニュアル本の手順のどれを当てはめるか、ではなく、安全かつ最も効果的に患者の状態を改善するための手技手順をどうやって選ぶか、を本章で身につけていきましょう。

緊張過度の筋系

緊張過度の、つまり硬くなった筋が考察すべき重要な状態である理由は以下の2つです。
1. 手技療法士がよく直面する最もよく見られる愁訴であること。
2. たいていは腰部および骨盤におけるその他のあらゆる筋

コラム 2−1

筋骨格系の病態

本章では以下の筋骨格系の病態を説明します。
1. 緊張過度の（硬い）筋
2. 関節機能障害
3. 捻挫と筋挫傷
4. 仙腸関節の損傷
5. 病的な椎間板の状態と坐骨神経痛
6. 梨状筋症候群
7. 変形性関節疾患
8. 脊柱側弯症
9. 前傾骨盤と過前弯腰椎
10. 椎間関節症候群
11. 脊椎すべり症

骨格系の状態の一部であること。

さらに重要なことは、硬くなっている筋系は普通の医療従事者からたびたび無視されているということです。身体のあらゆる臓器系の専門医はいますが、「筋医」は存在しません。カイロプラクティックのプロでさえ、関節の位置調整や機能と比較して、硬くなっている筋系の重要性は軽視していることが多いのです。硬くなっている筋の重要性が見過ごされてしまうのは、X線やその他の放射線画像や検査結果には現れないからかもしれません。こうした理由で、筋の触診の評価の技能や軟部組織の施術テクニックにおいて高度な訓練を受けた手技療法士であれば、この見落とされがちな重要性に関わる機会はよくあるのです。

緊張過度の筋系

緊張過度の筋とは、緊張しすぎている筋で、「過度」は多すぎる量を示します。緊張とは、ぴんと張っている状態を表します。 言い換えれば、筋の引っ張る力です。筋の持つ緊張の度合いは、その筋の収縮度合いに基づいて変化します。硬くなっている筋には2種類あり、**全体的に硬くなっている筋**と、筋筋膜トリガー・ポイント[1]です。前者は1つの筋の全体もしくは筋の大部分が硬すぎていることを表しています。後者は、離れた部位に関連痛を起こし得る筋の硬さのなかの小さな焦点地域を表すのに使われる用語です。

※1監訳注：トリガーポイント（trigger point）は英語表記を略してTrPとも表記されます。

全体的に硬くなっている筋系

意識的に筋を収縮させると、筋の緊張は高まります。しかし、筋が静止状態で意識的に収縮させるよう指示を出していなければ、関節の姿勢を保つための少量の基準の緊張以外は、その筋は弛緩しています。この状態は**安静時緊張**と呼ばれます。関節の姿勢維持に必要な量を上回る安静時緊張があると、筋が緊張過度の状態であると定義されます。同義的によく使われる用語では、スパズム、クランプ、拘縮などがあり、これらはすべて基準の緊張を超過している、つまり緊張過度である筋を基本的に表します[2]。

※2監訳注：日本語での攣縮、痙攣、拘縮などの類語と英単語での類語では語義の定義が異なり、厳密にはそれぞれに必ずしも一致する単語にはなりません。原著では、硬くなっている筋をtight muscle、類語として無痛性痙攣を意味するspasm、有痛性痙攣を意味するcramp、拘縮にあたるcontractureを挙げています。

全体的に硬くなっている筋系のメカニズム

全体的に硬くなっている筋の生理学的機序は、**筋紡錘線維**（別名：紡錘糸または紡錘細胞）によって決まります。筋紡錘線維は筋腹内にあり、筋の通常の線維と並行しています。

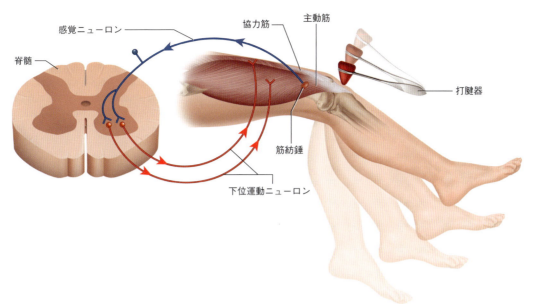

図2-1 筋紡錘反射
打腱器を使って大腿四頭筋（膝関節伸筋系）の遠位の腱を叩いて素早く伸張させ、筋紡錘の反射を誘発する。感覚ニューロンを経由して脊髄に信号が送られる。それに反応して、脊髄から下位運動ニューロンを通って筋に収縮するよう信号が送られ、膝関節で下腿の伸展を引き起こす

これらの通常の筋線維と同様に、紡錘線維も収縮と弛緩をする能力があります。しかし、紡錘線維には通常の筋線維にはない特徴もあります。筋紡錘はストレッチされているのを感知する能力を持つ受容体細胞です。筋紡錘はストレッチされる速さと長さの両方に敏感です。その設定の感度は脳のγ運動系によって決まりますが、γ運動系は筋紡錘に収縮してぴんと張るよう命じたり、弛緩させて弛ませたりすることができます。筋紡錘がきつめに設定されていればいるほど、伸びるのに対してより敏感に反応し、設定が緩ければ緩いほどストレッチされるときにより耐性を持ちます。

筋がストレッチされると、その筋内にある線維は通常のものも筋紡錘もすべての線維が長くなります。もしこのストレッチがすばやく起こったり、もしくは紡錘線維が無理なく許容できるよりも長かったりすると、その筋は感覚神経細胞を通して脊髄に信号を送ります。感覚神経細胞は、次にその筋へと戻る下位運動ニューロン※3とシナプスを形成し、通常の筋線維に収縮するよう命令します（**図2-1**）。これは**筋紡錘反射**、または**伸張反射**と呼ばれ、本質的には防御になります。筋をぴんと張ることでストレッチが止められ、その筋は伸ばされすぎたり、場合によっては引き裂かれたりすることから守られます。

伸張反射は、むちうち事故のような強い力から筋を保護することのみで考えられがちです。しかし、伸張反射は筋系の安静時緊張の設定にも関与しています。γ運動系が筋内の紡錘線維に収縮するよう指示すると、紡錘線維は縮みます。それゆえ、人が動くときに紡錘の長さよりわずかでも長く筋が伸ばされるとすぐに、伸張反射によって紡錘に対して設定された張力レベルまで筋の線維が収縮します。このように、1つの筋の筋線維の長さもしくは緊張の度合いは、その筋の紡錘に設定された長さと緊張に一致します。筋の基準の緊張を説明するのに**筋の記憶**という言葉がよく使われます。筋の記憶はその筋自体ではなく、神経系に備わっています。

※3監訳注：下位運動ニューロン（lower motor neurons）は英語表記では略してLMNsとも表記されます。

全体的に硬くなっている筋系の原因

筋系が全体的に硬くなる理由はいくつもあります。以下は最もよくある原因のうちの4つです。

1. 酷使
2. スプリンティング※4
3. 適応性短縮
4. 過伸張

※4監訳注：ここでのスプリンティング（splinting）は一般的な「副子固定」ではなく、この後に解説される筋スプリンティング（muscle splinting）の意です。

いずれの場合でも、γ運動系によって設定された筋の記憶の緊張とその筋の伸張反射は強められます。本章では個々の原因を別々に扱いますが、臨床上で患者が硬くなった筋を呈する際は、原因のメカニズムは重複する可能性があり、実際に共通部分があることが多いものです。

・筋の酷使

筋の使いすぎは筋を疲労させます。使いすぎはまた、その筋の張力のレベルを増大させます。これによって腱や骨への付着部での引っ張る力も大きくなり、これらの組織に炎症を

コラム2-2

筋膜（ファシア）の癒着

筋が硬くなっているとき、考慮すべきもう1つの要因は、筋膜（ファシア※※）の癒着です。**筋膜癒着、別名瘢痕癒着（または筋線維癒着、もしくは単に癒着）**は、線維状の筋膜膠原線維からなります（**右図を参照**）。

これらの膠原線維は、腱や靭帯、その他の線維状の筋膜組織を作っている物質と同じものです。癒着は通常、外傷箇所（すなわち瘢痕組織）に堆積すると考えられていますが、実際は身体の軟部組織の間に間断なく蓄積されています。

これらの線維は、組織同士を束ねたりつないだりして動かなくしていきます。しかし、もし癒着が過剰に進むと、1つの軟部組織内の境界面で、対向する2つの表面を一緒にくくってしまい、動作が必要なときに一緒に滑走してしまうことがあります。こうなると、動作が制限されてしまいます。よく身体を動かす患者であれば、このような癒着は発生しません。動くたびに、できた癒着組織は壊され再吸収されるからです。一方、座っていることの多い生活様式では継続的に癒着が生じやすくなり、ついには動きが大幅に制限されてしまいます。実際には、癒着は筋の安静時収縮レベルの基準値を上げることはありません。しかし、筋が伸張および伸長する能力を低下させることで、筋の硬さを増しています。もし筋を伸ばすことができないと、その筋の拮抗筋によって行われる身体の動きができなくなってしまいます。

靭帯、関節包、その他の軟部組織の動きもまた、癒着の影響を受けます。マッサージ・ストレッチ・水治療法などの手技は全部、筋や他の軟部組織にできた癒着を剥がすのに役に立ちます。

※※監訳注：日本で現在「筋膜」と訳されているfasciaは、筋膜を含む身体全体、臓器などを含む膜状の結合組織すべての総称です。よって、これに相当する日本語がないという認識が高まり、カタカナで「ファシア」と呼ばれるようになってきています。

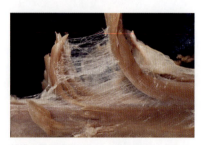

筋膜の膠原線維は蜘蛛の巣のように見える。教育に携わり著書も多数あるGil Hedleyは、線維状の筋膜を「毛羽（けば）」という言葉で表現している。
(Photo © Ronald A. Thompson. Courtesy Ron Thompson.)

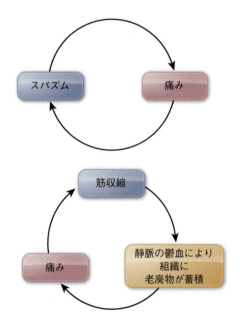

図2-2 ペイン・スパズム・ペイン・サイクル
A：硬くなっている（スパズムを起こしている）筋が付着部を過剰に引っ張り、痛みを生じさせる。その痛みに反応して、筋の緊張度が上がる
B：筋が硬いと、収縮により静脈血流が減じることもあり、結果としてその部位に酸性の老廃物を蓄積させることになる。これによりさらなる痛みを引き起こし、ペイン・スパズム・ペイン・サイクルが永続する
(Reproduced with permission from Muscolino JE. *Advanced Treatment Techniques for the Manual Therapist: Neck*. Baltimore, MD : Lippincott Williams & Wilkins ; 2013.)

は防止するための防御機構です。

筋の緊張が痛みを引き起こし、それがさらなる緊張のきっかけとなり、今度はさらなる痛みのきっかけとなり、そして云々、となる筋の緊張は**ペイン・スパズム・ペイン・サイクル**として知られています。筋の収縮が長引くと、その部位の血行を途絶させることもあります。はじめに、持続性収縮が血液の静脈環流を妨げ、老廃物の蓄積を引き起こします。これらの老廃物は酸性で、筋系に炎症を起こさせて痛みを増強させ、ひいてはペイン・スパズム・ペイン・サイクルをさらに持続させます。その結果、その筋の反射的なスパズムが増大するのです（**図2-2**）。

筋の酷使は、多くの場合、スポーツをしたり、ジムでトレーニングをしたりするような活動に関わると思われがちです。もし同じ筋または筋群が休息なしに続けざまに使用されると、それは次第に疲労して痛くなってきます。一方、酷使は長時間身体に悪い姿勢をとった結果として生じる場合もあります。目立たないながらも悪い姿勢の方が、活動による酷使よりも筋の緊張の大きな一因になることが多くあります。

腰の筋系の緊張を引き起こす最もよくある姿勢の1つは、体幹が前方に屈曲して、体重が骨盤上の中心からはずれてしまったときです。これは身体の前面下方で作業をするために前かがみになったり、地面から物を拾い上げようと身体を前に曲げたりするたびに起こります。もし重力に対抗する筋がなかったら、体幹は当然前方に落下してしまうでしょう。腰部の伸筋、例えば脊柱起立筋などは、前方へ屈曲するとき

起こさせ痛みを生じさせます。この痛みに反応して、神経系は筋に収縮するよう信号を送り、それで筋全体に緊張の増加を引き起こします。これは筋系やその他の軟部組織もしくはその両方に、さらに炎症や損傷を負わせる動きを減らすまた

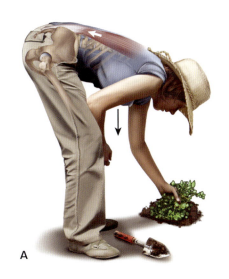
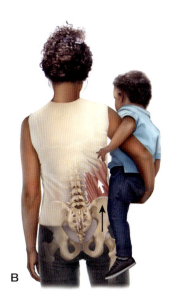

図2-3 長時間の姿勢と腰部の緊張
A：身体の前下方で作業をする際に体幹を屈曲すると、体幹の体重の不均衡を生じる。これには腰部後側の伸筋の等尺性収縮でこの姿勢での体幹を支える必要がある
B：赤ちゃんを腰にのせて抱くには、同側の骨盤の挙上筋を等尺性筋収縮させる必要がある

は身体が緩やかに下降するよう伸張性に収縮を、次にアンバランスな前屈姿勢を保持するには等尺性に収縮を、その後背部を伸展して解剖学的な位置へ戻すのには短縮性に収縮をしなければなりません（図2-3）。多くの人々が膨大な時間を前傾姿勢で過ごすため、腰部後方の筋の緊張は非常に一般的です。

妊娠中やお腹が大きくて体重超過になっている患者は、腹側で保持されている増加分の重量によって体重の中心が前方にあるアンバランスな状態になり、体幹にかかる前屈する力が増すことがあります。こうなると腰部の伸筋組織の体位の等尺性収縮によって和らげてもらう必要が出てきます。働きすぎると、腰部の姿勢筋は疲労して硬くなるようです。

・筋スプリンティング

腰部および骨盤の筋は、その筋自体が刺激されたり酷使されたりするだけでなく、その部位の他の組織に炎症や損傷が生じたときにも緊張することがあります。これはとりわけ、仙腸関節の組織、椎間関節の関節包、腰椎の靱帯に当てはまります。

この現象は、**筋スプリンティング**と呼ばれ、これらのような脆くて傷つきやすい組織のための防御機構です。緊張することで筋系がその部分での副木となる役割を担って運動を遮断し、その結果、そこの組織は休息し回復することができるのです。そのため、腰部および骨盤の関節部のどの組織に対しても明らかな外傷や炎症が及ぶことによって、筋が引き締まって、そこの部分に副木を施したように固定することがあります。

・筋の適応性短縮

適応性短縮は、筋が短くなった状態で長時間保持され、その短くなった状態に筋の緊張を増すことで適応するときに発生します。適応性短縮とは、防御機構です。もし筋が短くなって弛んだ状態だと、身体を動かすために収縮しても、その筋はすべての弛みが取り除かれないと付着部での緊張を発生させることはできません。これは、動作に非効率な遅れを生じさせるだけでなく、闘争・逃走状況であれば危険なことにもなり得ます。そのため神経系は、短くなった長さに合うように緊張を増加させることによって、筋を適応的に短くします。最終的には、1つの姿勢を長い時間とり続けると、必要時には緊張を生じさせてすぐに動けるように、筋系は短くなってその姿勢に順応するものです。

これの一例が座っているときの股関節の状態です。座る動作は、骨盤から大腿に付着し、関節を前側で横切る股関節屈筋を短縮させて、股関節を屈曲運動させています。股関節を屈曲させるこの常習的な姿勢は、左右両側で股関節屈筋の適応性短縮をもたらします。股関節屈筋が硬くなると、結果として過度な骨盤前傾を引き起こしやすくなりますが、これは股関節屈筋の逆作用が股関節における骨盤の前傾だからです（85頁、本章「前方への骨盤傾斜と過前弯の腰椎」の項を参照）。

・筋の過伸張

腰部の筋が硬くなるその他の理由でありがちなのが、筋の過伸張です。前述したように、腰部が伸張されるのが速すぎたり伸ばしすぎたりすると、筋紡錘の伸張反射を活性化し、スパズムを引き起こすことがあります。この反射は防御のためのものですが、それを誘発した初期症状の後、スパズム状態の方が長引くことが多く、その結果その部位は硬い筋系が慢性的な状態になってしまいます。

筋を過度に伸ばしてしまうことは、落下や負傷などのように外傷が原因となることがあります。また、健康やフィットネスのための運動療法でストレッチをしているときに起

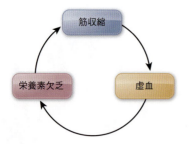

図2−4　収縮・虚血サイクル
筋収縮があまりに強いと、動脈を圧迫して局所の組織に通じる動脈血流を減じることがある。この結果虚血が起こり、それによって筋筋膜のトリガーポイントがそこの筋に生じることがある
(Reproduced with permission from Muscolino JE. *Advanced Treatment Techniques for the Manual Therapist: Neck.* Baltimore, MD : Lippincott Williams & Wilkins ; 2013.)

こる場合もあります。これは特に、まだ筋が温まりきっていないうちに激しすぎるストレッチを行う場合に当てはまり、運動前にストレッチをする際によく起こります。このため、ストレッチは運動後、筋の組織が温まっているときに行うことが推奨されるようになってきています。このように、ストレッチは健康フィットネス療法において重要な部分ではあるけれども、度を超してやると筋骨格系の健康を損ねてしまうこともあります。ほどほどが肝要です。

　過伸張は、それよりもっと知らない間に無害そうな形で起こることがよくあります。日中にとる単純な姿勢とみなされるものが犯人の場合があるのです。例としては職場での劣悪な人間工学的な環境が挙げられ、目の前での作業をするのにもっと高い位置ではなく低くかがんでいたり、真正面ではなく横向きに身体をひねっていたりすることなどがあります。

　仕事以外での姿勢や活動も要因となり得ます。掃除やガーデニングなどの家事や趣味でも、身体を前方に曲げることで脊柱の腰部伸筋を伸ばしすぎてしまうことはあります。また睡眠の姿勢も同じくらい問題で、側臥位と伏臥位の中間くらいの姿勢で眠ると、腰椎はねじられるまたは回旋させられます。この姿勢は、拮抗する反対側の回旋筋系の過伸展を引き起こしやすく、夜中もしくは翌朝目覚めると結果的に伸張反射で筋が硬くなっていることになります。

筋筋膜トリガーポイント

　緊張過度の筋系のもう1つタイプは**筋筋膜トリガーポイント**で、単に**トリガーポイント**と呼ばれることも多いですが、わかりやすくいうと筋の硬結として知られるものです。前述したように、トリガーポイントは離れた部位に関連痛を起こし得る筋の硬さのなかの焦点地域です。

　トリガーポイントはたいてい活動性のものと潜在性のものに分類されます。潜在性トリガーポイントは、関連痛を起こすよう作動させるためには圧が必要となります。活動性トリガーポイントは、圧がなくても痛みを生じさせることができ

ます。

筋筋膜トリガーポイントのメカニズム

　全体的に硬くなっている筋系が脳のγ運動系からの指令による筋紡錘反射という仕組みであるのとは異なり、筋筋膜トリガーポイントは局所現象です。筋収縮は、フィラメント滑走説のメカニズムによって起こります。このメカニズムのなかでミオシンとアクチン（筋線維内に見られるフィラメント※5）のクロスブリッジ※6は、筋収縮を引き起こすために形成、解除、再形成を繰り返しています。

　これらのクロスブリッジを解除するのに必要なものは、アデノシン三リン酸（ATP）の分子の形でのエネルギーの供給ですが、ATP分子は動脈血供給によりその筋系に運ばれるグルコース（血糖）の補給によって作られます。もしこの動脈血供給が絶たれると（よくその筋自体の収縮による圧迫で生じる）、その筋の組織からグルコースをはじめとする栄養が奪われてしまいます。この動脈血供給が失われた状態を**虚血**といい、筋収縮により虚血が発生するのを**収縮・虚血サイクル**といいます（図2−4）。

　筋線維の小さな領域による虚血の発生によりATPを形成できなくなると、その部分のクロスブリッジが解除できなくなり、そしてトリガーポイントが発生します。したがって、トリガーポイントが発生しそれが長引くメカニズムは、局所的な虚血によるものなのです。治療は局所の血流を増進する手技療法によって虚血の軽減を狙ったものにすべきです。筋筋膜トリガーポイントを使う場合の治療では、深いストロークのマッサージ（通常およそ30～60秒間）がますます勧められています。

※5監訳注：フィラメント（filament）は筋細胞の細小単位の「微細線維」です。
※6監訳注：クロスブリッジ（crossbridge）は連結橋、架橋とも呼ばれ、ミオシンとアクチンが重なり合って結合している状態の部分、具体的にはミオシン頭部を指します。

筋筋膜トリガーポイントの原因

　以下の4つが最もよくある筋筋膜トリガーポイントの原因となります。

1. 急性あるいは慢性の筋の酷使。活動での求心性収縮※7および遠心性収縮※8、ならびに姿勢での等尺性収縮を含む。

※7監訳注：「求心性収縮」concentric contraction は「短縮性収縮」ともいう。
※8監訳注：「遠心性収縮」eccentric contraction は「伸張性収縮」ともいう。

2. 慢性的な筋の伸張。
3. 長時間の筋の不動状態。
4. 筋の外傷または損傷。

腰部と骨盤領域でよく見られる筋筋膜トリガーポイントとその関連領域

　トリガーポイントは筋内のどこにでも発生する可能性があ

ります。もっとも、身体には他よりもトリガーポイントができやすい場所がいくつかあります。

さらに、筋内の各トリガーポイントは、特有の関連領域を持つ傾向があります。各関連領域は通例、第一次関連領域と第二次関連領域に分けられます。トリガーポイントは一般的には第一次関連領域に関係し、悪化するとたいてい第二次領域にも関係します。

図2-5～図2-22は、腰部と骨盤の筋でよく見られるトリガーポイントとそれに対応した関連領域を図示したものです。X印はトリガーポイントの位置を示しています。赤の塗りつぶしは第一次関連領域を、赤の点描は第二次関連領域を示しています。

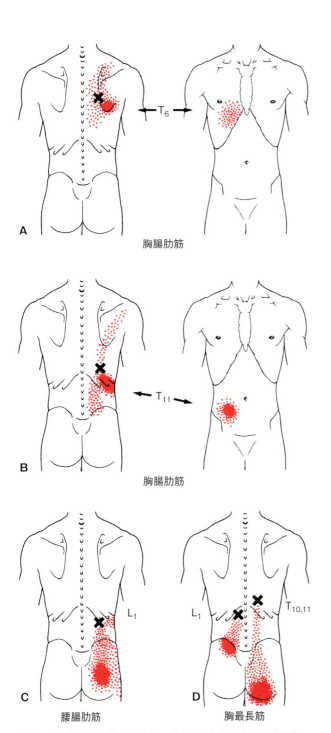

図2-5 脊柱起立筋のトリガーポイントと関連痛の出現部位
A：胸腸肋筋上部
B：胸腸肋筋下部
C：腰腸肋筋
D：胸最長筋
(Reproduced with permission from Simons DG, Travell JG, Simons LS. *Upper Half of Body*. 2nd ed. Baltimore, MD：Lippin-cott Williams & Wilkins；1999. *Travell & Simons' Myofascial Pain and Dysfunction：The Trigger Point Manual*；vol 1.)

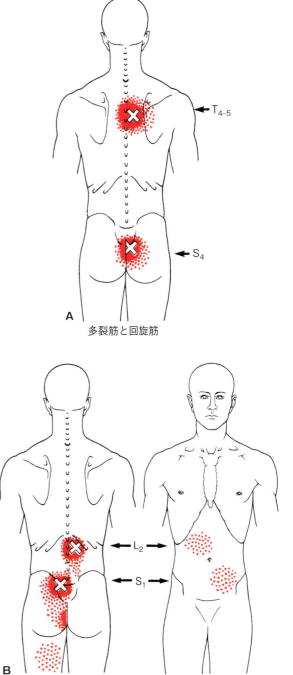

図2-6 横突棘筋の多裂筋と回旋筋のトリガーポイントと関連痛の出現部位
A：胸中部および仙骨部の多裂筋および回旋筋
B：腰部および仙骨上部の多裂筋
(Reproduced with permission from Simons DG, Travell JG, Simons LS. *Upper Half of Body*. 2nd ed. Baltimore, MD：Lippin-cott Williams & Wilkins；1999. *Travell & Simons' Myofascial Pain and Dysfunction：The Trigger Point Manual*；vol 1.)

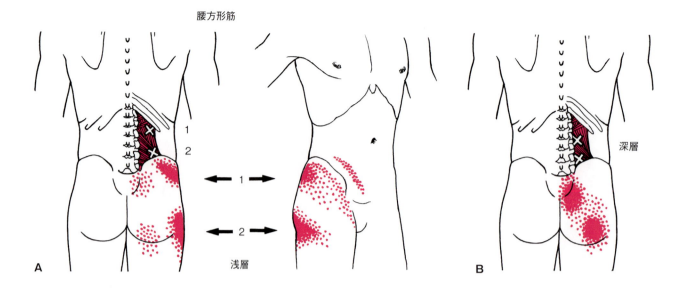

図2-7 腰方形筋のトリガーポイントと関連痛の出現部位
A：外側（浅層）のトリガーポイント
B：内側（深層）のトリガーポイント
(Reproduced with permission from Travell JG, Simons DG. *The Lower Extremities*. Baltimore, MD：Lippincott Williams & Wilkins；1992. *Travell & Simons' Myofascial Pain and Dysfunction：The Trigger Point Manual*；vol 2.)

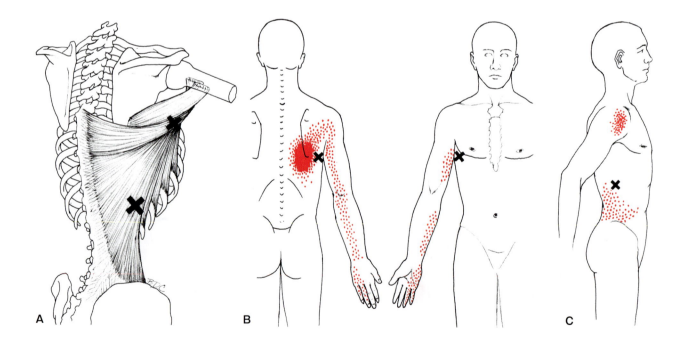

図2-8 広背筋のトリガーポイントと関連痛の出現部位
A：最もよく見られる2つのトリガーポイントの後外側図
B：上部のトリガーポイント
C：下部のトリガーポイント
(Reproduced with permission from Simons DG, Travell JG, Simons LS. *Upper Half of Body*. 2nd ed. Baltimore, MD：Lippin-cott Williams & Wilkins；1999. *Travell & Simons' Myofascial Pain and Dysfunction：The Trigger Point Manual*；vol 1.)

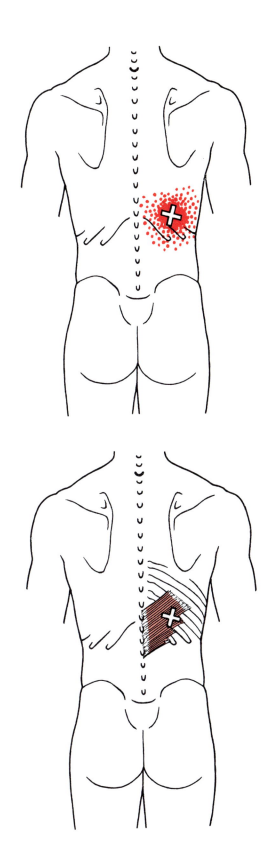

図2-9 下後鋸筋のトリガーポイントと関連痛の出現部位
(Reproduced with permission from Simons DG, Travell JG, Simons LS. *Upper Half of Body*. 2nd ed. Baltimore, MD: Lippin-cott Williams & Wilkins; 1999. *Travell & Simons' Myofascial Pain and Dysfunction: The Trigger Point Manual*; vol 1.)

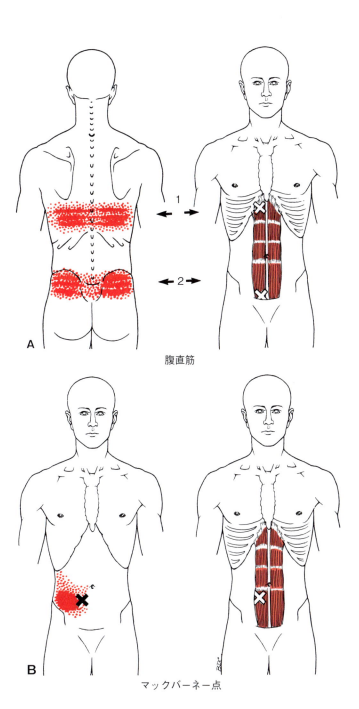

腹直筋

マックバーネー点

図2-10 腹直筋のトリガーポイントと関連痛の出現部位
A：関連痛は背部両側に出現することもある
B：側方右側のトリガーポイントからの痛みは（マックバーネー点上で）虫垂の部分に関連痛を出すこともある
(Reproduced with permission from Simons DG, Travell JG, Simons LS. *Upper Half of Body*. 2nd ed. Baltimore, MD: Lippin-cott Williams & Wilkins; 1999. *Travell & Simons' Myofascial Pain and Dysfunction: The Trigger Point Manual*; vol 1.)

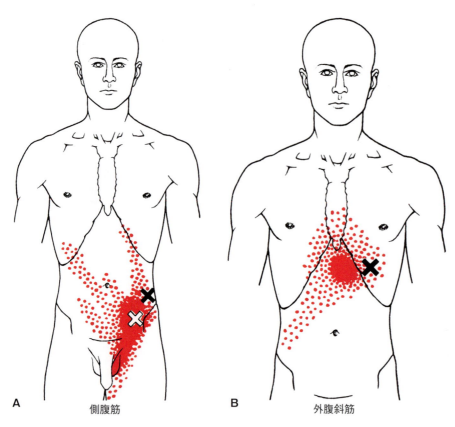

図2-11 前外側の腹壁筋である外腹斜筋・内腹斜筋・腹横筋のトリガーポイントと関連痛の出現部位
A：腹壁前外側のトリガーポイント
B：外腹斜筋上部のトリガーポイント
(Reproduced with permission from Simons DG, Travell JG, Simons LS. *Upper Half of Body*. 2nd ed. Baltimore, MD：Lippin-cott Williams & Wilkins；1999. *Travell & Simons' Myofascial Pain and Dysfunction：The Trigger Point Manual*；vol 1.)

A 側腹筋
B 外腹斜筋

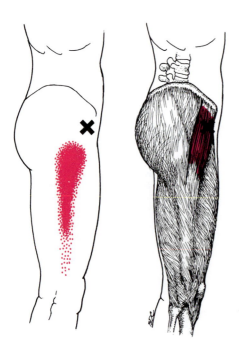

図2-12 大腿筋膜張筋のトリガーポイントと関連痛の出現部位
(Reproduced with permission from Travell JG, Simons DG. *The Lower Extremities*. Baltimore, MD：Lippincott Williams & Wilkins；1992. *Travell & Simons' Myofascial Pain and Dysfunction：The Trigger Point Manual*；vol 2.)

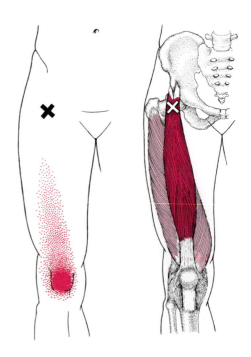

図2-13 大腿直筋のトリガーポイントと関連痛の出現部位
(Reproduced with permission from Travell JG, Simons DG. *The Lower Extremities*. Baltimore, MD：Lippincott Williams & Wilkins；1992. *Travell & Simons' Myofascial Pain and Dysfunction：The Trigger Point Manual*；vol 2.)

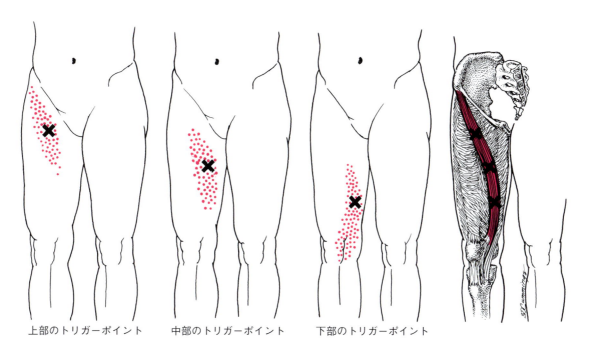

上部のトリガーポイント　　中部のトリガーポイント　　下部のトリガーポイント

図2－14　縫工筋の上部・中部・下部のトリガーポイントと関連痛の出現部位
(Reproduced with permission from Travell JG, Simons DG. *The Lower Extremities*. Baltimore, MD：Lippincott Williams & Wilkins；1992. *Travell & Simons' Myofascial Pain and Dysfunction：The Trigger Point Manual*；vol 2.)

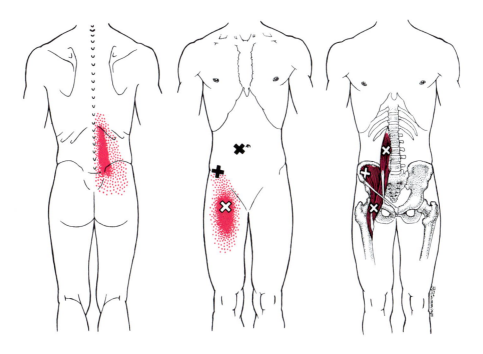

図2－15　腸腰筋のトリガーポイントと関連痛の出現部位
(Reproduced with permission from Travell JG, Simons DG. *The Lower Extremities*. Baltimore, MD：Lippincott Williams & Wilkins；1992. *Travell & Simons' Myofascial Pain and Dysfunction：The Trigger Point Manual*；vol 2.)

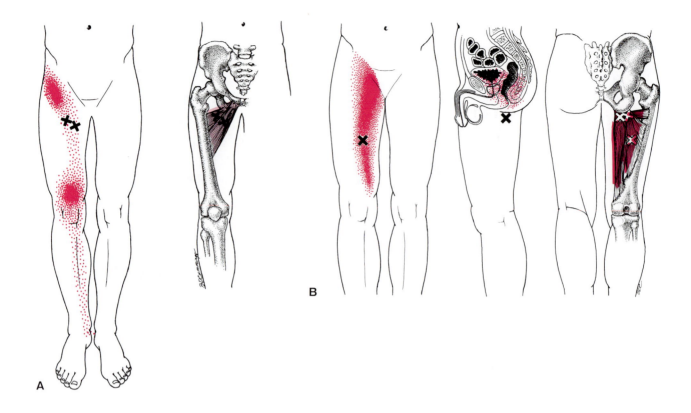
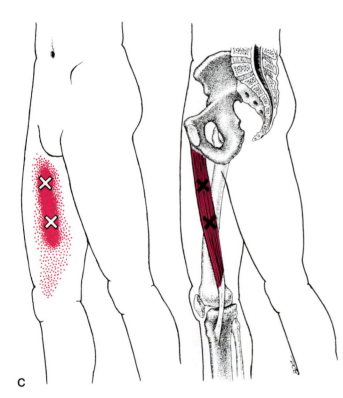

図2−16 内転筋群のトリガーポイントと関連痛の出現部位
A：長内転筋と短内転筋
B：大内転筋
C：薄筋
（Reproduced with permission from Travell JG, Simons DG. *The Lower Extremities*. Baltimore, MD：Lippincott Williams & Wilkins；1992. *Travell & Simons' Myofascial Pain and Dysfunction：The Trigger Point Manual*；vol 2.）

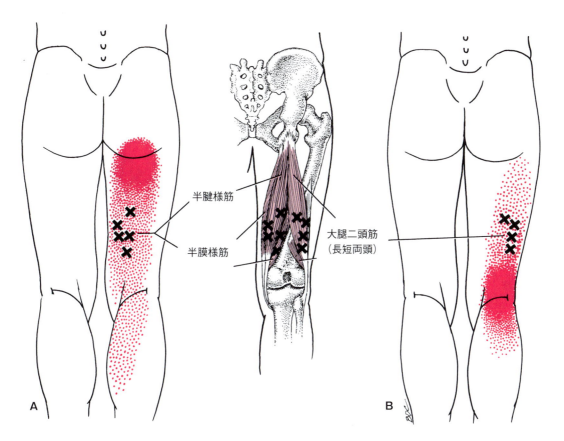

図2-17 ハムストリングの筋群のトリガーポイントと関連痛の出現部位
(Reproduced with permission from Travell JG, Simons DG. *The Lower Extremities*. Baltimore, MD：Lippincott Williams & Wilkins；1992. *Travell & Simons' Myofascial Pain and Dysfunction：The Trigger Point Manual*；vol 2.)

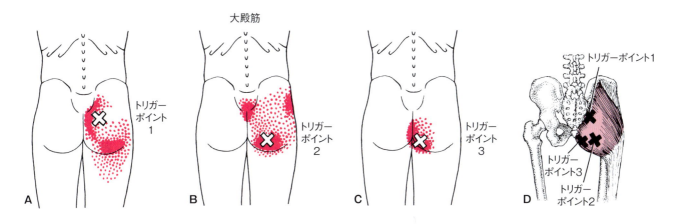

図2-18 大殿筋のトリガーポイントと関連痛の出現部位
A：上部のトリガーポイントと関連痛の出現部位
B：下部中央のトリガーポイントと関連痛の出現部位
C：下部内側のトリガーポイントと関連痛の出現部位
D：トリガーポイント
(Reproduced with permission from Travell JG, Simons DG. *The Lower Extremities*. Baltimore, MD：Lippincott Williams & Wilkins；1992. *Travell & Simons' Myofascial Pain and Dysfunction：The Trigger Point Manual*；vol 2.)

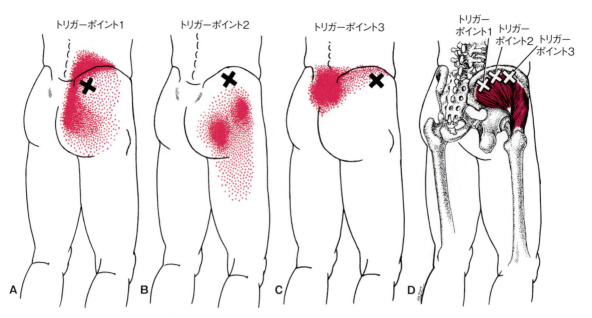

図2-19 中殿筋のトリガーポイントと関連痛の出現部位
A：後側のトリガーポイントと関連痛の出現部位
B：中央のトリガーポイントと関連痛の出現部位
C：前側のトリガーポイントと関連痛の出現部位
D：トリガーポイント
(Reproduced with permission from Travell JG, Simons DG. *The Lower Extremities*. Baltimore, MD：Lippincott Williams & Wilkins；1992. *Travell & Simons' Myofascial Pain and Dysfunction：The Trigger Point Manual*；vol 2.)

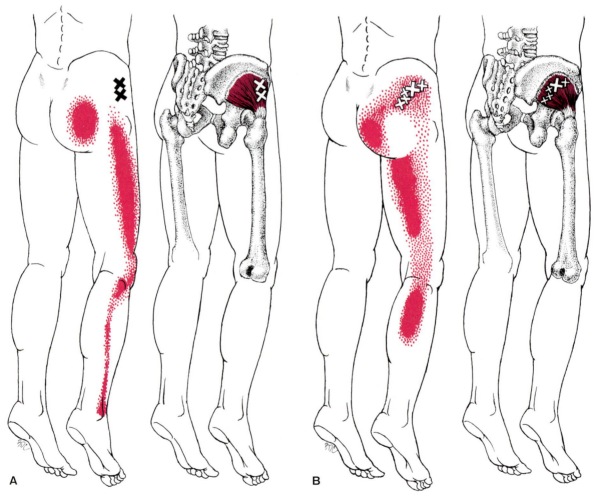

図2-20 小殿筋のトリガーポイントと関連痛の出現部位
A：前側のトリガーポイントと関連痛の出現部位
B：後側のトリガーポイントと関連痛の出現部位
(Reproduced with permission from Travell JG, Simons DG. *The Lower Extremities*. Baltimore, MD：Lippincott Williams & Wilkins；1992. *Travell & Simons' Myofascial Pain and Dysfunction：The Trigger Point Manual*；vol 2.)

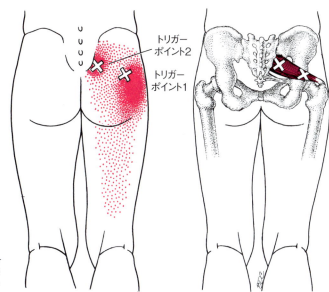

図2-21 梨状筋のトリガーポイントと関連痛の出現部位
(Reproduced with permission from Travell JG, Simons DG. *The Lower Extremities*. Baltimore, MD：Lippincott Williams & Wilkins；1992. *Travell & Simons' Myofascial Pain and Dysfunction：The Trigger Point Manual*；vol 2.)

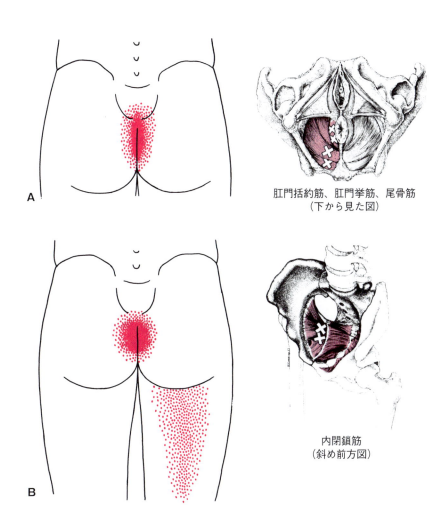

図2-22 骨盤底筋群のトリガーポイントと関連痛の出現部位
A：尾骨筋、肛門挙筋、肛門括約筋のトリガーポイントと関連痛の出現部位
B：内閉鎖筋のトリガーポイントと関連痛の出現部位
(Reproduced with permission from Travell JG, Simons DG. *The Lower Extremities*. Baltimore, MD：Lippincott Williams & Wilkins；1992. *Travell & Simons' Myofascial Pain and Dysfunction：The Trigger Point Manual*；vol 2.)

治療のヒント　2.1

緊張過度の筋系

　本書に載っているテクニックはどれも、硬くなっている筋系を扱っています。たしかに、すべてのマッサージ療法、ストレッチや水治療法は、緊張過度の筋に対し有効です。とりわけ、筋筋膜のトリガーポイントに対しては、深部にストロークを施すマッサージが勧められています。

　さらに詳しいことは、第3章を参照のこと。

臨床のアドバイス　2-1

マッサージとカイロプラクティック

　緊張過度の筋系と関節機能障害は、あらゆる筋骨格系の病態において、たいてい同時に存在しています。このため、（監訳注：アメリカでは）マッサージ療法とカイロプラクティック（またはオステオパシー）は理想的に互いを補完し合っており、マッサージ師がカイロプラクティックの治療院で働いていることは多々あります。

　慢性の症状には、線維質の癒着もまたほとんどの場合に起きているので、カイロプラクティックの技とマッサージに加え、湿熱療法やストレッチの必要性も増えつつあります。

緊張過度の筋系のまとめ

　全体的に硬くなっている筋系か筋筋膜トリガーポイントかによって最適な施術方法は違ってくるため、2つの状態を見分けることが重要です。

　全体的に硬くなっている筋に対する手技および運動療法は、硬くなった筋に局所的に行われることもあるかもしれないがその場合の意図的な結果は、その筋の緊張具合を決める筋の記憶のパターンを中枢神経系のγ運動系に変更させることになります。

　それとは対照的に、トリガーポイントの治療は、トリガーポイントがある場所の血液の供給を増加させて、局所的な変化を筋の組織自体にもたらすことを直接的に狙っています。

　一方、全体的に硬くなっている筋であれ筋筋膜トリガーポイントであれ、緊張過度の筋系はすべて、その筋が関与する関節の動きを低下させます。関節の動きが長期間制限を受けてしまうことで、その関節の機能が障害されることもあります。この状態は関節機能障害として知られており、この後に解説します。

関節機能障害

　関節機能障害は、緊張過度の筋系と同様に、腰部と骨盤の

コラム2-3

サブラクセーションまたはミスアライメント vs. 関節機能障害

　サブラクセーション※※および**ミスアライメント**という用語は、カイロプラクティックやオステオパシーの現場では普通に使われているものです。この2つの用語は関節機能障害を示すのによく用いられますが、実際は関節機能障害の同義語ではありません。サブラクセーションとミスアライメントは、骨がずれているということともに、静止時の構造的または姿勢上の1つの椎骨の並びを指します。もしニュートラルな解剖学的体位で、1つの椎骨がわずかに回旋していたり、側屈、屈曲、伸展していたりすると、それはサブラクセーションまたはミスアライメントであるといわれます。それに対し関節機能障害とは、脊柱の関節における椎骨の機能的な動きを指します。

　とはいえ、静止時の椎骨の並びとその機能的な動きは関係することがよくあり、1つの椎骨のずれは、緊張過度の筋系や癒着が左右非対称にあるためにずれてしまっていることが多いです。その緊張過度の筋系や癒着は、たしかにその椎骨の動きにも影響を及ぼし、可動性減少の関節機能障害を引き起こすかもしれません。

　ただし、こういう関係性はいつもあるわけではありません。これは、自然に少しだけ開いたままになっているドアの例が参考になります。もし静止時の状態を見れば、少し開いているから「このドアは、ずれている」というでしょう。しかし、そのドアがきちんと機能するかどうかは、開閉してみて全可動域で動かせるかどうかを試す必要があります。もしそれが可能であれば、たとえそれがずれていようと、ドアは申し分なく機能しています。構造と機能に相違がある場合には、適切に機能することの方がたいていはより重要となります。

※※監訳注：サブラクセーション（subluxation）は本文の説明にあるように、カイロプラクティック用語としての意味ではカタカナ表記するのが一般的ですが、本来の医療用語の意味での日本語訳は「亜脱臼」となっています。

たいていの病理学的筋骨格状態の一要素として現れるのが一般的です。硬い筋と関節機能障害は循環して起こるようです。硬い筋が出現すると関節の動きを制限し、関節周囲軟部組織（関節のまわりにある組織）を癒着させて関節機能障害を引き起こします。同様に、関節機能障害が現れると正常な動きをとれないため、適応性短縮を生じさせてその筋を硬くさせるか、動かそうとするときの痛みによって隣接した筋系の筋スプリンティングを生じさせるか、もしくはその両方をもたらします。

　このようなことから、多くの筋骨格系の問題は硬くなっている筋系と関節機能障害の組み合わせを伴います。筋系と関節のストレッチングや関節への関節モビライゼーションの効果と同じように、筋系のマッサージについても効果があることは確かです。

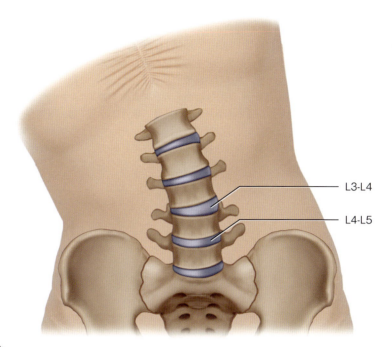

図2-23　関節の可動性減少
腰椎の1分節レベルでの可動性減少の関節機能障害は、たいてい結果として隣接する分節に可動性亢進の代償性関節機能障害をもたらす。この図では、L4-L5のレベルが可動性減少で、L3-L4が代償性の可動性亢進となっている

関節機能障害とは

関節機能障害は、関節の機能が不健全な状態であることをいいます。関節の機能が運動させることであることから、関節機能障害は2種類存在します。**可動性減少の**※9関節とは動きが制限されているもので、ほとんど動かすことができず、**可動性亢進の**※10関節は過度の動きをするもので、動きすぎてしまいます。

可動性亢進と可動性減少のどちらも腰椎や骨盤で起こり得ますが、より一般的な主訴で、かつ手技療法士がより得意とするものは、可動性減少です。腰椎の関節は多方向へ動くことが可能なため、6つの主要な可動域である屈曲、伸展、左右の側屈、左右の回旋のうちの1つ以上で可動性減少を起こすことがあります（腰椎の可動範囲については、第1章の**表1-1**を参照）。例えば、ある腰椎の関節は、右側屈（および他の可動域）の動きは完璧にできても左側屈にはあまり動かないということもあります。そのため、関節の可動性減少の評価を正しく行うには、制限を受けている特定の可動域を見きわめる必要があります。

とはいえ、腰部のある特定の動き（例えば右側屈など）の総可動域の全般的な評価を行っても、腰部の特定の複数の分節関節レベルの可動域を示しているとは限りません。つまり、以下のようなことです。患者は全体としては腰椎での右側屈を45°の可動域いっぱいまでできるかもしれません。しかし、その患者の腰椎のある一部分、例えばL4－L5の分節関節レベルには制限がかかっていて可動性減少になっていることもあり得ます。もし患者が隣接したL3－L4関節レベルを余分

に動かして埋め合わせていたら、この可動性亢進のL3－L4関節が可動性減少のL4－L5関節レベルを隠してしまうことになるのです（**図2－23**）。

※9監訳注：可動性減少（hypomobile、hypomobility）は可動性低下、ハイポモビリティともいいます。

※10監訳注：可動性亢進（hypermobile、hypermobility）はハイパーモビリティともいいます。

関節機能障害のメカニズムと原因

一般的に可動性減少の関節の原因には2つの主要なメカニズムがあります。1つは、その関節をまたぐ硬くなった（緊張過度の）筋です。これは特に、小さめで深部に内在する関節の筋ほど当てはまります。例えば腰部の回旋筋、棘間筋、横突間筋などです。もう1つは、線維性の癒着によるぴんと張った軟部組織です。これが重要なのは、癒着が関節の関節包や靭帯に生じた際には、関節の動きを直接的かつ本質的に制限するからです。

関節の可動性亢進を引き起こすメカニズムも、2つ主要なものがあります。たしかに、関節の軟部組織、特に関節包と靭帯が引っ張られすぎて損傷すると、結果的に関節は安定を欠いた可動性亢進となります。可動性亢進を引き起こす別のよくあるメカニズムは、近隣の可動性減少の埋め合わせのための過剰な関節運動です。これはとりわけ脊椎で当てはまりますが、それはいくつもの関節が連なっているからです。

前項の「関節機能障害とは」で説明した例は、なぜ分節レベルでの可動性減少を早目に発見することが重要なのかを明示しています。もしL4－L5が可動性減少で、L3－L4が可

コラム2-4

関節の可動性減少の原因

　緊張過度の筋系や筋膜の癒着に加えて、関節の可動性減少を引き起こすメカニズムが他に2つあります。1つは、関節辺縁部での骨棘の形成です。これは、変形性関節疾患の過程の一部です（変形性関節疾患については、本章の後半でさらに詳しく説明）。もし、骨棘があまりに大きくなると、その分節レベルでの関節の動きを妨げ、制限してしまうことがあります。もう1つのメカニズムは、関節腔にある半月体の存在です。**半月体**とは線維状で脂肪性の軟部組織で、たいていは関節腔の辺縁にあります。半月体は上下の関節表面をよりよく組み合わせさせることによって、その関節の適合性を高める役割をします。ところが、もし半月体の位置が本来の位置からはずれて関節の内方へと移動すると、2つの骨の間に挟まって障害物となり、動作を制限するようになります（**下図を参照**）。

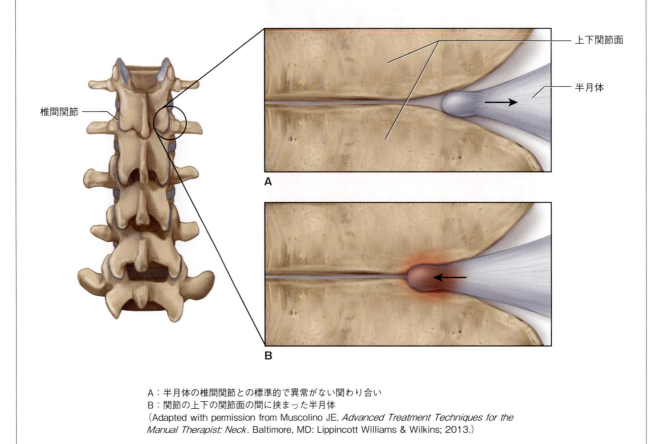

A：半月体の椎間関節との標準的で異常がない関わり合い
B：関節の上下の関節面の間に挟まった半月体
（Adapted with permission from Muscolino JE. *Advanced Treatment Techniques for the Manual Therapist: Neck*. Baltimore, MD: Lippincott Williams & Wilkins; 2013.）

動性亢進になって埋め合わせると、やがておそらくL3－L4の分節レベルは酷使されやすくなり、疲れて痛みを生じるようになります。これはその後、ペイン・スパズム・ペイン・サイクルを引き起こし、今度はL3－L4関節の周囲のさらに小さい内在筋を硬くさせてしまい、L3－L4関節をも可動性減少にしてしまいます。

　その結果、負荷が次の分節レベル、つまりL2－L3にかけられ、直下の2つの可動性減少している分節レベルの埋め合わせに、さらなる可動性亢進となっていきます。当然、そのうちにこの分節レベルも同じく使いすぎとなり、そしてそれ自体が可動性減少となってしまいます。

　分節関節機能障害の可動性減少は連鎖効果を起こしやすく、十分な可動性亢進で埋め合わせることができなくなって脊椎全体の総可動域が減少するまで、脊椎全体に広がっていきます。しかし、このようになってしまうのは往々にして病気の経過の末期です。早期に発見されないと、治療が遅れて硬くなった筋系を慢性化させ、さらなる筋膜の癒着を生じさせてしまいます。だからこそ、分節関節の可動性減少は1カ所だけ、ことによると2カ所での発症の早期に、場所と状態を割り出すことが重要です。分節関節の可動性減少の評価のテクニックは、関節あそび評価、あるいは**動的触診**と呼ばれます。これは、第3章で扱います。したがって、施術はこれらの制限がかかった関節に動きを取り入れていくことを目的とします。

　強調しておきたいのは、関節機能障害は腰部全体や骨盤において、必ずしも問題となるわけではないということです。むしろ、その部位の特定の分節関節レベルにより的が絞られるのです。分節関節レベルの関節機能障害が起こるのは、その領域のまさにその関節1つか、ことによると2つをまたぐより小さく深い方にある固有の姿勢筋が緊張した結果である

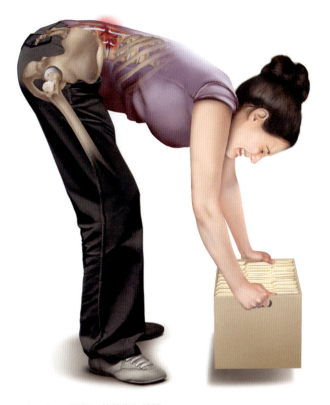
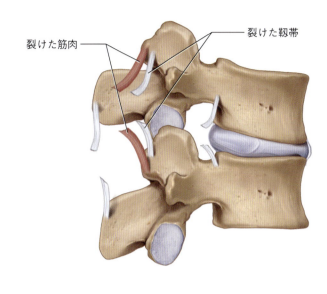

図2-24　腰部の筋挫傷と捻挫
身体の前面にある重い物を持ち上げようとすると、腰部の後側の組織に強度の力がかかる。この力が過剰になると、筋挫傷と呼ばれる腰の伸筋系の裂傷が起こる。捻挫と呼ばれる靭帯の裂傷もまた起こり得る

治療のヒント　2.2

関節機能障害

　本書に載っているテクニックはいずれも、可動性減少の関節機能障害を扱うのに用いることができます。マッサージやストレッチは、可動性減少に関わる硬い筋をほぐすことにも、同様に関係する緊張した軟部組織をストレッチすることにも用いることはできます。

　しかし、特定の分節の可動性減少を対象とするための最善のテクニックは、関節モビライゼーションです。水治療法もまた、こうした硬くなり張っている軟部組織をやわらげ、弛めるのに効果的なことがあります。可動性亢進の関節機能障害は治療するのにさらに問題となります。

　詳細については、第3章を参照のこと。

捻挫と筋挫傷

　捻挫と筋挫傷は本質的に似ており、たいてい一緒に扱われます。専門的にいうと、靭帯や関節包が断裂すると**捻挫**といい、筋が断裂すると**筋挫傷**といいます（図2-24）。

捻挫と筋挫傷とは

　捻挫と筋挫傷は同時に起こりやすいものです。これは、一方の組織を断裂させるのに必要な力は、もう一方にも断裂を引き起こしやすいからです。しかし、捻挫と筋挫傷は、必ずしも損傷の程度が等しく起こるわけではありません。損傷があったときに、捻挫は軽度であっても筋挫傷は重度という場合もありますし、その逆もあり得ます。捻挫や筋挫傷の重症度は次のように表されます。

・第Ⅰ度：軽度の断裂
・第Ⅱ度：中等度の断裂
・第Ⅲ度：著しい断裂あるいは完全断裂

　捻挫と筋挫傷は軟部組織の断裂を伴うので、どちらか一方でも両方でも、急性期には痛み、炎症、打撲傷が多くの場合で見られます。筋スプリンティングもしくはスパズム状態もまた、急性期に見られますし、長引きがちです。

ことが多いのです。例えば、回旋筋、多裂筋、横突間筋、棘間筋などです。同様に、きつく張った筋膜組織は、おそらくは筋膜の癒着の結果ですが、必ずしも腰部全体にあるわけではありません。そうではなく、1つか2つの特定の関節レベルの関節包や靭帯にあることがあります。施術者がもっと広いレベルでよく見かけるようなことが、単に小さめの集中したレベルで展開されているのです。

捻挫と筋挫傷は機能的には似ていますが、経過は全く異なります。捻挫が筋挫傷よりも悪いのは、靱帯には十分な血液供給がないので、治りがよくないからです。このため、いったん靱帯が伸張されて裂けてしまうと、通常伸びたままで治癒して一生その状態となります。結果的に、そこの関節が慢性の可動性亢進となってしまいます。

一方、筋系は十分に血液が供給されるため、筋挫傷はきちんと処置をすれば、多くは治りがよいです。しかし、血液供給が多いことで、筋挫傷ではより多くの出血と打撲傷を引き起こします。また筋挫傷は捻挫よりも痛むことが多いですが、これは筋系には靱帯よりも多くの感覚神経[11]終末があるためです。

※11監訳注：「感覚神経」sensory nerve は「知覚神経」ともいう。

捻挫と筋挫傷のメカニズムと原因

捻挫と筋挫傷の起こるメカニズムは似ています。過大な力で引っ張られると、筋系や靱帯の線維に破裂が生じます（図2－24参照）。このような牽引力は、重たい物を持ち上げるための前屈、転倒、交通事故などのマクロトラウマ[12]のときに起こります。また、繰り返しの姿勢や動作によるマイクロトラウマ[13]、例えば、靱帯や筋に次第に過度な緊張をかけるような酷使による損傷によっても、同様に牽引力は発生します。何度もかがむ動作を繰り返すことは、そのよい例です。

靱帯の機能は、関節の動きに制限をかけることです。そのため、もし靱帯が裂けて伸ばされると、関節は可動性亢進になり安定しなくなる傾向があります。この状態は、筋がスプリンティングもしくはスパズム状態を起こしている急性期には隠されがちです。

一方、筋挫傷は関節の可動域減少を引き起こす傾向があります。それは、初期の筋の痙縮が長期にわたって続くことがよくあるのと、治癒の過程で瘢痕の癒着が起きるからです。癒着は裂けた軟部組織を修復するのに必要なものですが、もし過剰に癒着ができてしまうと、その組織は可動性を失うため、可動域の減少につながります。

※12監訳注：マクロトラウマ（macro trauma）は本文説明にあるような単独の出来事で生じた組織損傷、またはその原因となる出来事を指します。

※13監訳注：マイクロトラウマ（micro trauma）は本文説明にあるように単独ではなく反復や長期にわたる出来事で生じた組織損傷、またはその原因となる出来事を指します。微小外傷、顕微（的）外傷とも訳されます。建造物などの場合は、微視的損傷と訳されます。

臨床のアドバイス　2－2

筋挫傷

筋挫傷という言葉は、思いのほか大雑把に使用されています。ときには、「筋挫傷がある」と説明されている患者が、実際には筋のスパズムだったりします。前述したように、筋が急激にまたは過剰に引き伸ばされると、筋紡錘の伸張反射を起こし、それは筋を収縮（スパズム）させます。この反射作用は、筋が裂けて筋挫傷が生じるのを防ぎます。しかし、その結果起きた筋スパズムが「筋挫傷」と説明されることがよくあります（たしかに、もし筋の裂傷が伸張反射の前に起こった場合には、本当に筋スパズムの上に筋挫傷も起こしていることになります）。

とはいえ、違った視点からこの状況での筋挫傷という言葉の使い方を正当化することはできます。筋を激しく使うと、たいていその筋の筋膜組織に、標準的で異常ではない量の**微細な断裂**※※が結果として起こります。この筋膜の微細な断裂は、その筋膜が大きめに快復治癒するためになくてはならないものです。これによって筋が運動後に肥大する際、筋線維内に筋節と筋形質を増加させることができます。したがって、この微細な断裂は筋の軽症の筋挫傷と解釈することもできるということになります。最も重要な点は、治療が適切なものであるために、生じている状態のメカニズムを理解することです。

※※監訳注：微細な断裂（microtearing）とは、文字通り引き裂くこと（tearing）の規模が微細（micro）であることを表すのに著者が用いている語です。核融合用語に同じスペリングで「マイクロテアリング」と呼ばれる同音異義語があります。

治療のヒント　2.3

捻挫と筋挫傷

アイシング※※は急性の筋挫傷と捻挫にとりわけ実用的なものです。マッサージは捻挫でも筋挫傷でも亜急性や慢性の状態の場合に重宝します。ストレッチは筋挫傷の亜急性と慢性の状態のケアに有効です。

詳細については第3章を参照のこと。

※※監訳注：アイシング（icing）はここでは局所を冷却することの意。

仙腸関節の損傷

仙腸関節の損傷は極めてよく起こります。実際、腰部の問題の多くは仙腸関節から生じます。

仙腸関節の損傷とは

仙腸関節は骨盤に存在しますが、ここは下肢と脊椎の移行部位です。そのため、仙腸関節は上下両方向からの大きな物理的ストレスにさらされています（図2－25）。

損傷時には仙腸関節は炎症か捻挫か筋挫傷のいずれかもしくは全部を起こす可能性があります。仙腸関節の炎症は**仙腸関節炎**[14]と呼ばれます。仙腸関節の靱帯が伸ばされすぎたり裂けたりしたら、捻挫といいます。仙腸関節の筋が伸ばされすぎたり裂けたりしたら、筋挫傷です。

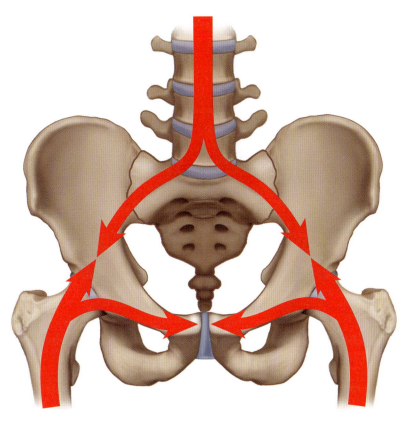

図2-25　仙腸関節
仙腸関節は骨盤内に位置し、上方からは脊柱の、下方からは下肢の、力の影響を受けやすい

治療のヒント　2.4

仙腸関節の損傷と捻挫

　炎症を起こしたり、損傷を受けたりした仙腸関節の治療には、代償作用で硬くなった関節部位の筋に対しての温熱療法、マッサージ、ストレッチなどがあります。もし、仙腸関節が可動性減少であれば、ストレッチと関節モビライゼーションが特に重要になります。可動性亢進であるならば、関節部位を安定させるために患者が強化運動に取り組むことがなによりの治療となります。
　詳細については第3章を参照のこと。

臨床のアドバイス　2-3

仙腸関節損傷とハムストリング

　ハムストリングは、同側の仙腸関節が損傷を受けると固定し、副木の役割を担おうとして硬くなることが多いです。ハムストリングは仙骨に直接は付着していません。とはいえ、筋が収縮して引っ張ると、仙結節靱帯に連結する筋膜を経由して仙骨に伝わるのですが、それは仙結節靱帯が仙骨に付着しているからです。仙腸関節損傷を呈している患者に対しては、必ずハムストリングの具合を確かめる方がよいでしょう。

※14監訳注：「仙腸関節炎」sacroiliitis は「仙腸骨炎」ともいう。

仙腸関節の損傷のメカニズムと原因

　前述の通り、仙腸関節は上からも下からも物理的なストレスを多大に受けやすいです。下方からは、下肢の過剰な動作や、歩いたり走ったり跳んだりする際の接地での衝撃力で、仙腸関節が炎症を起こすことがあります。上方からは、脊椎の過剰な動きでも、座ったり立ったりするときに上方の体重に耐える圧迫する力でも、身体を曲げるときに関節にかかる力でも、仙腸関節は炎症を起こし得ます。転倒や交通事故などのマクロトラウマも、仙腸関節の損傷につながります。こ

れらの物理的な力の総量が、仙腸関節の炎症、つまり仙腸関節炎を引き起こす可能性があります。

　仙腸関節には多くの靱帯が張っていますので、捻挫が特によく見られます。仙腸関節には、仙骨から関節をまたいで腸骨に付着する筋系がほとんど、もしくは全くといっていいほどありません。そのため、筋系がこの関節を安定させることには限界があります。筋のなかには他の骨から伸びてきて仙骨と腸骨の双方に付着しているものもありますが、脊柱起立筋や広背筋など、仙骨から腸骨へとはまたがないものもあります。梨状筋でさえ、仙腸関節を横切ってはいるものの寛骨の腸骨部へは付着せず、それどころか寛骨を完全に飛び越

第2章　よく見られる筋骨格系の病態

73

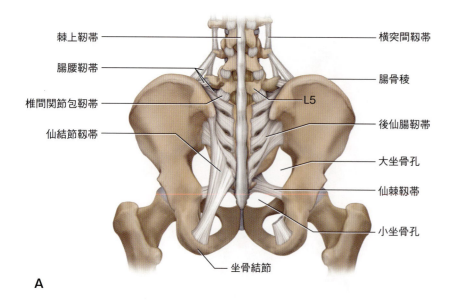

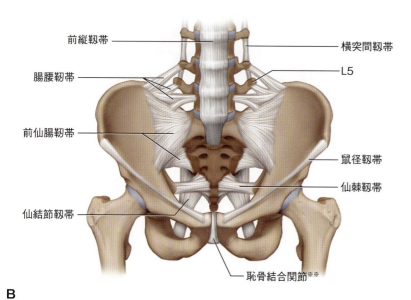

図2-26 仙腸関節の靭帯
A：後側図
B：前側図
※※監訳注：恥骨結合関節（symphysis pubis joint）は恥骨結合を著者が機能解剖学的見方として、関節としているもの

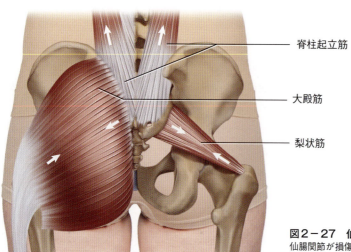

図2-27 仙腸関節の筋
仙腸関節が損傷を受けると、関節を保護するためにその部位にある筋が副木の役割を担うことが多い

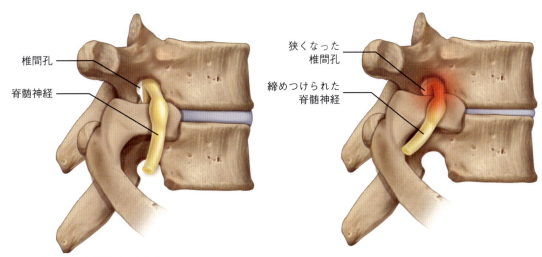

図2-28 椎間板の厚みと椎間孔の大きさ
A：椎間板が健常で、脊髄神経が通る椎間孔が正常な大きさを保っている状態
B：椎間板が薄くなり、椎間孔が狭まって脊髄神経が侵害されている状態
(Reproduced with permission from Muscolino JE. *Advanced Treatment Techniques for the Manual Therapist: Neck*. Baltimore, MD：Lippincott Williams & Wilkins；2013.)

して大腿骨の大転子に付着しています。したがって、梨状筋の役割は仙腸関節だけでなく股関節の安定にも関係しています。

結果として、仙腸関節は安定性の大部分を、靭帯複合体に頼らなければなりません。実際、仙腸関節には靭帯組織が極端に豊富です（図2-26）。これが意味することは、仙腸関節が損傷を受けるときには、たいてい筋挫傷でなく捻挫が起こるということです。そして、靭帯には血液供給が十分でないため、治りにくくなります。したがって、仙腸関節を捻挫すると、慢性的に不安定な可動性亢進となりやすいのです。仙腸関節の筋の筋挫傷も起こる場合はありますが、ずっと確率は低いか、起こったとしてもたいていの場合は患者の仙腸関節の損傷のうちのわずかな要素でしかありません。

仙腸関節の筋スプリンティングと症状

疾患が仙腸関節炎であれ仙腸関節の捻挫もしくは筋挫傷であれ、隣接する筋系は一般的に関節を支えようとして硬くなります。仙腸関節の損傷に伴って、代償性の筋のスパズム状態を起こすのは、たいてい関節と同側の梨状筋、腰部の脊柱起立筋、横突棘筋、上後腸骨棘のすぐ隣にある大殿筋の上内側の線維、そしてハムストリング（ス）（hamstring［s］大腿部膝屈筋）です。同側の中殿筋やその他の深層の外旋筋もまた、関わることがよくあります（図2-27）。反対側のこれらと同じ筋もまた関わることがあります。というのは、一方の仙腸関節が可動性減少になったり損傷を受けたりすると、もう一方の仙腸関節がその代償に可動性亢進になることがよくあるからです。

仙腸関節の症状で昔からあるのが、座りっぱなしや立ちっぱなし、腰曲げ、歩きすぎの際の痛みです。痛みの質は、たいていは鈍いものですが、ときには鋭くなることもあります。痛みは大抵の場合、上後腸骨棘のすぐ内側の仙腸関節上の真上に出ます。痛みはまた上後腸骨棘の外側で大臀筋の上内側の線維に出たり、仙骨の上部で脊柱起立筋や（腰仙骨関節を覆っている）横突棘筋に出たりすることもあります。一方の仙腸関節の損傷が反対側の仙腸関節の代償作用を起こしやすいため、仙腸関節の痛みが片側からもう一方に移動することはよく起こります。

病的な椎間板の状態と坐骨神経痛

腰椎の病的な椎間板（椎間円板※15）は極めてよくあるものです。どんな病的な椎間板であれ重症になる可能性はありますが、症状と機能障害の度合いは大きく異なります。病的な椎間板のなかには、すぐに外科手術が必要なものもある一方、仮にあったとしても別の理由で行った磁気共鳴映像法（MRI）やコンピューター断層撮影法（CT）の際にたまたま見つかっただけで、全く問題を起こさないものもあります。

※15監訳注：通例、解剖学上では椎間円板、臨床学上では椎間板といいます。18頁、第1章椎間板関節（監訳注※14）を参照。

病的な椎間板の状態とは

椎間板の病態には主な2つのタイプがあります。
・椎間板の菲薄化
・線維輪の突出あるいは破裂

椎間板の菲薄化は椎間板の厚さの減少をもたらします。椎間板の厚さは内側にある髄核の大きさによって決まるため、

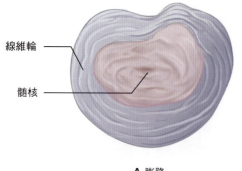

A 膨隆

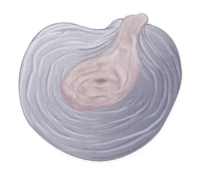

B 破裂またはヘルニア

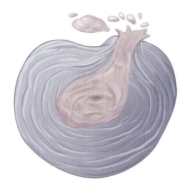

C 遊離脱出

図2-29　病的な椎間板の状態の3形態
A：椎間板の膨隆。線維輪が弱まって膨隆するが、髄核は線維輪の内側にとどまっている
B：椎間板の破裂または椎間板ヘルニア。線維輪が破裂またはヘルニアを起こし、髄核の中身が線維輪の外に押し出されるが、まだ髄核の中心とはつながっている
C：遊離脱出の椎間板。遊離脱出の椎間板とは、髄核の破片が線維輪を通り抜けて押し出され、内側の核物質の中心から分離している椎間板破裂または椎間板ヘルニアの一種
(Reproduced with permission from Muscolino JE. *Advanced Treatment Techniques for the Manual Therapist: Neck*. Baltimore, MD：Lippincott Williams & Wilkins；2013.)

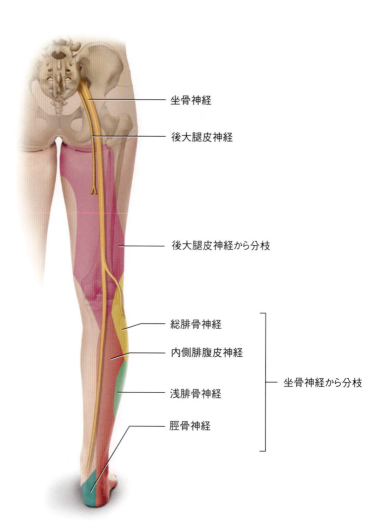

図2-30　坐骨神経
坐骨神経は、下肢に分布する感覚神経を支配している

加齢に伴い髄核が徐々に水分を失うにつれ、椎間板の菲薄化が起こります。この状態はたいてい中年以上の年齢で発症します。椎間板の菲薄化の危険性は、上下に隣接した2つの椎骨が近づくと、脊髄神経が通るその分節レベルの椎間孔が狭くなるということです（図2-28）。椎間板が厚い方がその部分の椎間関節の可動域は広がるため、椎間板が薄くなると可動域の減少を引き起こしてしまうこともあります。

このため、椎間板の菲薄化の度合いが顕著になると、脊髄神経を圧迫することもあり得ます。1つの脊髄神経は感覚ニューロンと運動ニューロンの両方を持っています。そのため、脊髄神経の感覚ニューロンが始まるところならどこでも感覚の変化が起こり、運動ニューロンの末端となるところならどこでも運動機能の変化が起こりますが、これらの変化は一方もしくは両方で起こり得ます。

感覚性の症状では、チクチク感、痺れ、痛みなどが出ることがあります。運動性の症状では、ビクビク痙攣したり、力が弱くなったり、筋系の弛緩性麻痺になることがあります。腰椎と仙骨の脊髄神経は下肢に分布しているので、このような症状は骨盤（殿部）領域、大腿、下腿、足、のいずれかまたはすべてに出現します。しかし、ほとんどの患者において、椎間板の菲薄化が下肢に関連症状が出るほどの神経の圧迫まで進むことはまずありません。

もう1つの主な病的な椎間板の状態は、線維が突出あるいは破裂を引き起こす線維輪の弱化です。この状態には重症度の段階で主に以下の3タイプがあります。

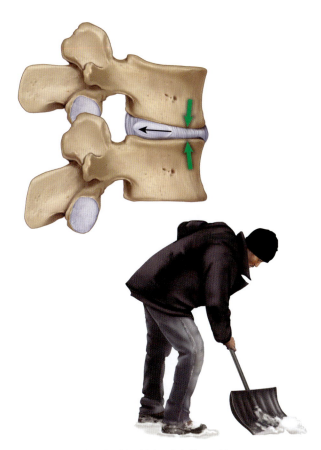

図2-31　後側の線維輪に対する中心核の圧迫
椎骨の関節部での屈曲は、椎間板の前側に押しつぶす力をかけ、強く張った後側の線維輪に対して髄核を後方に押す。屈曲姿勢を繰り返すことで後側の線維輪に過度の摩耗をもたらすことがある
(Adapted with permission from Muscolino JE. *Advanced Treatment Techniques for the Manual Therapist: Neck*. Baltimore, MD: Lippincott Williams & Wilkins; 2013.)

・椎間板の膨隆
・椎間板の破裂
・遊離脱出椎間板

　最も程度の軽いものは、**椎間板の膨隆**です。この状態では、輪状線維が弱ったため髄核に押され、外側に突き出されます（図2-29A）。椎間板の膨隆が最も程度が軽い状態と見なされるのは、輪状線維がまだ損傷を受けていないからです。**椎間板の破裂**は、重症度の次の段階と考えられていますが、輪状線維が髄核の圧力で破裂するほどに弱まってしまった状態です。この段階では、髄核は実際に、線維輪を突き破って椎間孔や脊柱管まで流れ出すこともあります。
　椎間板の破裂は、**椎間板ヘルニア**または**椎間板脱出**とも呼ばれます（図2-29B）。このような椎間板の病的状態において3番目の最も重度な段階は、遊離脱出椎間板です。**遊離脱出椎間板**という用語は、輪状線維を突き破って流出した髄核の一部が、髄核の内側の中心部分から分離してしまう椎間板の破裂です（遊離という用語は文字通りには分離あるいは離れることを意味する）（図2-29C）。遊離した部分は椎間板には戻れず、椎間孔や脊柱管の内部に残って浮遊します。
　椎間板の膨隆、ヘルニア、分離片形成の危険性は、椎間板が外側に押し出されてその高さの脊柱管内の脊髄や椎間孔内の脊髄神経を圧迫することがあるということです。そのため、これらは**占拠性病変**とみなされています。

> 注：本章で後述する変形性関節症も、脊髄神経を圧迫することがある占拠性病変のよくある一例です。

　膨隆した椎間板では、突出した線維輪が神経構造を圧迫することがあります。脱出あるいは脱出遊離した椎間板では、髄核が圧迫を引き起こすことがあります。
　もし、病的な椎間板が坐骨神経の神経根を圧迫すると、**坐骨神経痛**と呼ばれる状態が生じることがあります。坐骨神経は、人体のなかで最も大きい神経です。直径は約1/4インチあり、L3、L4、L5、S1、S2の神経根からなります[※16]。坐骨神経内には感覚ニューロンと運動ニューロンの両方が走っているため、坐骨神経痛の症状は、感覚性か運動性のいずれかまたは両方で出ることがあります。坐骨神経痛による痛みと運動機能の低下のいずれかもしくは両方は、大腿部後面、下腿、足部の任意の場所で起こり得ます（図2-30）。
　これらの状態の重症度の事実上の決定要因は、発症する神経圧迫の度合いです。このため、大きい椎間板の膨隆の方が、小さい椎間板の破裂よりもずっと問題が多くなり得ます。遊離脱出椎間板がたいてい最悪なのは、流出した髄核の破片が椎間孔や脊柱管に残ったままになり、脊髄神経や脊髄をそれぞれに圧迫し続ける可能性があるからです。

※16監訳注：約1/4インチはおよそ6.35mmですが、一般的には坐骨神経の直径は約2cmとされています。また、解剖学書では坐骨神経の神経根の範囲はL4～S3とされているものが多いようです。

病的な椎間板の状態のメカニズム

　輪の突出や破裂は、輪状線維を緊張させたり弱めたりする力がかかった結果として起こります。これらの力は、**マクロトラウマ**である場合もあれば、**マイクロトラウマ**の場合もあります。マイクロトラウマはちょっとした肉体的ストレスです。その一例は、体幹・首・頭・上肢の重さを支えることからくる、日常的な圧迫です。もう1つの例は、身体の前面下方で作業をするための体幹の姿勢を長時間保持することです。屈曲で体幹を前方に保つ姿勢は、椎間板の問題の一因となることが特に多いです。屈曲姿勢は、後方の輪状線維をきつく引っ張る一方、同時に髄核を後方にこれらのぴんと張った線維へと押しつけます。断続的な屈曲姿勢は、線維輪の後方の線維が最終的には弱ってすり切れてしまう原因となります（図2-31）。このようなマイクロトラウマが時間とともに増加し、徐々に線維輪を弱め、ついには髄核が線維輪を突出させるか線維輪を貫いて破裂してしまいます。
　重度の外傷性のスポーツ損傷や転倒などのマクロトラウマ

臨床のアドバイス　2-4

硬くなった筋と椎間板の問題

　脊柱の椎間板の問題で、ほとんど認識されていないものの、原因として硬い筋がマイクロトラウマとしてよく見られます。脊柱の筋が硬くなると、それらの筋の付着部が中央に向かって引っ張られ、椎骨がお互いに引き寄せられます。この結果、いっそう椎間板が圧迫されます（下図参照）。患者は慢性的に腰部の筋の凝りがあることが多く、そのことが結果として病的な椎間板の一因となることがよくあります。

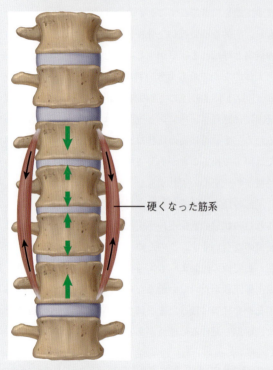

硬くなった筋系

(Reproduced with permission from Muscolino JE. *Advanced Treatment Techniques for the Manual Therapist: Neck*. Baltimore, MD: Lippincott Williams & Wilkins; 2013.)

コラム　2-5

脊柱管狭窄症

　下肢に関連症状をもたらす占拠性病変には他に、**脊柱管狭窄症****があります。これは名前の通り、脊髄が通る脊柱管内の空間が狭窄する（狭くなる、またはふさがれる）ことを意味します。

　この症状が高齢者に起きやすいのは、靭帯が肥大して（厚くなって）変形性関節疾患による骨棘ができるからであり、骨棘が脊柱管へと押し込んで脊髄を押しつぶします。症状は進行し続けることが多く、身体を非常に衰弱させるほどに悪化する場合もあります。

　屈曲は腰椎の脊柱管の幅を広げるため、屈曲するとたいてい下肢の痛みや関連症状はやわらぎます。

※※監訳注：「脊柱管狭窄症」をここの言語表記は「central canal stenosis」としていますが、sipnal (canal) stenosisともいいます。central canalは通例、「ハバース管」として和訳されますが、ここは脊柱管を意味しているので注意が必要です。16頁、第1章「脊柱管（監訳注※4）」を参照。

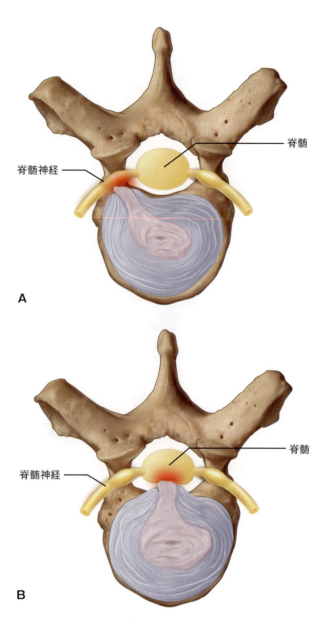

図2-32　椎間板ヘルニア
A：後外方の椎間板ヘルニアは椎間孔を通過する脊髄神経を圧迫する
B：正中線後方のヘルニアは脊柱管内の脊髄を押しつぶす
(Reproduced with permission from Muscolino JE. *Advanced Treatment Techniques for the Manual Therapist: Neck*. Baltimore, MD: Lippincott Williams & Wilkins; 2013.)

でも、椎間板を膨隆させたり、破裂させたりすることがあります。よくあるのが、繰り返しの姿勢によるマイクロトラウマで弱まっていた椎間板に、いくらか外傷性の出来事が重なることにより、線維輪の線維の本来の状態が崩れてしまうもので、結果的に線維がはみ出すか断裂してしまいます。

　一番多いのは、病的な椎間板となった原因がマイクロトラウマかマクロトラウマかにかかわらず、線維輪が後外側方で弱まるか断裂するかまたはその両方が起こるものです。屈曲姿勢をとることが多いと、この問題を起こしやすくなります。それは屈曲が原因で、髄核が後ろに押されて後方の輪状線維に押し当てられ、次第に線維を脆弱にするからです。しかし、脊椎の後縦靭帯が線維輪の正中線を後部で（後内側で）補強

コラム2-6

異常感覚性大腿痛

押しつぶされて下肢に関連症状をもたらすのは、坐骨神経だけではありません。外側大腿皮神経もまた、骨盤から出て寛骨と鼠径靭帯の間の大腿の前外側部に分布しますが、押しつぶされることがあります。この結果として現れた状態を**異常感覚性大腿痛**と呼びます。

外側大腿皮神経は感覚性のみなため、結果として起きる症状は大腿前外側に広がる異常感覚のみで、多くはチクチク感か痛みです（**下図参照**）。

異常感覚性大腿痛が起こる原因として最もよくある例として、ローライズジーンズまたはベルトがきつすぎる場合、腹部前側に増えた体重が乗っているような太り方の場合、腸腰筋・縫工筋・大腿筋膜張筋など様々な股関節屈筋が硬くなっている場合などが挙げられます。

肥満人口が増加しているアメリカでは、将来的な異常感覚性大腿痛の発症の増加が見込まれています。

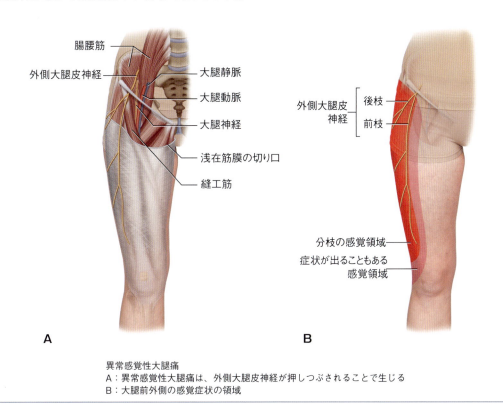

異常感覚性大腿痛
A：異常感覚性大腿痛は、外側大腿皮神経が押しつぶされることで生じる
B：大腿前外側の感覚症状の領域

するため、絶えず続いて繰り返される屈曲姿勢の物理的なストレスの影響はたいてい後外側に現れます。椎間孔は後外側方に位置しているため、ほとんどの椎間板の疾患は、片側の椎間孔内の脊髄神経の圧迫をもたらします。万が一、椎間板が後部の正中線で膨隆や破裂を起こすと、脊柱管内の脊髄を直接圧迫してしまいます。

腰椎の椎間板の膨隆や破裂の症状は、下肢に生じるか、腰部のみで発症するか、もしくは両方に出ることもあります。ほとんどの膨隆または破裂は後外側で生じて1つの椎間孔内の脊髄神経を圧迫するため、結果として同側の下肢に出る感覚、または運動症状は片側になります。ときどき椎間板の膨隆や破裂が後方の正中線で起こることがあります。そういった場合は、脊髄のどのニューロンが圧迫されているかにより、症状は下肢の一側で感じられたり両側で感じられたりします（図2-32）。

椎間板面の細かい神経が圧迫される場合も、症状は限局的になります。このとき痛みはこの圧迫から直接発症します。すると、腰部の筋は椎間板をさらに痛めるような動きを止めるために、防御的筋スプリンティングを起こすことがあります。残念なことに、筋のスパズム状態自体の重症度が痛みを生じさせてしまうことがあり、その筋スプリンティングが椎間板を圧迫する力を増大させ、膨隆や破裂の度合いを強めることによって病状をさらに悪化させることがあります。留意すべきなのは、椎間板の病状の急性期には炎症が神経圧迫の一因となることがあり、炎症による腫れそのものが症状を引き起こすということです。急性段階から亜急性や慢性の段階へと移るにつれ、腫れが減少したために症状が軽減するということはよくあります。

局所的な腰痛やスパズム状態が起こる場合もありますが、腰椎の病的な椎間板は、局所症状は全く現さず、下肢の関連症状だけを出すことが多くあります。下肢に出る痛み、チクチク感、麻痺、だるさは、椎間板の問題があるかもしれないという危険信号です。ただし、下肢に出るすべての関連症状が腰椎椎間板ヘルニアに起因しているわけで

> ### 治療のヒント 2.5
>
> #### 病的な椎間板
>
> 　病的な椎間板に関連する筋スパズムを軽減させるには、マッサージが非常に有益となり得ます。ストレッチも役には立ちますが、もし患者の体幹が伸展しているか、病的な椎間板がある側に側屈している場合には注意を要します。患者の下肢に関連痛が生じたり、痛みが増強したりするような体位をとらせることは禁忌です。病的な椎間板に伴う炎症の軽減にはアイシングも有用かもしれません。
> 　詳細については、第3章を参照のこと。

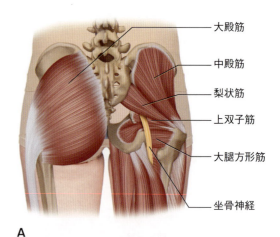

はありません。

　梨状筋症候群（次項を参照）もしくは異常感覚性大腿痛※17（コラム2-6）などの他の病気であっても下肢に関係することがあります。

　適切な整形外科的な評価法（第3章を参照）によってかなり正確な評価は可能ですが、もし腰椎の椎間板の病気が疑われたら、患者はただちに医師の正式な診断を仰ぐべきです。

※17 監訳注：異常感覚性大腿痛（meralgia paresthetica）は異常感覚性大腿神経痛、感覚異常性大腿神経痛、知覚異常性大腿神経痛ともいいます。

梨状筋症候群

　梨状筋症候群とは、梨状筋が坐骨神経を圧迫し、下肢に坐骨神経痛の症状を引き起こす状態をいいます（前項を参照）。

梨状筋症候群とは

　通常、坐骨神経は骨盤内側から出て、殿部に入ると梨状筋と上双子筋の間を走ります。しかし、およそ10～20％の割合で、坐骨神経の一部または全部が、梨状筋の間からか、上方から出て、梨状筋と中殿筋の間を通ります（**図2-33**）。

　梨状筋と坐骨神経の位置関係がどのようであっても、梨状筋がとても硬く緊張していれば、坐骨神経が圧迫されることもあり、結果的に坐骨神経痛が生じます。この状態はよく「疑似坐骨神経痛」※18といわれます。しかし、この用語は意味をなしておらず、骨か椎間板による神経の侵害への偏向を表しています。

※18 監訳注：アメリカでは、梨状筋症候群を疑似坐骨神経痛と呼ぶ傾向があります。日本では文字通り、神経は圧迫されていないのに下肢で起こる神経痛のような痛みについて、疑似坐骨神経痛と呼ぶ例も見受けられます。

梨状筋症候群のメカニズムと原因

　梨状筋は、使いすぎが原因で硬くなってしまうことがあります。

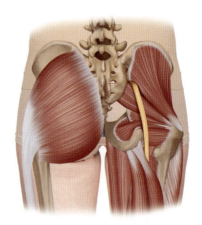

図2-33　坐骨神経と梨状筋の関係
A：通例の関係は、坐骨神経は骨盤内部から出て、梨状筋と上双子筋の間で殿部に入る
B、C：ときには、坐骨神経の一部もしくはすべてが、梨状筋の中から出たり、梨状筋の上側で中殿筋と梨状筋の間から出ていることがある

　梨状筋は股関節において、大腿を外側へ、骨盤をその反対側へと回旋させる働きをします［骨盤の反対側への回旋は、運動競技でプラント・アンド・カット（片足をしっかりと置いて方向を変えるために回旋する）のときに起こります］。

　梨状筋はまた、仙腸関節で仙骨を安定させたり、股関節を安定させたりすることにも機能的に重要です。

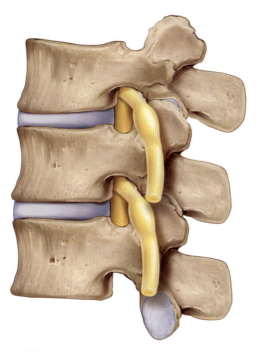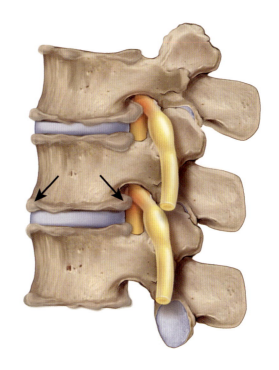

図2-34 変性関節疾患と骨棘の形成
A：異常のない脊柱
B：関節縁沿いの骨棘
（Reproduced with permission from Muscolino JE. *Advanced Treatment Techniques for the Manual Therapist: Neck*. Baltimore, MD：Lippincott Williams & Wilkins；2013.）

治療のヒント 2.6

梨状筋症候群

梨状筋症候群は筋に起因するものなので、軟部組織への手技（ソフトティシュー・マニピュレーション）がよく効果を現すことはもっともです。湿熱療法、マッサージ、ストレッチはすべてが大きな助けになります。
詳細については、第3章を参照のこと。

臨床のアドバイス 2-5

Degenerative Joint Disease（変性関節疾患）とOsteoarthritis（骨関節症）という用語

英語名にある「arthritis[**]」とは、文字通りには「関節の炎症」を意味します（arthrは関節の意、itisは炎症の意）。degenerative joint diseaseという言葉がosteoarthritisに徐々にとって代わられつつあるのは、この状態で炎症を伴うことがまれなため、語尾の「itis」が不適切となるからです。炎症が起こるのはたいてい、症状が進んでより重症になったときです。

[**]監訳注：arthritis単独での日本語訳は「関節炎」ですが、英語名でarthritisがつく名称でも、炎症を伴う疾患であれば「～関節炎」、炎症はないとされる疾患は「～関節症」と日本語名ではすでに区別されています。osteoは骨の意なので、骨＋関節炎ですが、炎症はないので骨関節症となります。

変性関節疾患

変性関節疾患[19]は、骨の関節面が劣化する疾病です。変性関節疾患は、加齢に伴い関節にかかる物理的な力に対しての通常の反応です。

しかし、その進行の度合いが年相応の基準を超えていたり、機能を損なうほどであれば、異常な病気の経過をたどっていると考えられます。変性関節疾患はまた、**変形性関節症**[20]とも呼ばれます。この症状が脊椎で起こると、脊椎症と呼ばれることもあります。「関節炎がある」という中高年以上の患者のほとんどは、変性関節疾患です。

[19]監訳注：変性関節疾患（degenerative joint disease）は英語名を略してDJDともいいます。

[20]監訳注：変形性関節症（osteoarthritis）は骨関節症、英語名を略してOAともいいます。

変性関節疾患とは

初期段階の変性関節疾患では、関節をなす2つの骨の関節表面を覆う関節軟骨の崩壊が生じます。症状が悪化するにつれて、関節軟骨の土台をなす軟骨下骨にカルシウムが沈着します。変性関節疾患の後期には、カルシウムの沈着が関節の骨の外表面にも発生し始め、関節縁に**骨棘**（骨増殖体ともいう）が突き出してきます（図2-34）。変性関節疾患は、脊

臨床のアドバイス　2−6

痛みの原因は変性関節疾患か？

　変性関節疾患が進行して脊髄神経や脊髄を実際に圧迫し、様々な症状を引き起こすことは、かなり顕著であることに違いはありません。とはいえ、実際には関節のまわりにある硬くなった筋や、その他の強く張ったり炎症を起こしたりしている関節周辺軟部組織が原因なのに、医者はよく誤って患者の痛みを変性関節疾患のせいにすることがあります。

　最もよくあるたちの悪い関節周辺軟部組織といえば、おそらく硬くなった筋です。医師が患者の腰部の放射線（X線）写真を手配して検査する際、なにかしらの変性関節疾患があろうものなら、ほとんどの中高年成人によくあることなのに、患者の痛みの原因としがちです。しかし、筋やその他の軟部組織は放射線写真では見えず、これらの組織こそが真犯人であることが多いのです。

　そのような場合、手技療法士は、腰部と骨盤の筋とその他の軟部組織の緊張をほぐし、柔らかくし、弛めることで重要な務めを果たすことができます。さらに、硬い筋や軟部組織は関節に物理的な負担を加えることもあるので、軟部組織の状態を改善することは変性関節疾患の進行を抑え、ひいては神経を押しつぶすことを予防すらできるかもしれません。

治療のヒント　2.7

変性関節疾患

　変形性関節症を助長する物理的な負担を増やし、かつ同時に存在することが多い筋スパズムを減らすためには、マッサージは非常に有益となるでしょう。ストレッチもまた、おそらく存在している強く張った軟部組織に効きます。しかし、もし変性関節疾患が神経を押しつぶすまでに進行していたら、患者は骨棘のある側への側屈はしない方がよいし、下肢への関連症状が生じたり増悪したりするいかなる姿勢もとるべきではありません。もし神経が押しつぶされているか炎症を起こしているか、または両方出ている場合は、付随する炎症をいくらか減らすのにアイシングが助けになるかもしれません。

　詳細については、第3章を参照のこと。

柱の椎間板と椎間関節の両方に影響を及ぼします。このような骨棘は放射線撮影で容易にみつけられるため、変性関節疾患かどうかを判定するのに、放射線画像分析（X線）が最適かつ最も容易な手段とされています。

　変性関節疾患は、蓄積された物理的なストレスの結果として生じるので、大部分の中年層の放射線写真には少なくともなんらかの腰椎の変性関節疾患がよく見られます。大体の場合、変性関節疾患の存在を認めるのは偶発的所見においてで、

あっても症状は何も出していません。しかし、病状が進行して機能障害を起こすまでになると、変性関節疾患が生じている関節では動きが減少することがあります。これは罹患した関節の正常可動域をふさぐ骨棘ができてしまったためです。さらに、椎間孔内の脊髄神経もしくは脊柱管内の脊髄を侵すほど大きな骨棘をカルシウムの沈着が形成すると、カルシウム沈着が神経組織の圧迫を引き起こすことがあり、結果的に下肢に関連症状が出ることになります。変性関節疾患のカルシウム沈着が脊髄神経や脊髄の圧迫を引き起こすと考えると、変性関節疾患はメカニズムにおいて膨隆または破裂した椎間板と同類で、占拠性病変が神経細胞を圧迫するということです。

変性関節疾患のメカニズムと原因

　変性関節疾患のメカニズムは、関節をなす骨にかかる物理的ストレスによって生じる関節の軟骨と骨の表面の単純な消耗反応です。物理的なストレスの度合いが、関節が吸収できる限度を超えると関節軟骨は劣化し始め、その際、軟骨下骨にかかるストレスは増えます。軟骨下骨に過大なストレスがかかると、今度は**ヴォルフの法則**と呼ばれる物理過程を引き起こし、カルシウムが関節の骨の縁に沈着し始めます。

　ヴォルフの法則によると、骨にかかる物理的ストレスに反応してカルシウムが沈着するとしています。この過程はカルシウムの質量を増やすことで骨を強化しようというものですが、骨にかかる負荷が過剰になると、カルシウム沈着も過剰に起こり、前述のように骨棘が形成されてしまいます。動作および体重の負荷は、関節に影響を及ぼす日常的なマイクロトラウマ的ストレスです。硬い筋、特に慢性的に硬い姿勢筋もまた、それがまたぐ関節に圧迫する力を加える繰り返されるマイクロトラウマとみなされることがあります。

　もちろん、転倒やその他の外傷性損傷のようなより強力なマクロトラウマも、変性関節疾患を悪化させる大きな一因となり得ます。

脊柱側弯症

　脊柱側弯症は、定義上は脊柱の側方弯曲変形です。脊柱は矢状面では弯曲があるものですが、前頭面においては理想としては一直線であるべきです。前頭面で存在する弯曲はいずれも脊柱側弯症です。

脊柱側弯症とは

　側弯症の弯曲は通常、C字型、S字型、ダブルS字型と表されます（**図2−35**）。さらに、たいていの病気と同じように、脊柱側弯症は症状が軽いものもあればより重いものもありま

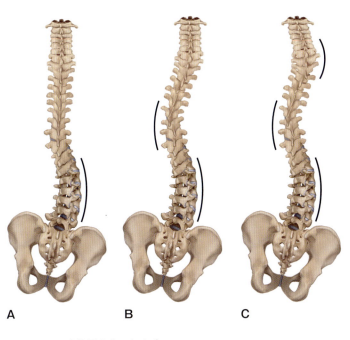

図2-35　脊柱側弯症のタイプ
A：C字型
B：S字型
C：ダブルS字型

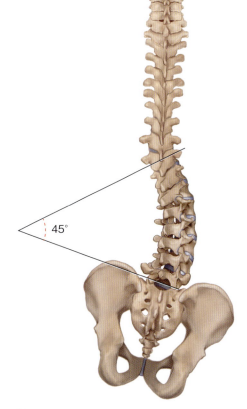

図2-36
側弯の弯曲の度合いは、弯曲の上端の椎体の上縁に沿って線を引き、弯曲の下端の椎体の下縁に沿ってもう1本線を引いて、2本の交点にできる角度で測定される

す。側弯の弯曲の重症度は、弯曲の一番上にある椎骨の椎体の上面に沿って線を1本引き、一番下の椎骨の椎体の下部表面に沿ってもう1本線を引いて、この2本の線の交点に作られる角度を測定して判断することができます（**図2-36**）。

また、留意すべき重要なこととして、脊柱側弯症は前頭面での側方弯曲によって定義されますが、横断面での回旋も含まれているということです。腰椎では、椎間関節の側方弯曲は反対側への回旋と連動して起こります。この結果、棘突起が弯曲の曲線の内側へと回旋してしまいます（**図2-35**参照）。連動して起こる回旋が悪影響を及ぼし得るのは、姿勢の評価試験の最中に治療師が棘突起を目視して脊柱側弯の度合いを評価しようとすると、棘突起が弯曲のくぼみ側に回旋するので、側弯の度合いが実際より軽く見えてしまうためです（**図2-37**）。このため、可能であれば、患者の側弯の度合いを判断するにはX線で検査することが最善です。

脊柱側弯症のメカニズムと原因

腰椎の弯曲度は主に骨盤の姿勢で決まります。第5腰椎は骨盤の仙骨底の上にあります。そのため、仙骨の姿勢が変わると、腰椎はそれに応じて姿勢を変えなければなりません。仙骨が前頭面で傾く場合は、ピサの斜塔のように、脊柱はその方向に傾いた状態になります。これでは頭部が水平でなくなるため、両眼と内耳も水平でなくなって、平衡感覚がおかしくなり物が見えづらくなってしまいます。そこで、補正のため頭部を水平に戻そうと脊柱は前頭面で曲がり、それによって側弯の曲線を作り出します（**図2-38**）。

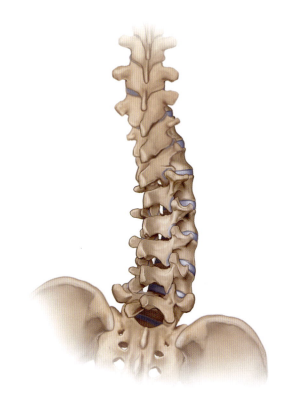

図2-37　腰椎
腰椎では、棘突起が回旋して側弯の陥凹部へと入り込むため、目視検査では脊柱側弯症は明白には分かりにくい

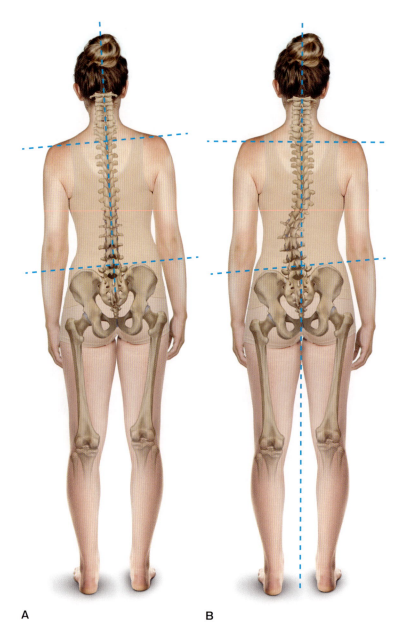

A   B

図2-38 水平になっていない仙骨の代償としての脊柱側弯症
A：もし仙骨が前頭面で水平でなかったら、脊柱は仙骨の低くなっている側へと傾く。結果的に頭部が傾き、それにより両眼と左右の内耳が水平でなくなる
B：代償作用として、脊柱の側弯弯曲によって両眼と左右の内耳を水平の状態にする

臨床のアドバイス 2-7

脊柱側弯症と硬くなった筋

　たいていの場合、脊柱側弯の弯曲部の両側において筋は硬くなっています。凸側では筋は長く伸ばされて硬く（**locked long** という用語が英語ではよく使われます）、凹側の筋は短く縮められて硬くなっています（**locked short** という用語が英語ではよく使われます）※※。両側の筋とも治療することが大切ですが、特に、凹側の縮んだ筋にはマッサージとストレッチを、凸側の伸びた筋にはマッサージと強化運動を行うことが重要です。

※※監訳注：locked long（「長い状態で固定」の意）と locked short（「短い状態で固定」の意）に当てはまるような用語は日本語では使われていません。

治療のヒント 2.8

脊柱側弯症

　温熱療法、マッサージ、ストレッチは、脊柱側弯症の患者には大変に有益です。側屈のストレッチは弯曲の陥凹側と反対側に対して集中させることが重要です。言い換えれば、陥凹部が右側を向いている場合は、左側屈のストレッチをするのがよいでしょう。

　詳細については、第3章を参照のこと。

いろいろな要因で仙骨は水平でなくなりますが、腰方形筋が硬くなると骨盤と仙骨を一方に引き上げることがあります。同様に、股関節の外転筋（例えば中殿筋）は硬くなると骨盤と仙骨を一方に引き下げることがあります。

一方の大腿骨もしくは脛骨が解剖学的に短いと、下肢が片方より短くなり、同側の骨盤もしくは仙骨が下がります。足の過度な回内もまた、足弓の落下をもたらし、同側の下肢を短くする原因となり得ます。

脊柱側弯の原因が不明な場合もあります。特発性脊柱側弯症は、思春期の女子に多発し、かなり重症になることが多いですが、原因はわかっていません（特発性とは文字通り「原因不明の」という意味）。脊柱側弯症は一生進行が続くこともあり、年に0.5～1°くらいずつ増えることもよくあるので、原因にかかわらず治療することが重要です。

前方への骨盤傾斜と過前弯の腰椎

健康な腰椎には前弯弯曲（前弯ともいう）があるべきです。しかし、腰椎の伸展の度合いが、脊柱前弯症と呼ばれる過度になっているものもごく普通に見受けられます。

前方への骨盤傾斜と過前弯の腰椎とは

腰椎の前弯が過度の場合、**前弯亢進の腰椎（過前弯）**と説明され、一般に**凹円背**※21と呼ばれます。

※21監訳注：凹円背（swayback）は、スウェイバック、脊柱前弯症とも訳されます。

この状態が問題なのは、脊椎の椎間関節と椎間板の後縁とに過度の圧がかかることです（**図2-39**）。こうなると炎症や損傷、痛みにつながることもあります。こういった症状は骨盤を前方に傾けて背中を丸めるだけで簡単にわかります。と

> **臨床のアドバイス　2-8**
>
> ### 「前弯」という用語
>
> 多くの人が「前弯」と「前弯の」という用語を過剰で正常でない弯曲または前弯を意味するのに使うため、これらの用語が出てきたときには、まず通常の前弯のことなのか、過剰な前弯のことなのかを理解することが重要です。過剰な前弯の最も正確な呼び方は、前弯亢進のまたは過前弯の弯曲です。

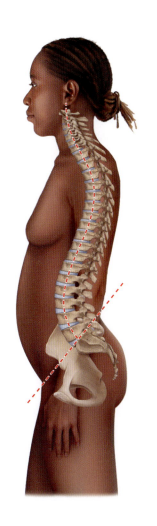

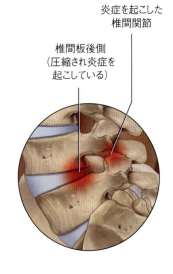

図2-39　過前弯の腰椎
過前弯の腰椎は、椎間関節と椎間板後側に体重の負荷がより大きくかかる

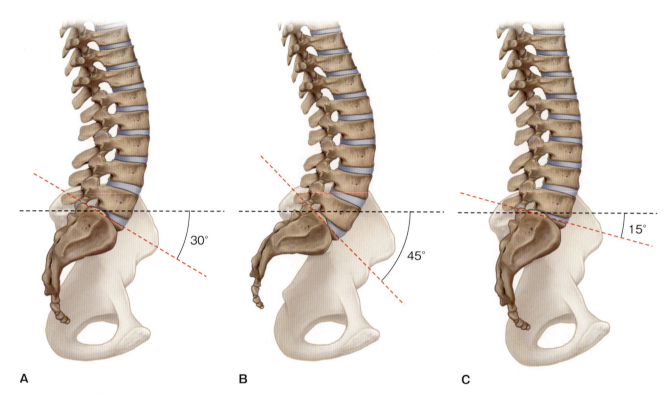

図2-40 仙骨底の角度と腰椎の前弯
仙骨底の角度は、仙骨底に沿って引いた線と水平線の交点を測定して決まる
A：標準的な30°の仙骨底の角度と正常な腰椎の前弯
B：仙骨の角度が増えると、腰椎の前弯の増加をもたらす
C：仙骨底の角度が減少すると、腰椎の前弯の減少をもたらす

治療のヒント 2.9

前方への骨盤傾斜と過前弯の腰椎

骨盤の前傾が亢進し、付随する腰椎の代償性前弯もある患者には、軟部組織への施術が大変効果的です。手技療法士の第一の目標は、骨盤を前傾させる筋（股関節屈筋と腰部伸筋）を弛めることと、患者に骨盤を後傾させる筋（腹壁前側と殿部の殿筋）を強化させることです。

詳細については、第3章を参照のこと。

臨床のアドバイス 2-9

骨盤の姿勢と凹円背

過前弯の腰椎（凹円背）とは、要するに骨盤の前傾亢進に関係する体位性症候群の一種です。このため、該当する患者すべてに対して矢状面で骨盤を前傾および後傾させる筋群の評価を行うことが必要不可欠です。

いうのは通例、この動作をするとただちに腰部に不快感や痛みが生じるからです。

もっと症状がひどくなると、腰椎の伸展もしくは前弯で椎間孔も脊柱管も大きさが狭められるので、神経圧迫を起こしやすくなる可能性もあります。椎間関節と椎間板後縁への圧迫が増大すると変性関節疾患をさらに進行させてしまうこともあり（前述した変性関節疾患の項を参照）、骨棘の形成が増し、さらに神経圧迫をも悪化させることがあります。

前方への骨盤傾斜と腰椎の過前弯のメカニズムと原因

過前弯の腰椎の原因は、ほとんどの場合、骨盤の前傾姿勢が進行したことにあります。腰椎は骨盤の仙骨の上にのっています。もし仙骨が矢状面で前方に傾くと、バランスをとるために耳の位置を水平にして前方を見ることができるよう頭部をまっすぐに保つために、腰椎は伸展あるいは過前弯を増大させて補正しなければなりません。

仙骨底傾斜角度は2本の線を、1本は水平に、もう1本は仙骨底に沿って引いて作られる角度ですが、この2本の間にできる角度を測定します。およそ30°の仙骨底傾斜角度が理想であると一般的にいわれています。仙骨底傾斜角度が大きくなると過前弯腰椎、小さくなると前弯減少腰椎という結果になります（**図2-40**）。よって、腰椎の過前弯の根本的な原因は、たいてい骨盤の矢状面の姿勢にあります。治療は、

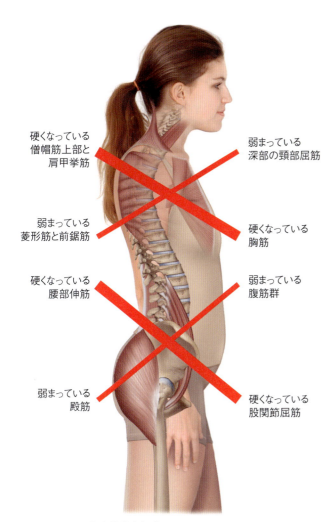

図2-41 下位交差性症候群

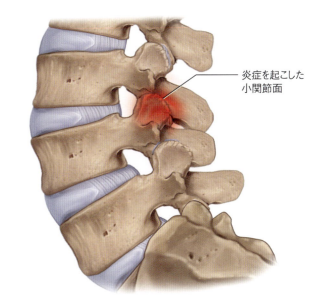

図2-42 椎間関節症候群
椎間関節症候群は、小関節面への過度な物理的ストレスが原因で生じる

す［上体における上位交差性症候群（upper crossed syndrome アッパークロスシンドローム）もあります］（図2-41）。

腹部で前方にかかる過度な重量によって、過度な前方傾斜が引き起こされたり増大されたりすることもあります。さらに、過度な骨盤前傾と腰椎過前弯の姿勢が慢性的になると、この状態を正常化することに抵抗する筋膜の癒着はもちろん、靭帯の弛緩や緊張も生じることになります。

増大した前方への骨盤傾斜を矯正するために行われなければなりません。

骨盤を傾斜させる筋群

矢状面における骨盤の傾斜姿勢は、そこに加わる力によって決まります。一番よくあるのが、筋に引っ張られることで生じる力です。矢状面内では、股関節屈筋群と腰部伸筋群が骨盤を前傾させ、股関節伸筋群（殿筋とハムストリング）と前腹壁筋群が骨盤を後傾させます（骨盤傾斜の筋系についての詳細は第1章を参照）。

前傾させる股関節屈筋と腰部伸筋が過度に硬いことと、後傾させる前腹壁や臀部が過度に弱いことは、ごく普通にあります。緊張に関しては前傾に関わるものは促進され、後傾に関わるものは抑制される、とよくいわれます。このパターンを横から見ると、十字（X）になっていて、十字の一方の棒は促進性の前傾に関わるものを表し、もう一方の棒線は抑制性の後傾に関わるものを表しています。この交差したパターンから、この状態は**下位交差性症候群**（lower crossed syndrome ローワークロスシンドローム）と呼ばれることもよくありま

椎間関節症候群

名前の通り、椎間関節症候群[※22]は、脊椎の椎間関節の疾患です。

※22監訳注：椎間関節症候群（facet syndrome）は椎間関節症、ファセット症候群、ファセットシンドロームなどの別名でも呼ばれます。

椎間関節症候群とは

椎間板関節と椎間関節は、脊椎内でそれぞれの機能的役割を持っています。一般に、椎間板関節は体重を支持し、椎間関節は動きを導きます。腰椎の椎間関節に過度の圧迫がかかると、ひりひりして痛むことがあります。結果として出る症状を、**椎間関節症候群**と呼びます。

椎間関節症候群のメカニズムと原因

椎間関節症候群は、様々な理由で起こり得ます。なかでもよく原因となるものは、伸展姿勢で過度の時間を過ごした場合や伸展する動作であり、その理由は、伸展では体重の支持が前方にある椎間板から後方にある椎間関節へと移行するか

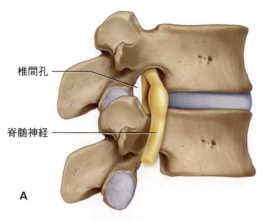

図2-43　脊椎すべり症
A：L5の上のL4の正常な位置
B：L5の上の脊椎すべり症のL4。右側面図

らです（図2-42）。前方への骨盤傾斜が増大してその代償の過前弯の腰椎を伴うことは（前項を参照）、この病態を招く主要な素因となります。

椎間関節症候群の評価が非常に簡単なのは、腰椎の伸展可動域で、痛みが再現されるからです。椎間関節症候群は、腰椎椎間関節の関節表面の刺激または炎症であるものの、たいていは傍脊柱筋系のスパズム状態もしくは緊張亢進を伴います。こうして筋が硬くなることで患者の痛みが増すこともあります。

脊椎すべり症

脊椎すべり症[※23]は、椎骨の1つがその下の椎骨の上でずれている脊柱の疾患の1つです。この疾患は、たいてい腰椎で起こります。

> 注：脊椎すべり症を脊椎症と混同してはなりません。脊椎症は、変性関節疾患（変形関節症）の別名です。

[※23]監訳注：脊椎すべり症の英語表記は、spondylolisthesis（単数形）、spondylolistheses（複数形）です。脊椎を表す接頭辞spondylと、転位を意味するolisthesisを組み合わせた語であり、日本語と同様に各方向を表す接頭辞に置き換えて、前方すべり症はanterolisthesis、後方すべり症はposterolisthesis、側方すべり症はlaterolisthesisと表します。

脊椎すべり症とは

前述したように、脊椎すべり症とは1つの椎骨がその下の椎骨の上でずれているものです。このずれは、たいてい前方方向に起こるものなので、**前方すべり症**と呼ばれることもあります（図2-43）。横方向へのずれ（側方すべり症）や後方へのずれ（後方すべり症）も起こることはありますが、はるかにまれです。

それどころか、脊椎すべり症という言葉が使われる際は、特に断りがなければ、通常は前方すべり症を発症しているとみなされます。

脊椎すべり症のメカニズムと原因

ほとんどの場合、脊椎すべり症の原因は椎骨の関節突起間部の切断で、これにより上の椎骨の椎体がその下にある椎骨の椎体に沿って前方へのずれを生じます。この切断は先天性のものもありえますし、損傷によってもたらされることもあります。脊椎すべり症の度合いは下の椎体上で、上の椎体がどれだけずれたかによって評価することができます。通例、評価は1～4の段階で行いますが、各段階をさらに10に分割してもっと詳細に規定することもあります（図2-44）。

脊椎すべり症の総体的症状は、ずれによって牽引される軟部組織の緊張が原因となり得ます。付近の筋系がその部位の筋スプリンティングになろうとスパズム状態を起こすことも

臨床のアドバイス　2-10

椎間関節症候群を評価する

椎間関節症候群を評価するのは極めて単純です。患者に腰椎を動かして伸展してもらいます。痛みが何もなければ、患者は椎間関節症候群ではありません。もし、患者に椎間関節症候群があると、この動きは腰部痛を再発させます（当然ながら、腰椎の伸展の結果、痛みが生じることは、他の疾患が原因の場合があることも念頭に置かなければなりません）。

治療のヒント　2.10

椎間関節症候群

温熱療法、マッサージ、ストレッチはすべて、椎間関節症候群の患者には大変に有益です。患者の病状の原因はたいてい姿勢や動作での過剰な伸展ですが、手技療法士がまず専念すべきなのはそうした原因を減らすことについて助言することです。また椎間関節の刺激に伴うことが多い付随的な筋のスパズム状態を緩めることも重要です。

詳細については、第3章を参照のこと。

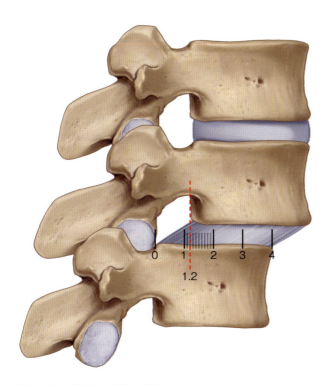

図2−44 脊椎すべり症の測定
脊椎すべり症は、下位椎の椎体の上縁を4等分に分割し※※、その4分割それぞれをさらに10分割して測定される。この図の脊椎すべり症の程度は1.2である

※※監訳注：脊椎すべり症の程度の評価で一般的なマイヤーディング分類は4段階の分類までとなっている。

またよくあり、この筋のスパズミングが患者の痛みを増大させることもあります。

　もっと重症化して、椎体がすっかりずれてしまうと、椎間孔が狭められ、その結果、その関節レベルにある脊髄神経を圧迫することになってしまうこともあり得ます（**図2−43**参照）。これが起きると、下肢に関連症状が生じることがあります。脊椎すべり症は、非常に不安定な傾向があり得ます。椎骨の状態に長時間異常がなかったとしても、そのすぐ後に特定の動作や身体の姿勢をとってずれを生じさせてしまい、状態を増悪させてしまうのです。

本章のまとめ

　臨床的な手技療法には、人体の標準の解剖学と生理学の基

臨床のアドバイス　2−11

脊椎すべり症

　患者に腰椎の脊椎すべり症（前方すべり）がある場合は、伏臥位になる際に腰仙部の下に補助枕※※を当てがって脊柱の支えにすると助けになります。こうすると、すべり症になっている椎骨が前方にすべることを防ぐことができます。実際、脊椎すべり症やその他の腰部の問題の有無にかかわらず、伏臥位時に腰仙部に補助枕を挟むことは、ほとんどすべての患者にとって有益です。

※※監訳注：補助枕（roll）は、ボルスター（bolster）に比べて小さめのクッションに対して用いられています。

治療のヒント　2．11

脊椎すべり症

　脊椎すべり症に伴いがちな硬くなった筋に対する軟部組織の施術はとても有益です。しかし最終的には、この症状に対する最もよい治療は、その部位がぐらつかないようにさせるために患者自身が身体の中心の筋を強化することです。
　詳細については、第3章および第12章を参照のこと。

礎知識が必要です。さらに必要とされるのは、変化した生理学、つまり、患者が訴えてくるかもしれない個々の筋骨格系の疾患で生じる病態生理学の理解です。加えて、これらの疾患の評価を正確に行う能力も必要とされます。

　第1章では腰部と骨盤の解剖学と生理学を復習し、本章では手技療法士が臨床で遭遇する最も頻度の高い腰部と骨盤の筋骨格系の疾患を紹介しました。次の第3章ではこれらの疾患の評価を説明します。優れた臨床整形外科的診療は、これら3つの知識と理解という土台の明確な認識の上に成り立ちます。すなわち、解剖学と生理学、病態生理学、評価です。

Part 1　Anatomy, Pathology, and Assessment

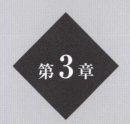

評価と治療方針

学習の目標

本章で習得すべきポイント

1. 評価を行う際に、正常な腰部と骨盤の力学および、病的な状態の病態力学を認識していることの重要性の理由
2. 診断と評価の違い
3. 評価における健康歴の目的と機能
4. 評価検査が機能する原則
5. 評価検査における陽性結果と陰性結果の意味
6. 徴候と症状の違いとそれぞれの例
7. 姿勢評価の目的および姿勢偏位の例
8. 自動関節可動域、他動関節可動域、徒手抵抗の評価における機能と実践
9. 評価における触診の機能
10. 関節の遊びの評価
11. 腰椎椎間板に対する特殊な評価テストと仙腸関節に対する特殊な評価テストの列挙
12. 本章で紹介された各特殊な評価テストの実践
13. 本章で述べられた各特殊な評価テストの基礎にあるメカニズム
14. 本章で紹介された各病態に対する評価方法の説明と実践
15. 本章のキーワードの定義

キーワード

- 陰性の検査結果
- エンドフィール（最終域感）
- 可動域の評価
- 関節の遊びの評価
- 健康歴
- ゲンスレンテスト
- 姿勢
- 姿勢評価
- 自動下肢伸展挙上
- 自動関節可動域
- 症状
- 上後腸骨棘圧迫テスト
- 上前腸骨棘圧迫テスト
- 触診
- 所見の報告書
- 診断
- 髄腔内圧
- スランプテスト
- 咳のテスト
- 仙腸関節の多種混合テスト
- 大腿スラストテスト
- 他動下肢伸展挙上
- 他動関節可動域
- 徴候
- 腸骨稜圧迫テスト
- 治療計画
- 治療方針
- 動的触診
- 特殊な評価テスト
- 徒手抵抗の評価
- ナクラステスト
- バルサルバ法またはバルサルバテスト
- 評価
- 評価テスト
- 評価方法
- フィジカルアセスメント検査
- 付加下肢伸展挙上テスト
- 陽性の検査結果
- ヨーマンテスト
- よい姿勢
- 梨状筋伸展テスト
- 悪い姿勢

序論

患者の腰部および骨盤に適切な治療的処置を施すには、患者の状態を正確に評価し、その病的な状態の裏にあるメカニズムを明確に把握する必要があります。本章では、治療を決定する前に行うべき評価方法を取り上げます。第1章における解剖と生理の復習と、第2章における病的な状態についての解説は、本章の根幹をなすものです。したがって、本章に入る前に2章とも読んでおきましょう。

評価は通例2つの主要部分からなります。

健康歴

初診の患者、または新しい症状がある再診の患者を診察するときは、まず健康歴を入手することから評価を始めますが、書面や口頭で患者のこれまでの健康状態を尋ねます。健康歴と検査の背景にある意図は、適切な治療が用いられるように、患者の特定の疾患を十分に理解することにあります。

フィジカルアセスメント検査

この検査は通常いくつかの構成要素からなります。

・姿勢評価
・関節可動域※1評価
・触診評価
・関節の遊びまたは関節モビライゼーション評価
・特殊な評価

これらの評価は、すべての施術者に患者の状態を評価する際に推奨されますが、この順番で行う必要はありません。

注：関節の遊び、または関節モビライゼーションを行う前に、診療要件の範囲（スコープ・オブ・プラクティス）を遵守するため、地域および州の免許または証明書下付の規則を必ず確認することが大切です。

健康歴とフィジカルアセスメント（physical assessment 身体診査技法）検査からのすべての情報を収集した後に、評価を行い、適切な治療方針を決定します。次の段階で**所見の報告書**を仕上げますが、この報告書で評価の所見と患者に勧める治療を告知します。患者の同意を得た上で、治療を開始します。

※1監訳注：関節可動域（range of motion）は英語表記を略してROMともいいます。

健康歴

健康歴をとることは、問診と置き換えてとらえればよいでし

臨床のアドバイス　3−1

診断と評価

紙一重ではありますが、診断と評価には違いがあります。**診断**とは、医師が患者の疾患を特定することであり、患者には検査結果が通知されます。一方、**評価**は、患者に疾患を知らせるのが目的ではなく、施術者がどのような治療テクニックが患者にとって安全かつ効果があり、どのようなテクニックを避けるべきかを判断するためのものです。

当然のことながら、施術の安全性や有効性に疑いがあるときには、患者を医師へ紹介し、正式な診断を仰ぐことが推奨されます。

ょう。最初に、患者に現在の愁訴やこれまでの健康歴を問診票に記入させておいてもよいです。健康に関するさらなる質問で問診を続け、患者に病歴を口頭で答えてもらいます。

健康歴の確認を通常フィジカルアセスメント検査の前に行うのは、身体検査において評価する必要のある問題のある領域を明らかにするのに役に立つからです。健康歴を徹底しておくと、問診のなかで言及された徴候や症状で患者の病気が1つまたは複数示されることもよくありますので、検査をあらかじめ絞り込んで効果的に行うことができるようになります。

健康歴を問診する際に質問の順序に決まりなどはありませんが、施術者は自分なりの首尾一貫した順番を決めておいてそれに従うようにするとよいでしょう。一貫したものにすることで、考えを整理するのに役立つだけでなく、後から患者の情報を見直すときにも効率的になります。とはいえ、質問は柔軟にすることも重要です。患者の答えによって、後に続ける質問が決まってくることはよくあります。健康歴で聞いておくべき質問を1つ残らず書くことはできませんが、いくつかの重要な質問を**コラム3−1**に挙げておきます。

フィジカルアセスメント検査

第2章で説明したように、腰部と骨盤を評価し治療する際に最も重要なことは、腰椎、骨盤、股関節の機能のメカニズムを把握していることです。病状がある人は、これらの部位のメカニズムは変わってしまっています。この変化により、たいてい1つまたは複数の組織の本来の状態を損ねることになります。このことを知っていると、施術者が患者の状態を評価する際に役に立ちます。

評価テスト（評価方法）の基本は、病気の徴候や症状を再現または発現させる目的で、損傷組織にさらに負荷をかけることです。施術者が病態の裏にある仕組みを認識していれば、

コラム3−1

健康歴の質問

1. 身長と体重
2. 利き腕は左右どちらですか？
3. どの部位に症状がありますか？
4. いつ症状が出始めましたか？
5. 何がきっかけでなりましたか？ 外傷が原因ですか、それとも知らない間に始まりましたか？
6. 以前、同じ症状が出たことがありますか？
7. 以前、腰部や骨盤で他の問題が出たことがありますか？
8. もし痛みがあれば、その痛みは鋭いものですか、鈍いものですか？
9. 0〜10スケールで、0が無痛、10が最大限の痛みとした場合、現在の痛みのレベルはどのくらいですか？
10. 下肢（殿部、大腿部、下腿部、足部）に、電撃痛や関連症状が出ていますか？
11. 症状（痛みやその他）の出方は、1日のうち特定の時間に関係していますか？ その場合、朝一番と1日の終わりでは、どちらが症状が重くなりますか？
12. 症状は、特定の姿勢や活動で悪くなりますか？
13. 長い間立っていたり、座りっぱなしだったりすると痛みが増しますか？
14. 他に何か症状が出るきっかけとなるようなことはありますか？
15. 何をすると症状が重くなりますか？ あるいは、何をすると楽になりますか？
16. 症状が出始めてから、全般的な状態はよくなっていますか？ 悪くなっていますか？ 同じですか？
17. この症状の治療を受けたことはありますか？ もしあれば、どこで受診しましたか？ 評価または診断はどのような結果でしたか？ どのような治療を受けましたか？その治療で症状に変化はありましたか？ あなたの治療に関してその施術者または医師に照会をする許可を書面でいただけますか？
18. この症状の原因をあなたはどのようにお考えですか？

患者の愁訴に関しての問診に加え、その患者の健康全般に関する情報を集めることも意味がある。

1. 筋や骨に関して、あるいは他のことでも、なにか健康問題がありますか？
2. 骨折、交通事故、その他の外傷歴がありますか？
3. 現在、薬を服用していますか？ 常時服用していますか？ あるいは一時的に服用しているものですか？
4. 運動はどの程度行っていますか？
5. 仕事や自宅で、どのような姿勢を一番とっていますか？
6. どういう姿勢で眠っていますか？
7. タバコを吸いますか？ お酒は飲みますか？ 量と頻度はどのくらいですか？
8. ストレスをどのくらい感じていますか？
9. ご家族に筋や骨に関する病歴はありますか？
10. 今までお聞きした以外のことで、何かつけ加えることはありますか？

臨床のアドバイス　3−2

徴候と症状

評価テストで徴候や症状が出るときに、その2つの区別をつけることが重要です。**症状**は、定義としては主観的な性質で、患者のみが体験するものです。例えば、痛みは症状です。患者に痛みがあるかないかは、他の誰にもわかりません。患者のみが、痛みがあってその程度はどのくらいかを訴えることができるのです。

対照的に、**徴候**は、定義としては客観的なものです。つまり、施術者が検証し、報告することができます。徴候の度合いは計測できることも多いです。例えば、患者に関節可動域テストをするときは、施術者は客観的にその可動域が減少しているかどうか判断できますし、可動域の度合いを計測することさえできます。患者の健康歴とテストには、客観的な所見のある徴候と、患者の訴える主観的な症状の両方が含まれなければなりません。

どの組織に負担がかかっているかということだけでなく、これらの組織にさらに負荷をかけるにはどうしたらよいかも、クリティカル・シンキングを用いて解決することが可能です。

このような方法によれば、丸暗記に頼らずとも、ほとんどすべての評価テストを論理的によく考え、理解することがで

きるでしょう。

もし、評価テストで病気の徴候や症状が再現されたら、それは**陽性の検査結果**となり、施術者は組織には異常があると理解します。例えば、ナクラステスト（仙腸関節に対する特殊な評価テスト）によって仙腸関節で痛みが結果として発症すれば、この検査結果は仙腸関節には病状があるということに対して陽性と考えられます。もし何も徴候や症状が再現されなければ、**陰性の検査結果**です。陰性の検査結果は2つのうち1つのことを示唆していることがあります。すなわち、患者には疾患がないか、または病状の度合いが軽度で陽性の結果をもたらすための閾値よりは低いかのいずれかです。目的とする疾患の症状を検知することに対する感度は、評価方法ごとに一定しています。

注：もし検査でなにか徴候や症状が生じても、それがその検査が目的とした病気の徴候や症状でなければ、その評価検査結果はやはり陰性とみなされるということです。ナクラステストを例にとると、たとえ患者が膝の痛みを愁訴として挙げていても、この検査の過程で生じる膝の痛みは、仙腸関節に損傷があることを示すものではありません。同テストの際の膝の痛みは、テスト中に起こる膝関節の圧迫による場合が多く、仙腸関節の評価とは関係ありません。

患者の腰部や骨盤を評価するときは、関連する評価方法をすべて実施します。1つの検査結果が陽性で、患者にある疾

患があると判明しても、その他の検査を行うことが必要なのは、患者に2つ以上の疾患があるかもしれないからです。

患者の腰部と骨盤の完全なフィジカルアセスメント検査の構成は以下の項目になります。

1. 姿勢評価
2. 可動域と徒手抵抗
3. 触診
4. 関節の遊びまたは関節モビライゼーション
5. 特殊な評価テスト

次に各フィジカルアセスメントを詳しく解説します。

姿勢評価

姿勢評価は通常、フィジカルアセスメントの順番で最初に行われます。**姿勢**という言葉は、体位を意味します。したがって、姿勢評価では患者の静的な体位が評価されます。患者の姿勢を評価する前に、よい姿勢と悪い姿勢が何を意味するのかを認識しておくことが重要です。**よい姿勢**の定義は、左右対称で、身体の組織に過剰な負荷をかけることのないバランスのとれた姿勢のことです（図3−1A）。対照的に、**悪い姿勢**は、左右非対称や不均衡で、身体の組織に過剰な物理的負荷をかけています（図3−1B）。患者の姿勢を評価する際には、どこに左右非対称や偏りがあるかを探します。これらは身体の組織へのストレスが増加している徴候となることがよくあるからです。患者に姿勢偏位があるときには、なぜそれが起きていて、その姿勢の結果としてどの身体組織に負荷がかかっているかを判断することが重要です。

患者が日中とりうる姿勢の数は無限にあります。残念ながら施術者の間では、通常立位での姿勢評価のみを行い、測鉛線を使うことが多いです［測鉛線とはおもりが先端についた糸で（英語名「plumb line」のplumbは鉛を意味するラテン語が語源）、おもりにより糸は完全に垂直に下がるため、垂直線に対しての左右対称性を調べることができます］。立位姿勢の評価は重要ですが、評価すべき唯一の姿勢というわけではありません。

実際、患者の職業・趣味・活動の内容によっては、患者の病状とは関係がない場合すらあるのです。重要なのは、患者がとるすべての姿勢を評価することです。腰部や骨盤に問題がある患者では、特に大事なのはデスクワークや車の運転などでとる座位の姿勢です。このため、患者にどのような座り方をするのか、また、それぞれの座り方で1日何時間過ごすのかを尋ねることが重要になります。ほとんどの人が1日6～8時間睡眠をとることから、患者が普段どのような体位や姿勢で眠っているかを確かめることも重要です（通常は健康歴の問診で行います）。

以下に2例を挙げながら、患者の姿勢評価で姿勢に偏位が見られた場合の臨床的な推理力を説明していきましょう。

例1

よくある姿勢偏位は、片方の腸骨稜がもう一方よりも高くなっている場合です。これは多くの場合、その部位の筋のいずれかの緊張の増加によって生じます。例えば、低い方の腸骨稜側の股関節の外転筋（例：中殿筋）と、高い方の腸骨稜側の骨盤の挙上筋（例：腰方形筋）の両方またはいずれか一方です。触診や可動域評価の際、これらの硬くなった筋に関してはとりわけ評価すべきことを知っておく必要があります。

緊張がある場合、これらの筋を治療の対象とするなり、ストレッチや水治療法に関して患者が自宅で行うアドバイスをつけ加えるのもよいでしょう。一方の腸骨稜が高いと、代償的に脊柱側弯を引き起こす場合があるため、こうした状態に対して評価すべきこともわきまえておくべきです。腸骨稜の高さの違いを軽減させるためのアドバイスとして他には、特定の姿勢を避けたり、姿勢を変えてみたり、偏りを生じさせ

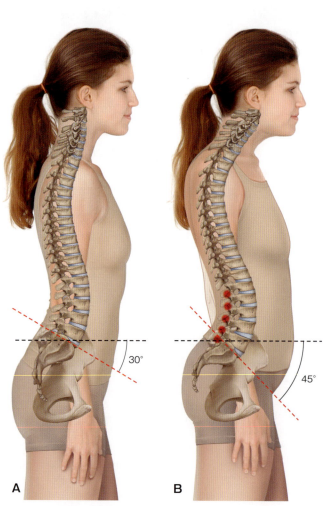

図3−1　腰部のよい姿勢と悪い姿勢
A：矢状面の骨盤の傾斜と腰椎の前弯カーブが正常の範囲にあれば、患者の姿勢はよいと考えられる
B：骨盤は過剰に前傾し、腰椎の前弯が増大していると、その姿勢は悪いといえる。この姿勢では腰椎の椎間関節への体重の負荷が増え、短くなってしまう筋や長くなってしまう筋を発生させる

たり長引かせるような活動を修正するのもよいでしょう。

例2

患者の姿勢で、骨盤が過剰に前傾していたら、股関節の屈筋や腰部の伸筋に緊張があると疑うのが妥当です。これらが骨盤を引っ張って前傾させる筋だからです。そこで、これらの筋の評価に集中するとして、緊張があると判明したら、それらに向けた治療と自宅で行うアドバイスをすることになります。

本書の主題である部位を前提に、腰部と骨盤の姿勢偏位についてのみ述べてきました。とはいえ、1つの領域の問題が他の領域で二次的な影響や代償作用を引き起こすので、姿勢偏位は全身に関わることが多いです。例えば、片足の足底のアーチが落ちていると、腸骨稜が片方だけ低くなり、その代償で起こる脊柱側弯が頸椎にまで及ぶことがあります。このため、姿勢評価では常に足の先から頭まで、患者の全身を診なければなりません。患者の姿勢の身体評価を全て診た後に、適切な治療を施すことができます。

可動域と徒手抵抗の評価

可動域の評価は通常、姿勢評価の次に行うもので、2種類あります。
- 自動関節可動域
- 他動関節可動域

自動関節可動域は、患者に自分で筋を収縮してもらって、腰部・骨盤・股関節を切断面ごとの可動域で動かします（図3－2A）。他動関節可動域は、施術者が受動的な状態の患者を、切断面での可動域で動かします（図3－2B）。

注：斜面での可動域の評価も可能であり、行うべき場合も多くあります。

腰椎と股関節に対する6種類の切断面での可動域は以下の通りです。
- 矢状面：屈曲と伸展
- 前頭面：腰椎の右側屈と左側屈、股関節の外転と内転
- 水平面：腰椎の右回旋と左回旋、股関節の外旋と内旋

可動域の評価を行う際に、考慮すべき重要な要素が2つあります。
- 可動域中のいずれかの地点での痛みの存在
- 実際に測定された可動域の度数

可動域の評価を行う際に、どのように鑑識眼のある推理を働かせるかを以下の考察で説明しましょう。

もし、自動関節可動域で痛みがあるなら、評価は陽性とみ

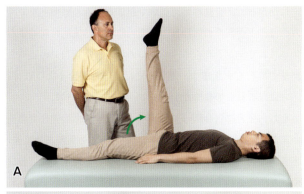

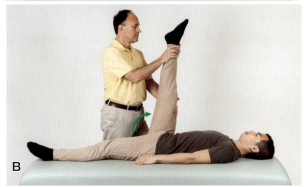

図3－2　自動関節可動域と他動関節可動域
A：患者が右の大腿を引き上げて、能動的に股関節を屈曲している
B：患者の右の大腿を施術者が持ち上げて、他動的に股関節を屈曲している

臨床のアドバイス　3－3

関節面の異常

主動筋系の筋挫傷、靭帯や関節包の捻挫、拮抗筋系の筋挫傷またはスパズムに加え、4つ目の状態が能動的または他動的可動域検査によって痛みを発生させることもあります。動かしている関節の、関節面に異常がある場合です。例えば、一方の関節面に変性関節疾患（骨関節症）がある場合には、関節を動かすことでその関節面を圧迫し、結果的に痛みが生じるかもしれません。

なされます。痛みの存在は、次の3つの可能性を示唆します。

1. 動作を行うために収縮している主動筋（「作動体」筋[※2]）に筋挫傷があるため、収縮させると痛みを感じる。

2. 動作中の関節の靭帯または関節包に捻挫があるため、動かすと痛みを感じる。

3. 関節で動作の方向とは反対側にある（拮抗）筋に筋挫傷やスパズムがあるため、これらの筋が伸張されると痛みを感じる。

※2監訳注：著者は原語では主動筋を独自に「作動体」moverと呼んでいます。作動体はこの場合筋を指しますが、著者は別著 *Kinesiology: The Skeletal System and Muscle Function* で「作動体とは当該作用を行うことができる筋（またはその他の力）である」と説明しています。ここでは伸展挙上の検査対象となる伸展される筋ではなく、挙上のために「作動」して収縮する主動筋に言及するため、表現が強調されています。

したがって、自動関節可動域で起こる痛みの原因となりうるのは、主動筋系の筋挫傷、関節の捻挫、拮抗筋の筋挫傷やスパズムです。これらのうち1つの場合も、複数での組み合わせの場合もあります。逆にいえば、痛みが全くなければ、患者にはこれらの状態が1つもないことになります。

もし、患者に自動関節可動域のうち1つ以上の動作で痛みがあれば、これらの動作を他動的に繰り返す必要があります。患者が他動的な動作でも痛みを感じるなら、靱帯と関節包はやはり動かされているので捻挫があるか、拮抗筋もやはり伸張されているので筋挫傷かスパズムがあります。他動関節可動域の最中は、主動筋は収縮していないため、他動関節可動域での痛みはその動作の主動筋系の筋挫傷の存在を示すものではありません。

消去法で結論を導くと、痛みが自動運動で起こり、かつ他動運動では起こらない場合は、患者の主動筋系に筋挫傷があるに違いないということになります。患者が自動運動と他動運動の両方で痛みを訴えたら、少なくとも捻挫か拮抗筋の問題かまたはその両方があるということになります。

そこで、患者の主動筋系の筋挫傷もあるかどうかを確定するには、3つ目の評価方法、つまり**徒手抵抗**※3の評価を行わなければなりません。施術者が抵抗をかけて患者が実際に関節を動かせないようにするのと同時に、患者は痛みを生じる可動域で動かそうと試みます。こうすると、患者の主動筋系は等尺性に収縮します（図3-3）。施術者も患者も主動筋を刺激して異常がないか確定するのに十分な、適度に強い力を加えなければなりません。抵抗運動で生じる痛みは、この筋書きにおいては主動筋が動いているため、主動筋系に筋挫傷があることを示します。等尺性収縮では靱帯または関節包と拮抗筋は動かされていないため、抵抗運動時の痛みは、靱帯の捻挫、または拮抗筋の筋挫傷やスパズムがあることを示しているのではありません。

※3監訳注：徒手抵抗（manual resistance）は英語表記を略してMRとも表記されます。

課題となるのは、捻挫（靱帯または関節包が動かされることに起因）で生じる痛みと、拮抗筋の筋挫傷やスパズムで生じる痛み（拮抗筋が動かされたり伸ばされたりすることに起因）との判別です。この2つは、それぞれ自動関節可動域でも他動関節可動域でも痛みを生じさせ、かつどちらも抵抗運動では痛みは生じません。これらを識別する最良の方法は、痛みが出ているなら、患者に痛みが発生している場所を尋ねることです。痛みが関節の反対側で拮抗筋があるところの軟部組織にあれば、拮抗筋の筋挫傷やスパズムを示しています。もし痛みが関節の深いところにあれば、関節の靱帯と関節包の組織の捻挫を示します。別の方法は、施術者の抵抗に対して患者に拮抗筋を等尺性に収縮してもらう方法です。こうすると拮抗筋を緊張させますが、靱帯または関節包には（関節は動かないので）影響は与えません。

痛みの存在に加え、可動域の評価を実施する際に考慮すべきもう一方の要素は、実際の関節可動域、つまり各方向での動作における関節の度数です。実際のところ、可動域の評価とは、動かされた際の組織の伸張能力の評価です。患者が示す動作の量は、第1章の表1-1にある標準的で理想の可動域と比較することができます。この比較により患者の動作が正常で異常がないか、もしくは関節が可動性亢進か可動性減少かを判断するのに役立ちます。患者の可動域が標準の可動域よりも大きければ、その関節は可動性亢進で、たいてい靱帯や関節包に弛みがあることを示します。患者の可動域が標準よりも少なければ、その関節は可動性減少で、過度に収縮した筋（筋のスパズム状態）、過剰に緊張した靱帯もしくは関節包、軟部組織の線維癒着、関節機能障害のいずれかまたはすべてがあることを示します。

関節の動作の絶対尺度（度数）の評価に加えて、患者の腰椎の左への動きと右への動きを比較することも重要です。これは、前頭面での側屈と横断面での回旋で行います。もし、一方への動作が減少していて、反対側は異常がないと考えると、施術者はその患者の正常な可動域がわかって、可動性減少の側の動作を回復させるのに施術する際の治療の目標値を決め

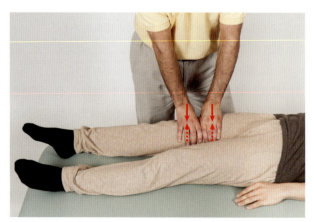

図3-3
患者が大腿を屈曲させようとする際に、施術者が徒手抵抗をかける

> **臨床のアドバイス　3-4**
>
> ## 可動域の評価
>
> 　患者の関節可動域を、第1章に掲載されている標準的な可動域と比較するときには、考え方を広く持っておくことが大切です。標準的な数値は母集団における平均値であり、患者の可動域がそれと数度違っていても、必ずしも重要なわけではありません。それに加え、若い患者ほど高齢の患者よりも通常は可動域が大きいです。

ることができます。同様に、左右の股関節における大腿の動作も比較することができ、これは切断面3つすべてにおける動作で行います。

> 注：患者の反対側が必ずしも異常がないということではありません。これはたいてい患者の健康歴を評価することで判断することができます。

自動関節可動域、他動関節可動域、および徒手抵抗は、腰部と骨盤の評価の際に非常に重要な手法です。これらの方法で筋挫傷、捻挫、スパズムを起こしている筋を評価することができますが、これらはすべて患者が手技および運動療法師に診てもらいにくる、よくある筋骨格系の疾患です。

触診

手技療法士にとって、筋骨格系の評価において欠かせない、触診に勝る重要な評価方法はないかもしれません。**触診**は患者の骨組織や軟部組織を、通常は指腹を用いて、触れて行うフィジカルアセスメントを含みます。

骨のランドマークを触診することは、別の方法では放射線画像（X線）でしかわからないような基本的な骨格構造を確認するために、重要となります。腰部または骨盤の領域において、患者の骨盤の姿勢を評価するために重要となるのは、腸骨稜、上前腸骨棘、上後腸骨棘です（図3−4A）。患者の前弯の程度を評価するために、腰椎の棘突起の触診もまた重要です（図3−4B）。慢性的な姿勢および身体的な外傷によって、通常の前弯が増強していたり、減少していたり、ときには反対になっているものさえあります。前弯は背部では凹んでいるため、5つの腰椎すべてを触れることは難しいかもしれません。5つの棘突起すべてが容易にわかるようであれば、腰椎の弯曲が減少していることになります。

腰椎と骨盤の骨の姿勢を評価した後に、軟部組織の触診を行います。軟部組織の位置が確認できたら、その組織の質の評価を行います。評価対象の組織が筋であれば、硬いか柔らかいかを探ります。ぴんと張った（過剰に収縮した）筋は感触が硬く、動揺性があり、弛緩した筋は柔らかいです。

筋が硬い場合、その筋全体が硬いとは限らず、もしかしたら小さな硬結か、緊張した帯が複数筋内にあるのかもしれません。小さな硬結は筋筋膜トリガーポイントかもしれない一方で、緊張した帯は筋線維の束が過剰に収縮してひとかたまりになったか、過剰に伸張されてピンと引っ張られたかによるものであることが多いです。

緊張した帯は、たいていギターの弦をはじいて鳴らすように、弾くことができます。

評価対象が筋組織でも、その他の軟部組織でも、骨でも、触診によって多くの役立つ情報を手に入れることができます。触診で腫れと熱感を確認した場合は、組織に炎症がある

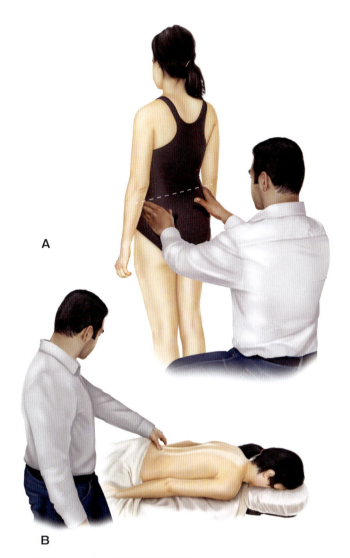

図3−4 立って行う腸骨稜の触診
A：腸骨稜の右側の方が、左側よりも高い位置にあるので、前頭面で骨盤が非対称になっていることを示す
B：腰椎の棘突起の触診

かもしれませんし、軟部組織内の厚みと密度の増加が確認された場合は組織内の線維性癒着の蓄積が疑われます。

関節の可動域の**エンドフィール**（end-feel　最終域感）を触診することもまた重要です。腰部の関節運動のエンドフィールは、他動関節可動域の最後で起こり、わずかで異常ではない跳ね返りや弾力があるべきものです。エンドフィールが硬くて曲がらず、まるでコンクリートの壁にぶつかってしまったような場合は、変性関節疾患の骨棘があることが多いですが、もしかしたら明らかにスパズムを起こしている筋または軟部組織の癒着かもしれません。

健康歴と可動域検査は、通常触診の前に行いますが、それによって施術者は触診の際に着目すべきところの指標を事前に得ることができます。触診によって、評価手順の初期段階で施術者が組み立て始める臨床所見を確認したり除外したりできることがよくあります。

関節の遊びまたは関節モビライゼーションの評価

　関節の遊びの評価は、本質的には重点的で特殊な形式の他動関節可動域の評価です。腰部全体や骨盤全体をある方向へ動かしたり伸張させたりする代わりに、動作は１つの分節関節レベルに向けられます。このことが重要なのは、問題が存在する範囲を絞り込むからです。例えば、施術者が他動的に患者の腰部全体を右側屈させて、動きが低下している場合、この手順で明らかになることは、右側屈における運動低下、つまり可動性減少がある、ということだけです。腰椎の関節全部の可動性減少なのか、１つか２つの分節関節レベルだけに可動性減少があるのかは、不明です。関節の遊びの評価を用いると、この判別ができるようになります。

　実際には、腰椎全体では正常な度合いで動くのに、右側屈において腰椎内に可動性減少の関節レベルがあるということは全くあり得るのです。１つの分節レベルが可動性減少で十分に動けなくなると、隣接する関節レベルが代償で可動性亢進になることがあります。こうなると、腰椎の可動性減少と可動性亢進が存在するにもかかわらず、腰椎全体での総量の可動域は正常となりうるのです。そのため、特定の分節関節レベルに異常がないかを見極める唯一の方法が、関節の遊びの評価なのです。

　関節の遊びの評価は、関節モビライゼーションの技術と同じように行います（関節モビライゼーションの方法の詳しい説明は第10章を参照）。施術者は１つの腰椎を押さえつけて（固定させて、または安定させて）おいて、すぐ上の椎骨を（そこより上の残りの脊椎とともに）その下の椎骨に対して動かします。通常、患者に体重で安定させる力をかけさせる姿勢をとらせるか、椎骨を母指腹で押さえつけて行います（**図３－５**）。

　この方法によって特定の２つの椎骨の間の分節関節レベルに対する動きを切り分けることができるため、施術者はその関節レベルのエンドフィールを明確に評価することができます。腰椎の各レベルの関節の遊びの評価を行うことで、腰椎全体にわたって可動性減少と可動性亢進を明確に評価し、治療の対象をそれらのレベルに絞ることができます。この手技は、骨盤の一方の仙腸関節の動きを部分的に、もう一方に対して評価するのに用いることもできます。この場合も同様の手順で行います。一方の寛骨を固定し、それに対してもう一方の寛骨または仙骨を動かします（第10章を参照）。関節の遊びの評価は、**動的触診**と呼ばれることもあります。

　関節の遊びまたは関節モビライゼーションを行う前に、自分の職種のスコープ・オブ・プラクティスの範囲内であることを確認しておきましょう。倫理的または法的に何か疑義がある場合は、自分のいる地域・州・地方などの免許交付団体、自分の職種の認定団体、自分の専門の職能団体のいずれかま

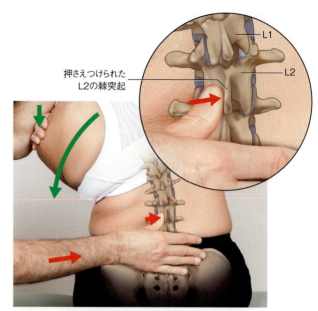

図３－５　腰椎の左側屈での関節の遊びの評価
骨盤と腰椎下部は体重と施術者の親指で固定しておき、身体の上部とひいては固定したすぐ上の椎骨を、左に側屈させる。関節の遊びによって、脊椎の１つの分節レベルだけの軟部組織を評価することができる。この図では、L1-L2関節を評価している

臨床のアドバイス　３－５

関節の遊びの評価

　関節の遊びの評価は、関節モビライゼーションの手技と同様に、患者の関節を他動的な可動域の限界まで持っていきますが、そこからさらにストレッチを意図した方向へ小さく、均一で、かつ安定した力で、そっと１秒未満で行います。関節の遊びの評価に適用される力は、やさしく、均一で、安定していて、１秒未満とすることは、いくら強調してもしすぎることはありません。関節のあそびの評価と関節モビライゼーションの手技では、素速いまたは突然のスラスト法**はどんなものも決して対象としません。

　関節の遊びの領域における素速いスラスト法は（監訳注：アメリカでは）カイロプラクティックまたはオステオパシーのアジャストメント**として定義されており、ほとんどの手技療法士は合法的に行うことはできません。

※※監訳注：「スラスト法」thrust は、カイロプラクティックにおける手技名。英語で「素速く突然に強く押す」、「突く」といった意味の動詞も名詞もあり、文字通りの内容だが、事故を引き起こしやすく危険な手技となり得るため、日本では一部禁止されているものもあるので要注意。

※※監訳注：「アジャストメント」adjustmentはカイロプラクティックにおける手技名。本文で説明されているように、スラスト法を含む手技のため、要注意。

たはすべてに問い合わせてください※4。

※4監訳注：日本では、日本における資格に認められている業務範囲内であることを確認することになります。

特殊な評価テスト

　ほとんどの捻挫や筋挫傷やスパズムはすでに紹介した方法

コラム3－2

特殊な評価テスト

1. 占拠性病変のテスト
   - 下肢伸展挙上テスト
   - 咳のテスト
   - バルサルバ法
   - スランプテスト
   - 梨状筋伸展テスト
2. 組織損傷に対するテスト
   - 他動下肢伸展挙上テスト
   - 自動下肢伸展挙上テスト
   - 徒手抵抗テスト
   - ナクラステスト
   - ヨーマンテスト
   - 仙腸関節の多種混合テスト

このコラムで挙げた特殊なテストの共通する使用法には以下のようなものがあります。

- 下肢伸展挙上、咳のテスト、バルサルバ法、スランプテスト、梨状筋伸展テストは、腰椎と殿部の占拠性病変の評価に用いられます。これらが一番よく使われる病変は、病的な（膨隆しているまたはヘルニアを起こしている）腰椎の椎間板と、変性関節疾患（骨関節症）が原因の腰椎の骨棘ですが、この4種のテストは腰椎の腫脹や腫瘍、また殿部の梨状筋症候群の評価にも用いられます。
- 梨状筋伸展テストは、殿部で坐骨神経を押しつぶしているかもしれない硬くなっている梨状筋の評価に用いられます。
- 自動または他動下肢伸展挙上は、仙腸部と腰部の筋挫傷および捻挫、また仙腸骨炎の評価にも使われます。
- ナクラステスト、ヨーマンテスト、仙腸関節の多種混合テストは、仙腸関節の損傷の評価に用いられます。

で正確に評価することができますが、腰椎および骨盤の異常のなかには**特殊な評価テスト**とされる特定の手順の知識を要するものがあります。

各特殊な評価テストによって、特定の病気や病気の種類が存在する可能性についての有益な情報を得ることができます。腰部および骨盤に対して最もよく用いられる特殊な評価テストが**コラム3－2**に挙げられています。

占拠性病変のテスト

以下に挙げるものは、占拠性病変によって生じる異常の評価に用いる評価テストです。

・下肢伸展挙上[※5]テスト

自動下肢伸展挙上[※6]と**他動下肢伸展挙上**[※7]のテストはどちらも、身体の後面にある坐骨神経を引っ張ることで伸ばして緊張させることを目的としています。もし、病的な椎間板や骨棘などの腰椎の占拠性病変が中心管や椎間孔に食い込ん

臨床のアドバイス　3－6

下肢伸展挙上テスト

下肢伸展挙上テストの評価では、患者が膝を完全に伸ばしたまま股関節で大腿を屈曲させる必要があります[※※]。この姿勢は股関節の屈曲と膝の伸展でストレッチされるため、ハムストリングがかなり硬い患者の場合、非常に困難になります。ハムストリングが硬すぎて大腿を屈曲するまで挙上できないと、坐骨神経に十分な緊張を与えて占拠性病変の評価を行うことができず、下肢伸展挙上テストは有効ではなくなります。また、硬いハムストリングの代償に患者が骨盤を後傾させることがないよう確認することも重要です。骨盤の後傾で代償させると、坐骨神経に与える緊張が減少し、それにより下肢伸展挙上評価テストの有効性が減じてしまうからです。

[※※]監修者注：本書での「大腿の屈曲／伸展」は「股関節の屈曲／伸展」を意味し、「下腿の屈曲／伸展」は「膝関節の屈曲／伸展」を意味しますが、著者はあえてそれぞれの関節における大腿および下腿の動きを強調した表現にしています。

でいると、坐骨神経と関係している神経根が侵害された部分に引き寄せられて圧迫されてしまいます。こうした圧迫によって下肢に関連症状が出ることがあります。

自動下肢伸展挙上テストは、膝を完全に伸展させたまま、患者に能動的に股関節で大腿を屈曲してもらうものです（図3－6A）。他動下肢伸展挙上テストは、同様の方法ですが、施術者が患者の下肢を動かし、患者は受け身になって行うものです（図3－6B）。いずれの場合でも、膝関節を完全に伸展させた状態に保つ（ゆえに下肢"伸展"挙上と呼ばれる）ことが重要です。もし膝関節で屈曲が起きると、坐骨神経は緊張がなくなり、ゆるんで椎間板や骨棘に圧迫されなくなってしまいます。

占拠性病変による坐骨神経の圧迫は、下って下肢（臀部、大腿部、下腿部、足部のいずれか、または全部）に関連痛やチクチク感を生じさせるような感覚性症状を引き起こす可能性があります。占拠性疾患のための下肢伸展挙上テストでは、下肢に関連症状が出たら陽性と考えられます。腰部の局所痛だけでは占拠性病変に対する陽性の下肢伸展挙上テストとはならない（患者に仙腸関節または腰部に捻挫または筋挫傷があったり、仙腸関節炎があったりする場合に下肢伸展挙上で局所痛は発生し得る）ことに注意しましょう。下肢に関連症状が生じなければ占拠性病変とは評価されません。硬くなった梨状筋による坐骨神経の圧迫（梨状筋症候群）もまた下肢伸展挙上で陽性となる可能性があるので、注意が必要です。

占拠性病変の評価のための下肢伸展挙上テストは、同じ坐骨神経を引き伸ばすメカニズムが自動でも他動でも生じるので、どちらの方法でも可能ですが、ほとんどの場合は他動で行われます。

下肢伸展挙上テストは、股関節での大腿の内転、足関節での足部の背屈、距骨下関節での足部の外がえしを加えることで拡張され、**付加下肢伸展挙上**※8**テスト**とすることができます（図3-6C）。

　付加下肢伸展挙上テストの意図は、これらの関節の動作を追加することで坐骨神経の緊張を増加させることにあります。大腿の内転では、股関節を通過する際に坐骨結節をまわって坐骨神経全体が伸びます。足部の背屈と外がえしでは、坐骨神経が分岐した脛骨神経がさらに伸びて緊張しますが、これは脛骨神経が足部に入る際に、足関節部分で後側と内側を通過しているからです。

※5監訳注：下肢伸展挙上（Straight Leg Raise）は英語名を略してSLRともいいます。
※6監訳注：自動下肢伸展挙上（active SLR）は能動的下肢伸展挙上、ASLRともいいます。

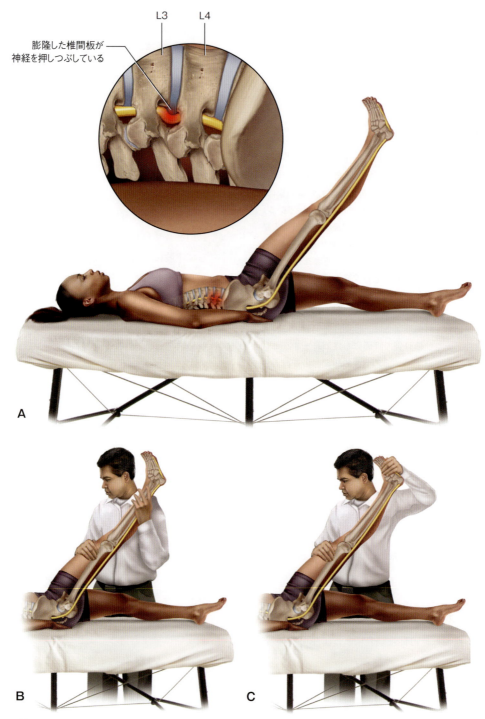

図3-6　下肢伸展挙上テスト
A：自動下肢伸展挙上
B：他動下肢伸展挙上
C：付加下肢伸展挙上
下肢伸展挙上テストは、坐骨神経に緊張を与え、引き伸ばす。図に見られるような膨隆した椎間板などの占拠性病変がある場合は、そこに関わる神経が押しつぶされ、それにより同側の下肢に感覚性の症状が生じ得る

※7監訳注：他動下肢伸展挙上（passive SLR）は他動的下肢伸展挙上、PSLRともいいます。

※8監訳注：付加下肢伸展挙上（full SLR）は著者の造語です。内容的には、ブラガードテストとほぼ合致しますが、著者はSLRの一種として説明しています。

・咳のテストとバルサルバ法

咳のテスト※9もバルサルバ法またはバルサルバテストも、**髄腔内圧**、つまり椎間孔内の脊髄神経への圧力を上げることを目的としています。仕組みは下肢伸展挙上テストと同様で、これらの神経構造への圧迫が増加することによって、占拠性病変のある患者の下肢に関連症状が生じうるのです。とはいえ、下肢伸展挙上テストでは腰椎（および、場合によっては胸椎下部）への圧迫を増加するのみであるのに対し、咳のテストとバルサルバ法では脊柱全体に圧迫の増加を引き起こします。そのため、これらのテストによって（もし患者が上肢に関連症状を感じれば）頚椎の病的な椎間板や進行した変性関節疾患の診断もできます。

咳のテストの方法は、患者に座位（または立位）で強く咳をしてもらうことです（図3−7A）。バルサルバ法の方法は、患者に座位で息を深く吸って、吸ったままで止め、腸を動かすように力んでもらうことです（図3−7B）。患者が気恥ずかしく思っていても、困惑しないで行うことができるよう、バルサルバ法を実施する際は患者と視線を合わせないようにするとよいでしょう。どちらのテストでも、下肢伸展挙上テストと同様、腰部に局所的な痛みが生じても陽性の徴候とはなりません。陽性徴候は、下肢（または頚椎の占拠性病変の場合は上肢）への関連症状です。

※9監訳注：ここでの咳のテスト（cough test）は椎間板ヘルニアによる症状として出る咳での痛みの発生を評価手段に用いて、著者が独自に検査法として紹介したものです。一般的に咳テスト（cough test）というと不顕性誤嚥の評価で用いられるものが知られていますが、これとは全く別物です。

・スランプテスト

スランプテストでは、脊髄全体および上肢と下肢の末梢神経に緊張をかけます。この検査は腰椎の病態と坐骨神経痛に対して最も有効ですが、頚椎の占拠性病変と胸郭出口症候群の評価にも用いることができます（頚椎の占拠性病変と胸郭出口症候群に関する詳細は、Muscolino JE. *Advanced*

臨床のアドバイス　3−7

バルサルバ法

バルサルバ法を行うと、一時的に心臓と脳への血流も減少するため、場合によっては患者がめまいを起こしたり、失神したりすることさえあり得ます。またこのテストは、終了後に心臓への血流が急激に増えます。心臓に多大な負担をかけることになるので、（うっ血性心不全やその他の進行した心臓病などが原因で）心臓が弱い人にはリスクを伴うこともあります。そのため、バルサルバ法は、患者は座位で行う方が安全です。

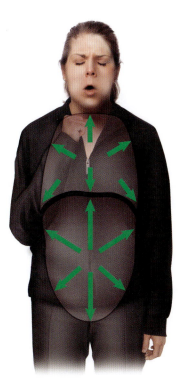
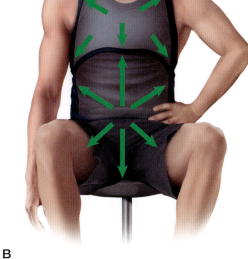

A　　　　B

図3−7　咳のテストとバルサルバ法
A：咳のテストでは、患者に強く咳をしてもらう
B：バルサルバ法では、患者に深く息を吸って止めてから、まるで内臓を動かすようなつもりで力んでもらう

（A：Reproduced with permission from Muscolino JE. *Advanced Treatment Techniques for the Manual Therapist: Neck*. Baltimore, MD：Lippincott Williams & Wilkins；2013. B：*Advanced Treatment Techniques for the Manual Therapist: Neck*. Baltimore, MD：Lippincott Williams & Wilkins；2013.）

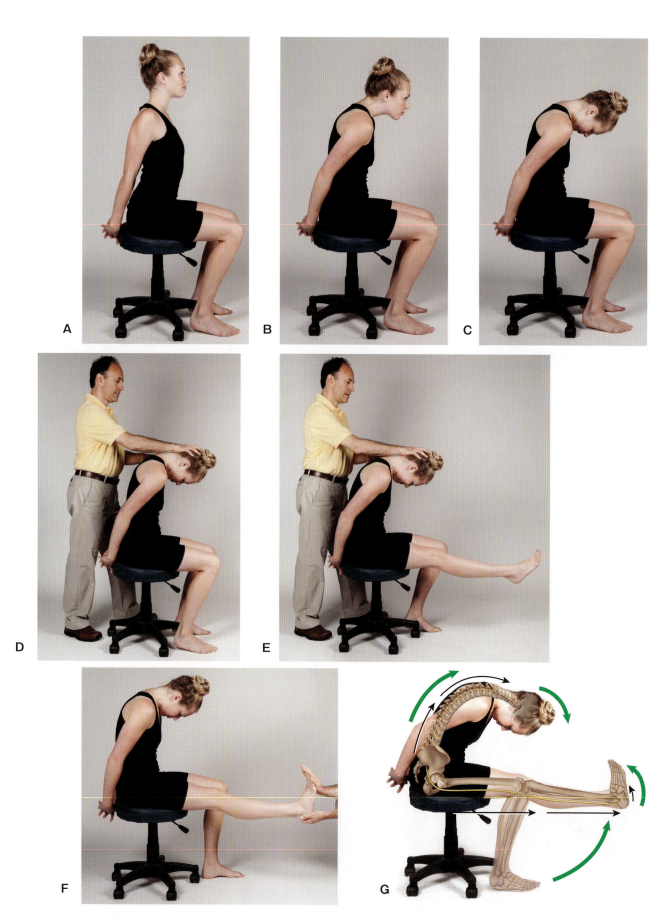

図3-8 スランプテスト

スランプテストは複数の手順を連続で行う
A：患者は座位で、両手を背中の後ろで組む　B：前かがみになり、胸椎と腰椎を屈曲させる　C：首と頭を屈曲させる　D：施術者は首または頭の屈曲を増大させる　E：患者は片脚の膝関節を伸展させる　F：伸ばした側の足先を背屈させる　G：この図は、スランプテストの生体力学を示し、脊髄と神経にかかる伸長または緊張を強調してある
（Reproduced with permission from Muscolino JE. *Advanced Treatment Techniques for the Manual Therapist: Neck*. Baltimore, MD：Lippincott Williams & Wilkins；2013.）

Treatment Techniques for the Manual Therapist: Neck. Baltimore, MD：Lippincott Williams & Wilkins；2013. を参照してください）。

スランプテストは、牽引力で脊髄と脊髄神経の緊張を増強させて行います。占拠性病変が神経構造をすでに圧迫している場合は、この検査法で神経を引っ張ることにより、脊髄は占拠性病変で制限がかかります。下肢に感覚性の関連症状が現れたら、腰椎の占拠性病変の陽性結果とみなします（もし上肢に感覚性の関連症状が出たら、頸椎の占拠性病変または胸郭出口症候群に対する陽性結果となります）。他の特殊な評価テストと同様に、腰部（または頸部）の局所痛が出ても、検査の陽性結果とはなりません。

スランプテストはいくつかの手順を連続で行いますが、手順ごとに脊髄と神経にかかる緊張を増やしていきます。動作を行うのは能動的でも他動的でもよいでしょう。

1．まず、患者は座位で両手を後ろで組む（図3-8A）（両手を体の後ろで組むと、腕神経叢に緊張がかかり、胸郭出口症候群の評価の開始になる）。
2．次に、患者に胸椎と腰椎を前屈みに曲げてもらう（図3-8B）。
3．それから患者に首と頭を曲げてもらう（図3-8C）。
4．このとき施術者は患者の頭を押してさらに屈曲させて首または頭の屈曲を増強してもよい（図3-8D）。これらの脊柱の屈曲運動によって脊髄が伸ばされ、また腕神経叢にも緊張がかかる。
5．その次に患者の片脚の膝関節を完全に伸展させる（図3-8E）。
6．最後に、伸ばした脚の足部を背屈させる（図3-8F）。これらの下肢の動作によって脊髄がさらに伸ばされ、また下肢の坐骨神経も伸ばされるため、腰椎の占拠性病変（および梨状筋症候群）を評価することができる。

図3-8Gは、これらの手順で神経構造にかかるすべての緊張を図示したものです。スランプテストは脊髄と神経にかなりの緊張をかけるので、異常のない患者でも検査中にいくらかの痛みや不快感を感じることはよくあります。そのため、検査結果で陽性として判断されるのは、患者の愁訴である下肢または上肢の症状の再現がある場合か、検査中にレベルの強い痛みまたは不快感が出現した場合です。

（動画で見る「スランプテスト」：著者公式サイト Digital COMT http://www.learnmuscles.com/にて有料登録で視聴可能、英語のみ）

・梨状筋伸展テスト

梨状筋伸展テストは梨状筋症候群、すなわち梨状筋による坐骨神経の圧迫の評価に用いられます。名前が示す通り、梨状筋を伸展させ、それによって梨状筋の緊張と坐骨神経への

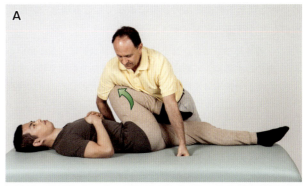

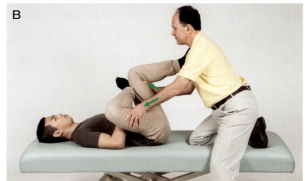

図3-9　梨状筋のストレッチ
A：大腿屈曲位での水平内転　B：大腿屈曲位での外旋

圧迫を増強させます。筋を伸展させるには、単純にその筋の関節の作用の反対方向に患者の身体を動かせばよいでしょう。梨状筋のための2つの優れた伸展方法を図3-9に示しました。図3-9Aでは、患者の大腿は屈曲してから、水平に内転（水平屈曲）（監訳注：23頁、第1章コラム1-1参照）しています。これは大腿を先に屈曲した時点では梨状筋が水平外転筋（水平伸筋）となるからです。図3-9Bでは、患者の大腿は屈曲して外旋しています。これは先に大腿を屈曲した時点で梨状筋は内旋筋となるからです。もし、患者が臀部で引っ張られる（伸ばされる）感覚または痛みを感じたら、梨状筋が硬くなっている可能性はありますが、坐骨神経の圧迫を意味するものではないので、検査は陽性の判断にはなりません。梨状筋伸展テストで陽性の判断に必要となるのは、患者の下肢の遠位（大腿、下腿、足のいずれかまたは全部）に出る関連症状です。

> 注：梨状筋と坐骨神経の関係は一様ではありません。通常、坐骨神経は梨状筋の下側を通って骨盤から出ます。しかし、坐骨神経の一部または全部が梨状筋を貫通して、または梨状筋の上を通って出る場合もあります。梨状筋と坐骨神経の相対位置関係がどのようであっても、梨状筋が硬くなっていると坐骨神経を圧迫して梨状筋症候群を引き起こす可能性があります。

組織損傷に対するテスト

以下に挙げるものは、捻挫、筋挫傷および刺激または炎症

といった関節の軟部組織の損傷によって起こる病態の評価に用いられる評価テストです。

注：下肢伸展挙上は自動および他動の可動域のテストの類いのため、すでに「可動域と徒手抵抗の評価」の項で扱いましたが、組織損傷に対する別の評価テストとして、下肢伸展挙上と徒手抵抗をここで再び取り扱います。

・他動下肢伸展挙上テスト

他動下肢伸展挙上テストの実施方法は、本章の占拠性病変に対する特殊な整形外科的評価テストについての項で扱った通りです。相違点は、評価の対象が仙腸関節と腰椎の関節での捻挫と刺激または炎症であることで、このテストで陽性と判断されるのは仙腸関節領域または腰椎での局所痛の出現です（下肢への関連痛はここでは陽性検査の基準とはならない）。他動下肢伸展挙上テストは、施術者が患者の膝関節を完全に伸展させたまま、大腿を股関節で屈曲させて行います。膝関節を完全に伸展させた状態に保つ（ゆえに下肢"伸展"挙上と呼ばれる）ことが重要です（図3-10A）。

患者はこの動作のためにこの部位の筋系を動かしていないので、受動的です。股関節で大腿を屈曲し膝関節を完全に伸展させておくと、ハムストリングが伸ばされます。これによってハムストリングは伸びて緊張し、同側の寛骨に緊張または牽引力がかかります。そのため、患者の大腿が屈曲位に持ち上げられると、同側の寛骨が引っ張られて後傾していきます。反対側の寛骨はベッド上に固定されて動いていないので、

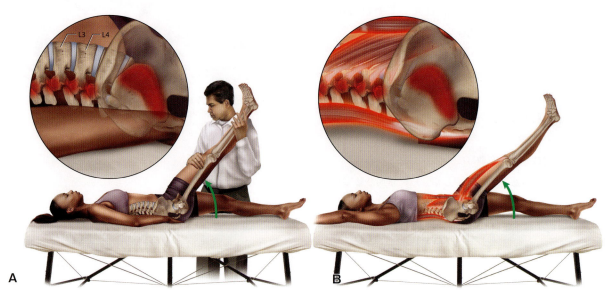

図3-10　捻挫と筋挫傷の評価をする下肢伸展挙上テスト
A：他動下肢伸展挙上では仙腸関節と腰椎の関節が動くので、この部位の捻挫の評価を行う
B：自動下肢伸展挙上では関節の組織が動くが、それには筋も伴って動く必要があるため、捻挫と筋挫傷の両方の評価を行う

臨床のアドバイス　3-8

下肢伸展挙上と仙腸関節の評価

仙腸関節の捻挫または炎症や筋挫傷を評価するために下肢伸展挙上テストを行う場合、挙上する大腿と同側の仙腸関節の評価をするのが一般的ですが、反対側の仙腸関節もまた、ときに評価の対象となります。

下肢伸展挙上テストのメカニズムは、以下の通りです。右の大腿を屈曲すると、右の寛骨が後傾していきます。左の寛骨はベッド上で固定されているので、動きません。そのため、2つの寛骨の間で動作が発生します。もし右の仙腸関節が動ける状態にあれば、右の仙腸関節において右側の寛骨が仙骨に関連して動くことで、右の仙腸関節に動きが伝わり、もし損傷があればそこに局所痛が生じます。したがって、右の仙腸関節が評価されることになります。ところが、右の仙腸関節が可動性減少で動かないと、右の大腿が挙上されて右の寛骨が後傾する際、仙骨は右の寛骨に「固定」され、左の寛骨に連動して1つのユニットとして動くようになります。この動きは、左の仙腸関節で起こります。このような動きが発生する際、もし左の仙腸関節に損傷があればそこで痛みが発生するので、左仙腸関節の評価がなされることになります。

さらに、右仙腸関節が動ける状態にあって動いても、大腿が挙上するにつれて右仙腸関節の関節可動域の限界点に達すると、左仙腸関節で動作が起き始め、左側の仙腸関節の評価を行うこととなります。

こういった理由により、どちらの大腿を挙上し屈曲しようと、どちらでも任意の仙腸関節の評価が可能となります。片方の脚で下肢伸展挙上テストを行うだけで、どちらの仙腸関節も評価ができるとはいえ、患者の両脚に対してこのテストを実施するのが通例です。

運動は仙腸関節のところの寛骨の間で生じます。もしいずれかの側の仙腸関節に捻挫または炎症があると、仙腸関節で局所的に痛みを感じます（臨床のアドバイス3-8を参照）。

通常、仙腸関節の捻挫または炎症は、大腿の屈曲が30°くらいのところでわかります。大腿が30°より高く上げられると、仙骨が寛骨とともに後方に傾斜します。そして、仙骨がL5椎骨に関係する腰仙関節で後傾の可動域の限界に達すると、L5を引っ張って屈曲させ始めます。L5が引っ張られて屈曲し、屈曲の可動域の限界に達してしまうと、L4が屈曲します。こうした屈曲の動きが、大腿の屈曲が進むにつれて、腰椎すべてに続いていきます。これらの腰椎関節のいずれかに捻挫または炎症があれば、その関節レベルで局所的に痛みが出ます。たいてい、痛みが生じるときの大腿の挙上が高ければ高いほど、評価される脊椎の部位は高くなります。

・**自動下肢伸展挙上テスト**

自動下肢伸展挙上テストは、他動下肢伸展挙上テストと同様の方法で行われますが、患者に能動的に股関節の屈筋を動かして股関節で大腿を挙上し屈曲してもらう点で異なります（図3-10B）。この動作では、大腿が挙上される際に、骨盤と脊椎を安定させるために骨盤と腰部の筋系も動くことになります

注：この動作では、大腿の主動筋として大腰筋も収縮します。収縮する際に大腰筋は大腿と同様に脊椎の付着部にも緊張をかけ、腰椎への圧迫と前方へのずれを生じさせ、それによって自動下肢伸展挙上での腰部の局所痛が加わることがあります。

関節はテストを他動的に行うときと全く同じに動かされるので、自動下肢伸展挙上テストでは他動下肢伸展挙上テストのときと同じに、仙腸関節と腰椎の関節の捻挫と刺激または炎症の評価を行うことができます。もっとも、患者は能動的にその部位の筋系を収縮させているので、自動下肢伸展挙上テストでは筋系の筋挫傷の評価もできます。自動下肢伸展挙上テストがこの部位のすぐれたスクリーニングテストであるとされるのは、関節の筋系の筋挫傷と、関節の靭帯および関節包の捻挫（と炎症）の両方がわかるからです。

・**徒手抵抗テスト**

徒手抵抗も筋系の筋挫傷の評価に用いられるテストの1つです。名前が示す通り、徒手抵抗テストは患者が試みる関節運動に対して施術者が両手で抵抗を加えて行います。徒手抵抗は患者が関節を実際に動かさないよう阻止するのに十分な強さがなくてはなりません。そのため、筋収縮は等尺性となります（図3-3参照）。患者の筋系が作用しているのに関節運動が発生しないと、その筋系には負荷がかかるので評価を行えますが、関節の靭帯と関節包には負荷はかからず、評

臨床のアドバイス　3-9

下肢伸展挙上テストと拮抗筋系

他動下肢伸展挙上テストでは捻挫だけを評価し、自動下肢伸展挙上テストでは捻挫と筋挫傷の両方が評価されると通常いわれています。しかし、これはやや単純化しすぎた言い方です。他動下肢伸展挙上テストも、自動下肢伸展挙上テストも、両方でその関節の拮抗筋系の筋挫傷とスパズムの評価ができます。というのは、この検査で関節を動かすのに、（関節が動くのが他動であれ自動であれ、）拮抗筋をストレッチする必要があるからです。

価を行えません。したがって、徒手抵抗テストでは関節の主動筋の筋挫傷の評価はできますが、関節の捻挫は評価できません。

・**ナクラステストとヨーマンテスト**

ナクラステストとヨーマンテスト（Yeoman's test　イヨーマンテスト）は両方とも仙腸関節に対する損傷、主に捻挫と刺激または炎症の評価を行います。この2つのテストはそれぞれ伏臥位の患者の仙腸関節に動作またはトルク（torque　回転力）をもたらすという点で似ており、もし仙腸関節に損傷があれば、この動作で組織に負荷がかかり痛みを生じます。ナクラステストは患者のかかとを同側の臀部に近づけて膝関節を他動的に屈曲させて行います（図3-11A）。これにより大腿四頭筋の筋が伸張されます。具体的にいうと、四頭筋の大腿直筋が伸張されるときに、伸ばされてピンと張り、その付着部に牽引力がかかります。これによって下前腸骨棘が引っ張られ、同側の寛骨を前傾させます。同側の寛骨は動き、もう一方の寛骨はベッドに固定されていて動かないため、動きは両方の仙腸関節にもたらされます。通常、ナクラステストは主に同側の仙腸関節の評価を行いますが、「臨床のアドバイス3-8：下肢伸展挙上と仙腸関節の評価」で説明したように、反対側の仙腸関節の評価もまた可能です。

ヨーマンテストも同様の原則に基づいて機能します。こちらは患者の膝関節をある程度屈曲させておいて、施術者が片手で患者の大腿を持ち上げて伸展させます（図3-11B）。患者の大腿直筋はすべての股関節の屈筋とともに伸張され、同側の寛骨を前傾させる力をかけます。もう一方の寛骨はベッドに固定されているため、この力は両方の仙腸関節にもたらされます。施術者はもう一方の手で患者の上後腸骨棘を押さえつけ、同側の寛骨がベッドから浮き上がらないよう固定し、前傾動作を増加させます。

ナクラステストでは仙腸関節に軽い負荷しかかけられないため、たいてい仙腸関節の損傷が中等度または顕著でないと

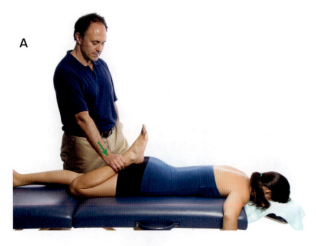

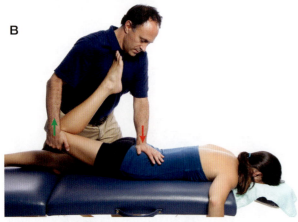

図3−11　仙腸関節に対するナクラステストとヨーマンテスト
A：ナクラステストは、患者のかかとを同側の殿部につけることで行う
B：ヨーマンテストは、患者の膝を屈曲したまま大腿を伸展させて行うが、この時、同側の寛骨は宙に浮かないよう押さえて固定して、この寛骨の前傾を増大させる
(Reproduced with permission from Muscolino JE. Orthopedic assessment of the sacroiliac joint. *MTJ*. Fall 2010：91-95.)

陽性になりません。ヨーマンテストはもっと強力なので、軽い仙腸関節損傷でも陽性となります。ナクラステストには制約が1つあり、患者の膝関節を最大屈曲させなければならないので、検査する側の膝関節に異常があって完全屈曲に耐えられない場合はテストを実施できません。

(動画で見る「仙腸関節のナクラス整形外科評価テスト」：著者公式サイト Digital COMT http://www.learnmuscles.com/ にて有料登録で視聴可能、英語のみ)

・**仙腸関節の多種混合テスト**

　仙腸関節の多種混合テスト[※10]とは、患者の痛みの原因因子が仙腸関節かどうかを判定するための一連の5つの評価テストです。これらのテストでは仙腸関節に捻挫か、損傷もしくは炎症か、またはその組み合わせがあるかどうかを評価します。5つのテストのうち、3つ以上で患者の痛みが再現されたら、この混合テストは陽性と考えられます。5つのテストとは、上後腸骨棘圧迫テスト[※11]、腸骨稜圧迫テスト[※12]、上前腸骨棘圧迫テスト[※13]、大腿スラストテスト、ゲンスレンテストです。各テストとも、患者が仙腸関節に痛みを感じたら陽性とみなされます。

　上後腸骨棘圧迫テストは患者を伏臥位にして行います。施術者は両手を患者の左右の上後腸骨棘それぞれの上に置きます。施術者の手の母指球と小指球の間の溝(指球間溝[※14])がそれぞれの上後腸骨棘に当たるように合わせてから、下方へ圧迫力をかけます(図3−12A)。このテストでは、左右の仙腸関節を同時に検査します。

　腸骨稜圧迫テストは、患者を側臥位にして行います。施術者は両手を患者の腸骨稜に置いて、下方へ圧迫力をかけます(図3−12B)。このテストは、上になった側の仙腸関節を主に評価しますが、下側の仙腸関節にも圧迫力はいくらか伝わるので、そちらでも痛みを誘発する場合もあります。このテストは通常、患者を反対に向けて再度行います。

　上前腸骨棘圧迫テスト、大腿スラストテスト、ゲンスレンテストは患者を仰臥位にして行います。**上前腸骨棘圧迫テスト**では、施術者は両手を患者の左右の上前腸骨棘の上に置きます。上後腸骨棘圧迫テストと同様に、施術者の手の指球間溝に上前腸骨棘が当たる位置に置きます。それから施術者は圧迫力を下方かつやや外方へと加えます(図3−12C)。このテストでは、左右の仙腸関節を同時に検査します。

　大腿スラストテストは、患者の大腿を90°に屈曲させた膝に下方への圧迫力をかけて行います(図3−12D)。このテストでは圧のかかった側だけが評価されるので、繰り返して反対側にも行います。

　ゲンスレンテストでは、患者は施術者が立っているベッドのずっと端の方に寄る必要があります。患者は片方の大腿をベッドの端から落として伸展させ、もう一方の大腿を胸に抱え込みます。施術者はベッドから落とした方の大腿に下方への圧をかけ、さらに伸展させます。これにより患者の股関節屈筋が伸張され、同側の寛骨を前傾させます。患者にもう一方の大腿を胸に抱え込ませることにより、反対側の寛骨が後方に傾いて固定されます。患者の大腿後面に施術者が圧をかけることで、この反対側の寛骨の固定を強めることができます(図3−12E)。ゲンスレンテストのメカニズムでは、一方の寛骨を前傾させ、もう一方は後傾させることで仙腸関節にトルクが加わります。このテストでは、両方の仙腸関節が評価されますが、ベッドから落とした大腿の側が主な検査対象となります。そのため、ゲンスレンテストは通常、繰り返して反対側にも行います。

※10 監訳注：仙腸関節の多種混合テスト(sacroiliac joint medley of tests)とは、仙腸関節の評価のための5つの手技を著者が独自にまとめてつけた総称。

※11 監訳注：上後腸骨棘圧迫テスト(PSIS compression test)は、著者のオリジナル検査法。

※12 監訳注：腸骨稜圧迫テスト(iliac crest compression test)は、仙腸関節不安定性テスト(Pelvic Rock Test)と同じ。

※13 監訳注：上前腸骨棘圧迫テスト(ASIS compression test)は、仙腸関節ストレッチテスト(Sasroiliac Stretch Test)、ニュートンテスト第1手技(Newton test)と同じ。

※14 監訳注：指球間溝(intereminential groove)は機能解剖学的見方としての著者の造語。「隆起の間の溝」の意。

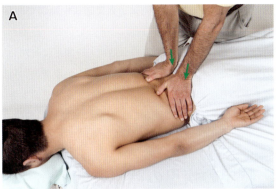
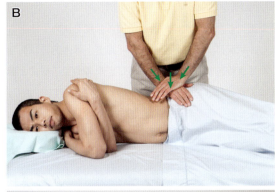
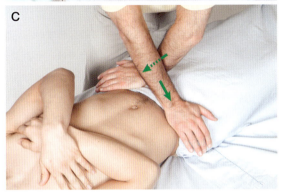
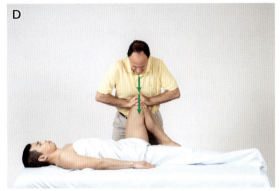
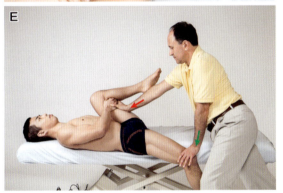

図3-12　仙腸関節の多種混合テスト
これら5つのテストで3つ以上が陽性であれば、患者の仙腸関節が腰部または骨盤の痛みの原因因子であると考えられる
A：上後腸骨棘圧迫テスト
B：腸骨稜圧迫テスト
C：上前腸骨棘圧迫テスト
D：大腿スラストテスト
E：ゲンスレンテスト
(Reproduced with permission from Muscolino JE. Orthopedic assessment of the sacroiliac joint. *MTJ*. Fall 2010：91-95.)

治療方針

　患者の健康歴の入手とフィジカルアセスメント検査を済ませたら、**治療方針**を立てることができます。ここで患者に対する**治療計画**も立てます。治療計画においては、指針の3要素を決定しなければなりません。

1．診療[※15]で用いる施術手技
2．診療の頻度
5．患者に指導するセルフケア

※15監訳注：診療（session）は、施術者による治療時間中に行われるものです。セルフケアなどの自己治療と区別します。

施術手技

　患者の容態の病態力学によって治療目標が定まり、その治療目標によって用いる施術手技が決まります。腰部と骨盤の異常のほとんどに、硬くなったまたは緊張した軟部組織（過緊張の筋系と筋膜の癒着）が関わるため、こうした組織を緩めることが通常は治療の主眼となります。

　発症から時間が経過している異常のほとんどは、関節機能障害での可動性減少も起こしているので、関節モビライゼーションもまた治療の焦点となります。異常に対するこれらの両方の面に取り組むことは、患者の筋骨格的な健康状態の改善のためには肝要となります。

　本書に掲載している施術手技は、硬い筋やその他の緊張した軟部組織も関節機能障害の可動性減少も扱えることを目的としています。これらの手技は、どちらかというと患者の組織が温められた状態での施術が最も効果的になります。どの手技を用いるかは、施術者と患者の双方の個人的な好みの問題である場合が多いです。たいてい、治療計画のなかで複数の手技を組み合わせる方法が最も効果的です（自分の診療で新しい手技を用いる前に、必ず自分の職種の診療要件の範囲内のものであることを確認すること）。

診療の頻度

手技を選択したら、次に最適な治療の頻度を決めます。これもまた、状況によって異なります。患者が基本的には異常がなく、健康維持が目的であるならば、患者の生活様式と健康状態により、回数は週1回から月1回まで様々です。しかし、患者に治療を要する筋骨格的な異常がある場合は、身体のリハビリテーションに週2回から3回の頻度が必要です。この頻度は、理学療法、カイロプラクティック、筋力トレーニング、スポーツのトレーニングにおいて一般的なもので、手技療法についても同じことがいえます。

患者の回復を目的とするなら、各診療は、前回の内容を踏まえて組み立てられなければなりません。身体に治療を施すと、細胞の状態にも筋収縮のための神経パターンにも変化がもたらされます。診療後に時間が経つにつれ、身体は病的な状態の型に逆戻りするので、これらの変化は次第に失われてしまいます。診療と診療の間に時間を空けすぎると、次の治療を受ける前に、患者は再び機能不全のパターンへと断続的に後戻りしてしまうのです。

したがって、効果的かつ効率的な治療のためには、望んだ改善状態が出るまでは、施術間隔は2〜3日より長くはおくべきではありません（図3-13）。これには患者の強い決意を要するようにみえるかもしれませんが、これが時間的にも費用的にも一番効率のよい方法なのです。

セルフケアの指導

患者自身にも自分の治療計画に参加してもらうことは、大変に有効です。患者に勧めるセルフケアの指導として非常に有益なのは、姿勢、水治療法（温水・冷水）、ストレッチ、そして筋力強化（施術者の診療要件の範囲内ならば）です。たとえ週3回、各1時間の診療で施術者のところに来ても、患者にはまだ週に165時間は一人で過ごす時間があります。もし患者が自宅や職場で身体によくない姿勢や行動をとっていたら、それだけで施術者の介助能力を簡単に凌駕してしまいます。その代わりに患者がその時間を治療計画の目標の達成を進めるために使えば、回復はもっと速く前進するでしょう。セルフケア指導についての詳細は、第11章を参照のこと。

特定の疾患の評価と治療

第2章では、手技療法士が遭遇する最も頻度の高い腰部と骨盤の筋骨格疾患を解説しました。本章では、そのような筋骨格疾患の評価をするために、手技療法士が利用できる整形外科的評価テストの方法を紹介しました。そして第4章から始まる第2部では、これらの疾患の治療に用いられる高度な

臨床のアドバイス　3-10

セルフケアの指導

患者に運動などのセルフケアのアドバイスをするときには、勧め過ぎないようにするのがベストです。多くの患者は、勧められたストレッチのうち、1つか2つ、もしくは3つくらいなら行うかもしれませんが、4種類も勧められると量に圧倒されて、どれも実行しないでしょう。無理と思わせる数が4であろうが10であろうが、一般的に、セルフケアを勧めるときの一番のルールは、その患者ができそうな数だけに限り、それ以上にしないことです。患者の自己鍛錬とやる気のレベルにより、その人に勧めるべき適したセルフケアの量は変わってきます。

いったん患者が勧められたストレッチなどのセルフケアを無理なくできるようになれば、他のセルフケア指導も後々の診療時に徐々に足していくことができます。

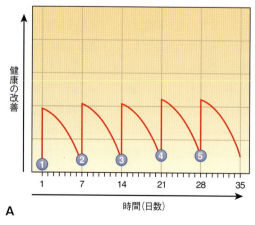
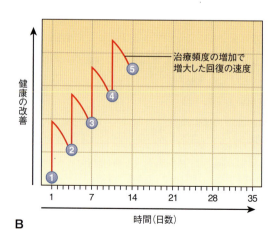

図3-13　治療頻度の効果
A：週1回の治療
B：週2回の治療
治療頻度が多いほど患者の症状改善の速度が上がることに注意。青丸内の数字は何回目の治療かを示す
（Reproduced with permission from Muscolino JE. Orthopedic assessment of the sacroiliac joint. *MTJ*. Fall 2010：91-95.

施術手技の方法を解説します。以下の概要は、各疾患と対応する評価方法および対応する治療を結びつけたものです。

過緊張の筋系の評価と治療

硬くなった筋は、患者の他動関節可動域を測定して評価します。可動域に制限があったら、その動作に対する拮抗筋（一般的には、その関節の反対側に位置する）が硬くなっている場合がほとんどです。関節運動を制限する可能性がある組織は、硬くなった筋系だけではありません。自動関節可動域でも他動関節可動域でも制限がある場合は、その関節の反対側にある緊張した組織はなんでも、靱帯と関節包も含めて、運動制限の一因であるかもしれません。

原因が活動筋の緊張亢進でも癒着でも、硬くなった筋系やその他の軟部組織を緩めるのに役立つような手技療法士が利用できる治療の選択肢は数多くあり、軟部組織への手技※16から水治療法、ストレッチ法、関節モビライゼーションと幅も広いです。

※16 監訳注：軟部組織への手技（soft tissue manipulation）は軟部組織マニピュレーション、ソフトティシューマニピュレーションともいいます。

関節機能障害の評価と治療

関節機能障害は、関節の遊びの評価、別名・動的触診で評価します。

ある特定の分節の椎骨のレベルに可動性減少がある場合、唯一の効果的な治療法は関節モビライゼーション術です。可動性亢進がある患者の場合、手技療法士が直接手当てできることはほとんどないといっていいでしょう。というのも、手技療法士が行う施術法はどれも可動性の増加を目的としており、減少のためではないからです。ただし、関節の可動性亢進が隣接する可動性減少の代償としてある場合は、その隣接する可動性減少が動けるようになれば、可動性亢進が軽減されるかもしれません。

注：可動性亢進になっている関節の周囲の筋系を強化することは有用です。もし筋力トレーニングが施術者の診療用件または免許の範囲内であれば、行うとよいでしょう。

腰部の捻挫と筋挫傷の評価と治療

腰部の捻挫または筋挫傷の評価は、自動関節他動域と他動関節可動域（具体的には、自動および他動下肢伸展挙上テスト）または徒手抵抗を用いて行うことができます。急性の捻挫と筋挫傷の治療手順を表すのに一般的に用いられる頭字語は、RICE（rest「安静」、ice「冷却」、compression「圧迫」、elevation「挙上」）です。RICE処置はその組織に炎症がある間は続けるべきです。数日、数週間、もしくは数カ月かそれ以上になるかもしれませんが、冷却の適応期は型通りの通例に沿うべきではありません。もし炎症があれば、冷やすこ

とは適切です。

慢性的な捻挫の治療は通常、過剰な運動の代償として生じがちな硬い筋が対象となります。このような硬い筋は、痛みを引き起こして治療を要することが多いです。加えて、捻挫のある患者ができる最善の長期的な取り組みは、その領域の筋系の強化です。筋系が強化されれば、靱帯が伸びたために失われた安定性を代償でき、筋スパズムによる痛みの予防にも役立ちます。

慢性の筋挫傷に対する治療は、過緊張を起こしていればその筋を緩めることと、さらなる癒着の形成の除去または軽減も対象となります。このため、ひとたび挫傷した（裂けた）筋組織が癒着によって修復され、その筋組織が完全な状態に回復したら、軟部組織への手技とストレッチを開始して緊張を最小限に抑え、さらなる癒着の形成を防止することが重要です。もし筋組織が完全な状態に回復したかどうか疑わしいようであれば、医師から承諾を得るべきです。

仙腸関節の損傷の評価と治療

仙腸関節への損傷（捻挫、筋挫傷または刺激もしくは炎症）は、自動下肢伸展挙上テスト、他動下肢伸展挙上テスト、ナクラステスト、ヨーマンテスト、そして仙腸関節の多種混合テストで評価することができます。下肢伸展挙上テストのいずれかを用いると、仙腸関節に損傷があれば、大腿をおよそ30°に屈曲したところで通常痛みが生じます。ナクラステストでは損傷が中程度か過度の損傷の場合のみ陽性となることが多いです。ヨーマンテストではそれ以上に反応が出やすいので、軽度の仙腸関節の損傷もたいてい発見することができます。仙腸関節の多種混合テストで陽性と判断するには、5つのうち少なくとも3つのテストで、仙腸関節において痛みが誘発される必要があります。

仙腸関節の損傷の治療は、どのような損傷であるかで変わります。仙腸関節の捻挫と筋挫傷は、腰部の捻挫と筋挫傷に対してと同様の治療を行います（前項を参照）。もし捻挫や筋挫傷が全くなく、仙腸関節が単に炎症または腫脹している場合は、冷却と安静が適切です。長時間の座位、特に長時間の運転は、仙腸関節にとりわけストレスが大きくかかるので、やらないようにするか減らすかすべきです。

病的な椎間板と坐骨神経痛の評価と治療

病的な腰椎の椎間板の状態（椎間板の膨隆または破裂）およびその結果による坐骨神経への圧迫（坐骨神経痛）を確定的に評価できるのは磁気共鳴撮像法（MRI）またはコンピューター断層撮影法（CT）スキャンのみです。とはいえ、下肢伸展挙上テスト、咳のテスト、バルサルバ法、スランプテストも用いられることがあります。これらの評価方法はMRIほど精密ではありませんが、中等度または重症度の病

的な椎間板を正確に評価するのには通常有効です。腰椎の椎間板の膨隆または破裂の症状が中等度か重度であれば、おそらくほとんど、もしくはすべての評価方法で陽性の検査結果が出ます。けれども、軽度な症例では多くの検査で陰性結果が出て、陽性結果を出すものは少ないかもしれません。患者に椎間板の膨隆または破裂があるかどうかについて不明な点がある場合は、確定診断のために患者を医師に紹介することが賢明です。

　腰椎の椎間板に問題のある患者の治療では、椎間板への圧を増加して膨隆や破裂を大きくするようなことはいずれも禁忌です。脊柱に強い圧がかかるようなことは避け、患者の腰椎を動かす動きはすべて慎重に行わなければなりません。一般に、椎間板病変の関連症状が増えるようなものはいずれも禁忌です。腰椎の椎間板損傷がある患者に対して、どのような動きが安全で効果的かという点については、対立する意見があります。屈曲動作は行い、伸展は避ける（もしくは、椎間板損傷が後外側にある場合は側屈を伴う伸展を避ける）よう勧める出典もあれば、患者は伸展動作を行い、屈曲を避けるよう勧めるものもあります。屈曲を支持する論拠は、屈曲によって椎孔と椎間孔が広げられるという考え方です。伸展を支持する論拠は、伸展により後方の輪状線維の緊張を取り除き、髄核を後方の輪状線維から離して前方に押し出すという考え方です。腰椎の屈曲と伸展と両方の運動については、第11章を参照してください。

　手技療法の主眼となるのは、椎間板を囲っている硬くなった筋を緩めることです。これらの筋が椎間板への圧迫を増加させ、症状を進行させうるからです。原則として、西洋流のスウェーデン式のストロークは、腰椎の関節が実際に動かされて椎間板に負荷がかかるほどの強さの圧でない限りは、通常差し支えありません。ストレッチと関節モビライゼーションは、椎間板病変のあるレベルやその付近では、動作的にこうした手技は避けるか慎重に行うべきです。腰椎の牽引または離開は、注意を持って行う限りは実施できますし、椎間板への圧迫を緩和する助けとなる可能性がある腰椎の牽引または伸延は、慎重に行うのであれば、椎間板への圧迫を緩和するために必要ですし、有効と考えられます。

梨状筋症候群の評価と治療

　梨状筋症候群を評価するのには梨状筋の触診はもちろん、梨状筋のストレッチテストも最良です。とはいえ、病的な椎間板やその他の占拠性病変のための評価テストで梨状筋症候群でも陽性と出る場合があります。該当する検査には、下肢伸展挙上、咳のテスト、バルサルバ法、スランプテストが挙げられます。

　梨状筋症候群の治療は、梨状筋をやわらげて緩めることを目的とします。温熱療法、軟部組織への手技、ストレッチは

すべて目的に適う効果的な手段です。原因となっている仙腸関節の損傷があって、仙骨を安定させるための代償として梨状筋が硬くなっている場合には、梨状筋の軽減を持続させるためには仙腸関節の異常を解決することが必要です。

変性関節疾患の評価と治療

　医師は、変性関節疾患の評価はX線写真、MRI、CTスキャンといった放射線検査で行います。手技では、骨棘が患者の組織の深部に位置するため、腰椎や仙腸関節の変性関節疾患を触診で評価するのは難しくなります。進行した変性関節疾患であれば、罹患した関節の運動を妨げるので、他動関節可動域が縮小し、エンドフィールの触診で硬さを感じることが多いです。

　変性関節疾患の骨棘そのものに対して、手技療法士が直接的に何か影響を及ぼすようにできることはありません。とはいえ、手技療法は間接的には非常に重要な役割を果たすことができます。変性関節疾患の主原因は関節への物理的な負荷であり、その物理的な負荷の要素の1つに関節をまたぐ筋が硬くなったために圧迫する力があります。手技療法で硬くなった筋を緩めれば、関節にかかる物理的な負荷は減るだろうし、それによって症状の進行の速度を遅らせるか停止させる可能性があります。したがって、手技療法では病態をすっかり変えることはできなくとも、病態の進行を遅らせることはできるのです。

　もし変性関節疾患が進行し、患者の骨棘が隣接する組織に突き出て炎症を起こしている場合は、別の治療法の選択肢として寒冷療法（氷を当てること）の活用があります。骨棘が脊髄神経を圧迫していたら、姿勢でもストレッチでも関節モビライゼーションでも、神経圧迫を増加させるようなものはどんなものも避けるべきです。

脊柱側弯症の評価と治療

　重症の脊柱側弯症であれば、視診と触診で評価ができます。けれども、確定診断のためには、医師からX線での放射線検査を指示してもらうべきです。

　手技療法士による脊柱側弯症の治療には2つの目的がある。1つは脊椎の関節を改善させることで、もう1つは脊柱の筋系を動かすことです。関節モビライゼーションは、側弯症の脊椎にある可動性減少の動きを改善するのに用いることができます。側弯をなす個々の椎骨は側方に屈曲し、回旋しています。結果的にそれとは反対の方向への屈曲と回旋の可動域が、その椎骨分節では通常減少してしまいます。このような可動性減少を改善するために、手技療法士は関節モビライゼーションを用いることができます。脊柱側弯症が重度またはかなり慢性の、またはその両方である場合、関節モビライゼーションで側弯の度合いが大幅に改善される見込みはあ

りませんが、病態の進行を遅くしたり止めるたりするのには効果が大きいことが多いです。

おそらくさらに重要なのは、関係する脊柱の筋系を治療する手技療法士の役割の方です。左右非対称に筋が引っ張ると、椎骨を一方向に引っ張ることで側弯をもたらすことになります。したがって、手技療法士の役割は疾患をもたらし得る筋の緊張亢進を減らすことです。これは温熱療法、軟部組織への手技、ストレッチで行うことができます。もし筋力強化が施術者の診療要件の範囲内であれば、それも行うべきです。側弯症の弯曲部のすべての筋系を弛緩させてストレッチし、強化もしてよいですが、原則としては、側弯部の凹側の筋系は緩め、側弯部の凸側の筋は強化する必要があります。

前方への骨盤傾斜と過前弯の腰椎の評価と治療

前方への骨盤傾斜と過前弯の腰椎の弯曲は、視診で評価を行うことができます。異常の度数までのさらなる確定診断は、医師の指示によるX線写真で得ることができます。

この疾患の治療は、身体前面の股関節屈筋系および後面の腰部伸筋系を緩めることを目的とします。これは温熱療法、軟部組織への手技、ストレッチによって行うことができます。もし筋力強化が施術者の診療要件の範囲内であれば、後面の股関節系と前面の腹壁筋系の強化も行うべきです。どんな疾患でもセルフケアは大切だが、過度の前傾のような機能障害を起こしている姿勢の類型ではとりわけ重要となります。患者には、適切な姿勢と、股関節屈筋群と腰部伸筋群のストレッチについて指導すべきです。

椎間関節症候群の評価と治療

椎間関節症候群は、患者に腰椎を伸展してもらうことで評価を行います。椎間関節に痛みが出れば、椎間関節症候群を意味します。

椎間関節症候群は、過度の前方への骨盤傾斜と、その結果としての腰椎前弯亢進が原因である場合が多いので、治療は患者の姿勢を改善することに向けられます。これに最もよいのは、前傾に関わる筋系、つまり股関節屈筋群と腰部伸筋群に対して、湿熱を加える、軟部組織への手技、ストレッチを行うことです。もし筋力強化が施術者の診療要件範囲内であれば、後傾に関わる筋系、股関節伸筋群、体幹の屈筋群（前腹壁）の強化もすべきです。患者が自分の骨盤を後傾させ腰椎を屈曲させるセルフケアのストレッチも勧めるべきです（第11章参照）。椎間関節症候群は筋のスパズム状態を伴うことが多いので、こうした筋を緩めることも大切です。

脊椎すべり症の評価と治療

脊椎すべり症は、側面のX線写真で医師が診断します。関節間部に切断が起きていたり、椎骨がその下位の椎骨の上でずれていたりすれば、脊椎すべり症を意味します。最もよくある脊椎すべり症の型は、上位の椎骨が前方にずれているもので、「前方すべり」と呼ばれます。あまり一般的ではありませんが、上位の椎骨が後方にずれると「後方すべり」、側方にすべると「側方すべり」と呼ばれます。

手技療法による脊椎すべり症の治療では、関節間部の切断を変えることはできません。代わりに、もし施術者の診療要件の範囲内であれば、関連する筋のスパズムを弱め、コア[17]のスタビライゼーション[18]の筋力強化により腰椎の安定性を強めることを治療の目的とします。筋のスパズムの軽減に最良の方法は湿熱、軟部組織への手技、ストレッチです。コアのスタビライゼーションの筋力強化は、前腹壁の筋系および腰部の伸筋群に向けて行うものとします（第12章参照）。

[17]監訳注：コア（core）は「芯」を意味し、「体幹」や「身体の中心」とも訳されるが、明確に定義されたものはない。おおまかには脊柱を安定させる固定筋のうち、インナーマッスルと呼ばれる深部筋で、腹横筋・腹斜筋・多裂筋などが挙げられることが多い。また、ピラティス用語で「パワーハウス」と呼ばれる場合は、さらに独特の内容が定義に含まれるので、「パワーハウス」監訳注を参照（第12章）のこと。

[18]監訳注：スタビライゼーション（stabilization）は直訳すると「安定化」の意だが、ここでは「安定（化）運動」を意味する。第12章「スタビライゼーション・エクササイズ」監訳注を参照。

過度の腰椎の前弯は、骨盤の過度の前傾で生じるものが多く、前方すべりのずれを悪化させるので、この姿勢の状態を矯正することがこの疾患の治療の重要な要素となります。これは実際に施術者が施す治療と、患者が一人でやるセルフケアのための指導とで行います（前項「前方への骨盤傾斜と前弯亢進の腰椎」参照）。

本章のまとめ

医療の世界には、診断なくして治療なし、という格言があります。同様に、臨床整形外科的手技療法の世界においても、先に評価がなされてはじめて治療を行うべきです。本章では、手技療法士が自身の患者の腰部および骨盤の異常を評価するために実施できる整形外科的な評価テストを扱いました。

もちろん、すべての異常を完全かつ正確に評価するためには、こうしたテストの能力には限界があります。これらの評価テストを実施後、患者の異常についてまだ疑問があれば、医師に紹介して正確で詳細な診断や評価を仰ぐべきです。

施術者がひとたび正確な評価を身につけ、ひいては患者の異常の病態力学に対する基本的な理解をも手にすれば、安全で効果的な治療法を決定し、実行できるのです。

Part 2　Treatment Techniques

◆ 第4章 ◆

腰部と骨盤後側の深部組織の施術
(ディープティシュー・ワーク) のための身体の使い方

学習の目標

本章で習得すべきポイント

1. 深部組織に圧を加えるためのメカニズム
2. 深部組織の施術の際の内部で発生する力と外部で発生する力の役割
3. 腰部と骨盤への深部組織の施術の通例の手順
4. 施術者の姿勢と患者のベッド上での位置が重要な理由
5. 施術のコンタクトの手とブレースの手または支えの手の役割
6. 深部組織の施術の際の足元の位置の重要性
7. 深部組織の施術の際の上肢の関節を整列伸展させることの重要性
8. 深部組織の施術の際、ストロークとコアを一直線に並べて身体の中心や下肢を用いることの重要性
9. 深部組織の施術の際の患者とのコミュニケーションの重要性
10. 深部組織の施術の際に想定されるアイシングの役割
11. 深部組織の施術の際の一般的な患者の呼吸方法
12. 身体を適切に使って持続圧から短いディープストロークおよび長いディープストロークへと移行する方法
13. 本章の各キーワードの定義と、腰部と骨盤の深部組織の施術との関連
14. 5つの基本手順を用いた患者の腰部と骨盤への深部組織の施術の実践

キーワード

- 虚血圧迫法
- 筋筋膜トリガーポイント
- コンタクトの手
- 支えの手
- 持続圧
- 手刀
- 深部組織の施術
- 垂直の背中
- 滑り
- 整列伸展された関節
- 施術のコンタクト
- ターゲットの筋
- 力の外部発生
- 力の内部発生
- ディープストローク・マッサージ
- トリガーポイント
- 斜めの背中
- 猫背の背中
- ひっかかり
- 深い圧
- ブレースの手

第2部　施術テクニック

序論

西洋式に基づくマッサージのテクニックは、通常は筋組織と筋膜組織といった患者の身体の軟部組織に、物理的に圧をかけることによる力（圧）を取り入れているボディーワーク[※1]の一種です。

患者の身体組織に物理的に働きかけるために圧を取り入れることには、様々な意義があります。圧によって局所の体液循環に変化を及ぼしたり、神経の固有感覚系フィードバックのループに影響を及ぼしたり、筋膜癒着の原型を物理的に破壊したりすることもあります。

適用される圧には、ごく軽いものからかなりの深いものまで幅広いものがあります。誰もが**深い圧または深部組織（ディープティシュー）の施術（ワーク）**を希望したり必要としていたりするわけではありません。たしかに、軽い施術の方が好ましいときはあります。とはいえ、深部組織の施術を希望されたり必要とされたりする場合に、自分の身体への負担や労力をほとんどかけずに、こうした深めの圧を加えることができるようにしておくことは重要です。

基本的に本章では、適正な身体の使い方を利用することで、がむしゃらにではなく要領よく施術を行うための方法を学びます。本章で紹介する身体の使い方は、あらゆる手技療法のストローク[※2]および手技に応用できます。

> 注：本書の施術テクニックとセルフケアの章（第4～12章）では、緑の矢印は動きを、赤の矢印は固定を、黒の矢印は静止状態を保持する位置を示します。

[※1]監訳注：ボディーワーク（bodywork）は各種手技療法の総称です。

[※2]監訳注：ストローク（stroke）は本書では手が体表面上を移動する動作を意味します。

メカニズム

生体力学の原理は物理学の基本法則に則っています。そのため、腰部と骨盤の筋に対して深部組織の施術の手技を行うための効率的な生体力学は、身体のあらゆる部分に対する深部組織の施術を行うための原理や指針でも全く同じです。圧を加えるということは、患者の組織内に力を発生させるということです。

力は、2通りの方法で生じます。つまり外部から、もしくは内部からです。**力の外部発生**は、自分の体重を使った重力の力から生じます。**力の内部発生**は、自分の筋の収縮によって生じます。

外部からは、重力が身体の質量に作用して身体の重さを作り出します。単に身体を落として患者へと身を乗り出すことで、自分の体重を利用して患者の組織に圧を加えることがで

コラム4-1

深部組織の施術の基本手順での身体の使い方

本章では、以下の深部組織の施術の基本手順における身体の使い方を説明します。

基本手順4-1　腰部の内側－傍脊柱筋系
基本手順4-2　腰部の外側－腰方形筋
基本手順4-3　上中背部－傍脊柱筋系
基本手順4-4　骨盤の後側－殿部
基本手順4-5　骨盤の外側－外転筋系

臨床のアドバイス　4-1

手技およびテクニック

本章では、ただ1つのマッサージの手技（例えば圧迫や軽擦など）や独占的なテクニックを他よりも勧めるものではありません。いずれの手技にもテクニックにも、利点があります。同様に、どんな手技もテクニックも、それだけで万能ではありえません。もし、そのようなものがあれば、だれもがその手技またはテクニックを使い、他のものは存在しないはずです。臨床整形外科的な手技療法士になる勉強とは、現在目の前にいる患者一人一人のニーズに基づいて、どんな手技を用いたらよいか、選択の仕方を学ぶということです。マニュアル本に書かれた技法をそのまま厳守するというのは、勧められません。

本書の趣旨は、基本的な解剖学、生理学、キネシオロジーの理解、そして、第1部で説明したような患者の病態力学の理解と評価に基づいて、クリティカルシンジングを行うということです。それができるようになれば、次のゴールはこの第2編で説明する、より進んだテクニックを効果的に適切に使用することです。

> 注：本書の大部分では、「深い圧」と「深部組織の施術」という言い方を同義的に使用していますが、両者には違いがあります。深部組織の施術は、深部にある組織が施術のターゲットであることを意味します。深い圧はそうではなく、単に深く圧迫するという意味で、深部組織にも浅層組織にも用いることができるものです。とはいえ、深部組織に届くには、通常深い圧が必要となるので、ここではこの2つの言葉をあまり区別せずに使っています。

きます。このようにして発生した圧は、自分では何の労力も使っていないので、事実上随意です。このため、使えるときはいつでも利用すべきです。身体のなかではコア[※3]が最も大きく重量のある部分なので、可能なときはいつでもコアを患者の身体の上、かつ施術者のコンタクト[※4]の背後に配置する必要があります。

[※3]監訳注：コア（core）は「体幹」や「身体の中心」とも呼ばれる。111頁、第3章監訳注参照。

[※4]監訳注：コンタクト（contact）とは、施術の際に患者の身体の部位と施術者の身体の部位を接触させること、またそれらの部位。

重力と体重を使ってできる限りの力を発生させてしまった

臨床のアドバイス　4－2

適切なベッドの選び方

　適切なベッドを選択することは、上手な身体の使い方をするためにとても大切です。身体の使い方を考えると、ベッドで最も重要な2つの要素は、幅と高さです。ベッドの幅を考慮する際に、患者の快適さと施術者の身体の使い方のどちらを優先するかは悩ましいものです。身体の大きい患者には、幅が広いベッドの方が楽です。しかし、幅の広いベッドでは、患者は施術者から遠くなり、患者の身体の上へ施術者がコアを持っていくのに苦労します。これは結果として、施術者は身を乗り出したり、身体の使い方を妥協することになりやすいでしょう。実際には、たまに来る大柄な患者は幅広のベッドで快適かもしれませんが、残りの患者の施術の際に施術者は悪戦苦闘することになります。

　可能な妥協策は、側面につける部品を大柄な患者のときは継ぎ足して、小柄な患者のときはとりはずせるようなベッドを使うことです（**図A**）。他には、中央部にくぼみがあるので、患者の腰部や骨盤のあたりで幅が狭くなっているベッドもあります（**図B**）。このようなベッドであれば、施術者は自分のコアを患者に近づけられるので、効率的に身体が動かせます。

　別の特徴のあるベッドでは、フェイス・クレイドルの位置を変えるための取りつけ穴が複数あって、患者をベッドの片側に寄せて寝かせることができます（**図C**）。この手のベッドだと、施術者が身体を乗り出さずに済むので、背中への負担が少なくて済みます。また、施術者のコアを患者に近づけやすくなるので、効果的に体重がかけやすくなり、より大きめの筋を使えるようになります。手持ちのベッドにこのようなフェイス・クレイドルの位置調整用の穴があれば、上手に身体を使うために利用すべきです。

　ベッドの幅よりもさらに重要なのは、ベッドの高さです。原則的に、深い圧をかけるときには、できるだけベッドは低い方が、施術者は重力と体重を利用するために身体を患者の上に持っていきやすくなります。身体を効率的に使おうとする際に施術者が最もおかしやすい誤りは、ベッドの位置が高すぎることです。大半の施術者は、マッサージの教育を受ける際にまず軽い圧から教わるため、ベッドが高めの方が施術しやすいのです。そのようなことから、後で深めの圧のテクニックを習い用いるようになっても、ベッドを高いままにしておく癖がついてしまう施術師がよくいます。施術中のテクニックに対してベッドが高すぎると、施術者は圧をかけるのに苦労して、自分の力が弱いと思い込みます。しかし、犯人は高すぎるベッドなのです。大半のベッドは高さの調整が可能ですが、ベッドを選ぶ際に重要な点は、ベッドの表面が自分の膝関節の下よりずっと下まで下げられるかどうかです。

　移動せずに同じ場所で治療を行っている施術師にとって非常に賢い選択は、電動ベッドを買うことです。これならば、ペダルを踏むだけで簡単に高さを調整することができます。ベッドの高さを調整することは、色々な体型の患者を扱う際に大事なだけではなく、同じ患者に施術をしているときでも、仰臥位や伏臥位から側臥位などに体位を変える際にも重要となります。

　また、施術に用いるコンタクトを変えるときにも重要です。例えば、手指の指腹を使用するときには、肘や前腕を使うときよりも、ベッドの高さをずっと低くすることが必要です。さらに、腰部と骨盤へのストレッチ法の多くは、ベッドをかなり低くする必要がありますが、ベッドを高くして行わなければいけない施術もあります。ストレッチの種類を変えるたびに、適した高さに調整するのは不可能です。

　電動ベッドを購入することは、自分の施術の質を良くするための投資でもあり、成功するための投資でもあります。
（映像で見る「身体の使い方と電動昇降ベッド」：著者公式サイトDigital COMT http://www.learnmuscles.com/にて有料登録で視聴可能、英語のみ）。

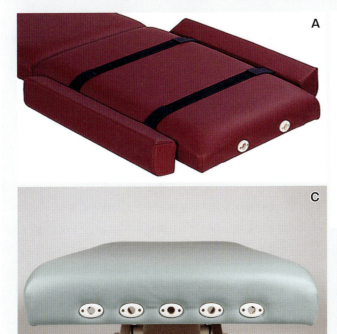

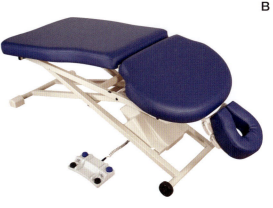

にもかかわらず、追加の力を自分で作り出すには、自分の筋の収縮で内部から生じさせざるを得ません。これには自分の労力を要するので、疲れることもあります。疲労や摩耗や自分の身体の断裂を最小限に抑えるため、常にできるだけ一番大きい筋を使うようにすることが重要です。これは、深部組織の施術ということになると、ことさら重要になります。このような大きめの筋は、主に身体の中央に近いところにあります。

テクニックの概要

腰部と骨盤での深部組織の施術の実践"学"は、物理学の法則に従い、可能なときはいつでも、体重と小さめの筋ではなく大きめの筋の収縮を利用することを意味します。腰部と骨盤での深部組織の施術の実践"術"は、正確にこれらの指針を守って適用することにあります。

次に説明するのは、患者の腰部内側領域に対する深部組織の施術の概要です。この例では、**ターゲットの筋**、つまり施術を受ける筋系は、腰部の棘突起の真横にある傍脊柱筋で構成されます。

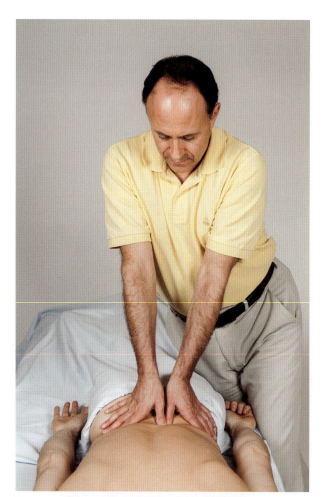

図4－1　腰部の左側の深部組織の施術の開始位置

開始位置

・患者は伏臥位にします。施術者はベッド※5の側方で、患者の近くに立ちます。
・左手を**コンタクト**の手として、患者の腰部の左側に当てます。
・右手を**ブレース**※6の手もしくは**支え**※7の手として、コンタクトの手に重ねます。
・両肘は身体の前に引き寄せ、患者に圧をかける際にコンタクトの背後からコアの体重を利用できるよう留意します（図4－1）。

※5監訳注：「ベッド」table は特にマッサージ系のものは「テーブル」ともいう。
※6監訳注：ブレース（brace）とは、施術部位で直接患者に触れる施術者の「コンタクト」の手などを押さえつけて圧を加えるなど、患者の身体には直接触れずに施術を補助すること、またはブレースを行う施術者の身体の部位のことです。
※7監訳注：ここでの支え（support）とは、施術部位で直接患者に触れる施術者の「コンタクト」の手などを患者の身体には直接触れずに支持すること、または支えを行う施術者の身体の部位のことです。

ステップ1：患者の筋系の上にコンタクトを当てる

・コンタクトの手とは、患者に実際に触れる手です。
・患者の腰部の施術の際には、いろいろなコンタクトを選んで利用できます（次項の「テクニックの実践」の「4－4 施術のコンタクトを選ぶ」を参照）。
・図4－2でコンタクトとして示されているのは左手の母指腹で、腰部の範囲で患者の身体の中心線のすぐ左側に当てます。

ステップ2：コンタクトをブレースするまたは支える

・右手の母指腹を左手の母指腹のコンタクトをブレースする、もしくは支えるために重ねます。ブレースの適正な位置は、左手の母指の末節骨の背面、つまり母指の爪の上です（図4－2）。
・図4－3は、コンタクトをブレースするまたは支える別の方法です。

ステップ3：圧をかける

・左母指腹で患者の筋系に圧をかけて、深部組織の施術を行います。
・このときの圧は、左（のコンタクトの）手をブレースする右手からの圧で補われています。実際には、両手とも患者にかける圧を加える施術の手として機能します。
・患者の組織にゆっくり沈み込み、施術している患者の身体の輪郭に対してできるだけ垂直に近い圧をかけることが重要です。
・この圧のための動作は、コアの体重からの力で行うようにしましょう（図4－4）。

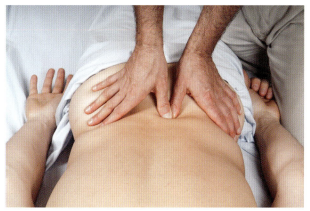

図4-2 母指腹のコンタクトを、もう一方の母指でブレースする

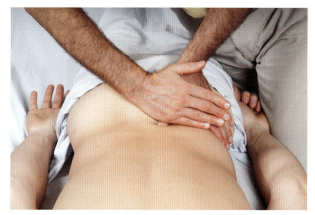

図4-3 母指腹のコンタクトを、もう一方の手の尺側でブレースする

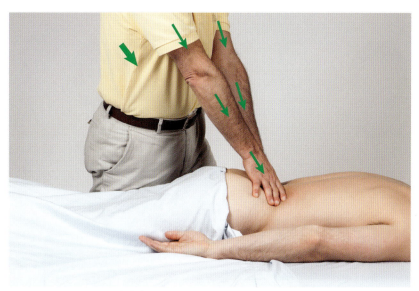

図4-4 コアから力をかける
患者の身体に圧を入れるときは、できる限りの力をコアの体重から発生させる

テクニックの実践

4-1 患者の位置を調整する

　体重で深めの圧をかけるには、患者の真上に施術者の身体があると最も効果的にできますが、それには患者にできるだけベッドの端に寄ってもらうとやりやすくなります。仰臥位の患者に施術する場合には、ベッドのどちらか一方の近くに横たわるよう患者に頼むことは容易です。

　しかし、患者が伏臥位の場合は、フェイス・クレイドル※8の位置の都合で、たいてい患者はベッドの中央に横たわることになります。フェイス・クレイドルの位置をもっと端に寄せられるよう調整できるベッドであれば、患者を端に近づけるのによいし、施術者が身体を乗り出して体重をかけやすくなります（図4-5）。

※8監訳注：フェイス・クレイドル（face cradle）は伏臥位時に顔がベッドに当たらないよう、C字型の枕にしたものですが、仰臥位時には枕の位置にもなるため、日本では「ヘッド・レスト」と呼ばれることもあります。

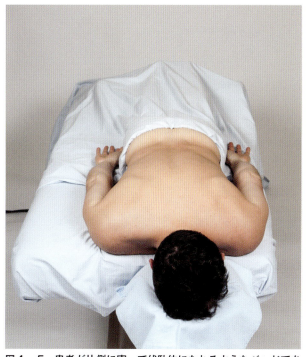

図4-5 患者が片側に寄って伏臥位になれるようなベッドであれば、施術者が患者に体重をかけやすくなる

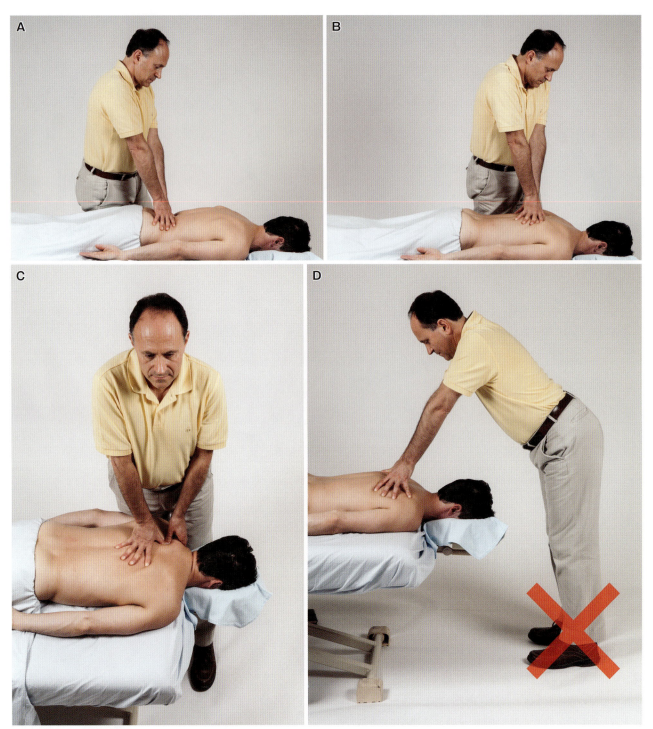

図4−6 立ち位置を調整する
腰仙部を施術するとき（A）、または胸部下部の施術の際（B）は、施術者はベッドのわきで施術する部位の近くに立つこと。胸部の上中部の施術の際は、施術者はベッドの頭側で、フェイス・クレイドルとベッドの上辺との間に立つ（C）。フェイス・クレイドルの上部側に立つと、身体が上手に動かせなくなる（D）

4−2 施術者の立ち位置を調整する

　患者を伏臥位にして背部を施術する際は、施術者は患者の施術対象部位のできるだけ近くに立つことが重要です。こうすることで施術者は自分の体幹または身体のコアを患者の上に持っていき、体重を最適に利用することができます。骨盤または腰椎部分を施術する際は、施術者は患者の骨盤もしくは腰椎のすぐ脇に立つべきです（図4−6A）。胸部下部が施術対象のときは、施術者はベッドの脇で患者の下部胸椎の横に立ち位置を調整します（図4−6B）。胸部の上部と中部を施術するには、患者のどちら側を施術するかを決め、選択した側のベッドの横でフェイス・クレイドルとベッドの上辺の間に立ちます。こうすると施術する側の患者の上胸部の真上に、施術者のコアを持っていくことができます（図4−6C）。

　よくある間違いは、ベッドの上端にあるフェイス・クレイドルの上側に施術者が立ってしまうことです。ここに立つと

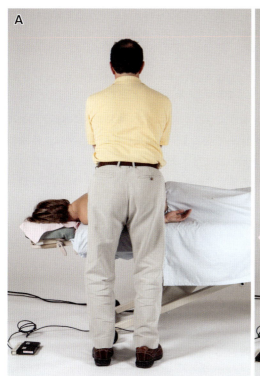
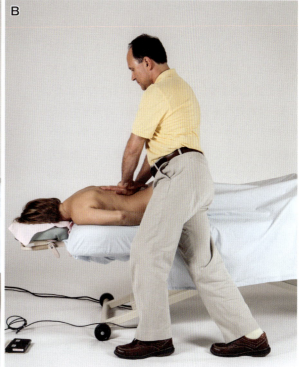
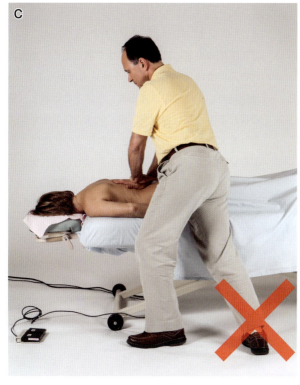

図4－7　足を適切な場所に配置する
A：患者の身体を横切る方向に施術するときは、足も患者の身体に交差する方向に向ける
B：患者の身体に縦方向で上向きに施術をするときは、両足は矢状面に構え、つま先を患者の頭の方向にする。両足の幅は広すぎず、後ろの足が矢状面に向いていることに注意
C：後ろの足を、前の足に対して直角に構えないこと

患者から遠のくばかりで、患者の上に身を乗り出さないと腰部に届きません。これだと身体の動きが損なわれ、体重を効率的に用いることができなくなってしまいます（図4－6D）。施術者のコアを最適な位置に調整するには、立ち位置を最適にする必要があるのです。

4－3　足元の位置を調整する

足元の位置を調整することが極めて重要なのは、これによって身体のコアが向く方向が定まるからです。患者の背部もしくは骨盤を横切る方向でストロークを行う場合は、足はベッドを横切る方向に向けられているべきです（図4－7A）。患者の骨盤と背部に沿って上向きにストロークを行う場合は、足はベッドの長辺に沿って縦方向上向きに向けられているべきです（図4－7B）。要するに、行うストロークの方向に足を向けるようにします。もう1つ大事なことは、両足の位置を矢状面に沿って一直線上に片足を前方、もう一方の

足を後方に並べることです（図4−7B）。こうすると施術時の土台を安定させるだけでなく、ストロークを行う場合にも、後方の足から前方の足に体重を移すことができるようになります。このとき、両足が離れすぎないようにします。足幅を広くとると安定感は増しますが、静止状態を作り出し、片方からもう一方の足へ体重を移すのが困難になります。足の位置が狭い方がストロークの際に片足からもう一方の足へと重心を移動させやすくなります。さらに、後方の足を前方の足にほぼ平行に向ける方が、後方の下肢の強力な矢状面の筋系がストロークと一直線上になって、ストロークに力を加えるのに用いることができるようになります。後方の足を横向きにしてしまうのはよくある間違いですが、これでは矢状面の筋系をストロークと一直線上に合わせられないので、避けるべきです（図4−7C）。

患者の背部を下から上へと施術を行うときに重要なのは、ストロークと一直線上になるように身体のコアを向けること、言い換えると、ベッドの頭方向を向くということです。また、施術者の体幹をできるだけ患者の身体の上に近づけるようにすることも大事です。これは幅の広いベッドのときには、特にやりにくくなります。ベッドの上に乗らずに、容易に近づける方法が2つあります。

1つ目の方法は、まずベッドの横に、頭方向へ向いて立ちます（図4−8A）。それから、外側の足（ベッドから遠い方）を、内側の足（ベッドに近い方）の後ろに置きます。この姿勢をとると、自然と大腿がベッドに寄りかかり、骨盤がベッドの上に来るので、施術者の体幹がベッドの中央に寄り、ストロークと一直線上でベッドの頭側を向きます（図4−8B）。身体のコアの方向を調整する必要があれば、股関節で骨盤を回旋して調整し、脊椎の関節は回旋させないようにします

注：前に来る側の脚の膝関節に外反膝を患っている場合は、この姿勢はとらないこと。

もう1つの方法は、まず同じようにベッドの横に、頭方向へ向いて立ちます（図4−8A）。今回は、外側の足を内側の足の前に置きます（図4−8C）。次に内側の足をベッドから離していきながら大腿を内転させると、大腿をベッドの縁に寄りかからせることができます（ベッドの縁の寄りかかる位置に、硬いものや鋭く突き出したものなどがないようにしておくこと）。こうするとベッドの上に体幹が来て、ベッドの頭側の方向に向き、施術するストロークと一直線上になります。前述した方法と同様に、体幹の方向を調整する必要がある場合は、股関節で骨盤を回旋して調整し、脊椎の関節は回旋させないようにしましょう。

（動画で見る「足元の位置と基本の使い方」：著者公式サイト Digital COMT http://www.learnmuscles.com/ にて有料登録で視聴可能）

4−4　施術のコンタクトを選ぶ

伏臥位の患者の腰部を施術する際に使える**施術のコンタクト**の選択肢は色々あります。小さいものから大きいものまで、母指以外の指腹または母指腹、手掌または別名「手刀」とも呼ばれる手の尺側の側面、拳、肘または前腕がコンタクトになります（図4−9）。小さめの部位の利点は、患者の軟部組織を評価するのにも施術するのにも、より細かく行えることです。小さめの部位の不利な面は、深い圧をかけにくく、

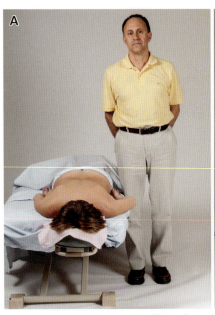 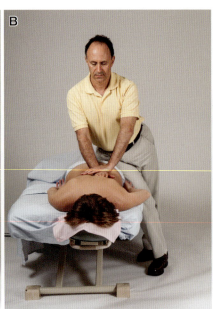 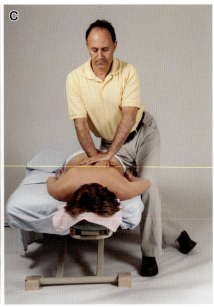

図4−8　コアが患者の上に来るように足を適切な場所に配置する
A：まず両足をベッドと平行にする
B：「外側の足」を「内側の足」の背後に置くと、自然とコアがベッドの上に来る
C：足を入れ替えて、「外側の足」を「内側の足」の前にして、内側の足をベッドから離れた位置に置いて大腿を内転すると、コアをベッドの上に持ってくることができる

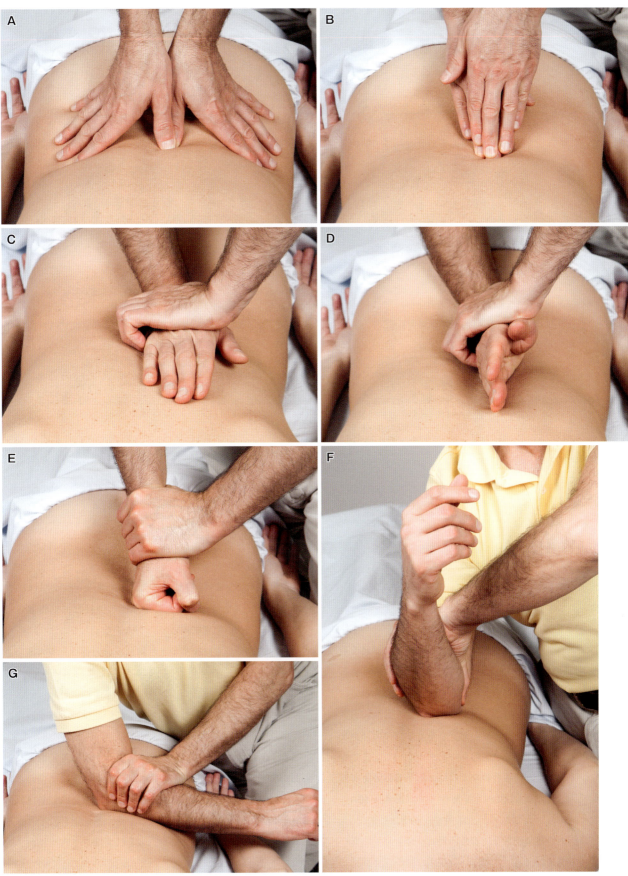

図4−9 施術のコンタクト
A：母指腹
B：母指以外の指腹
C：手掌
D：手刀（手の尺側）
E：拳
F：肘
G：前腕

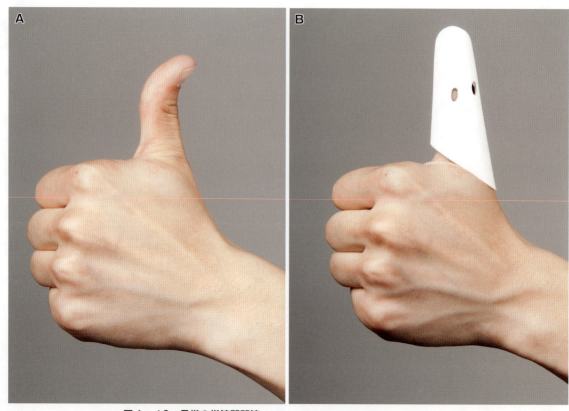

図4−10　母指の指節間関節
A：母指の指節間関節の過伸展
B：母指の指節間関節の支えにブレースを装着してもよい
(Reproduced with permission from Muscolino JE. *Advanced Treatment Techniques for the Manual Therapist: Neck*. Baltimore, MD：Lippincott Williams & Wilkins；2013.)

圧を深めにかけると損傷を起こしやすい点です。大きめの部位は、評価も施術もピンポイントでは狙いにくいですが、損傷なしによりよく深めの圧をかけることができます。

　手指を使用する際には、患者に触れるのは指腹であって、指先でないようにすることが重要です。指先で圧をかけられるのは、特に深い圧である場合、患者にとって当たりが不快になりやすいです。患者の組織に母指以外の四指で触れる最良のやり方は、患者の身体に自然に指腹が触れるように、肩・肘・手首の関節の角度を調整することです。これを母指で行うときは、母指を少し伸展ぎみにすると、指腹が自然に患者の身体に触れます。しかし、反らせすぎると母指の関節がまっすぐに連ならなくなり、過度のトルクがかかってしまうので、注意が必要です。施術者のなかには、母指の指節間関節の過伸展を起こしているケースもあります（図4−10A）。母指が少々反っていたとしても、母指での施術は可能です。指節間関節が過伸展にならないよう、母指に装着して防止をするサポート具もあります（図4−10B）。しかし、母指が極端に反って過伸展を起こすようなら、患者に深部組織の施術をする際に使用する部位を他に替える必要があるかもしれません。

　手掌を施術コンタクトにする際に重要なのは、手掌の基底部（付け根）、つまり手根部を通して出す力で患者に圧をかけるということです。手掌を患者に平らに置いたときに、圧を中手骨のあたりや指からかけると、たいてい手首にトルクがかかる結果になります。

　図4−11では、手根部から入れる力を見せています。また図4−11Aでは、意図的に手関節を伸展し、施術部位の圧が手根部から患者に入っている様子を示しています。もちろん、実際に患者に接するときには、施術者の前腕の伸筋系を疲労させないためにも、手は力を抜いて図4−11Bのように患者の身体に置かれなければなりません。

　伏臥位の患者を手掌で施術する際には通常、手首が過度に伸展しないように、肘関節をいくらか屈する必要があります。患者に圧を入れるのにコアを使って寄りかかる際に大変に重要なことは、もし肘関節を固定して、それ以上は屈曲しないように保つことです。寄りかかるのにコアを使う目的は、体重の力を腕、前腕、施術の手のコンタクトを通し、それから患者へと移動させるためです。もし肘関節をさらに屈曲させてしまうと、それが少しであっても、このコアからの力の一部または全部を失うことになります（図4−11C、図4−11D）。これは、コアから力をかけているのに、なぜ患者に満足してもらえる圧がかからないかを理解できず、不満に感じている多くの施術者がよくやっている、間違った身体の使い方です。

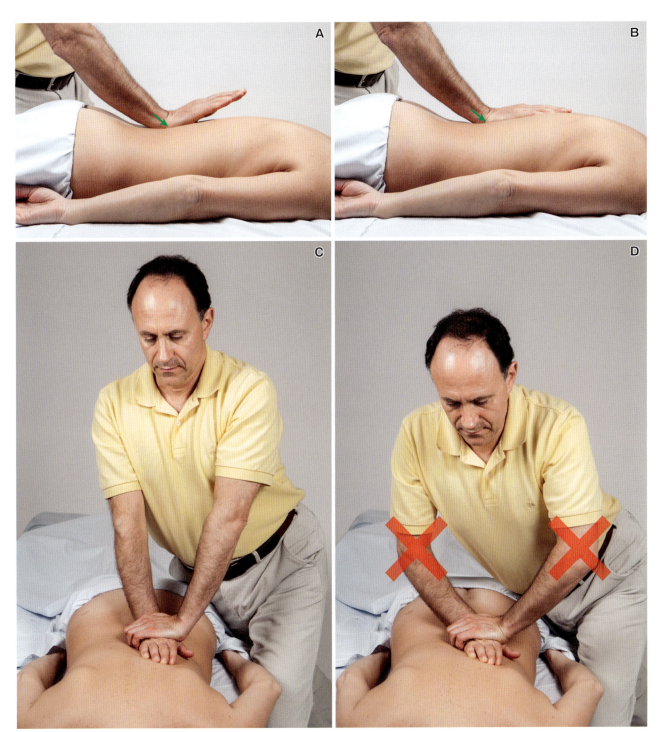

図4-11 手掌の施術のコンタクト
A：圧を手根部から患者にかけることを説明するために、この図では手関節で手を伸展した手掌のコンタクトを示してある
B：実際に手掌のコンタクトで施術をするときは、手はリラックスさせて患者の上に置くこと
C、D：手掌のコンタクトを使ってコアの体重を患者にかける際は、圧を入れるにつれて肘を曲げないようにすることが重要

臨床のアドバイス　4－3

手掌から手刀へ、肘から上腕へ移行する

　手掌と手刀（手の尺側）を、2つの別々のコンタクトととらえる代わりに、幅のある一続きの連続体の2つの両端で、手掌が最も広く、手刀が最も狭い、とみなすこともできます。患者の組織を施術する際に、腰部の傍脊柱筋系の施術など、幅の広いコンタクトが望ましいときは、手掌が最もよいでしょう。

　患者の背中を上に向かって施術していくと、傍脊柱筋系は徐々に幅を狭めるので、それに合わせてコンタクトの手の前腕を次第に回外してコンタクトを狭めていくと好都合です。前腕を回外するとコンタクトの表面が手掌全体（**図A**）から小指球（**図B**）へと変化します。さらに前腕を回外すると、手刀のコンタクトに到達します（**図C**）。施術する組織の幅に合わせて、手掌全体から手刀まで、適切なコンタクトを選ぶことができます。

　同様に、肘と上腕のコンタクトも、一続きの連続体の両端とみなすことができます。より尖った圧が望ましいときには、肘にある肘頭突起を使うとよいでしょう（**図D**）。もう少し大きいコンタクトが欲しければ、肘関節を少し伸展し、患者の身体に肘と前腕の近位部がコンタクトするようにします（**図E**）。さらに肘関節を伸展すると、前腕全体で患者にコンタクトすることになり、これが最大のコンタクトとなります（**図F**）。

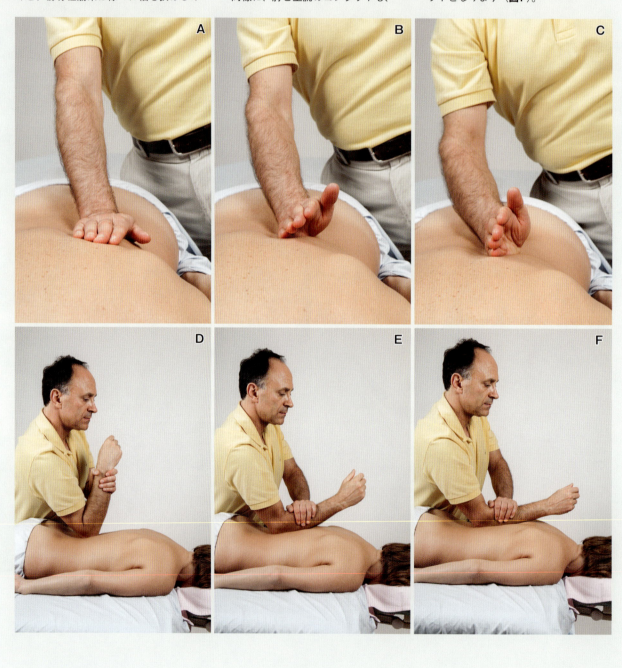

臨床のアドバイス　4－4

コンタクトを交替する

　マッサージを行う際に、どれほど完璧に身体を使うことができても、肉体的な負荷から完全に逃れることができるわけではありません。理想的な身体の使い方は、単に負荷を最小限にするだけです。

　そのため、マッサージを行うときには、診療に際して使うコンタクトを交替させることが賢明です。腰部と骨盤領域の大きな筋を考えると、できるだけ大きめのコンタクトを使うのがよいでしょう。

　賢い戦略としては、まず指腹などの小さめの部位を使って腰部や骨盤の評価をして施術を始め、その後、より深い圧をかけるために手掌や肘などもっと大きめのコンタクトに替えます。

4－5　施術のコンタクトをブレースするまたは支える

　深い圧をかけるときに大変に重要なことは、患者の身体と接する施術のコンタクトをブレースおよび支えをすることです。これは、施術のコンタクトの関節と筋を保護するだけでなく、ブレースの手からも圧を入れることができるので、より深く圧が入ります。施術のコンタクトをブレースするということは、それぞれの手がバラバラに患者にコンタクトするのではなく、2つの手がともに働かなければならないということです。このやり方なら、患者の身体をカバーする範囲は狭くなりますが、その部位に対しての圧はより強く効率的に働かせられます。深部への施術が必要なときには、その方がより大切です。

　施術のコンタクトをブレースする際には、コンタクトのどこでブレースするかという位置を、正確にとることが大変重要です。ブレースは、施術のコンタクトの、患者に入れる圧をかける箇所の真上に置かれなければなりません。この場所はブレースが圧を効果的に増強させるための位置であり、施術コンタクトのなかでも物理的に負荷がかかるので、故障をしないよう補強を必要とする場所でもあります。

　例えば、母指を施術のコンタクトとして使用する場合、ブレースは図4－12Aに見るように、その母指の末節骨上にされなければなりません。母指腹で患者に圧を入れたとき、患者の身体は母指を押し返してくるので、母指は指節間関節で過伸展を起こしやすくなります。図4－12Bのようにブレースの母指を基節骨上に置いたり、図4－12Cのように隣に指を並べるのでは、効果的に圧を増強することができませんし、指節間関節の反りすぎや、それが原因となる故障からも保護ができません。母指のコンタクトをもう一方の母指を使ってブレースとして支えるのはよく行われることです

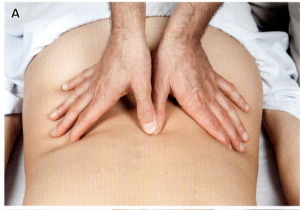
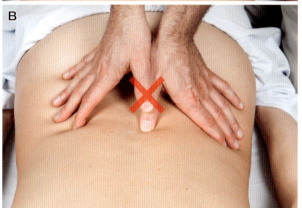
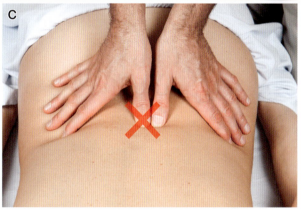

図4－12　母指腹のコンタクトをブレースするまたは支える
A：もう一方の手の母指腹が施術のコンタクトの母指の末節骨の真上でブレースしている
B、C：施術のコンタクトの母指の基節骨または末節骨の真横でのブレースは、効果的ではない

が、ここばかりをブレースに使う必要はありません。母指コンタクトの末節骨上に圧をかけられる部位ならばどこでも、ブレースとして使うことができます（図4－3）。大切なことは、施術コンタクトの患者への圧をかける箇所がブレースされ、支えられているということです。

　母指腹のブレースと同様に、他の指腹を施術のコンタクトに使う場合も、ブレースは末節骨に置かれなければなりません。患者の身体に触れるのは、通常は示指、中指、薬指です（図4－9Bを参照）。指腹を施術のコンタクトにしたときは、もう一方の手の指腹がブレースとしてうまく働きます。

　手掌を施術のコンタクトにしたときの適切なブレースは、

図4-13 手掌の施術のコンタクトをブレースする
AとBは、もう一方の手をブレースとして示す。Aでは、ブレースの圧を手掌のコンタクトの手根部を通してかけるところを説明するため、両手を手首で伸展してみせている。実際に患者に施術をする際には、Bのように両手ともリラックスさせること。CとDでは、もう一方の手の母指の水かきをブレースとして示す。Cでは、ブレースの圧を手掌の施術のコンタクトの手根部を通してかけるところを説明するため、両手を持ち上げてしてみせている。実際に患者に施術をする際には、Dのように両手ともリラックスさせること

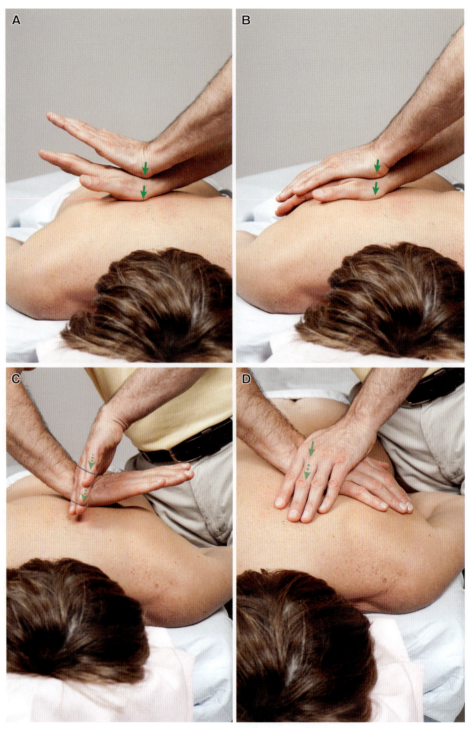

非常に重要です。手掌のコンタクトからの圧は、手掌の付け根（手根部）からかけるので、ブレースは手根部に置かれなければなりません。残念なことに、施術者たちはよく手の先の方でブレースをしますが、これは間違っています。手掌のコンタクトのブレースでよく用いられるのは、もう一方の手掌です。このブレースをする際には、ブレースの手の手根部が、コンタクトの手の手根部の真上に来るように確かめましょう。図4-13Aでは、ブレースの手からの圧が、患者にコンタクトする手根の直上でかけられている様子をわかりやすく示すために、両手とも手首を伸展状態にしています。も

ちろん実際に患者に接するときには、施術者の前腕の伸筋系を疲労させないためにも、図4-13Bのように手は力を抜かなければなりません。

もう1種類の手掌のコンタクトのブレースは、母指の水かきです。頻繁に使用されるものではありませんが、手掌によるブレースに比べてユニークな利点があります。手掌によるブレースでの解説同様、図4-13Cでは正確な位置と圧がよく見えるように両手と母指の水かきを持ち上げて患者から離してあります。実際の施術の際には、必ず図4-13Dのように両手ともリラックスさせるようにしましょう。水かき

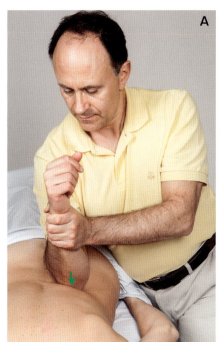 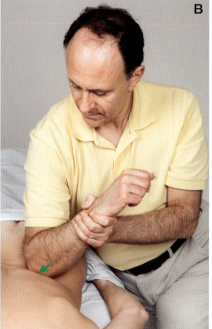 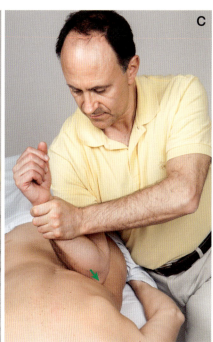

図4－14 肘のコンタクトをブレースする
前腕の遠位を握って肘の施術のコンタクトをブレースすると肘を回転させることができ、患者にかける圧の角度を変えることができる

のブレースの利点は、手掌全面のコンタクトから手刀（手の尺側面）のコンタクトへの移行がしやすいことです（臨床のアドバイス4－3「手掌から手刀へ、肘から上腕へ移行する」の図Bおよび図Cを参照のこと）。手掌全面のコンタクトから手刀のコンタクトへの移行時には前腕が回外しますが、水かきのブレースならその動きについて行きやすくなります。これによってブレースの圧は、常に患者の身体におかれたコンタクトの直上からかけられます。手掌によるブレースは、患者に対して手掌全面のコンタクトならばうまくいくかもしれませんが、コンタクトを小指球や手刀に移行させる際には使いにくくなります。

握り拳をコンタクトとして用いるときは、手関節はコンタクトの手と一緒にブレースされて固定されます（**図4－9E**を参照）。握り拳よりももっと大きくより力があるのは、肘や前腕のコンタクトです。肘や前腕のコンタクトは最も大きく、深い圧を入れるのには最も効率的ですが、これらのコンタクトを施術に使用するのは同側の上肢帯の筋系に物理的な負担がかかります。これらの筋は、患者に圧をかけるときに上肢帯を固定しなければならないからです。反対側でブレースをすれば、コンタクト側の上肢帯の筋が酷使されるのを防ぐ助けになります。

肘のコンタクトのブレースは、肘関節の前面を押さえ込む（**図4－9F**を参照）か、前腕の遠位を握ります（**図4－14A**）。肘の前面をブレースして押さえ込む方法は、患者により圧をかけるには大変に効果的です。圧を増強することは前腕の遠位を握るやり方でもできますが、このブレースがと

りわけ効果的なのは、肘関節で前腕を回転させて患者への圧の角度を変えることができる点です（**図4－14B**、**図4－14C**）。前腕のコンタクトでの施術は、その前腕を握ることと押し下げることでブレースとなります（**図4－9G**を参照）。

4－6 上肢の関節を整列伸展する

整列伸展された関節[※9]とは、一直線上に関節が並んでいる状態です。言い換えれば、関節が解剖学的肢位のように伸展している状態です。この状態であれば、コアからの力を、両腕を通して患者に伝える際に力がほとんど減弱しないか、そのまま届けることができます。伏臥位の患者の腰部と骨盤の施術を、手指の指腹をコンタクトとして行う際には、肘・手首・手指の関節が整列伸展されていなければなりません（**図4－15A**、**図4－15B**）。拳を用いるときは、肘関節と手関節を整列伸展します（**図4－15C**）。手掌のコンタクトの場合はこのままでは問題があり、肘関節を完全に積み重ねるまたは伸展すると、手関節がほぼ90°に伸展してしまいます（**図4－15D**）。これだとトルクが増し、手首の故障につながりかねません。肘関節をやや曲げることで手関節を保護するようにしましょう（**図4－15E**）。これには圧をかけるときに上腕三頭筋が等尺性に収縮しないとならないため、より筋の力が必要となりますが、手首を傷める恐れがあるよりは、上腕三頭筋を働かせる方がよいでしょう。

[※9]監訳注：整列伸展された関節（stacked joints）とは、本文で説明されるように上肢の2つ以上の関節をstack（「きちんと積み重ねる」の意）するために完全伸展した状態を指します。

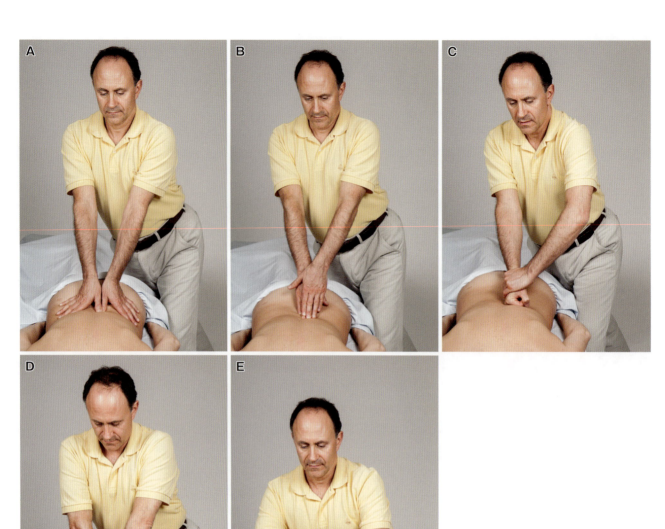

図4-15 施術中に上肢の関節を整列伸展する
A〜C：上肢の関節が、母指の指腹、母指以外の指腹、拳の施術のコンタクトとそれぞれ整列伸展されている
D：手掌のコンタクトでの施術中に、両肘関節が完全に伸展されるまたは整列伸展されると、手関節に過剰なトルクが加わり傷めてしまうかもしれない
E：両肘関節をいくぶん曲げることで、手関節が安全な姿勢をとることができる

4-7　施術者のコアとストロークを一直線に並べる

　患者をベッド上に寝かせて施術者の立ち位置と体勢を調整し、コンタクトをブレースして関節を整列伸展したところで確認すべきなのは、コアがストロークの背後に位置し、かつストロークと一直線上にあるということです。

　これを行うには、両腕を肩関節で外旋させて、両肘がコアの前に位置する体勢にします（図4-16A）。肘を内側に入れることは、コアからの力で施術できるようになる力強く効率的な身体の使い方として、重要なポイントです。身体の中心線にまで両肘を引き寄せる必要はありませんが、肩幅内にしておくべきです。手指の指腹をコンタクトとして用いる場合は、両（上）腕を、コアまたは体幹につけておいてもよいでしょう。こうすると、両肘が自分の上前腸骨棘のちょうど内側（かつ、通常やや上）に入ります（図4-16B）。

　ストロークを行う際に気をつけるべきなのは、コアを用いて行うどのような動作も、必ず上肢に直接伝わるようにすることです。このようにしてコアと上肢を一体の固定したユニットとして働くようにすると、施術者がコアを1mm動かすごとに上肢もきっかり1mm動き、施術者の手から患者へと圧が入るのです。ストロークと自分のコアが一直線上にあるかどうかを確かめるには、イメージのなかで自分の臍が向いている方向に線を引いてみて、それがストロークの線と一直線上にあって、前腕を通り抜けているかどうかを見てみます（図4-17）。

　コアとストロークとを一直線上に並べると、母指や手、前腕や肩などの小さい筋を用いずに、体重とコアの大きな筋を使ってストロークの力を出すことが可能になります。

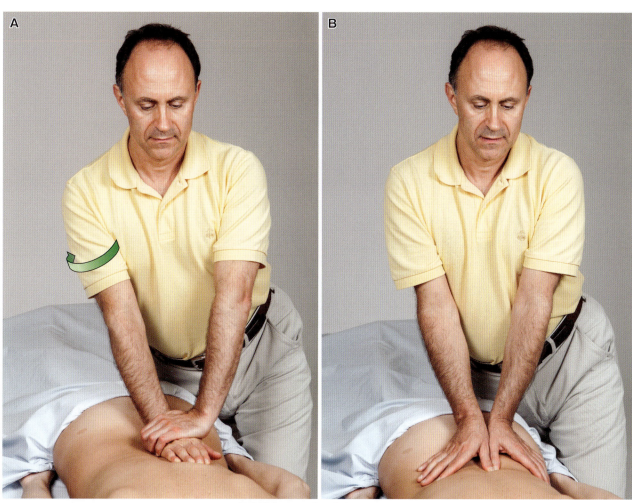

図4－16 両上肢をコアの前に置く
A：肩関節で腕を外旋すると、両肘をコアの前に保持しやすくなる
B：両（上）腕をコアにつけると、さらに支えとなる

⚠ 説明にあるように、肘をなかに入れて（上）腕をコアにつけて行うと、非常に効率よくコアから力を発生させ、コアの強さを前腕を通して患者にかけることができます。とはいえ、肘はコアに腕がつく程度に入れればよいです。この姿勢を極端に行って、肘を身体の中央にまで入れすぎてはなりません（右写真を参照）。このような姿勢は、肘関節の内側に外方向（外反）のトルクの力をかけるので、上腕骨内側上顆の屈筋系の共通筋腹または総腱に負荷がかかり、傷めることになるかもしれません。結果、"ゴルフ肘"、別名 内側上顆炎または内側上顆障害を起こす可能性があります[10]。

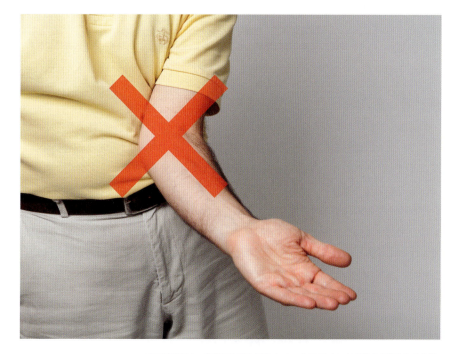

※10監訳注：一般的に内側上顆炎（epicondylitis）という症患名が使われますが、内側上顆障害（epicondylosis）は一般的ではありません。著者は炎症の有無など、病名と実際の症状との不一致がないよう明確な表現の推奨を意図しています。

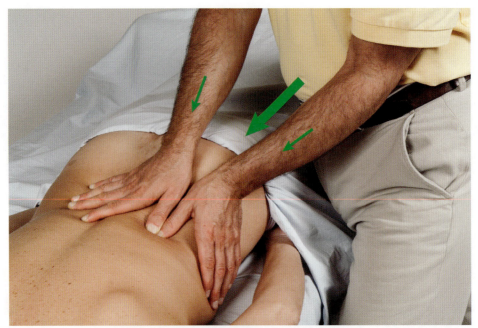

図4－17　コアから力を出す
施術のコンタクトの動きは、施術者のコアからの力で行うこと。コアの向きは、臍から線が出ているイメージで見えるようにしてある

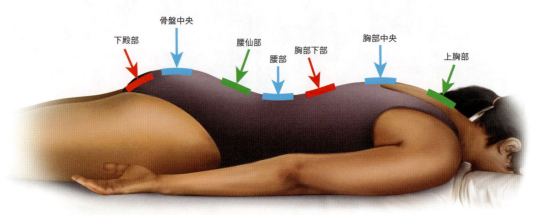

図4－18　患者の背部および骨盤部の輪郭線
患者の身体背部表面の輪郭線と、理想的な力の方向を示す各輪郭に直角となる線を引いてある

4－8　直角に圧をかける

　最大限の圧をかけられるようにするには、患者に入っていく力の角度を、施術をしている部位の輪郭に対して直角にすることです。この直角に力を入れるという考えを実行するには、患者の腰部と骨盤をその領域の曲線によって、つまりそれぞれの部位の輪郭がどの方向を向いているかで、別々の領域に分割します。これらの領域は全部が身体の後面にあるので、すべて後方を向いていることになります。そのため重要なのは、施術者がコアをできるだけ患者の（背部の）上に持ってくるようにすることで、こうすると患者に垂直に下方向へ（後側から前側へ）圧が入ります。しかし、もう1つ重要なのは、施術を行う部位の曲線は、純粋に後方に向いているのか、上向きかつ後方なのか、下向きかつ後方なのかを判断することです。図4－18に、この領域のそれぞれの部位の輪郭の方向が示してあります。どの部位にも輪郭の線が描か

れ、そこに対して直角の方向が矢印で示されています。矢印それぞれが、患者に最も効率的に施術するために用いるべき直角方向を表します。

　上胸部と腰仙部は、上向きで後方を向いています。そこで、ここへ直角に施術をするために一番よいのは、患者の（背面）上へコアを持ってくるだけでなく、施術する部位よりもやや上方に立ち位置を決めることです（**図4－19A、図4－19E**）。胸腰部と下殿部は下向きで後方を向きます。そこで、ここへ直角に施術をするには患者の（背部）上にコアが来る位置で、施術部位よりもやや下方に立ちます（**図4－19C、図4－19G**）。胸部中央、腰部中央、殿部中央は純粋に後方に向いています。そこで、ここへ直角に施術をするには、施術部位のちょうど真上に身体が来る位置に立ちます（**図4－19B、図4－19D、図4－19F**）。

　患者が伏臥位でもっと身体の側方を施術する際には、施術

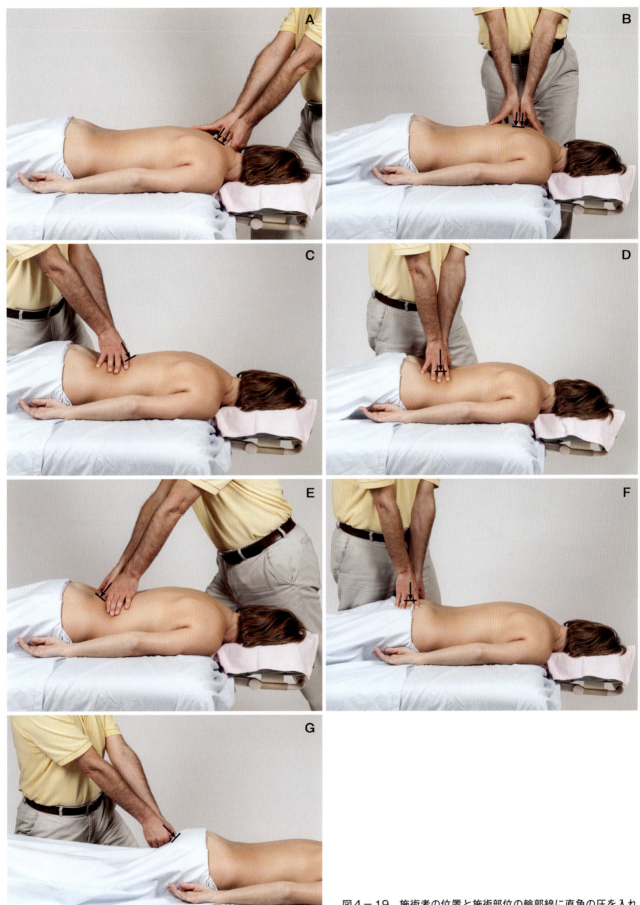

図4-19 施術者の位置と施術部位の輪郭線に直角の圧を入れる力の線
A：上胸部　B：胸部中央　C：胸腰部　D：腰部中央　E：腰仙部
F：中殿部　G：下殿部

臨床のアドバイス　4−5

背中の姿勢

　立って患者に施術を行う際の、施術者の背中の姿勢は大きく分けて、**猫背の背中**、**斜めの背中**、**垂直の背中**の3種類です。

　猫背の背中（**図A**）は、これら3つのなかで最もよくありません。なぜなら、脊柱は椎骨が広げられて不安定な状態で、背中は前方へとバランスを崩し、後側の伸筋系は身体が前に倒れないよう等尺性収縮を起こさなければならないからです。

　斜めの背中（**図B**）は猫背の姿勢よりはよいです。脊柱が伸展し、椎骨が閉じてぐらつかなくなるからです。とはいえ、背中はここでも前方へとバランスを崩し、伸筋系は等尺性収縮しないとならない状態です。

　施術者の背中の最もよい姿勢は、垂直の背中（**図C**）です。脊柱が伸展し、椎骨がしっかり閉じ、そして体幹上でバランスがとれているため、脊柱の伸筋系の収縮が最小限で済みます。施術者はできるときはいつでも、背中を垂直に伸ばした姿勢を保つよう努力しましょう。

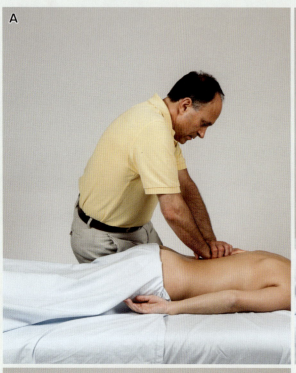
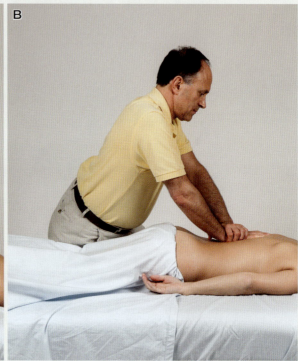
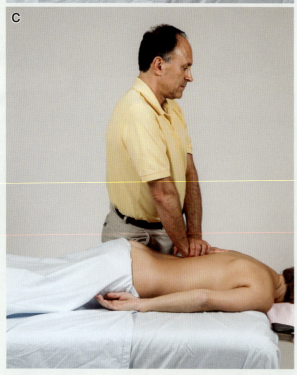

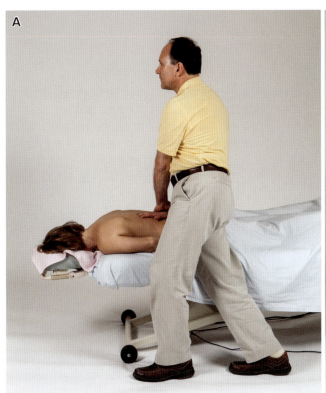 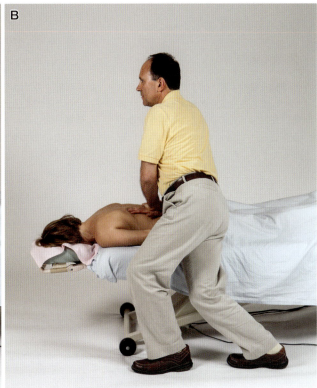

図4－20 体重で患者の身体に沈み込む
コアの体重は、両足首を背屈し膝関節と股関節を屈曲することで、患者へと移動する
A：開始位置
B：終了位置

部位の輪郭ももっと横向きになります。これはつまり、施術部位の輪郭がより垂直方向を向いていることになるので、その部位に対してより水平方向に力をかけることが必要になります。

4－9　コアを使って沈み込む

　前述したように、力は2通りの方法で出すことができます。重力によって体重を利用するものと、筋の収縮によるものです。重力は無料ですし、施術者には何の労力もいらないので、可能な限りは重力を用いるべきです。重力は下向きにしか働かないので、これを利用するには、施術者は患者の上に身体を持っていく必要があります。そうすると、患者へと沈み込むことで施術者の体重を用いることができます。患者の身体の上に施術者の身体が来るためには、ベッドはかなり低くしないといけません。低ければ低いほど、患者の上に来る身体の面積が広くなり、より多くの体重を利用できます。施術者のコアを患者の上でストロークと一直線上にすれば、患者の上に沈み込むことで深い圧がかけられます。これを行うには、両足首を背屈し膝関節と股関節を屈曲します（図4－20）。

4－10　大きい筋を使う

　コアを使って患者の身体後面に沈み込んだり、もたれたりすることは、基本的には体重を使います。一方、体重から作られた圧に筋の収縮も追加することが必要な場合もよくあります。どの筋を収縮させて使うかを選ぶには、大きめで力のある、コアにある筋にすると、身体の末端にある小さい筋よりも労力が少なくて済みます。大きさと強さを小さい順で並べると、使われることのある上肢および軸体の筋には、手指、手関節、肘および橈尺関節、肩関節、上肢帯、そして最後に体幹と骨盤で構成されるコアの筋があります。コアの大きめの近位の筋を使うようにすることで、疲労の度合いが減少し、故障を起こす可能性も少なくなります。

4－11　下肢を使って押し込む

　施術をする患者の表面の輪郭がいくらか外方を向いている場合（例えば腰方形筋や、側方の傍脊柱筋系）は、患者に対してより水平方向から取り組まなければなりません。水平方向の力は、体重を利用できないので、筋の収縮が必要となります。大きい筋を使うと、同じ圧でも労力は少なくて済みます。やや水平方向に施術をするときは、下肢の大きい筋を利用するのが賢明です。これを行うには、両足は矢状面に並べ、後方の足は前方の足と平行な感じにします。

　この立ち位置なら矢状面方向の大きい筋を最良に用いることができます（施術者がよくやってしまうことですが、後ろ足が外向きになっていると、矢状面の筋がストロークと一直線上でなくなるので、力が減じてしまいます）。そして、後

臨床のアドバイス　4－6

体重を使う

　体重を使って力を出すことを実際に試すのに優れた方法があります。それは体重計をベッド上に載せて、体重をかけてみることです。ベッドの高さを色々に調整してやってみるとよいでしょう。

　筋収縮で力を出そうとしてはなりません。ただ身体をリラックスさせて体重計に体重でのしかかり、それぞれの高さでどのくらいの力が出たかを見てみます（下図を参照）。

　図Aでは、ベッドの上面は施術者の膝の高さにしてあります。図Bでは、施術者の大腿の中間の高さにしてあります。ベッドが低いほど、筋の助けを得ずとも力は大きくなります。

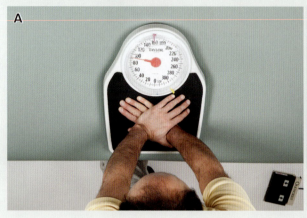 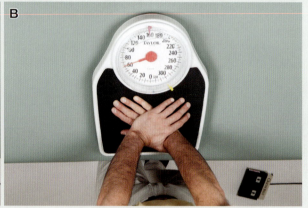

臨床のアドバイス　4－7

上肢帯を上げさせておく

　ベッドが高すぎると、施術者はたいてい患者に治療を施す際に上肢帯の筋系を収縮させなければならなくなります。これは悪い姿勢とみなされますが、その理由は上部僧帽筋や肩甲挙筋などの肩甲骨の挙筋系が等尺性収縮させられて酷使され、身体に負担がかかるためです。

　よって、身体の使い方の原則としては、上肢帯はリラックスして下げた位置にしておきます。

　とはいえ、上肢帯を挙上させるのがよい場合もあります。ベッドが適度に低い位置で、深い圧で患者に施術をしている場合には、圧をかけたときに患者の身体が施術者のコンタクトへ押し返してきて、施術者の上肢帯が受動的に挙げられます。このような場合は、患者の動きを抑えようとして、肩甲骨の下制筋系を等尺性に収縮させるよりも、そのまま上肢帯を挙上させる方が施術者の身体に無理や負担がかかりません。

　よい姿勢の基本にあるのは、身体組織への負荷を最小限にすることです。上肢帯が緩んだまま上に上がる方が、下げておこうと筋を緊張させるよりも負担が少なくなります。

臨床のアドバイス　4－8

箱を押す

　後方の下肢で蹴り出す際の身体の使い方でよくある間違いは、蹴り出す際に施術者が伸び上がることです。患者に入れる圧を発生させることに関して、伸び上がりは合理的ではありません。上方に起き上がれば、施術者の身体のコアが患者から離れてしまうからです。患者は施術者の正面で、通常少し低い位置にいます。そのため、後方の下肢で蹴り出し、前方かつやや下方に押すように覚えることが重要です。

　この動きのコツを学ぶのに役立つのは、床に置いてある大きな箱を押している姿をイメージすることです。

　箱を押す準備をする際には、直感的にかがんで、後ろ後方の下肢の足関節を背屈し、膝関節と股関節を屈曲します。そして箱を押すときには、自然に後方の足関節は底屈し膝関節と股関節は伸展し、そのとき前方の足関節は背屈し膝関節と股関節が屈曲します。箱を前方に押し進める際に、身体が伸び上がるようなことはしません。むしろ、骨盤をより水平に保とうとするでしょう。

　これを立った姿勢で練習しましょう。自然にできるようになったと感じたら、患者の施術でこの動きが再現できるようにします。

　もし他のやり方と交互にするのなら、患者を前方かつ下方に押せるように、前方に押す際に実際に施術者の骨盤を落とすと、患者に前方かつ下方の圧をかけることができます。

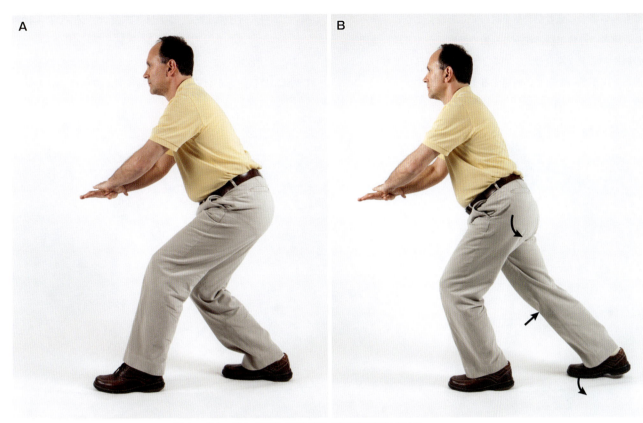

図4−21　後方の下肢を蹴り出して圧を患者にかける
A：開始位置
B：蹴り出す際には、足関節の底屈、膝関節の伸展、股関節の伸展が起こる

ろ脚で床を蹴り出し、患者に向かって押し込みます。多くの施術者は、足関節の底屈筋を使うことは上手くできますが、膝関節や股関節の大きな筋を利用することを忘れぎみです。これらの大きい筋群を用いるには、最初に膝と股関節を屈曲して、ややかがみ姿勢をとります。それから後ろ足の足首を底屈して患者に向かって蹴り出すときに、同時に大腿四頭筋群で膝関節を、殿筋系とハムストリングで股関節を伸展します。蹴り出すときに身体が上に逃げないようにするには、前脚も同時に足首を背屈し、膝関節と股関節を屈曲するようにします。こうすると、前方かつ患者に対してはやや下方向に蹴り出すことができます（図4−21）。

4−12　身体組織に働きかける

深部組織の施術では、患者の身体組織に働きかけることになります。これが意味することは、圧をかけるときには抵抗を感じるまで押し込むということです。治療効果のある深部組織の施術とするには、いったん抵抗を感じた後に、さらに圧を加えることが必要です。ただし、その強さは患者の許容範囲内にとどめて、加圧はゆっくりと行うことが重要です。とはいえ、深部組織の施術が効果を上げるには、深部組織の層に届くような十分な力を、圧にこめることが必要です。

臨床のアドバイス　4−9

施術の深さ

深部組織の施術の深さは、常に患者が許容できる範囲内でなければなりません。患者に深い圧を強要したり、患者が我慢できないような施術をしたりするのは、決してプラスにはなりません。そのようなことをすると、患者は痛みに反応して、または痛みを予期して、施術部位の筋をこわばらせます。マッサージの基本的な目的の1つは筋緊張をやわらげることですが、施術中のターゲットの筋を患者がこわばらせた瞬間に、深い圧の目的がくじかれてしまいます。

さらに、深い圧は絶対に突然かけてはいけません。むしろ、患者の身体をまず軽めに、次に中等度の深さのマッサージでウォーミング・アップを必ずしておいてから、深い圧を導入すべきです。そのような場合でも、深い圧はゆっくりと滑らかに患者の筋に沈みこませて行うことが重要です。患者がしかるべく準備ができている状態で深部組織の施術が適切に施されると、患者はかなり強い圧をかけられても気持ちよいことが多いです。

4−13　患者の呼吸に意識を向ける

施術中の患者には、呼吸に意識を向けてもらうようにすると、助けになることが多いです。まず、患者に深く息を吸っ

てもらいます。患者が身体を緩めて息を吐くときに、ゆっくりと患者の身体組織に沈みこみ始めます。かなり深い場所への施術が必要な場合は、これを2～3回繰り返してもらいながら、圧が狙った深さに到達するようにします。

4−14　持続圧から短いディープストローク・マッサージへ移行する

ここまで説明してきた指針はすべて、患者の身体のどこか1カ所に持続圧をかける場合の、施術者の身体の使い方を完

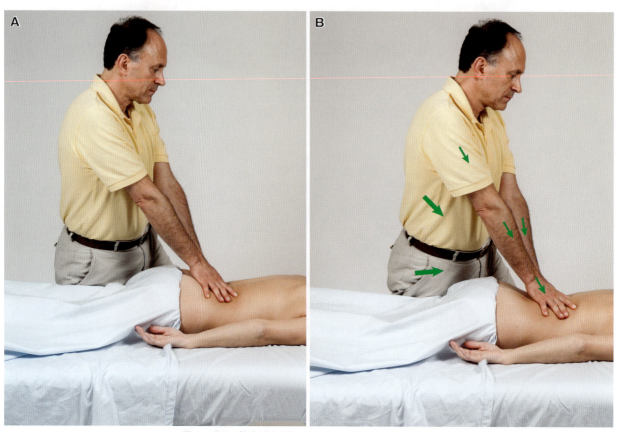

図4−22　静止圧から短いストロークに移行する
A：開始位置　B：ストロークの動作は、コアからの力で行う

実践テクニック　4−1

筋筋膜トリガーポイントを施術する

トリガーポイントとは、圧痛の小さな焦点の場所のことで、離れた部位に関連の痛みまたはその他の症状を起こすことがあります。筋組織にトリガーポイントが発生すると、圧痛があり関連症状を起こすこともある収縮の小さな領域ができます。これを筋筋膜トリガーポイント、一般的には筋硬結と呼びます。

トリガーポイントに対するボディーワークの施術で古典的に行われてきたのは、**虚血圧迫法**および**持続圧迫法**として知られているものです。虚血および持続圧迫法では、圧は直接トリガーポイントにかけられ、しばらくの間、たいていは10秒以上保持します（一般的に、虚血圧迫法の方が持続圧迫法よりも強い圧を

かける）。

しかし、近年では多くのトリガーポイントの権威が、持続圧迫法の代わりにディープストローク・マッサージを提唱するようになってきました（Simons and Travell in *Myofascial Pain and Dysfunction: The Trigger Point Manual*, 2nd ed. Vol 1: Upper Half of Body〔Lippincott Williams & Wilkins, 1999〕およびDavies in *The Trigger Point Therapy Workbook: Your Self-treatment Guide for Pain Relief*〔New Harbinger Publications, 2004〕を含む）。

ディープストローク法は、通例、患者の身体により気持ちよく、施術者の母指にもよりやさしいだけでなく、局所的な

動脈循環の改善にも効果的なようですが、これはトリガーポイントを本当に治癒させるのに必要とされるものです。

ストロークの長さはだいたい1～2インチ（監訳注：約2.54～5.08cm相当）だけでよく、通常1分間に30～60回繰り返します。圧は深いですが、押圧が常にトリガーポイント上にかかるわけではないので、患者はたいていこの方が耐えることができます。

まだトリガーポイントに対してディープストローク・マッサージを試したことがない施術者は、この方法を一度試して、持続圧迫法と治療効果を比べてみることをおすすめします。

全なものにするためのものです。これは決して、持続圧こそが施術テクニックの選択肢であるとして提唱するものではありません。これは単に、一度に患者の一部分だけに的を絞ることによって、身体の使い方を最も効果的にする方法を学びやすくするためです。動かない1カ所への持続圧から、**ディープストローク・マッサージ**[※11]に移行することは、押圧する場所が移動することです。適正な身体の使い方をしながらこれを行うには、当初の施術部位からその隣の部位へと、施術コンタクトを滑らかに移動させる必要があります。この動作は施術のコンタクト（例えば手指）を動かして行うのではなく、コアまたは両下肢からの力で行うようにしなければなりません。関節が整列伸展されていれば、このコアの動きは、患者に沿った施術のコンタクトの動きとなって伝わっていきます（図4－22A、図4－22B）。とはいえ、こうしたストロークは短めに保つことが肝心です。その理由は、当初の施術箇所から遠くへ行けば行くほど、適正な身体の使い方は難しくなるからです。長さにして1～6インチ（監訳注：約2.54～15.24cm相当）の短いディープストロークであれば、施術者は最適な身体の使い方を保つことができます。

※11 監訳注：ディープストローク（deep stroke）またはディープストローク・マッサージ（deep stroking massage）は、深いところまで圧をかけた状態のままで行うストロークの手技です。

4－15　長いディープストロークに移行する

上手な身体の使い方をするには、施術者の身体をできるだけ施術している部位に近い位置に置くことです。こうすれば、圧をかけている場所の上に施術者のコアが来るので、体重を利用できます（図4－23A）。とはいえ、患者のある一点に対する理想的な身体の位置と使い方のまま、長いストロークを施術中にも両足を同じ場所に据えっぱなしにすると、ストロークの終わりには身体の使い方に無理が生じるのが避けられなくなります。体幹は垂直でなくなり、患者の身体の上にもないので、効率的に力を出すことができなくなります。また、身体が倒れないように背中の筋が等尺性の収縮をせざるを得なくなるバランスの悪い体勢となるのです（図4－23B）。こういう理由で、長いディープストロークを行う際には必ず、施術中に両足の位置を動かすことが必要となります。

患者の左側の例で説明すると、ストロークを開始するときは、矢状方向の構えをとり、重心は右足（後方の足）にかけます（図4－24A）。そのストロークで患者の背中を少しずつ上方に移動する際に、重心を徐々に左足（前方の足）へと移動する（図4－24B）。それから右足を左足に並べ、重心を右足へと移します（図4－24C）。次に、左足をずっと前へ出します（図4－24D）。患者の背中を少しずつストロークで上方に移動しながら、この足の運びを繰り返します。つ

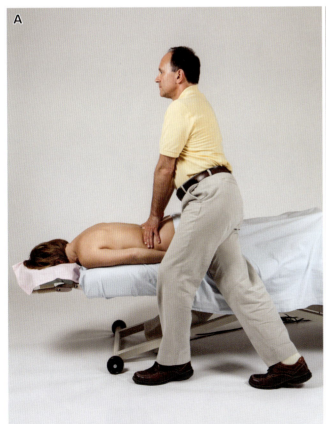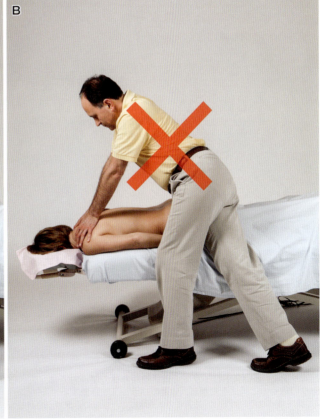

図4－23　長いストロークでの身体の使い方
A：長いストロークを始めるときの、理想的な身体の使い方
B：長いストロークの施術中に、両足がずっと同じ位置にあると、ストロークの終わりには身体の使い方がうまくいかなくなる

137

まり、再び体重を右足（後方の足）から左足（前方の足）に徐々に移すのです。腰仙部から胸椎の一番上までという大変長いストロークをかけるときには、通常この足の運びをおよそ2～3回繰り返すようになります。この方法だと、施術者のコアは常にマッサージしている部位の上にあり、いつでも体重を利用できます。

患者の体幹の上端まで達したときに、深い圧を途切れさせずにストロークを終えたいと思ったら、施術者のコアが患者の体幹よりも上方（フェイス・クレイドルのすぐ脇）に来るようにするのが肝心です。そこで、患者の背中または肩の上端に対して後方に向かって体重で沈み込むまたは寄りかかります（図4-24D）。ストロークの最中はずっとコアの体重を前方向に前方の足にかけてきたのに対し、最後は、コアの体重を後ろ方向に後方の足にかける必要があります。こうすれば、ベッドの上辺に向かって患者の肩背上部へと圧をかけるために身体の向きを180°変えることなしに、ストロークを終えられます。ベッドの上方へと足を動かす際に、足から足への体重移動をより優雅にできるようにすると、よりスムーズに患者の背部に1回で長いディープストロークを行うことができます。

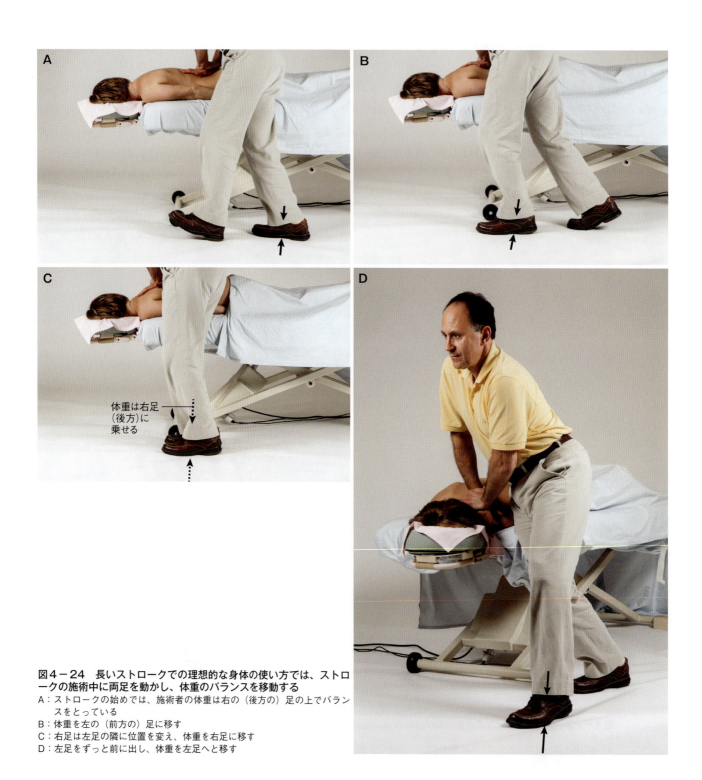

図4-24　長いストロークでの理想的な身体の使い方では、ストロークの施術中に両足を動かし、体重のバランスを移動する
A：ストロークの始めでは、施術者の体重は右の（後方の）足の上でバランスをとっている
B：体重を左の（前方の）足に移す
C：右足は左足の隣に位置を変え、体重を右足に移す
D：左足をずっと前に出し、体重を左足へと移す

4－16　首と頭の姿勢

　首と頭は、圧をかけることには関与しないので、一番楽で負担がない姿勢に保てばよいでしょう。よくある姿勢のパターンで身体に負担になるのは、頭と首の上方を曲げて施術中のストロークを見ようとするものです（**図4－25A**）。これはできるだけ避けた方がよいです。ストロークする手元を見続ける必要は、ほとんどありません。そしてこれは、体幹の前の何もないところに頭が来るアンバランスな姿勢になります。この姿勢を保ち、かつ顎が胸につくほど屈曲するのを防ぐために、後側の頚部伸筋系は等尺性収縮を起こさなければならなくなります。頭と首の健康に最もよい姿勢は、垂直な体幹の上に頭がバランスよく載っているもので、これならば首の筋は頭の位置を保とうと収縮しないで済みます（**図4－25B**）。

　とはいえ、長めのストロークを行うのに腕を伸ばして体幹が前方に傾くときなど、体幹が垂直でない場合は、この姿勢はとれません。こういう場合には、頭と首の力を抜き、首を屈曲させて顎を胸に近づけるかのせてしまう方がまだよいでしょう（**図4－25C**）。この姿勢は、眼を閉じてマッサージをしている皮膚の下の組織をイメージするよい機会になります。

> 注：頭と首を下げて曲げておく唯一の欠点は、この姿勢がクセになると、頚部後側の筋膜組織が徐々に伸張されて、頭や首を挙げておく他動張力が弱まってしまうことです。長い目で見ると、頚部の伸筋系に大きな負担をかけてしまう可能性があります。

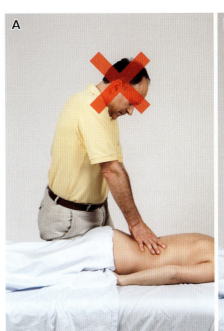 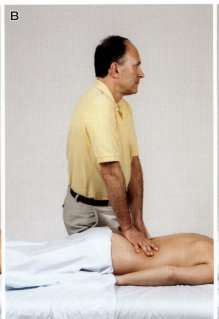 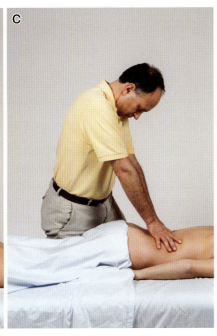

図4－25　頭と首の姿勢
A：ストロークを見ていようと頭と首を屈曲すると頭が前方へとバランスを崩し、後側の頚部伸筋系が等尺性収縮しないとならなくなる
B：垂直な体幹に頭が載っているバランスのとれた姿勢
C：体幹を傾けたときには、頭と首は力を抜いて屈曲させる

臨床のアドバイス　4－10

正しい潤滑剤を選ぶ

　ストロークを施術する際、患者の皮膚をこすらずに肌に沿って滑らせるためには潤滑剤が必要です。ちょうどよい潤滑剤の選択は、とりわけ深部組織の施術にとっては大変に重要です。

　潤滑剤を使うと、施術での患者の肌に沿った**滑り**またはなめらかな動きが可能になります。一方、潤滑剤によって、患者の組織へと押し込めるように、ある程度の**ひっかかり**または摩擦があるものでもなければなりません。さもないと、肌がつるつるしすぎて、施術するのに肌の表面を滑ってしまい、患者の身体に圧を入れられないからです。

　各潤滑剤には、それぞれの滑りとひっかかりの配合があります。深部組織の施術用の潤滑剤の選び方は、滑り具合よりもひっかかりが重要です。一般的に、ウォーター・ベースのローションの方が、オイル・ベースのものよりも、深部組織の施術には向いています。

　潤滑剤の使用量もまた、大変に重要です。多すぎると、肌の上でつるつる滑ってしまい、組織に圧をかけるのが難しくなります。施術者が深い圧をかけるのに苦労する要因としては、力が足りないというよりも、潤滑剤を使いすぎるということが多いです。一般的に、患者の肌をこすらずに済む最低限の量が、潤滑剤を使用する適量です。

基本手順

深部組織の施術（ディープティシュー・ワーク）の基本手順

腰部と骨盤の施術方法は、1通りではありません。患者の要望によって局所に集中した施術をするのもよいですし、全身を対象とするマッサージの一端として、深部の施術を腰部と骨盤領域の全体に施すこともできます。どちらの場合でも留意すべきことは、最初は軽めから中等度の施術で始めて、患者の身体にもっと深い圧への準備をさせてから、続けて深部組織の施術（ディープティシュー・ワーク）へと途切れさせずに移行するということです。深部の施術では、患者の筋にはゆっくりと沈み込むことをいつも心がけるようにします。

以下の5つの基本手順では、腰部と骨盤後側（殿部）へ

の深部組織の施術を行う際の身体の使い方を説明します。これらの部位の施術で、どこから始めるべきという決まりはありません。ここで紹介する5つの基本手順の順番では、腰仙部と腰部から始まり、胸部へと続いて、最後に殿部で終えます。

この順序は優れた方法ではあるが、もし変えたければ変えても問題はありません。また要望に応じて、5つの基本手順を終えた後に、殿部、腰部、胸部をつなぐような長めのストロークを数回入れるのもよいでしょう（「4-15長いディープストロークに移行する」を参照）。5つの基本手順では、左側の腰部と骨盤への施術で説明します。右側への施術は、ベッドの反対側に立って左右の手の役割を逆にすれば、全く同じ方法でできます。

臨床のアドバイス　4-11

患者とのコミュニケーション

圧の深さが適当かどうかをはかる最良の方法は、かけている圧に対する患者の組織の反応を常に見ることです。これを、指腹や他の施術のコンタクトで感じられるようにならなければなりません。このような点で、マッサージは双方向の1本道のようなものです。つまり、施術者は患者に圧を入れているだけでなく、常に患者の圧に対する反応をチェックしていなければなりません。

マッサージをしながら患者に口頭で圧の深さを尋ねることも大変に意義があります。

患者の組織からの反応で圧の深さが大丈夫だと思っていても、施術者が患者の要望や必要に応えようとしている姿勢を示し、患者に直接伝えることは肝要です。これにより患者を安心させリラックスさせられますし、特に深めの施術をする際には重要です。

患者に圧の程度を尋ねる際に気をつけてほしいことは、単に「圧はどうですか？」と聞いてしまわないことです。これでは、患者にマッサージの批評をさせる形になってしまい、多くの人は答えにくく感じます。結果として多くの場合、本音はどうであれ

「大丈夫です」が答えとなってしまいます。

圧の程度を聞く際の最もよい尋ね方は、「圧はもっと強い方がいいですか？　もっと軽い方がいいですか？」というものです。これは、患者に施術の内容について変更を求めるよう明確に促しているので、「そのままで大丈夫です」とは自分で考えて言わなければならなくなります。

このように表現を工夫することで、正直かつ正確な答えを引き出しやすくなり、患者にとって快適で、身体のためにもよいマッサージが行えるようになります。

深部組織の施術の基本手順での身体の使い方

本章では、以下の深部組織の施術の基本手順における身体の使い方を説明します。

・基本手順4-1：腰部の内側－傍脊柱筋系
・基本手順4-2：腰部の外側－腰方形筋
・基本手順4-3：上中背部－傍脊柱筋系

・基本手順4-4：骨盤の後側－殿部
・基本手順4-5：骨盤の外側－外転筋系

注：5つの基本手順それぞれに対し、特定の施術のコンタクトとブレースの位置を示してありますが、他の選択肢でもかまいません（図4-9、図4-12〜図4-14を参照）。

基本手順4-1　腰部の内側－傍脊柱筋系

開始位置

・患者は伏臥位で、可能であればベッドの左側に寄ってもらいます。患者の足首の下にはボルスターを入れます。
・施術者はベッドの左側の、患者の近くで骨盤のすぐ横

に立ちます（図4-26A）。

ステップ1：患者の筋の上にコンタクトを置く

・右の手掌を施術のコンタクトとし、患者の腰部の左側、仙骨の背面上に置きます。

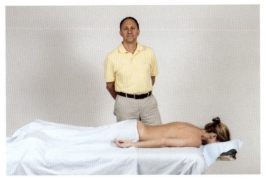

図4-26A

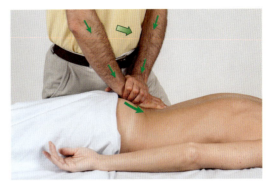

図4-27A

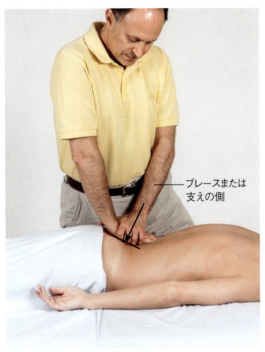

図4-26B

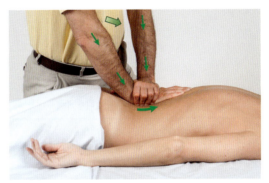

図4-27B

ステップ3：圧を入れる

・患者の仙骨の背の上の筋に、正中線のすぐ外方で、手掌でゆっくりと圧を入れます。これは、右足（後方の足）から左足（前方の足）へと体重移動しながら行います。
・この圧には、左のブレースの手からの圧も加えます。
・重要なのは、患者の組織にゆっくり沈み込むことと、圧は施術部位の輪郭に対してできるだけ直角に入れることです。
・体重を前方へと移動しつつ、この動きを患者の腰椎棘突起に近い傍脊柱筋系に沿ったディープストロークへと変化させます。下方から上方へ、およそ1～6インチ（監訳注：約2.54～15.24cm相当）の長さで行います（図4-27A）。
・ストロークの動作は、両下肢とコアからの力で行いましょう。

このあとの繰り返し

・このストロークは、同じ場所でさらに2～3回行います。
・次に、わずかに上方へ移動し、中腰部から上腰部で同じようにおよそ3～4回ディープストロークを行います（図4-27B）。
・さらに傍脊柱筋系上のわずかに外方で、3～4回のストロークを繰り返し、腰仙部と中腰部から上腰部の両方で（図4-27C）、傍脊柱筋系の外側縁まで行います。
・仙骨の背面に戻って最初から再び始めますが、この手順をすべて、今度は圧を深くして繰り返します。

・コンタクトした患者の身体の輪郭に対して、前腕ができるだけ直角に向くようにします。この位置の仙骨の輪郭に対しては、患者に直角に圧を入れるのにブレースまたは支えの左手の前腕の方が実際には一直線に並んでいるとよいです（図4-26B）。
・また、施術者のコアがストロークと一直線上に並んでいることを確かめます。臍が、前腕と一直線上（または非常に近くで平行）になっていればよいです。

注：手掌以外の、他のコンタクトでも可能です（図4-9）。

ステップ2：コンタクトをブレースするまたは支える

・右手の手掌のコンタクトを支えるブレースは、左手の母指の水かきになります（図4-26Bを参照）。
・両肘を身体の前に入れ、患者に圧を入れるときにコンタクトの後方からコアの体重を使えるようにします。

注：左手の母指の水かきの代わりに、手掌をブレースにしてもよいです（図4-13を参照）。

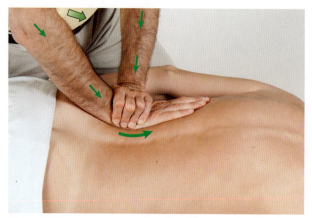

図4-27C

> **実践テクニック 4-2**
>
> ### 圧を深くするためのアイシング
>
> 痛くて患者が緊張してしまうような深部組織の施術をしたいと思う施術者はいないでしょう。とはいえ、患者の筋がとても過敏になっていて、目標とする変化や改善を起こせる十分な深さに施術が行えないことがあります。こういうときには、その部位を冷却して感覚を麻痺させるという方法もあります。こうすると、冷却しない場合よりも深く、患者に痛みを生じさせることなく施術ができます。場合により、深部組織の施術後に冷却を施すことも有益です。これは施術後の痛みや腫れがありそうなときに、それを軽減させるためです。
>
> 注：アイシングについては、第11章を参照のこと。

基本手順4-2　腰部の外側―腰方形筋

開始位置
- 患者は伏臥位で、可能であればベッドの左側に寄ってもらいます。患者の足首の下にはボルスターを入れます。
- 施術者はベッドの左側の、患者の近くで腰椎のすぐ横に、患者と交差するように立ちます（図4-28A）。

ステップ1：患者の筋の上にコンタクトを置く
- 左の母指腹を施術のコンタクトとし、患者の腰部の左側、腰方形筋上に置きます。腰方形筋は、傍脊柱筋系（脊柱起立筋）の外側縁のすぐ外側にあります。

注：脊柱起立筋の外側縁を見つけるには、患者に体幹を伸展してもらいます。そうすると、視診でも触診でも脊柱起立筋の輪郭と外縁がはっきりわかります（図4-28B）。

- コンタクトした患者の身体の輪郭に対して、前腕と母指ができるだけ直角に向くようにします（図4-28C）。
- また、施術者のコアがストロークと一直線上に並んでいることを確かめます。臍が、前腕と一直線上（または非常に近くで平行）になっていればよいでしょう。

ステップ2：コンタクトをブレースするまたは支える
- 左手の母指腹のコンタクトを支えるブレースは、右手の母指になります（図4-28C）。
- 両肘を身体の前に入れ、患者に圧を入れるときにコンタクトの後方からコアの体重を使えるようにします。

ステップ3：圧を入れる
- 患者の腰方形筋（脊柱起立筋の外側の深い位置にある）に母指腹でゆっくりと圧をかけます。これは、右足（後方の足）から左足（前方の足）へと体重移動しながら行います。

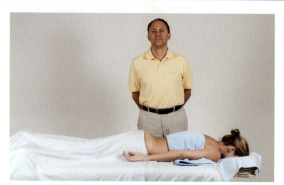

図4-28A

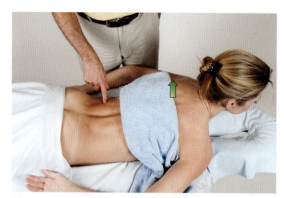

図4-28B

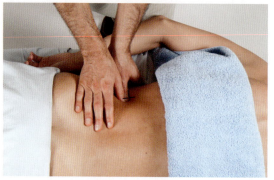

図4-28C

実践テクニック　4－3

側臥位で腰方形筋を施術する

腰方形筋は脊柱起立筋より深部にあるため、圧をかけるには側方から内方へと入れなければなりません。この理由で、側臥位は腰方形筋の施術に非常によい体位です。これなら施術者の体重を使うこともできます。患者はできるだけベッドの端に寄り、側臥位か、側臥位で少し施術者に背を向けて（伏臥位方向に）回旋し、膝の間には小さい**補助枕**を挟みます。施術者は、脊柱起立筋のすぐ外側に施術のコンタクトを置きます。それから、ゆっくり腰方形筋へと沈み込みます（**右図**）。

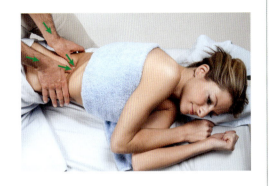

実践テクニック　4－4

伸ばして深部組織の施術を行う

本章で説明するほとんどの施術の基本手順は、背部に対する深部組織の施術で、患者の脊柱は屈曲や側屈していない基本肢位です。一方、伸張させた状態の筋に施術することも有効な場合があります。伸張している筋に施術する利点は、施術を浅層の筋により効かせることです。短縮している筋に施術する利点は、浅層の筋を緩ませるので、深層の筋に届きやすくなることです。

以下の図は、伸張させた腰部の筋への施術例です。**図A**は、伏臥位の患者の腹壁の下にボルスターを入れて腰部を屈曲させています。**図B**は、側臥位の患者の腹壁外側にボルスターを入れて、腰部を側屈させています。**図C**は、側臥位の患者の片方の下肢をベッドの端から下に落として腰部を側屈させています。

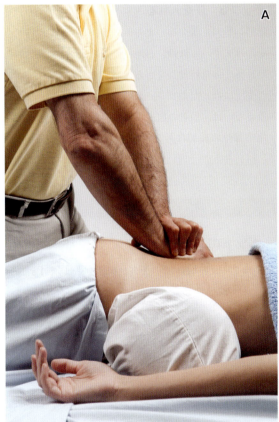

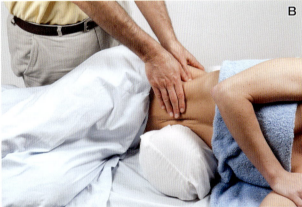

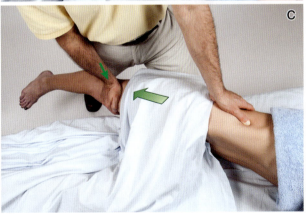

- この圧には、右のブレースの手からの圧も加えます。
- 重要なのは、患者の組織にゆっくり沈み込むことです。
- 正中線方向に押し、肋骨突起（横突起）付着部の筋線維に届かせます（図4-29）。正中線方向と上方に押すと第12肋骨の筋線維に、正中線方向と下方に押すと腸骨稜の筋線維に届きます。
- ストロークの動作は、両下肢とコアからの力で行いましょう。

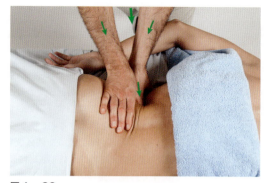

図4-29

基本手順4-3　上中背部－傍脊柱筋系

開始位置

- 患者は伏臥位で、可能であればベッドの左側に寄ってもらいます。患者の足首の下にはボルスターを入れます。
- 施術者はベッドの左側の、患者の近くで腰椎のすぐ横に立ちます（図4-30）。

ステップ1：患者の筋の上にコンタクトを置く

- 右の母指腹を施術のコンタクトとし、患者の胸椎下部の左側の傍脊柱筋系上に置きます。
- コンタクトした患者の身体の輪郭に対して、前腕と母指ができるだけ直角に向くようにします（図4-31A）。
- また、施術者のコアがストロークと一直線上に並んでいることを確かめます。臍が、前腕と一直線上（または非常に近くで平行）になっていればよいです。

注：指腹肘以外の、他のコンタクトでも可能です（図4-9を参照）。

ステップ2：コンタクトをブレースするまたは支える

- 右手の母指腹のコンタクトを支えるブレースは、左手の母指腹になります。
- 両肘を身体の前に入れ、患者に圧を入れるときにコンタクトの後方からコアの体重を使えるようにします。

注：母指腹の代わりに、左手の手掌をブレースにしてもよいです（図4-12を参照）。

ステップ3：圧を入れる

- 患者の筋に、棘突起のすぐ外方で、母指腹でゆっくりと圧をかけます。これは、右足（後方の足）から左足（前方の足）へと体重移動しながら行います。
- この圧には、左のブレースの手からの圧も加えます。
- 重要なのは、患者の組織にゆっくり沈み込むことと、圧は施術部位の輪郭に対してできるだけ直角に入れることで

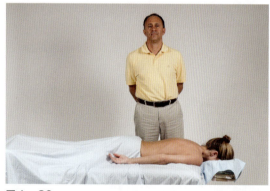

図4-30

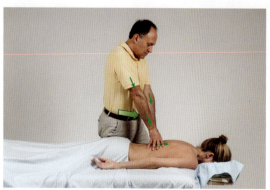

図4-31A

実践テクニック　4-5

ベッドの角を使う

胸椎を施術する際には、上方から下方へと（下から上へ向かう代わりに）施術するのが好都合であるともいえます。施術者はベッドの上端に立つことによって患者の体幹により近い位置をとれるからです。

既述のように、ベッドの上端から施術する際にフェイス・クレイドルの上側に立つことは、患者との間に距離が開いてしまい、効率的な身体の使い方が難しくなるので、賢明ではありません（図4-6D）。

それよりも施術したい側を選び、ベッドの上端の同側の角をまたいで立つとよいでしょう。こうすると患者にずっと近くなるので、体重をより効率的に使うためにコアを患者の上に持っていきやすくなります。

す。
- 体重を前方へと移動しつつ、この動きを患者の胸椎棘突起に近い傍脊柱筋系に沿ったディープストロークへと変化させます。下方から上方へ、およそ1～6インチ（監訳注：約2.54～15.24cm相当）の長さで行います（**図4-31A**）。
- ストロークの動作は、両下肢とコアからの力で行いましょう。

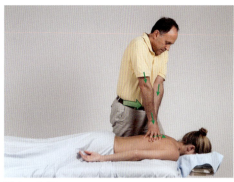

図4-31B

このあとの繰り返し
- このストロークは、同じ場所でさらに2～3回行います。
- 次に、わずかに上方へ移動し、上胸部で同じようにおよそ3～4回ディープストロークを行います（**図4-31B**）。
- さらに傍脊柱筋系上のわずかに外方で、3～4回のストロークを繰り返し、下胸部と上胸部の両方で（**図4-31C**）、肩甲骨の内側縁まで行います。
- 下胸部に戻って最初から再び始めますが、この手順をすべて、今度は圧を深くして繰り返します。

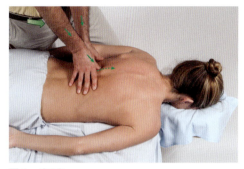

図4-31C

基本手順4-4　骨盤の後側－殿部

開始位置
- 患者は伏臥位で、可能であればベッドの左側に寄ってもらいます。患者の足首の下にはボルスターを入れます。
- 施術者はベッドの左側の、患者の近くで骨盤のすぐ横に立ちます（**図4-32A**）。

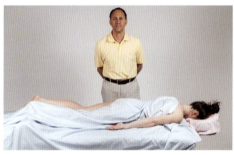

図4-32A

ステップ1：患者の筋の上にコンタクトを置く
- 右肘を施術のコンタクトとし、患者の骨盤後側大殿筋上、仙骨尖のすぐ外側に置きます。
- コンタクトした患者の身体の輪郭に対して、腕ができるだけ直角に向くようにします（**図4-32B**）。
- 施術者のコアの体重が患者の真上に来るようにします。

注：肘以外の、他のコンタクトでも可能です（**図4-9**を参照）。

ステップ2：コンタクトをブレースするまたは支える
- 左手で右の上肢を前腕遠位で握ってブレースします（**図4-32B**）。
- 両肘を身体の前に入れ、患者に圧を入れる際にコンタクトの後方からコアの体重を使えるようにします。

注：左手を肘の前側に置いて肘をブレースしてもよいです（**図4-9F**を参照）。

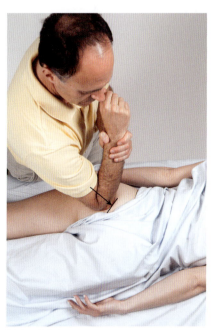

図4-32B

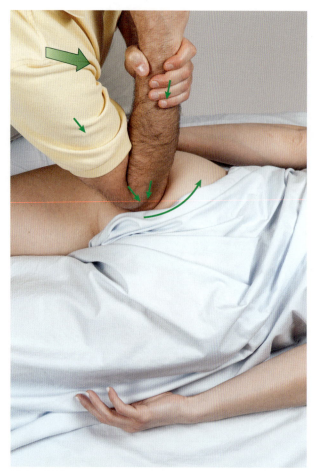

図4-33A

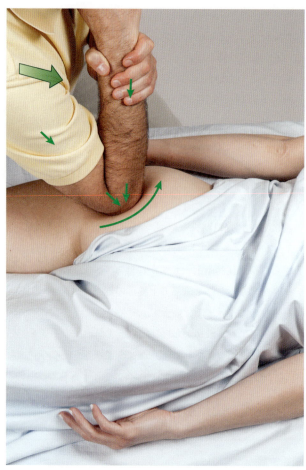

図4-33B

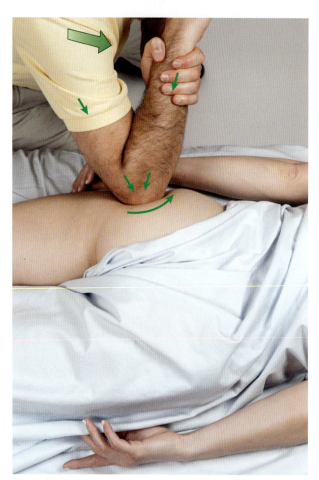

図4-33C

ステップ3：圧を入れる

・体重をかけて患者に沈み込みながら、仙骨のすぐ外側にある、殿筋および深部の外旋筋系に、肘でゆっくりと圧をかけます。
・この圧には、左のブレースの手からの圧も加えます。
・重要なのは、患者の組織にゆっくり沈み込むことと、圧は施術部位の輪郭に対してできるだけ直角に入れることです。
・体重を患者に沈み込ませつつ、この動きを患者の仙骨の隣にある殿筋および深部の外旋筋系へのディープストロークへと変化させます。上後腸骨棘でストロークをカーブさせて、腸骨稜に沿って施術を続けます（図4-33A）。
・ストロークの動作は、コアからの力で行いましょう。

このあとの繰り返し

・このストロークは、同じ場所でさらに2～3回行います。
・仙骨尖からわずかに外側で始めて、最初のストロークと平行になるようにたどりながら、さらに3～4回繰り返します（図4-33B）。
・仙骨と腸骨稜から連続的に外側へと1セットごとに移動しながら平行にたどるストロークを続け、殿部全体に大転子

に当たるまで行います。最後のストロークは、坐骨結節と大転子の間で始め、大転子まわりの筋や筋付着部にも施術をします（図4－33C）。
・仙骨のすぐ外側に戻って最初から再び始めますが、この手順をすべて、今度は圧を深くして繰り返します。

 殿部に深い圧を入れる際には、坐骨神経が骨盤内部から仙骨に近い位置で、通常は梨状筋の下方で、殿部へと出ていることに注意しましょう。その先は坐骨結節と大転子の間を下方または遠位へと伸びます。

実践テクニック4－6

梨状筋へのピン・アンド・ストレッチ

ピン・アンド・ストレッチ※※は、ターゲットの筋への圧を増加させたり、その筋の特定の側面を焦点にしてストレッチしたりするためには、とても優れたテクニックです。とりわけ、梨状筋の治療には効果的です。

"ピン"として肘を殿部の梨状筋に当て、股関節で内旋させて梨状筋のストレッチを行います（**右図**を参照）。このテクニックは、患者が膝に問題を抱えている場合には禁忌です。下腿をレバーにして股関節を動かすと、膝にトルクがかかるからです。

※※監訳注：ピン・アンド・ストレッチ（pin and stretch）は、pin（ピンで留める）＝持続圧とstretch（ストレッチする）を組み合わせた技法です。

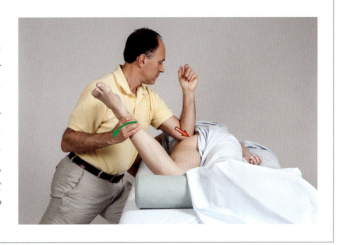

基本手順4－5　骨盤の外側－外転筋系

開始位置

・患者は施術者に背を向ける方向で側臥位にし、できるだけベッドの端に寄ってもらいます。患者の膝の間にはクッションを入れます。
・施術者はベッドわきの、患者の近くで骨盤のすぐ横に立ちます（図4－34A）。

ステップ1：患者の筋の上にコンタクトを置く

・右の前腕を施術のコンタクトとし、腸骨稜の中央のすぐ遠位または下方にある患者の右の中殿筋の外側に置きます。
・コンタクトした患者の身体の輪郭に対して、腕ができるだけ直角に向くようにします（図4－34B）。
・施術者のコアの体重が、患者の真上に来るようにします。
注：前腕以外の、他のコンタクトでも可能です（図4－9を参照）。

ステップ2：コンタクトをブレースするまたは支える

・左手で右の上肢を前腕近位で握ってブレースします（図4－34Bを参照）。
・両肘を身体の前に入れ、患者に圧を入れる際にコンタクトの後方からコアの体重を使えるようにします。

ステップ3：圧を入れる

・コアの体重をかけて沈み込みながら、腸骨稜のすぐ遠位または下方にある筋系に、前腕でゆっくりと圧をかけます。

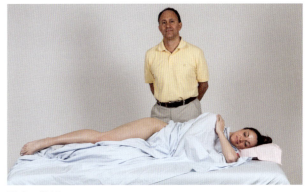

図4－34A

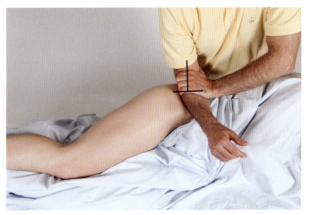

図4－34B

実践テクニック　4－7

腸脛靱帯

　患者を側臥位にして骨盤外側の外転筋を施術する際は、遠位へと続けて大腿外側の腸脛靱帯も施術するのにもよい機会です（図A）。

　これらの部位の筋膜がつながっていることを考慮すると（腸脛靱帯は、大腿筋膜張筋と大殿筋の遠位の腱付着部とみなすことができる）、これらの部位は一緒にマッサージするのが賢明です。

　必要に応じて、患者の大腿をベッドの端から落として内転させ、これらの部位を伸張して施術することもできます（図B）。

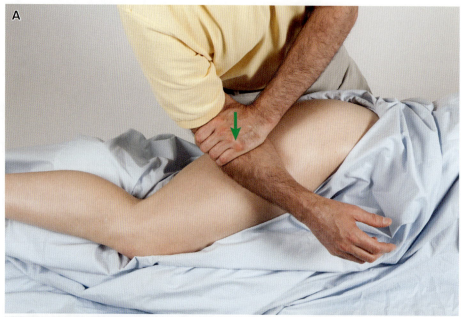

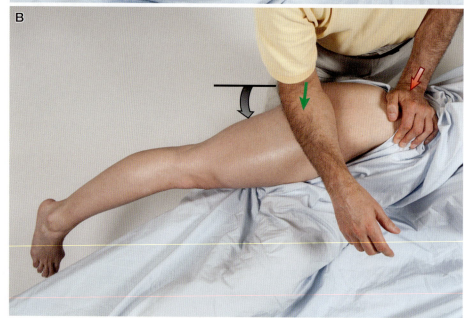

- この圧には、左のブレースの手からの圧も加えます。
- 重要なのは、患者の組織にゆっくり沈み込むことと、圧は施術部位の輪郭に対してできるだけ直角に入れることです。
- 右足（後方の足）から左足（前方の足）へと体重移動しながら、この動きを患者の腸骨稜と大腿骨の大転子の間にある外転筋系に沿ったディープストロークへと変化させます。近位から遠位へ（上方から下方へ）、およそ1～6インチ（監訳注：約2.54～15.24cm相当）の長さで行います（図4－35A）。
- ストロークの動作は、両下肢とコアからの力で行いましょう。

このあとの繰り返し

- このストロークは、同じ場所でさらに2～3回行います。
- 次に、骨盤前外側へ移動し、同じようにおよそ3～4回ディープストロークを行います（図4－35B）。
- 今度は骨盤後外側へ移動し、同じようにおよそ3～4回ディープストロークを行います（図4－35C）。
- 腸骨稜のすぐ遠位または外側の骨盤外側中央に戻って最初から再び始めますが、この手順をすべて、今度は圧を深くして繰り返します。

本章のまとめ

　本章では、患者の腰部と骨盤の筋系に対して深部組織の施術を行う際の、できるだけ労力の少ない身体の使い方を紹介しました。深部への施術が望ましい場合にも、適切な身体の使い方をすれば、患者にとって効果的な施術ができるようになるだけでなく、施術者の身体にもあまり負担をかけずによい結果が出せます。

　深部への施術のコツは、ストロークの力と一直線上に身体のコアを置くことにあります。施術のコンタクトがブレースされ、肘を身体の前に入れ、上肢の関節が整列伸展されれば、コアの体重で沈み込んだり両下肢で蹴り出したりすることによって、圧はコンタクトを通して患者へと伝えられます。要するに、手技療法士は身を粉にして懸命にではなく、頭を使って楽に施術をできるものなのです。

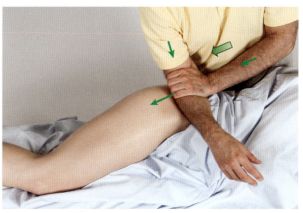

図4－35A

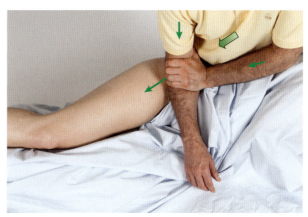

図4－35B

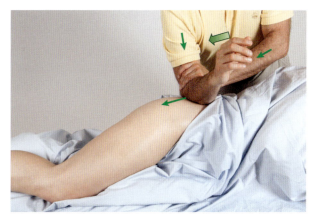

図4－35C

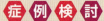 **症例検討**

Dan Canaan、53歳。男性。新患。
（腰部と骨盤への深部組織の施術）

□病歴とフィジカルアセスメント

　右殿部の痛みと、ときおり右大腿がチクチクすると訴えて来院。何週間も右殿部の鈍痛がほぼずっと続き、良くならない。大腿のチクチク感は散発的で、1日に1～2回発症し、こちらも改善の兆しがない。

　患者の病歴の詳細な聞き取りを行う。この痛みを発症したのは、スイング・ダンスの競技会で、ダンスの動きの最中に無理やり右脚を振り出した直後。その動作の終わりで、右殿部に突然激痛が走った。違和感は、右殿部の中間から下部に集中。チクチク感が出るのは太ももの後面で、大腿中央部（膝までの距離の半分）くらいまで広がる。0から10までのペインスケールでは、痛みはずっと3くらいのまま。症状が悪化する姿勢や動作はないが、軽度の違和感または痛みが常にある。腰や下肢に可動域の制限があるようには感じない。

　腰椎の椎間板障害の既往歴あり。約5年前のMRI検査にてL4－L5椎間板ヘルニアと診断され、左下肢に関連痛が出ていた。この診断を受け、コアの筋強化にピラティスを始め、それ以来症状はおさまっていた。職業は管理職で、仕事中はPCに向かっていることが多い。ゴルフにも熱心だが、ゴルフ中に痛みや違和感が出たことはない。

　患者は最初に整形外科医を受診し、短い身体検査ののちにヘルニアの悪化と診断され、コルチゾン注射を薦められた。コルチゾンは身体によくない副作用が出ることがあると聞いたことがあるので、こちらで先に症状が良くならないかと来院した。

　評価の結果、腰部にも股関節での大腿にも可動域の制限は認められない。下肢伸展挙上テストは自動・他動の両方とも陰性、スランプ・テストも陰性。バルサルバ法と咳のテストも同様に陰性。ナクラステスト、ヨーマンテスト、仙腸関節の多種混合テストも陰性。

　触診をしてみると、左右とも腰部傍脊柱筋系、大殿筋の上部内側、中殿筋の上部がやや硬くなっている。右側の梨状筋はそこそこ硬く、大転子の付着部近くにトリガーポイントが認められる。とはいえ、そこを押しても局所痛の他に関連痛は出現しない。触診を下方に進めると、右の坐骨結節のすぐ外側の大腿方形筋中に、明確なトリガーポイントがある。ここを押すと、大腿後面の近位に軽度のチクチク感が出現する。さらに、患者によるとこれらの2点のトリガーポイントは、痛みと違和感を感じている場所であるという。梨状筋と大腿方形筋が硬くなっているので、深層の外旋筋群（つまり、梨状筋と大腿方形筋）のストレッチ・テストを行うことにする。ストレッチ・テストでは、右側に制限があり、右大腿の近位にわずかなチクチク感が出現した。

□演習問題

1. この患者に対する治療計画には、深部組織へのマッサージを含めるべきでしょうか？　もし含めるべきなら、それはなぜでしょうか？　含めるべきでないなら、それはなぜでしょうか？
2. 深部組織へのマッサージが有効であるとしても、この患者に用いて安全でしょうか？　安全であるなら、なぜそういえるのでしょうか？
3. 深部組織へのマッサージを施術する場合、具体的にはどの筋、または筋群に対して行うべきでしょうか？　なぜそれらの部位を選びましたか？

※演習問題の解答とこの患者に対する治療方針は、406頁に記載しています。

Part 2　Treatment Techniques

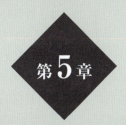

第5章
腹部前側と骨盤のマッサージ

学習の目標

本章で習得すべきポイント

1. 腹部前側の評価とマッサージが重要な理由
2. 腹部前側のマッサージのステップごとの通常の手順
3. 腹部に施術を受けるときの患者の通常の呼吸方法
4. 腹壁の施術をする際の患者の体位
5. 腹部前側のマッサージに注意が必要な理由
6. 腹部と大腿近位で、特に注意をすべき部位と施術が禁忌の部位
7. 前腹壁の施術で、患者の膝下にボルスターを入れるとよい理由
8. 腹部の筋の位置を確認する際に、腹直筋の外側縁をランドマーク（指標）とする方法
9. 本章の各キーワードの定義と腹部のマッサージとの関係
10. 本章で解説されている腹部の筋それぞれに対するマッサージの実践

キーワード

- 大腿神経血管束
- 内臓のボディワーク
- ピン・アンド・ストレッチ
- 腹部
- 腹大動脈
- 虫垂

序論

腹部は体幹の下部の領域で、胸郭※1（胸椎と胸郭の肋骨がある）の下、骨盤の上に位置します。腰椎は腹部内にあります。腹部は体幹全体の前側、左右の側方、そして後側を囲んでいます。一般用語で"腹部"と呼ばれる部分は、実際には腹部前側です。前腹壁は、左右それぞれに4つの筋で構成されます。腹直筋、外腹斜筋、内腹斜筋、そして腹横筋です。大腰筋も前腹壁を通して触ることができますが、脊柱に面して腰方形筋と接しており、実際は後腹壁の筋です。横隔膜もまた前腹壁を通して触れますが、これは胸腔と腹骨盤腔の境界となる筋の仕切りです。

腹部前側へのマッサージについて本書で1章分を割く理由は、多くの手技療法士がこの部位への治療的な施術に不安を感じているからです。体幹後側の筋、主に傍脊柱筋にほとんど関心が行きがちで、前腹壁はせいぜい軽く施術されるだけです。これには次の3つの理由が考えられます。

> ### コラム5−1
>
> ## 腹部マッサージの基本手順
>
> 本章では、以下の6つの腹部マッサージの基本手順を説明します。
>
> 基本手順5−1　腹直筋（「テクニックの概要」に示す）
> 基本手順5−2　腹壁の前外側（腹斜筋と腹横筋）
> 基本手順5−3　大腰筋の近位（腹側）筋腹
> 基本手順5−4　腸骨筋の近位（骨盤側）筋腹
> 基本手順5−5　腸腰筋の遠位（大腿側）筋腹または腱
> 基本手順5−6　横隔膜

臨床のアドバイス　5−1

患者とのコミュニケーション

腹部前側の施術では、患者とのコミュニケーションに特に注意を払うことが大切です。肉体的な面においては、とても敏感な部位です。感情面では、患者はこの部位、特に大腰筋のあたりに、多くの感情的緊張を抱えていることがよくあります。また、腹部前側の領域は、胃腸に問題がある患者にとっては、特別な繊細さがあるかもしれません。男性患者でも女性患者でも、下腹部は生殖器に近いことを配慮して、布で覆う必要があります。女性患者に対しては、上腹部を出しても乳房は隠れるように覆う気遣いがとりわけ必要です。腹部前側の施術を始める前に、患者にこれからどういったことを行うかを説明し、もし不快に感じたり、施術を中止して欲しいと思ったりしたら、施術者に知らせることを忘れないように伝えましょう。それから施術をゆっくりと注意を払いながら開始し、数分ごとに患者が快適かどうか確かめます。

1．前腹壁の筋は体幹後側の筋系のような分厚い筋の層をなしていない。

2．前腹壁の筋には、体幹後側の筋系のように体幹を支持するための働きがそれほどないので、あまり症状が出ない。

3．腹部には敏感で脆い組織がいろいろとあるので、施術者はこの部位へのマッサージをあえてやることはためらってしまうことになる。施術が行われても、不完全か軽過ぎて治療効果がない程度のことが多い。これは大腰筋の筋膜に施術を試みる場合に特に当てはまる。

前腹壁の筋が体幹後側のマッサージと同じくらいの圧の深さを必要とすることはまれですが、組織にきちんと働きかけて治療効果のある施術をするには、十分な圧をかけることが重要です。大腰筋の腹側筋腹をターゲットとしたマッサージでは、前面から見るとかなり深くに位置するので、深い圧が必要となります。

施術者が身体前面からの腹部の施術を怠る傾向にあるのは残念です。というのは、この部位への施術が望ましく必要な場合はよくあるからです。特に当てはまるのは、脊柱の健康に極めて重要な役割のある大腰筋です。また、最近ではコアのスタビライゼーション・エクササイズ※2に重点が置かれるようになりコアを強化する運動の際の体幹を支える姿勢が原因で、前腹壁の緊張の発症率が増加してきています。このため、本書では前面からの腹部と骨盤への施術のための治療の選択肢を、1章すべてを充てて紹介します。

> 注：本書の施術テクニックとセルフケアの章（第4〜12章）では、緑の矢印は動きを、赤の矢印は固定を、黒の矢印は静止状態を保持する位置を示します。

※1 監訳注：胸郭は英語ではthoraxという語の他に、rib cage（直訳すると「肋骨の骨組み」の意）とすることがありますが、解剖学的に胸郭を構成する骨は肋骨と胸椎と胸骨になります。本書ではrib cageは「胸郭の肋骨」としました。

※2 監訳注：「スタビライゼーション・エクササイズ」stabilization exerciseとは、直訳すると「安定（性）運動」の意で、単に「スタビライゼーション」とも言います。第12章参照。

> ### コラム5−2
>
> ## 前腹壁を強化する
>
> 前腹壁の筋の強化は、様々な理由でとても大切です。前腹壁の筋系は骨盤を後傾させる力を発しますが、これは腰部の伸筋と股関節の屈筋が硬くなったために前傾が過剰になりがちなのを防ぐために重要です。また、強靭な前腹壁はコアを安定させる一端を担っており、脊柱の健康を守ることと股関節をまたぐ筋系の強化のためにも重要であることが、ますます認識されつつあります。運動で前腹壁の強化をすると、強くなった筋がより硬くなってしまう傾向があります。そのため、筋強化の運動の後は、必ずストレッチ運動を行うのがよいでしょう。コアのスタビライゼーション（例えばピラティス）のエクササイズをしている患者の前腹壁と大腰筋の評価は、特に留意して行いましょう。

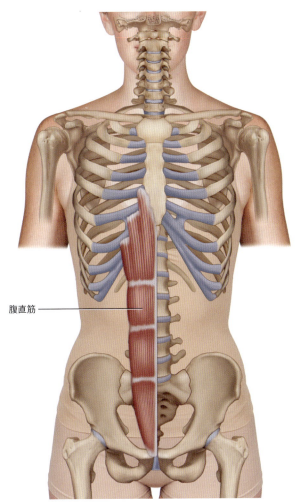

図5-1　右腹直筋の前面図

テクニックの概要

　腹部前面の施術は、施術する筋を容易に探り当てられ、その周辺の構造ゆえに事前に注意すべきことがわかっていれば、難しいものではありません。この部位の解剖学にできるだけ馴染んでおくことが、施術を安全かつ効果的に行う一番の保証になります。そのため、腹部前面の施術の前に、第1章で解説したこの部位の解剖学を復習するとよいでしょう。

　後述する施術テクニックの内容をおおまかに説明すると、身体前面から施術できる腹部と骨盤のマッサージは、次の6つの筋または筋群別の手順に分けられます。

1. 腹壁の前面中央（腹直筋）（「テクニックの概要」に示す）
2. 腹壁の前外側（腹斜筋群と腹横筋）
3. 大腰筋の近位（腹側）筋腹
4. 腸骨筋の近位（骨盤側）筋腹
5. 腸腰筋の遠位（大腿側）筋腹または腱
6. 横隔膜

　本章の腹部マッサージの各基本手順には、①開始位置、②

実践テクニック　5-1

患者の膝下に補助枕を置く

　本章の基本手順では腹部前側への施術で患者の両膝の下に補助枕（またはボルスター）を入れて説明しています。両膝の下に補助枕を入れることによって股関節が他動的に屈曲されて股関節屈筋系の力が弱まるため、骨盤が緩んで後傾します。腹直筋と腹斜筋はともに骨盤を後傾させる筋なので、この姿勢は前腹壁を緩めて力が抜けるので、前腹壁自体にもさらに奥にある大腰筋・腸骨筋・横隔膜にも触れやすくなります。この理由で、腹部前側に施術をする場合には必ず、患者の両膝の下に補助枕を入れるようにするとよいでしょう（下図を参照）。原則として、補助枕が大きいほど、前腹壁はより力が抜けて緩みます。

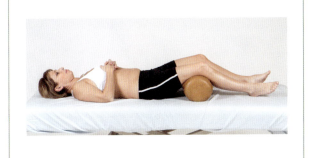

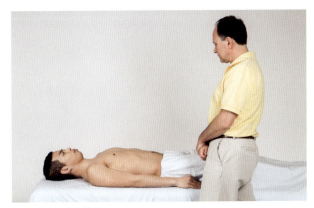

図5-2　開始位置

ターゲットの筋がどこにあるか見つける、③テクニックを実践する、の3つのステップがあります。以下に右の前中央部の腹壁（腹直筋）をターゲットの筋（図5-1）とする腹部前面のマッサージをひと通り説明します。

開始位置

・患者は仰臥位で、膝下に補助枕を入れます。
・施術者はベッドの右側に立ちます（図5-2）。

ステップ1：ターゲットの筋がどこにあるか見つける

・右の腹直筋を見つけるには、患者に軽く身体を丸めてもらいますが、必ず完全に脊柱を屈曲して体幹から（股関節では

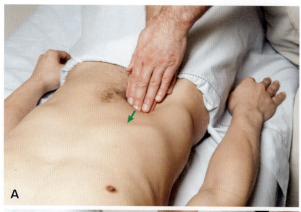

図5-3 ターゲットの筋の場所を見つける：腹直筋

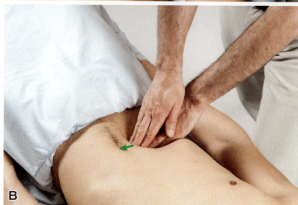

図5-4 テクニックを実践する
A：指腹のコンタクトを使った右腹直筋への縦方向のストローク
B：右腹直筋を横切る筋線維を横断するストローク

実践テクニック 5-2

手の尺側を使って触診を行う

腹直筋の恥骨の付着部に向かって触診する際には、行き過ぎて患者の生殖器に触れないように注意しましょう。こうなることを恐れて、腹直筋の下の方を施術するのを避けてしまう施術者は多いです。筋全体を施術することが重要なので、これは残念なことです。触診を行い、かつ安全に腹直筋の恥骨の付着部を見つける方法として、手の尺側を使うと効果的です。腹直筋の上方から徐々に下方へと進め、手をおよそ45°の角度で下方かつ後方にして押しつけます（**下図**を参照）。

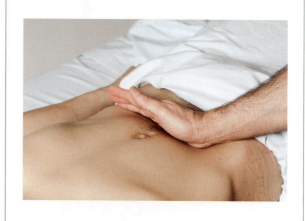

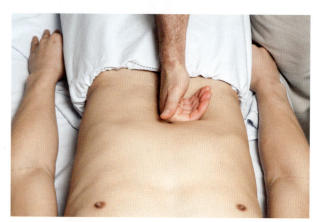

図5-5 腹直筋を施術するコンタクトには、その他にも手を開いた拳がある

なく）行います。すると腹直筋が収縮します。
・患者が細身で体調がよければ、腹直筋が見える状態になります。この筋特有の、腱画の割れ目を見つけます。もし腹直筋が見えない状態なら、触って筋収縮を感じ、胸郭の肋骨から恥骨まで、また身体の正中から腹直筋の外側縁までを、触診します（図5-3）。

ステップ2：テクニックを実践する

・右の腹直筋の場所が確認できたので、患者には力を抜いてベッドに身体を休めてもらいます。
・左手を施術のコンタクトとして、腹直筋のマッサージをします。患者の右腹直筋に母指以外の4指の指腹を置きます。
・右手がブレースの手となり、左手を支えます。
・右腹直筋をマッサージします。用いるストロークの種類は、それぞれの筋によって異なります。
・腹直筋の施術で効果的な方法は、縦方向のストロークを下から上へ行い、続けて筋線維を横断するストローク（cross-fiber strokes クロスファイバーストローク）を行うこと

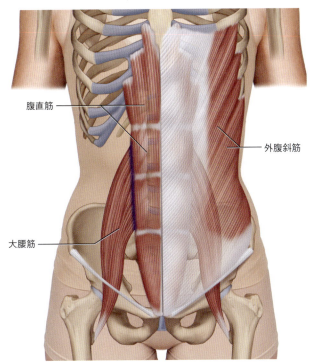

図5－6　ランドマーク（指標）としての腹直筋（前面図）
腹直筋の外側縁は、この部位の他の筋の場所を見つけるためのランドマークになる。腹壁の前外側の筋（腹斜筋と腹横筋）は、腹直筋のすぐ外側にあり、大腰筋に触れるには腹直筋の外側縁のすぐ外側で患者の腹部に沈み込むのが最もよい。

です（図5－4）。縦方向または筋線維を横断するストロークを行う際は、左右どちらの手も、施術またはコンタクトの手とブレースの手として使うことができます。

・腹直筋は、肋骨の付着部から恥骨の付着部まで施術します。

注：手を開いた拳のコンタクトも腹直筋の施術の際にはとても効果的です（図5－5）。

テクニックの実践

腹部前側を施術する際は、これから述べるガイドラインを常に頭に入れておくことが重要です。各ガイドラインでは、この部位の施術に特有な面が挙げられています。このガイドラインを理解し、臨床に応用していくことは、腹部前側を安全かつ効果的に施術する助けになります。

5－1 ランドマーク（指標）としての腹直筋外側縁

マッサージをするターゲットの筋の正確な境界の場所を見つけることは必須です。そのためには、触診アセスメントの技術がかなり必要になります。本章では、それぞれの基本手順に対して個別に触診方法を説明しますが、腹直筋の外側縁の確認が特に重要であることは、覚えておく価値があります。それは、腹壁前外側の筋（外腹斜筋、内腹斜筋、腹横筋）お

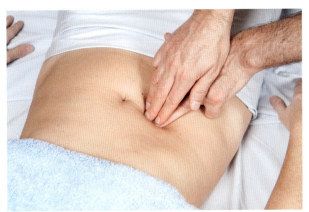

図5－7　施術の手のコンタクト
示指・中指・薬指の指腹を使うと、施術の手は繊細で効果的なコンタクトになる

よび大腰筋の場所を見つけて施術するにも、腹直筋がランドマーク（指標）となるからです（図5－6）。

5－2 圧を徐々に加える

前腹壁は大変に敏感なこともあり、患者が感知できるような圧を加える前に、この部位のウォーミングアップをすることが大事です。必ずやさしい圧で縦方向と筋線維を横断するストロークを最低数回行ってから、圧を加えていきます。

5－3 母指以外の指の指腹を使う

腹部前側の施術のコンタクトとしては、母指以外の指の指腹が適しています。指腹の感度は非常に繊細だからです。原則として、示指・中指・薬指の指腹を使います（図5－7）。

5－4 ストロークの方向と回数

ストロークは、筋線維の走行に沿って縦方向にも、筋線維の方向と交差して横方向にも行うことができます。腹部の筋へのストロークに、唯一正しく、それでなければならないという方向はありません。縦方向のストロークは筋筋膜トリガーポイントの施術に、横方向のストロークは筋膜癒着をほぐすのに、それぞれより効果を発する傾向にあります。これら2つは組み合わせて用いるとよいでしょう。とはいえ、どのようなストロークを用いるかは、まず患者のニーズに応じて決めるのがベストです。

ターゲットの筋に対してストロークを行う回数は、通常は3～10回の範囲です。ストロークの方向と同様に、患者の個別のニーズに合わせて決めるのがベストです。

5－5 呼吸の手順

腹部前側の施術で、患者の呼吸方法に決まったルールはありません。通常は、患者が息を吸うと腹部は高くなるので、患者が息を吐いて臍が沈んだときに、この部位に触れるのが

ベストです。

しかし、息を強く吐くと、腹壁の筋緊張を招きますので、患者には静かに力を抜いて呼吸をしてもらいます。腹部前側は敏感な部位のため、患者には呼吸に集中してもらうとやりやすくなります。まず息を吸ってもらい、それから施術者がゆっくり沈み込んで組織を施術するのに合わせて息を吐くよう指示します。そうすると患者はリラックスするため、腹部の筋により効果的に沈み込むことができます。

大腰筋はあまりに深部にあるので、最初の呼気で筋に触れようとせず、沈めるのは途中までにしておきます。それからもう一度呼吸をしてもらい、2度目の呼気でさらに沈みます。患者の身体の緩み具合または緊張具合にもよりますが、通常、2度目か3度目の呼気で大腰筋に届いて施術できるようになります。

とならないので、患者に事前にどういう施術をするか説明し、口頭で同意を得ておくことが賢明です。

前腹壁の筋は、上は胸郭の肋骨に付着するので、乳房組織に関して患者の羞恥心を尊重しつつ、前腹壁の筋に見える状態で触れることも、女性の患者の場合は配慮しなければなりません。乳房を覆う上手な方法としては、大きいバスタオルを畳み、患者に横方向に掛けます（**図5-8**を参照）。

まず患者の身体を覆っているシーツの上にタオルを置きます。それから、バスタオルが胸を覆った位置から動かないことを確認しながら、下のシーツを注意深く抜いていきます。さらに万全にするには、**図5-8**にあるように患者の腕を両脇に置く形でタオルを押さえてもらいましょう。身体下部を覆うときと同様に、先にどのようにするかを説明し、まず口頭で同意を得ておくことが得策です。

5-6 適切に覆う

前腹壁の筋は、下は恥骨まで続いているので、患者の身体をきちんと覆うことは重要です。こうすることで、腹部の筋に全面的に手を触れることができ、また患者の羞恥心への配慮にもなります（**図5-8**）。軟部組織への手技の原則として、施術者に見えている部位だけにマッサージします。患者にとっても施術者にとっても健全かつ安全に施術をするには、患者の身体の覆ってある部位や見えなくしてある部位に手を入れて施術をしてはなりません。

これを行うには、覆いをかなり下方まで下げない

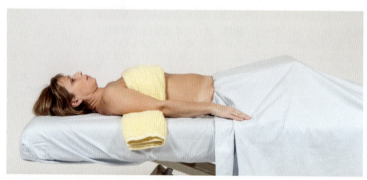

図5-8　前腹壁の施術のために覆う
患者の羞恥心への配慮をしつつ、施術する筋系には全体的に触れられるようにすることが大切である

臨床のアドバイス　5-2

適切な身体の使い方

前腹壁の筋にとても深い圧が必要なことはほとんどないので、適切な身体の使い方もその他の部位ほど極めて重要というものではありません。とはいえ、大腰筋は深い位置にあるので、届いて効果的な施術をするには、通常は深い圧が必要となります。

施術の深さにかかわらず、施術の効率を上げ、施術者の身体への負担や損傷のリスクを軽減させ、よい習慣を強化するために、適切な身体の使い方を維持することは最もよいことなのです。自分の身体のコアの位置はストロークの後ろで一直線上に並ばせることを忘れないようにして、整列できているかどうかを、臍から直線を引いて見たときに前腕を通り抜けるストロークの線と比較して確認します（**右図**）。

コアの使い方と適切な身体の使い方についてのさらなる詳細は、第4章を参照してください。

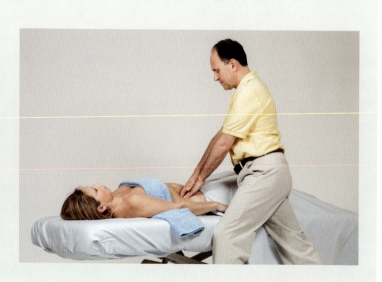

基本手順

腹部のマッサージの基本手順

以下に述べる基本手順では、腹部の筋への軟部組織のマッサージの方法を示します。まず腹直筋から始めます。

次に、腹直筋をランドマーク（指標）に使って腹部の前外側にある外腹斜筋・内腹斜筋・腹横筋がある場所を見つけ、施術を行います。それから、大腰筋の近位（腹側）の筋腹、腸骨筋の近位（骨盤側）の筋腹、そして腸腰筋の大腿近位の筋腹または腱へと移ります。基本手順の最後は横隔膜です。

どの事例でも、患者の右側での施術を紹介しています。左側の筋をマッサージするには、ベッドの左側に立って、施術の手とサポートの手を入れ替えます。

これらの筋の図、詳しい付着部および作用についての情報は、第1章に記載されています。

基本手順 5－1　腹直筋

腹直筋は、下の恥骨から、上の胸郭の肋骨に付着します。右の腹直筋への施術については、本章のはじめの方にある「テクニックの概要」の項で説明しています（**図5－1～図5－5**を参照）。

左側の腹直筋については、ベッドの左側に立ち、施術の手と支えの手を入れ替えて行います。

実践テクニック　5－3

妊娠の前腹壁筋への影響

妊娠した子宮は大きくなるにつれて骨盤腔内から腹腔へと位置が移動します。妊娠38週目で子宮底、つまり子宮の上端は、剣状突起の下にあって、横隔膜の機能を妨げます。この子宮の成長に合わせて腹筋は伸張しますが、軟弱になって筋緊張を失い、分離することがよくあります。この分離は腹直筋離開と呼ばれ、リラキシン（relaxin　レラキシン、レラクシンともいう）というホルモン分泌もこれを助長します。このホルモンは、胎児の成長のために妊婦の身体のすべての結合組織を緩め、出産に向けて骨盤を広げます（**図A**）。白線は右側と左側の直筋を隔てる結合組織の鞘なので、これもまた伸張能力を失っていっぱいに伸び、腹直筋の付着部付近にトリガーポイントがよく出現します。

その結果として、このように筋が妊娠に適応することによって以下のことが生じやすくなります。腰部が不安定になる、筋肉痛および筋力低下、分娩が長引く、分娩後の回復中のヘルニアです。腹部の構造的な完全性が失われると、過度の骨盤前傾の一因にもなり、妊娠期間の腰椎圧迫と腰部の硬さをさらに増加させます。マッサージは気分をゆったりさせてくれますし痛みも鎮めてくれますが、腹直筋離開や腹部のコアの弱さを正すことはできません。腹直筋離開の大きさ（左右両側の腹直筋の間の空間および結合組織の深さに一致する指の本数で測る）を締める助けになるのは、腹筋のうち最も深いところにある腹横筋をターゲットにするタプラー・テクニック（監訳注：Tupler Techniqueは装具の着用とエクササイズで腹直筋離開を改善するJulie Tuplerが開発した療法）のエクササイズです。

腹横筋は、身体の「帯」といわれています。妊娠中でも腹横筋が強靭だと、重くなった子宮を支え、腹直筋離開を最小限にし、脊柱下部を安定させ、腰痛を軽減させ、楽に分娩を行うことができるようになります。腹横筋が弱くなると、腹壁が前に突き出して腹直筋がさらに際だって分離し、腰部が不安定になって腰痛が起こり、筋のバランスが崩れてしまいます。上層に重なっている腹筋（腹斜筋と腹直筋）共通の付着部を調べると、腹斜筋が収縮すると白線を内側に引っ張り、それによって離開が小さくなることがわかります。弱くなった結合組織を前方に押す圧をかける（腹筋運動や脚上げなど）、あるいは体幹を回旋するようなエクササイズは、やるとしても離開が治癒してから相当時間を置くまで避けるべきです。

（次ページへ続く）

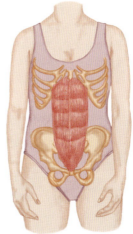 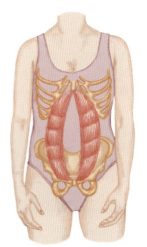

腹部の直筋の正常な位置　　　腹直筋離開：直筋の分離

図A
(Reprinted with permission from McKinney ES, James SR, Murray SS, et al. *Maternal-Child Nursing*. 3rd ed. St. Louis, MO：Mosby；2009.)

実践テクニック　5-3（続き）

妊娠の前腹壁筋への影響（続き）

手技療法のテクニック

　妊娠中に（患者の許可の上で）行う腹部のマッサージは、軽く、ゆっくり、リズミカルで、時計回りに、軽擦のストロークを、手を広げて行います。白線をさらに外側に引っ張ることがないよう、注意しましょう。とはいえ、妊娠後期では出産の準備として、腹部領域の筋膜のきつくなった箇所を緩める施術は行ってもよいです。妊娠中期の終わりくらいから筋膜のストレッチを始めると、その先数ヶ月間、骨盤と筋膜の流動性と柔軟性を維持する助けになります。

　ストレッチの方向は水平に（幅を広げるように引き伸ばして）保ち、施術は子宮の外側に行うよう注意しましょう。決して子宮上で行ってはなりません。妊娠している女性の胸郭の肋骨は、胎児が成長できるように、前方と側方に2〜3インチ（監訳注：約5.08〜7.62cm相当）広がります。とはいえ、この胸郭の拡張によって筋膜に制限がかかり肋間がきつくなります。このような制限は、指腹でのやさしい筋膜リリースや、適切なストレッチで和らげることができます。また、横隔膜が楽に機能できるようになるので、妊娠中の患者は深く呼吸ができるようになります。

　妊娠後期で姿勢が変化してくると過伸展を起こし、その結果、身体の前側にある筋のほとんどが引き伸ばされ、身体の後側にある筋は硬くなって圧縮されます。このとき腸腰筋も伸張されます。妊娠時や腹直筋離開が起こった場合のように腹筋が弱くなると、患者は歩行時や脚を上げる際に腰部の不安定さや痛みを経験するかもしれません。このような動作には、股関節の屈筋（腸腰筋など）の収縮を要するからです。

　妊娠中は、いくつかの非侵襲性のテクニックによる大腰筋のバランス調整を行うのもよいでしょう。例えば、患者が自分で行う骨盤の後傾運動は、伸ばされ過ぎた腸腰筋を短縮させます。これは患者を側臥位にして手技療法士が行うこともできます。その場合は片手でそっと患者の仙骨を覆い、もう一方の手で上前腸骨棘を包み込みます。緩やかなストレッチの動きで、仙骨に当てた手は患者の足方向に、上前腸骨棘にかけた手は後方に引っ張ります。ストレッチしたまま数秒間保持してから、ゆっくりと緩めます。

　姿勢を楽にすることでも腸腰筋を縮めることができます。これは、患者は仰臥位で股関節と膝関節を曲げ、両下肢と体幹の下にボルスターや補助枕を入れ、背中を平らに横たわらないようにし、頚椎にも支えをします（図B）※※。この姿勢を15〜20分保ちます。

　ロッキングチェアーで前後に揺らすのも固有受容感覚（proprioception プロプリオセプション）に影響を及ぼすことによって腸腰筋のバランスを整える助けになります。もう1つ紹介する腸腰筋のバランス調整のための非侵襲性のテクニックは、ゼロバランシング（監訳注：Zero Balancingはオステオパシーの手技としても取り入れられている）が基になっているものです（これはネイティヴ・アメリカンの出生前医療の1つでもある）。仰臥位の患者の片足を持ち上げ、足部を施術者の鎖骨に乗せます。患者の膝関節が過伸展にならないよう膝の下から支えます。もう一方の手で、患者の同側の手首の少し上をつかみます。患者の呼吸に合わせて、息を吐くときに施術者は肩で患者の足を内方に押し、上肢を自分の方へと引っ張

ります。そして息を吸うのに合わせて緩めます。これを全部で3回繰り返してから、反対側に交替します。この動作は、前後に揺らすのと同じように、固有受容性感覚に影響を及ぼし、腸腰筋を動きやすくします。

(Elaine Stillerman, LMT)

※※監訳注：妊娠中の施術希望者について：妊娠中の身体的変化は大きいので、負担となることはいうまでもありません。症状そのものを緩和させることは大いに結構ですが、妊娠中の患者の場合は胎児とそのまわりの母胎の環境という特殊事情も密接に関わるので、基本的にそれらの状況についても施術に際して認識しておくことが必要となります。

　とはいえ、通院中の産科と連携でもしていなければ、正確な状況は把握しづらいでしょう。そのような場合は、施術者の保身のみならず、患者および胎児の安全面からのリスク回避策としても、施術をしないという判断を下すことも重要です。代わりに、紹介されているような大腰筋を緩める姿勢をとる方法など、患っている症状を緩和するための手立てを紹介し、主治医に相談するよう伝えることで、妊娠中の施術希望者には直接の施術ではなく、アドバイスによる治療手段の提供は可能です。

　もし、この施術を読者が試みられる場合は、高さのあるベッドではバランスを崩しての転落の危険性があるので、床に布団類を敷き、床面が硬ければ周囲にもクッションとなるものを置き、十分に妊娠中の患者の身体をどちらの方向にも支えられる環境を整え、しっかりと安全性を確保した上で行いましょう。

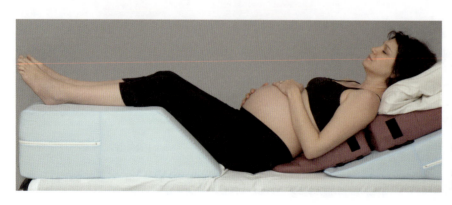

図B
(Reprinted with permission from Stillerman E. *Prenatal Massage : A Textbook of Pregnancy, Labor, and Postpartum Bodywork*. St. Louis, MO：Mosby；2008.)

基本手順 5－2　腹壁前外側（腹斜筋と腹横筋）

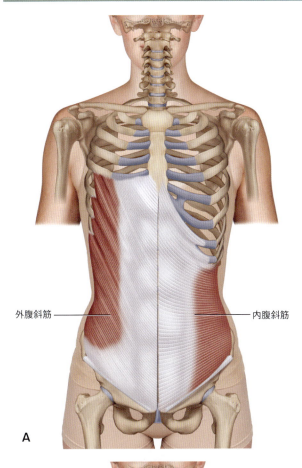

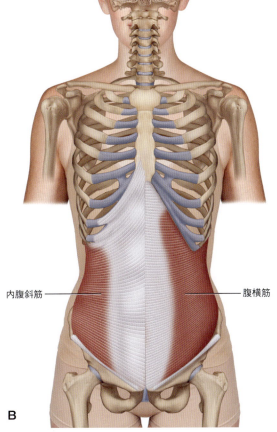

図5－9　前外側腹壁の前面図
A：浅層図。患者の右側に外腹斜筋を示す。患者の左側に内腹斜筋を示す
B：深層図。患者の右側に内腹斜筋を示す。患者の左側に腹横筋を示す

　左右両側の腹壁前外側にある3つの筋は、外腹斜筋・内腹斜筋・腹横筋です。これらの筋は、腹部前側の筋と考えられていますが、1つの筋群としては胸腰筋膜を経由して腰椎の横突起（監訳注：肋骨突起）に付着します（図1－16Bを参照）。上方には、遠く第5肋骨で付着しています。下方は恥骨に付着します（図5－9）。

開始位置
・患者を仰臥位にします。
・施術者はベッドの右側に立ち、ベッドに対して斜めに下端方向を向きます（図5－10）。
・右手を患者にコンタクトする施術の手にします。
・左手をコンタクトの手をブレースする支えの手にします。
注：施術の手と支え手の左右は、逆でもよいでしょう。

ステップ1：ターゲットの筋がどこにあるか見つける
・前外側の腹筋の場所は、腹直筋をランドマーク（指標）にして見つけます。
・「テクニックの概要」の項で説明した（図5－1～図5－5を参照）ように、まず腹直筋の場所を見つけ、それから腹直筋の外側縁を見つけます（図5－11を参照）。
・そこで腹直筋の外側縁から（外側に）下がったすぐのところにあるのが前外側腹壁筋になります（図5－11）。

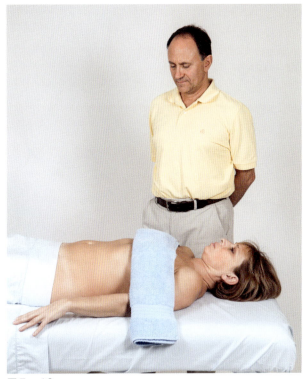

図5－10

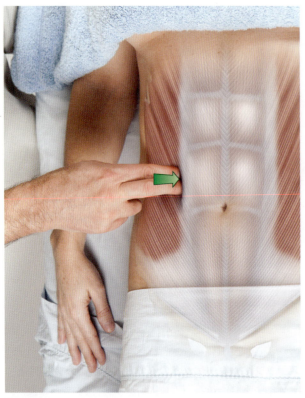

図5-11

ステップ2：テクニックを実践する

- 指腹の平らな部分を使うことが重要で、患者にとって気持ちよくないこともあるので指尖で行わないようにします。
- 軽度から中等度の圧を用いて、胸郭の肋骨の外側から始め、上外側から下内側に向かう外腹斜筋の線維に沿って、下方かつ内方へと腹直筋に向かいます（**図5-12A**）。

注：ストロークを胸郭の肋骨から始めるのは、外腹斜筋は、上方は遠く第5肋骨に付着するからです。

- 次に、このストロークを毎回少しずつ下方の位置から始めて、前外側腹壁と胸郭の肋骨の下部までの全体を施術するまで繰り返します。
- このストロークは、外腹斜筋に対しては縦方向に沿って、内腹斜筋に対しては筋線維を横切って（そして腹横筋に対しては斜めに横切って）作用します。
- 次に施術者は向きを変え、ベッドに対して斜めに上端方向を向き、下外方から上内方へ、逆方向に施術を行います（図5-12B）。
- このストロークを前外側腹壁と胸郭の肋骨の下部までの幅全体を施術するまで繰り返します。

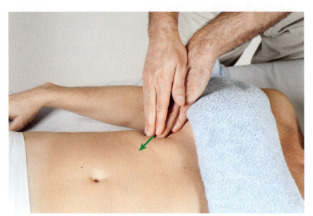

図5-12A

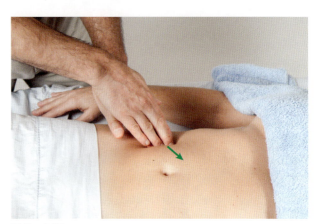

図5-12B

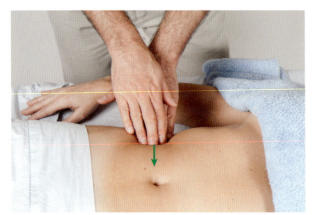

図5-12C

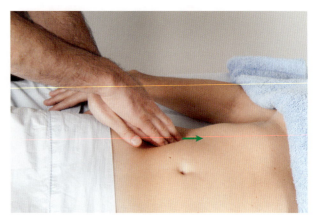

図5-12D

- このストロークは、内腹斜筋に対しては縦方向に沿って、外腹斜筋に対しては筋線維を横切って（そして腹横筋に対しては斜めに横切って）作用します。
- 次に施術者はベッドと交差する向きに方向を変え、前外側腹壁を横切って横方向に、外側から内側へ（腹直筋の外側縁に届くまで）施術します（図5-12C）。
- このストロークを前外側腹壁の幅全体を施術するまで繰り返します。
- このストロークは、腹横筋を縦方向に沿って（そして腹斜筋を斜めに横切って）作用します。
- 次に施術者はベッドの上端方向を向き、下方から上方へと（胸郭の肋骨に達するまで）施術を行います（図5-12D）。
- このストロークを前外側腹壁の幅全体を施術するまで繰り返します。
- このストロークは腹横筋の筋線維を横切って（そして腹斜筋を斜めに横切って）作用します。

注：腹壁全体を施術することが重要で、これには大腿との接合部にある鼠径靱帯も含みます。鼠径靱帯は、実際は腹斜筋の線維性腱膜が肥厚し折りたたんでいるものです。ただし、鼠径靱帯の遠位で施術を行うには、大腿動脈・大腿静脈・大腿神経を圧迫しないよう注意が必要です（169頁の大腿神経血管束の ☑ マークの事前注意事項を参照）。

臨床のアドバイス 5-3

消化の流れ

基本手順5-2で解説した前外側腹壁に対するストロークの組み立ては、前外側腹壁の筋それぞれに対し、筋線維に沿って縦に施術するものと、筋線維を横に横断して施術するものになっています。一方、前腹壁に対する手順としては、特に中等度から深めの圧を用いる場合、腸（結腸または大腸）の生理学的な方向での施術を行うのがよいでしょう。腸の流れは右下腹部から右上腹部へと上行結腸で進み、上腹部を横行結腸で横切り、それから腹部の左側を下行結腸で下ります（図A）。この流れの方向に腸に沿って圧を入れることは、腸の内容物の動きの助けになるでしょう。この方法は、通常は3つの別々のストロークで行います。まず、患者の左腹部の下行結腸上を、上から下へ、垂直方向のストロークで下ります。今度は横行結腸を患者の右から左へ横方向に施術します。それから、患者の右腹部の上行結腸を下から上へ垂直方向のストロークで上って終えます（図B）。

この順序を守る意味は、まず下行結腸内をきれいにしてから腸の内容物を横行結腸から動かすのを促進しつつ、横行結腸をきれいにしてから上行結腸から内容物を動かすためです。言い換えれば、「近位を施術する前に、遠位を施術してきれいにしておく」ということです。

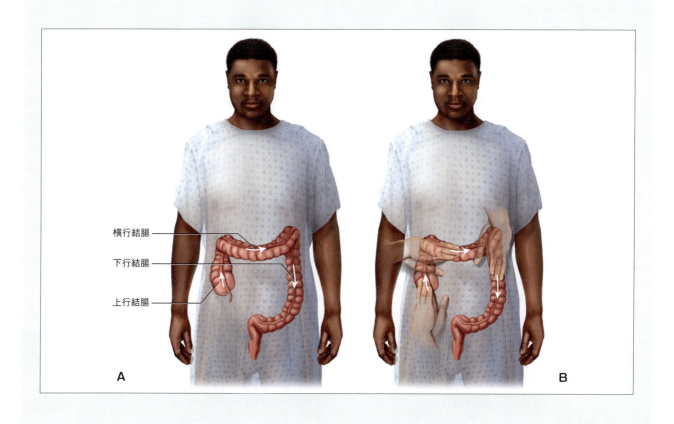

A B

横行結腸
下行結腸
上行結腸

右図に示す通り、**虫垂**は右下腹部にあり、上前腸骨棘と臍を結んだ線の中間くらいに位置しています。虫垂は、大腸の一部である盲腸の小さい突起部です。過度に深い圧を虫垂の真上でかけるのは避け、虫垂を傷つけないようにする注意が必要です。

実践テクニック　5-4

側臥位

基本手順5-2では、腹斜筋と腹横筋を前外側としています。前外側という言葉は、身体の前中央部に位置する腹直筋の外側に、これらの筋があることを強調するために用いています。しかし、腹斜筋と腹横筋は腹部前外側に限られているわけではないので、紛らわしくもあります。これらは、側腹壁と後外腹壁にも分布しているのです。実際、内腹斜筋と腹横筋は、胸腰筋膜を通りずっと後側で腰椎の横突起（監訳注：肋骨突起）に付着します。そのため、後側のこれらの筋線維は腰部の筋系とも見なされます（図1-26および図1-27を参照）。このような理由から、腹斜筋と腹横筋を全体的に施術するためには、側臥位の姿勢が優れているといえます（**下図**を参照）。

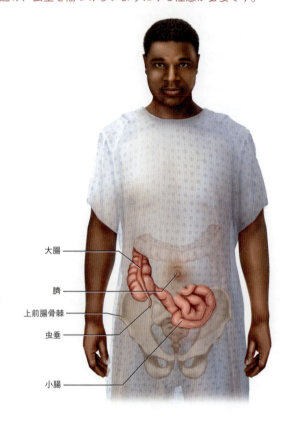

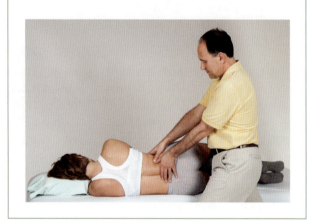

基本手順5-3　大腰筋の近位（腹側）筋腹

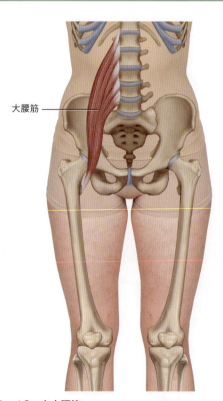

図5-13　右大腰筋

大腰筋の評価をしたり、施術したりすることはまれです。このことが問題なのは、大腰筋には腰椎の姿勢を安定させるという重要な機能があり、かつ適応短縮の法則で硬くなってしまうことがよくあるからです。というのは、大腰筋は股関節屈筋の1つで、長時間の座位では股関節が屈曲されたままになるからです。大腰筋は、近位はT12～L5の高さの脊椎前外側に、遠位では大腿骨の小転子に付着します（**図5-13**）。

開始位置

・患者は仰臥位で、膝下に大きめの補助枕を1つ、または小さめの補助枕をたくさん置きます。こうすると股関節屈筋系が緩むので骨盤が下がって後傾し、前腹壁の力が抜けて緩みます。
・施術者は、ベッドの右側に立ちます（**図5-14**）。
・左手の母指以外の指の指腹を施術のコンタクトとし、右手の母指以外の指の指腹を、左手の施術のコンタクトをブレースする支えとします。
注：これは左右を逆に、右手を施術の手、左手を支えの手にしてもよいです（**図5-15A**）。

臨床のアドバイス 5-4

ボックス型シーツの下に補助枕を入れる

　骨盤が緩んで後傾し、前腹壁が緩んで力が抜けた状態にするためには、患者の両膝の下に補助枕を入れるとよいでしょう。

　もし大きい補助枕もしくは代わりに小さい補助枕が複数用意できない場合には、ボックス型シーツの下で患者の両足のすぐ遠位の位置に補助枕を置いておくと、患者が股関節屈曲位をゆったりとれるようになります。ボックス型シーツがピンと張るのと相まって、ベッドに対する摩擦は補助枕を固定しておくのに十分ですので、股関節の屈曲位を保てる位置に患者の足も固定しておきます。

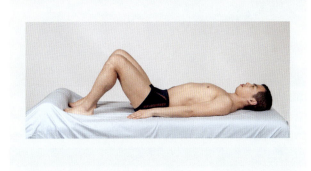

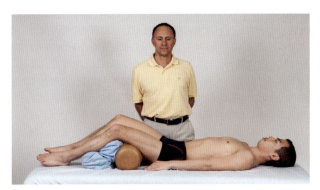

図5-14

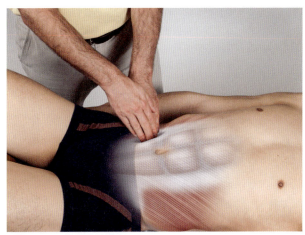

図5-15A

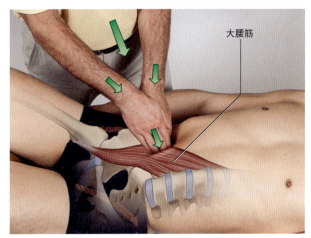

図5-15B

ステップ1：ターゲットの筋がどこにあるか見つける

・まず腹直筋の場所を「テクニックの概要」の項に説明した（図5-1〜図5-5）要領で見つけ、それから腹直筋の外側縁を見つけます。
・腹直筋の外側縁がわかったら、そこからすぐ（外側に）下がります（図5-15Aを参照）。
・大腰筋に直に触れて触診をするには、まず患者に息を吸ってもらいます。患者がやわらかく息を吐くとともに、腹部前側を後方かつやや中央方向に圧をかけながら、ゆっくりと脊柱に向かって沈み込みます（図5-15B）。一度の呼吸で大腰筋に手を届かせようとしないようにしましょう。時間をかけて届かせる方がよいです。

・患者に再度息を吸ってもらい、吐くときに、脊柱の椎体の前外側と横突起（監訳注：肋骨突起）に付着する大腰筋へとさらに手を進めます。必要ならば、この手順をもう一度繰り返して、大腰筋にたどりつくようにします。大腰筋は、通常は2度目か3度目の呼気で触れることができます。大腰筋は腹壁後側に面した深部に位置しており、施術されることがまれです。また、施術者の指と大腰筋の間には腸があるので、患者はこの部位には過敏で無防備に感じることがよくあります。そのため、圧はとてもゆっくり徐々にかけなければなりません。

・大腰筋は脊柱に直面してあるので、大腰筋に手が届いたかどうかは、たいてい簡単にわかります。それは、深部で脊柱の椎体前面の硬さを感じるからです。もし筋の深部で脊柱の硬さを感じなければ、おそらく触れているのは大腰筋ではありません。

・大腰筋に達したかどうかを確認するために、患者には重力に反して股関節で大腿をそっと屈曲してもらいます（図5-15C）。こうすると大腰筋が収縮するので、指にその動きを感じます。

注：大腿を屈曲してもらうのは、必ずほんの少しだけにします。大きく屈曲すると前腹壁が作動して、骨盤を前傾しないよう固定します。前腹壁に力が入ると、そこを通して大腰筋に届いて触診することは難しくなります。

ステップ２：テクニックを実践する

- 大腰筋の腹側の筋腹に達したことが確かめられたら施術をしますが、短い縦方向のストロークを筋系に沿って垂直に、軽度から中等度の圧で行います（図５−16）。筋系を横切って横方向にはじくように軽く叩くのもよいですし、円を描くようなストロークも効果があります。
- 大腰筋は腰椎全部に付着しているので、１カ所の施術が済んだら、同様の方法でできるだけ上方まで、またできるだけ下方まで、施術を続けます。下方を施術する際には、大腰筋は徐々に表層的な位置になり、前腹壁に近めになることを念頭に入れておきます。
- 軽度から中等度の圧で施術をいったん終えたら、患者が許容できる範囲内ならば、もっと深い圧で施術してもよいでしょう。

（動画で見る「大腰筋近位筋腹の触診」：著者公式サイト Digital COMT http//www.learnmuscles.com/ にて有料登録で視聴可能、英語のみ）

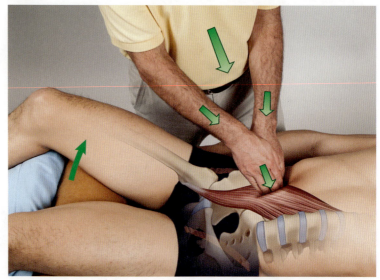

図５−15C

実践テクニック　５−５

大腰筋のためのその他の体位

大腰筋を施術する際におそらく最も一般的な姿勢が仰臥位なのは、もしかしたら患者が仰臥位をよくとるからかもしれません。一方、側臥位と座位も替わりになるよい体位です。側臥位の利点は、患者が太り過ぎで大きなお腹を抱えていても、それは触診する施術者の指からは外れて、大腰筋に触れやすくなります。完全な側臥位よりも好ましいのは、４分の３側臥位で、患者は側臥位と仰臥位のおおよそ半々の姿勢をとります。この体位の利点は、施術者が体重を使って大腰筋に沈み込みやすくなることです。患者を側臥位または４分の３側臥位にして大腰筋を施術する際は、患者の股関節と膝関節を屈曲して前腹壁が緩んで力が抜けるようにすることが大事です。大腰筋に触れていることを確認するには、患者に股関節で大腿の可動域で少しだけ屈曲してもらいます。

座位もまた、大腰筋の施術には大変に効果的で、この体位なら患者が体幹をわずかに屈曲するだけで前腹壁を緩めて力を抜くことができます。もう１つの利点は、座位でもまた腹部が逸れやすく、邪魔にならないことです。大腰筋に触れていることを確認するには、患者に片足を床から少し浮かして股関節の可動域をほんのわずかに屈曲してもらいます（図B）。体位（仰臥位・側臥位・座位）にかかわらず、かならず圧は脊柱の前外側に向かって後方かつ内方へと向けるようにしましょう。

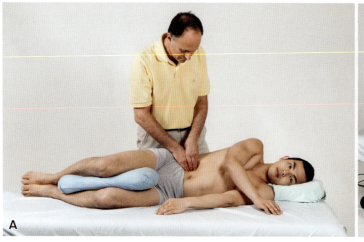

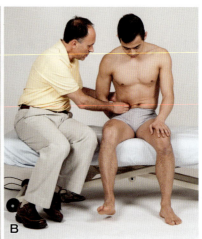

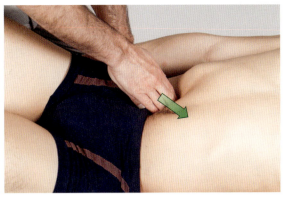

図5-16

臨床のアドバイス 5-5

まず前腹壁から施術する

ほとんどの患者は前腹壁が硬くなっていません。ただし、時折硬くなっている患者はいるので、大腰筋を施術する前に、まず腹壁前外側の筋系を湿熱療法や軟部組織への手技で緩めることが重要になります。さもないと、腹壁を通して大腰筋に届くのが困難になります。

> ✓ **腹大動脈**の位置は、身体の正中線に沿った腰椎の椎体前面の上で、大腰筋の腹側筋腹の内側にあります（図1-45Aを参照）。患者の腹部に手を沈み込ませて大腰筋の評価および施術を行う際には、脊柱の前外方を狙うことが重要です。大動脈の拍動に触れたら、正中線に近過ぎているので、沈み込む方向をほんの少し外側へと再調整する必要があります。大腰筋に深い圧を入れる前には、必ず大動脈の拍動を探りましょう。大腰筋に圧を届かせるには、腹腔内容物を通さなければならないため、患者が快適であるよう確認を行うことが大切です。患者が何かしら腸の状態が悪かったり、食後すぐだったり、膀胱を空にする必要があったりすると、大腰筋への施術が不快な場合があります。

基本手順 5-4　腸骨筋の近位（骨盤側）筋腹

大腰筋と同様、腸骨筋が評価や施術を受けることはまれです。これが問題なのは、大腰筋と同じく適応短縮の法則で硬くなってしまうことがよくあるからです（腸骨筋は股関節屈筋の1つで、長時間の座位では股関節が屈曲されたままになるため）。

腸骨筋は、近位は腸骨内側（中央側）面に、遠位は大腿骨の小転子に付着します（図5-17）。

開始位置

- 患者は仰臥位で、膝下に大きめの補助枕を1つ、または小さめの補助枕をたくさん置きます。こうすると股関節屈筋系が緩むので骨盤が下がって後傾し、前腹壁の力が抜けて緩みます。
- 施術者は、ベッドの右側に立ちます（図5-18）
- 右手の母指以外の指の指腹を施術のコンタクトとし、左手の母指以外の指の指腹を右手の施術のコンタクトをブレースする支えとします。

注：これは左右を逆に、左手を施術の手、右手を支えの手にしてもよいです。

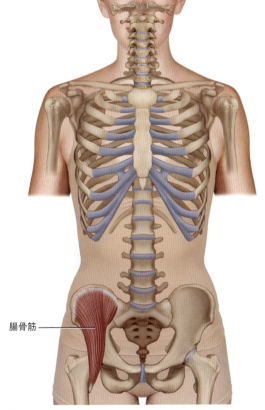

図5-17　右腸骨筋

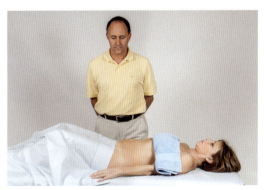

図5-18

ステップ1：ターゲットの筋がどこにあるか見つける

・まず、上前腸骨棘を見つけます。
・それから指腹を腸骨のまわりに巻きつけて上前腸骨棘の内側に下がります（図5－19A）。
・腸骨に直に触れて触診をするには、患者に息を吸ってもらいます。患者がやわらかく息を吐くとともに、指腹を巻きつけて腸骨内側（中央側）面に向かって沈み込ませます（図5－19B）。
・腸骨筋に達したかどうかを確認するために、患者に重力に反して股関節で大腿をそっと屈曲してもらいます（図5－19C）。こうすると腸骨筋が収縮するので、指にその動きを感じます。

注：大腿を屈曲してもらうのは、必ずほんの少しだけにします。大きく屈曲すると、前腹壁が作動して、骨盤を前傾しないよう固定します。前腹壁に力が入ると、そこを通して腸骨筋に届いて触診することは難しくなります。

ステップ2：テクニックを実践する

・腸骨筋を施術するには、短い縦方向のストロークを垂直に、筋系に沿って中等度から深い圧で行います（図5－20A）。筋系を横切って横方向にはじくように軽く叩くのもよいでしょう（図5－20B）。
・腸骨筋は、腸骨内側（中央側）面全体に沿って付着しています。しかし、そのほとんどは手が届かず触れることができません。同様の方法で腸骨筋に沿ってできるだけ上方と下方と中央側まで施術を続けながら、できるだけ多く腸骨筋に触れるようにします。

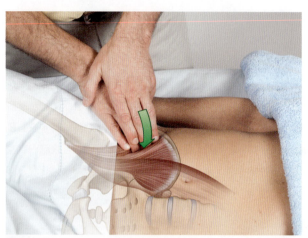

図5－19A

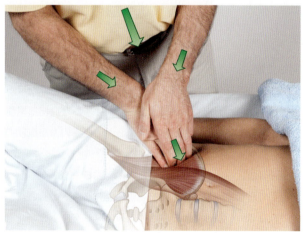

図5－19B

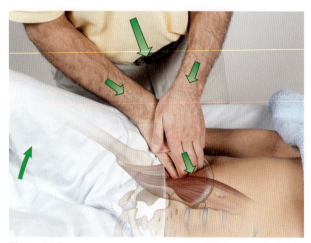

図5－19C

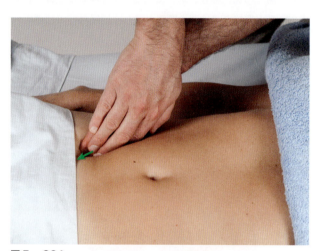

図5－20A

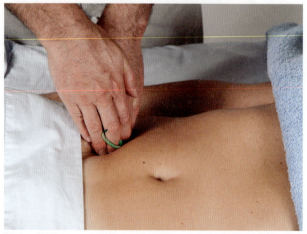

図5－20B

臨床のアドバイス　5－6

くすぐったがりの患者

多くの患者は腹部および骨盤と大腿部の領域での施術でくすぐったがります。くすぐったさは、個人空間に侵入されていると感じることへの反応であることが多いです。

このような場合、施術者が触診や施術をしている手の上に患者の手を置いてもらうと助けになることがあります（**右図を参照**）。このようにすると患者にその領域が自分の管理下に置いているという感覚を与えることができるので、敏感度を減らせることが多いです。

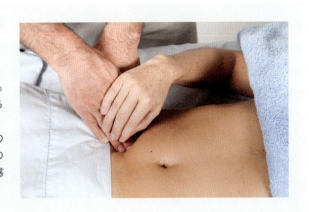

基本手順 5－5　腸腰筋の遠位（大腿側）筋腹または腱

大腰筋と腸骨筋は、腹骨盤腔内の近位では別々の筋です。しかし、この2つの筋が鼡径靭帯の奥を通って大腿に入ると、遠位の筋腹同士が次第に混ざり合い、大腿骨の小転子にともに付着し、1つの総腱を形成します。このため、これらは1つの筋、腸腰筋としてまとめられることがよくあります（**図5－21**）。

腸腰筋は、股関節における大腿の主要な屈筋です。大腿を屈曲したまま座位で長時間過ごすと、腸腰筋は短縮させられ、適応短縮の法則で硬くなってしまうことがよくあります。

一般的に、筋の施術は付着部から付着部まで全体に行うのがよいとされています。

そこで、腸腰筋の近位の筋腹（大腰筋と腸骨筋）を施術するのであれば、大腿近位にある遠位の筋腹または腱も施術するべきです。基本手順5-3と基本手順5-4では、腹骨盤腔の大腰筋と腸骨筋の近位の筋腹の施術方法を紹介しました。

ここでは、大腿近位にある遠位の腸腰筋の施術方法を説明します。

開始位置

- 患者は仰臥位で、膝下に大きめの補助枕を1つ、または小さめの補助枕をたくさん置きます。こうすると股関節屈筋系が緩むので、腸腰筋に触れやすく、より深く施術できるようになります。
- 施術者は、ベッドの右側に立ちます（**図5－22**）
- 左手の母指以外の指の指腹を施術のコンタクトとし、右手の母指以外の指の指腹を左手の施術のコンタクトをブレースする支えとします。

注：これは左右を逆に、右手を施術の手、左手を支えの手にしてもよいです。

図5－21　右の腸腰筋
腸腰筋は、大腰筋と腸骨筋で構成される

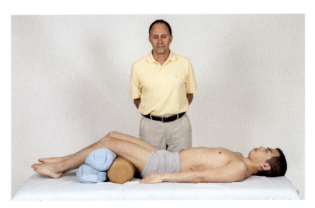

図5－22

ステップ1：ターゲットの筋がどこにあるか見つける

- まず、上前腸骨棘を見つけます。そのすぐ遠位でやや中央寄りに下がると、縫工筋のはずです（図5－23A）。
- 縫工筋に触れていることを確認するために、患者に大腿を股関節で外旋してもらい、そこから屈曲してもらいます。縫工筋が作動して収縮するのを指に感じることができます（図5－23B）。
- 縫工筋の場所がわかったら、そこからすぐ中央寄りの腸腰筋の遠位筋腹または腱に下がります。筋腹または腱を横切るように水平に弾いて幅を確かめます。そのなかで腸骨筋の筋線維は総筋腹または総腱内の外側寄りにあり、大腰筋の筋線維は中央寄りにあります（図5－23C）。
- 大腰筋の筋線維に触れていることを確認するためには、患者に脊椎関節で体幹をわずかに屈曲、言い換えると、丸くなってもらいます。

注：この動作によって、大腰筋の筋線維は動きますが、腸骨筋の筋線維は動きません（図5－23D）。

ステップ2：テクニックを実践する

- 腸腰筋遠位の筋腹または腱を施術するには、短い縦方向のストロークを垂直に、筋系に沿って下方から上方へ中等度から深い圧で行います（図5－24A）。筋系を横切って横方向にはじくように軽く叩くのもよいです（図5－24B）。
- 大腿の近位で腸腰筋を施術する際は、小転子の方向にできるだけ遠位まで筋腹または腱に触れるようにすることが大切です。患者によっては、大変やりにくい場合があります。遠位で腸腰筋に容易に触れられるようにするには、小転子の付着部の方に届こうとするにつれて、患者の膝下を抱えて大腿が他動的に連続的にさらに屈曲するのを支えます（図5－24C）。患者の大腿が片腕で支えるには重過ぎるときは、施術者の右足をベッドに乗せて、患者の下腿を施術者の大腿の上に乗せます。

（動画で見る「大腰筋大腿側筋腹の触診」：著者公式サイト Digital COMT http//www.learnmuscles.com/ にて有料登録で視聴可能、英語のみ）

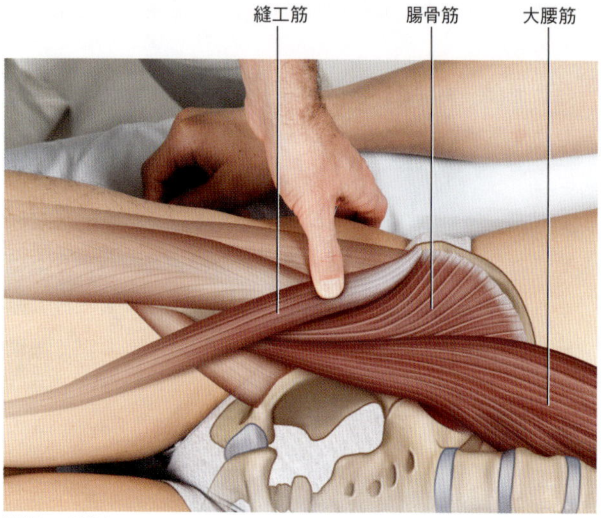

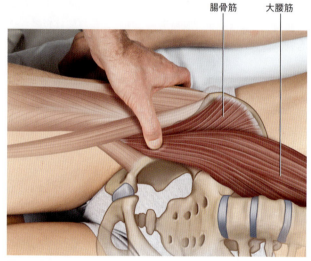

図5－23A

図5－23C

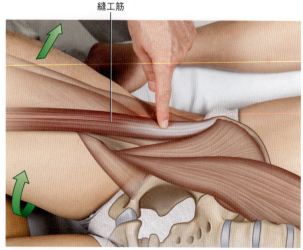

図5－23B

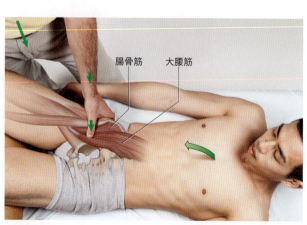

図5－23D

✓ **大腿神経血管束**：大腿近位にある腸腰筋の遠位筋腹または腱を施術する際に注意しなければならないのは、大腿三角を通る大腿神経・大腿動脈・大腿静脈で構成される**大腿神経血管束**があるからです。大腿神経血管束は、通常は腸腰筋や恥骨筋の上に位置します（下図を参照）。この領域にどのような深さの圧をかける場合でも、まず大腿動脈の拍動を探るようにしましょう。もし拍動が触れたら、触診または施術している指腹を少し動かすか、可能であれば動脈の深さまで届かせて動脈を正中寄りに少しずらして、その場での施術を続けます。もう1つ留意すべきことは、大腿神経上に圧がかかると、患者の大腿前面に痛みが出ることもあり、電撃痛になりがちなことです。これが起きたら動脈の場合と同様に、触診または施術している指腹を少し動かすか、可能であれば大腿神経を少しずらして、その場での施術を続けます。

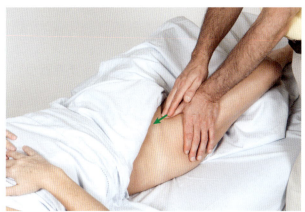

図5-24A

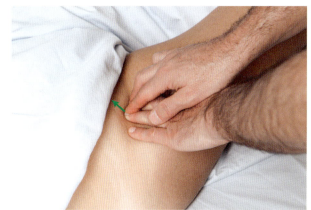

図5-24B

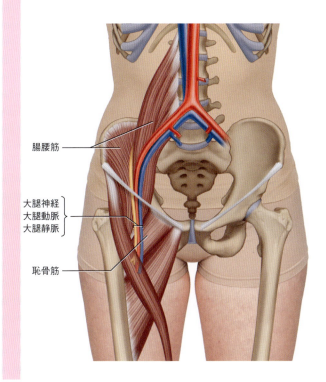

臨床のアドバイス 5-7

鼠径部の線維性癒着

　鼠径靭帯に近い大腿近位の部位は、線維性癒着が蓄積しやすい部位です。そのため、中等度から深い圧でこの部位を施術することによって、効果的にその辺りをほぐし緩めることができます。

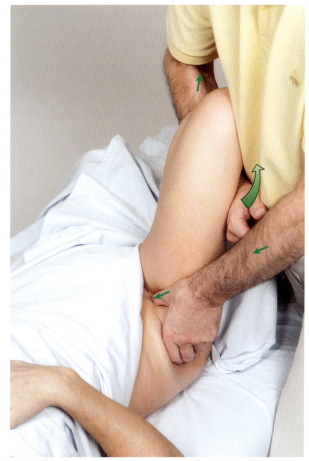

図5-24C

実践テクニック　5－6

腸腰筋にピン・アンド・ストレッチを行う

ピン・アンド・ストレッチは、深い持続圧とストレッチを組み合わせた非常に効果的なテクニックで、筋のより特定したところにストレッチをかけることができます。大腿近位の腸腰筋の遠位筋腹または腱にピン・アンド・ストレッチを施すには、患者をベッドの端にできるだけ寄せることです。

患者の片足を支え上げてベッドの端から外に出し（**図A**）、母指腹の施術のコンタクト（母指以外の指腹でもよい）を、ピンとしてしっかりした圧で腸腰筋に当て、それから患者の大腿を下げてベッドの端から外へ伸展させます（**図B**）。

このストレッチを行っている間は、母指腹のピンの圧を維持することが重要です。このストレッチで静止状態に保持する長さは、短め（約1～3秒）でも、長め（5秒以上）でもよいでしょう。それから、患者に身体の力を抜いたまま受け身でいるよう指示し、患者の大腿を解剖学的肢位に向かって屈曲へと戻します。通常、これを3～4回繰り返します。この手順を、腸腰筋の他の場所にピンの場所を使って繰り返すこともできます。

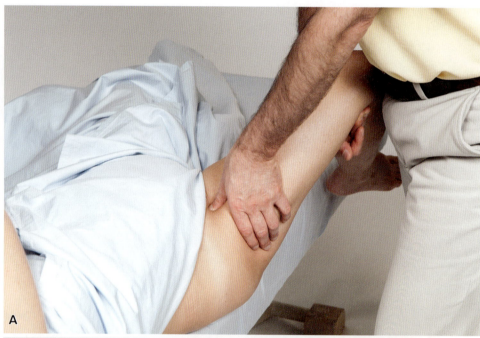

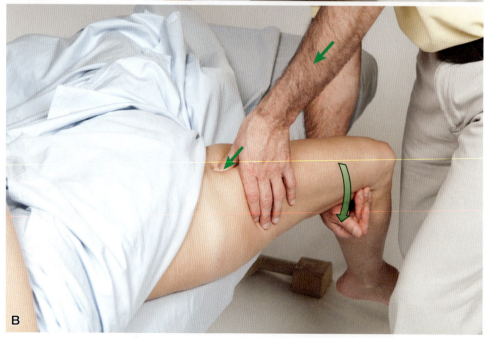

基本手順5-6　横隔膜

　横隔膜の大部分は、軟部組織の施術を行うには届きませんが、ごくわずかな一部でも触れられる部分に施術をすると、息切れを起こす患者にとって大いに助けになることがあります。横隔膜は、胸骨と肋骨の下位6本の内面に胸郭の肋骨の円周にぐるりと、そしてL1～L3の椎体に付着します（図5-25）。

開始位置
- 患者は仰臥位で、膝下に大きい補助枕を入れます。こうすると股関節屈筋系が緩むので骨盤が下がって後傾し、前腹壁の力が抜けて緩みます。
- 施術者は、ベッドの右側に立ちます（図5-26）。
- 右手の母指以外の指の指腹を施術のコンタクトとします。可能であれば、左手の母指以外の指の指腹を右手の施術のコンタクトをブレースする支えとします。

ステップ1：ターゲットの筋がどこにあるか見つける
- 胸郭壁の下側縁を見つけてから、母指以外の指の指腹を肋骨の内面の方向に向けて、胸郭の肋骨の下際のまわりに巻きつけます（図5-27A）。
- 患者に息を吸ってもらいます。患者がやわらかく息を吐くとともに、胸郭の肋骨の内面方向に指腹を巻きつけながらゆっくり沈み込ませます（図5-27B）。

ステップ2：テクニックを実践する
- 横隔膜を施術するには、短い横方向のストロークを、筋系を横切って中等度から深い圧で、胸郭の肋骨の内側に押しつけてとらえるように行います。
- 横隔膜は、下部の胸郭の肋骨の壁（および胸骨）の内面の円周全体に360°ぐるりと付着しています。同様の方法で腸骨筋に沿ってできるだけ前方正中線方向と、それからできるだけ後方へと施術を続けながら、できるだけ多く横隔膜に触れるようにします。

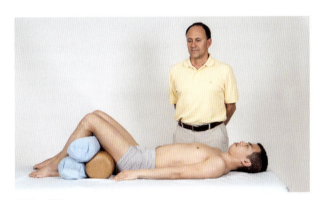

図5-26

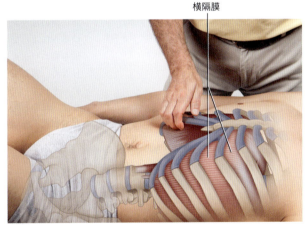

図5-27A

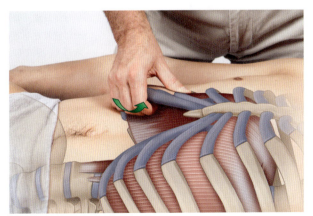

図5-27B

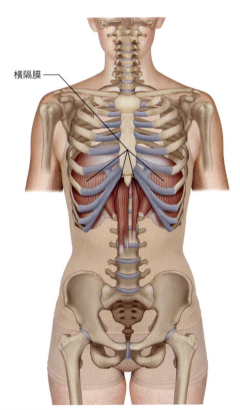

図5-25　横隔膜

臨床のアドバイス　5－8

呼吸と横隔膜

　通常息切れは、肺系統（肺や呼吸）ではなく、心臓と心血管系の管の衰弱または欠陥に起因しています。とはいえ、加齢に伴い、肺系統も健康で酸素を豊富に含んだ血液を体中に循環させることに対して制限要因となることがあります。

　このため、高齢者の横隔膜への施術は、高齢者の健康によい効果をもたらすことが多いです。また気腫や喘息のような慢性的な呼吸症状［慢性閉塞性肺疾患（COPD）］を持つ患者にも、横隔膜の施術は有効でしょう。

実践テクニック　5－7

内臓マッサージ

　内臓のボディーワーク（内臓マッサージ）は、胸腔と腹腔における動きに制限がかけられた臓器に対する施術を意味します。フランスのオステオパス※※のJean-Pierre Barral は、内臓器官と関連構造の「可動性」と「運動性」を扱う「内臓マニピュレーション」というカリキュラムを開発しました。

※※監訳注：オステオパス（osteopath）はオステオパシーの施術者として名詞化された英語表現です。オステオパシーは語源のギリシャ語の「骨」と「療法」の意味から、日本でも整骨療法などと訳されますが、日本の国家資格である柔道整復師が行う施術の「整骨」とは全くの別物で、オステオパシーと呼ぶのが一般的です。整形外科用語としては、原語の意味をとって英語でのosteopathyは骨障害、骨症の意味の場合もあるので、文脈に注意して意味をとる必要があります。

　可動性とは、1つの器官が周囲の構造に関連して動くための能力を指します。運動性とは、おそらく胚発生期にしていた所定位置につくための動きの名残であろう器官の緻密で周期的な動きを指します。可動性に関する施術は患者も容易に感じますし、観察すれば視覚的に見ることもできる一方、運動性に関しては繊細に、ほとんどエネルギーに関わるように触れる必要があります。どちらの介入もシステム全体に重大な影響をもたらす可能性があります。Barralはまた、内臓器官の内部と周囲の心血管系構造にも施術を行います。これらは内臓器官と構造的にも機能的にも織り交ざっているからです。やはりフランスのオステオパスであるBruno Chiklyは、内臓のリンパ管の施術を行います。彼のカリキュラムは「リンパ・ドレナージュ※※・セラピー」と呼ばれています。

※※監訳注：リンパ・ドレナージュ（lymph drainage）はリンパ・ドレナージともいいます。リンパ排出の意。

　内臓のボディワークはどのようなものであれ、施術の基本の1つは、内臓構造の場所を認識するということです。内臓マニピュレーションを学ぶ人たちに対して、Barralがまず与える戒めは、「自分の解剖を知るべし」です。個別の器官の正確な位置と形には人の数だけ種類がありますが、解剖学的な構造をしっかり理解していることが必要不可欠です。例えば胃に関しては、遺伝的、先天性、食事の内容、年齢などの影響によって、おそらく一番多くの種類があります。また、単に胃のなかにどれだけ食べ物が入っているかによっても、形も垂直方向での位置も変わります。こういった違いに関わりなく、胃は胃として感じられます。胃の形をしていて、胃としての感触があります。胃の感触が肝臓や腎臓とかなり異なるのは、肝臓や腎臓はぎっしり詰まって隙間がない一方、胃はなかが空洞になっているからです。

　「絶対不可欠な」器官がいかにして他の身体のシステムでの代償によって守られているかを意識することも重要です。

　例えば体内温度が下がると、自律神経系は血液に四肢から内部の器官へと流れるよう命じます。言い換えれば、両手両足は、肝臓、腎臓、肺などを保護するために犠牲となるのです。同様に、臓器の内部や周囲での癒着やその他の筋膜の制限のために、内臓器官を通して筋膜が張ってしまう場合があります。

　こうした張りは、器官への影響が最小限になるように筋膜の網を制限のかかっているところのまわりに「折りたたんで」代償されることになります。筋膜の網はひと続きになっているため、そのしるしにこうなると身体全体の筋膜構造が制限されてしまうということを意味します。

　こうした制限は肩関節の可動域がわずかに減少する程度の小さなもののことがありますが、見た目にはっきりわかる進行性の脊柱側弯症のような大きなものになることもあります。筋系が巻き込まれがちなのは、中枢神経系は筋によって引き起こされる張りが器官に及ぶのを制限するために個々の筋を抑制するからです。

　筋膜の網が起こした制限によるこれらすべての代償は、筋膜の網自体にも影響を及ぼすことがあります。最初の問題から遠く離れたところに症状が出ることもあり、どこからどのように対処したらよいのか判断するのが難しくなります。足の痛みは脾臓の周囲の制限によるものだと推理するのは、シャーロック・ホームズ並の芸当です※※。

　こうした難題への対処法として、Barralは施術者が制限のあるあたり、つまり、内臓構造のまわりで折り重なっているところを探る「傾聴」と呼ばれるテクニックを用います。これにより施術者は単に症状を扱おうとするだけでなく、むしろ原因となっている内臓を治療することができます。核となる問題に取り組むことによってのみ、代償の結果が真に「治癒」されうる、という考え方です。

　器官や器官の一部にはかなり厳重に筋膜の境界内におさまっているものもあれば、滑りやすい空洞内で滑り回ることができるものもあります。例えば肺は、もし肋骨・横隔膜・縦隔の内面と癒着していたり、肺葉がお互いに癒着していたりするなら、胸膜腔内で正確に機能することはできないでしょう。

　このような事態を防ぐために、漿液性（液体を生じる）の膜が、濡れた2つのグラスの間に起こるように、反対面同士がお互いに摩擦なく容易に滑ることができるように、安定して水状液を補給し続け

（次ページへ続く）

実践テクニック　5－7（続き）

内臓マッサージ（続き）

ています。このような効果は、心膜の内側での心臓と腹膜腔内の胃・肝臓・小腸の大部分および大腸の一部にも見られます。疾患や外科手術による癒着によって滑性が減じた場合には、痛み、構造的制限、臓器機能不全などの症状が発生する可能性があります。内臓マニピュレーションの目的の1つは、正常な滑りやすい関係を回復させられるように制限がかかった構造を動けるようにすることです。

　腹部の器官のなかには腹膜腔の外にあるものがあります。これらの器官には、腎臓、脾臓、十二指腸および大腸の一部、それと膀胱、直腸、子宮、前立腺のような骨盤内器官があります。これらの器官は腹膜の裏や下（腹膜後）に位置しているので、漿液に覆われてはいません。それにもかかわらず、筋が腕や脚などのなかで形を変化させることができる必要があるのと同じように、腹部内でこれらの器官も動く必要があります。また、すべての器官は、滑性の有無にかかわらず、（胸膜の腔など）それぞれの腔だけでなく、相互に、また胸骨、脊柱、横隔膜とも靱帯と筋膜によって関係をもっています。

こうしたつながりには、関節内や関節周囲での靱帯による制限を扱うことと同様に注意を要することがよくあります。例えば肺は、つり下がった筋膜で斜角筋、頸椎、さらには舌骨にまでつながっています。こうした筋膜での関係のため、頸部の構造でなんらかの機能不全があった場合、直接的な胸膜の制限の原因となる可能性があります。

　内臓のボディワークは、ときには不思議で不快に感じることはあるかもしれませんが、必ずやさしく痛みがないものに

しましょう。患者は一般的に、内部器官に手技を受けることに慣れていません。一方で、その効果は絶大で長続きすることが多いものです。

　とはいうものの、いかなる内臓のボディワークであれ実践する前に、施術者が適切な訓練を受けることは絶対に必要です。注意事項や禁忌事項を理解した上でテクニックを学べば、このまだ活用されていない療法の真価を十分に認められるようになります。

（Michael Houstle，LMT，手技療法士）

※※監訳注：内臓マッサージについて：本書の原著がアメリカで出版されたのは2014年。日本では従来「筋膜」と訳されていたfascia が、筋膜を含む層をなす毛羽（けば）立った膜状の結合組織の総称であることから、この意味に相当する日本語がないという認識が高まり、カタカナで「ファシア」と呼ばれるようになり始めた頃です。この記事内の執筆者による「エネルギーに関わるように触れる」という表現は、東洋医学において鍼灸師が「気」を対象として扱う治療に共通しています。また、「足の痛みは脾臓の周囲の制限によるもの」というようなことは珍しいことではなく、中国医古典に基づいて気の通り道である経絡を治療対象としている鍼灸師にとっては、愁訴と臓腑や経絡との関係の診断は比較的容易ですので、シャーロック・ホームズほどの推理力は必要ではありません。しかし、東洋医学ではすでに認識されているこのような現象に対し、臨床整形外科的なアプローチでの施術と治療法があることは大変興味深い情報です。ただし、ここで紹介された方法に興味を持たれた読者は、執筆者が述べているように、この記事のみを元に安易に施術を試みることは慎み、内臓マッサージについてさらに詳しく学ばれてから施術されることをおすすめします。

本章のまとめ

　前腹壁の筋系に施術をすること、そして前腹壁を通して大腰筋、腸骨筋および横隔膜の施術をすることは、患者にとって大変に効果があり、有益になり得ます。しかし、手技療法士による治療の診療時間中には飛ばされてしまうことが多いものでもあります。

　この部位のマッサージは、腰部後側をマッサージするより

も多くの注意が必要ですが、腹部の解剖を理解し、ここにあるテクニックを、時間をかけて練習すれば、安全に効果的に施術ができるようになります。非常に深い圧が（おそらく大腰筋の腹側筋腹の施術を除いて）この部位に適切であることはまれですが、しっかりした中等度の圧なら注意しながら安全にかけることができます。腹部前側の施術を基本手順通りに施術したことがなかった施術者にとっても、本章で書かれている情報によって、これらのテクニックを自分の施術レパートリーに取り入れることが容易になります。

第5章　腹部前側と骨盤をマッサージする

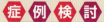
症例検討

Vera Brasilia、48歳。女性。
（腹部前側のマッサージ）

□ **病歴とフィジカルアセスメント**

　右腰部に急な激痛を訴えて来院。痛みは4日間続いている。かかりつけ医で受診し、放射線（X線）検査を受けたが、骨の異常はなく、鎮痛剤の処方薬（痛みどめ）が出された。服薬すると痛みは和らぐが、頭がぼーっとして物事が考えにくくなり日中動きづらくなるので、就寝前のみ服用。症状が改善している様子がないので、心配になっている。

　痛みが始まったのは地下室で箱をいくつか移動させていた後。箱を両手で持って身体を前に曲げた際にズキッときた。翌朝起きたときには痛みはそれほどでもなかったが、時間が経つにつれ痛みが増悪。今はひどい痛みが持続しており、動くたびにズキッとくる。0で無痛、10で最大の痛みを表す0～10までのスケールでは、痛みは4～9の範囲。横になっているときの痛みは4で、起床時と5～10分以上立ちっぱなしや座りっぱなしでいるときは、8～9。痛みの感覚は身体の深いところにあり、「脊柱が壊れそうに感じる」。さらに、右の前腹壁にも痛みをおぼえているが、腸に関わる疾患はない。下肢への関連痛はない。温かいシャワーを浴びると一時的には痛みが軽減する。

　既往歴で腰部が張った経験は過去にあるが、はっきりとした痛みを感じたことはなかった。交通事故に遭ったことはなく、腰部に大きなケガをしたこともない。仕事ではデスクワークで主に座位でPCに向かっている。週に4～5回運動をしていて、カーディオバスキュラー・エクササイズ※※、ピラティス、ヨガを組み合わせている。

※※監訳注：「カーディオバスキュラー・エクササイズ」cardiovascular exerciseは直訳すると「心脈管系（に関わる）運動」の意で、「心血管系エクササイズ」などとも言われる。

　理学的検査においては、腰椎の動作は6つの切断面すべてで可動域が減少、またこれらの動作で痛みが増増強。屈曲・伸展・左側屈で最も制限がかかり、痛みもひどい。両脚の自動下肢伸展挙上は陽性だが、痛みが出るのは右腰部の局所のみ。他動下肢伸展挙上は、両脚とも陰性であった。咳のテストとバルサルバ法は陰性（評価テストの手順は、第3章を参照）。いずれの整形外科的テストでも、下肢への関連痛は生じない。ナクラステストとヨーマンテスト、そして仙腸関節の多種混合テストでは、腰痛は陰性。

　触診をしてみると、脊柱起立筋と腰方形筋はそこそこ固いが、押しても患者の訴える深部の痛みは起きず、前腹壁の痛みが増すこともない。痛みがあるという右前腹壁の筋どころか、前腹壁全体も固くもないし圧痛もない。右の腸骨筋にはごく軽度～中等度の緊張が見られたが、患者の訴える痛みの再現はない。しかし右大腰筋の腹側筋腹を深く触診したところ、強い痛みのある筋筋膜トリガーポイントが何カ所か見つかった。さらに、これらのトリガーポイントに圧をかけると、主訴の腰部と前腹壁の両方の痛みが増強した。

□ **演習問題**

1．この患者に対する治療計画には、腹部のマッサージを含めるべきでしょうか？　もし含めるべきなら、それはなぜですか？　含めるべきでないなら、それはなぜですか？

2．腹部マッサージが有効であるとしても、この患者に用いて安全でしょうか？　安全であるなら、なぜそういえるのでしょうか？

3．腹部マッサージを施術する場合、具体的にはどの基本手順を行うべきでしょうか？　なぜそれらの手順を選びましたか？

※演習問題の解答とこの患者に対する治療方針は、406頁に記載しています。

Part 2　Treatment Techniques

第6章

多面ストレッチ

学習の目標

本章で習得すべきポイント

1. 多面ストレッチという名称の理由
2. 多面ストレッチが効果的な理由
3. 静的ストレッチと動的ストレッチの比較
4. 暗記に頼らずに多面ストレッチを組み立てられる理由
5. 患者をストレッチする際の、施術者のコアの使い方
6. 多面ストレッチのメカニズムとステップごとの説明
7. ストレッチにおいて、急な動作がいけない理由と、押し過ぎがいけない理由
8. 施術の手と固定の手の役割
9. 多面ストレッチ施術中の患者の通常の呼吸方法
10. ターゲットの筋より効果的にストレッチするための、他の筋の緩め方
11. 本章のキーワードの定義とそれぞれの多面ストレッチとの関係
12. 本章で説明している筋および筋群それぞれに対する多面ストレッチの実践

キーワード

- あらかじめ回旋しておく
- 一番短いロープ
- 筋紡錘反射
- クリープ現象
- 固定の手
- 作用を持つ筋群
- 従来のストレッチ
- 伸張反射
- ストレッチ
- ストレッチの手
- 静的ストレッチ
- 施術の手
- ターゲットの筋
- ターゲットの組織
- 多関節ストレッチ
- 多切断面ストレッチ
- 多面ストレッチ
- 動的ストレッチ
- 張力のライン
- 補助付きストレッチ
- 補助なしストレッチ

序論

1つの方向に関節の動作が起こるためには、その関節の反対側にある軟部組織が伸張されなければなりません。これらの軟部組織に硬くて伸張に抵抗するものがあると、その関節の本来の可動域に制限がかかり、結果的に可動性が失われます。これは、筋、靱帯、関節包、組織の筋膜面、または皮膚といった軟部組織でも起こり得ます。治療上で、硬くなった軟部組織を効率的に施術できるのはストレッチで、これは硬く張った組織を伸張することを目的とする施術法です。

腰椎※1と骨盤のストレッチは、ある1つの切断面上で、または複数の切断面にまたがって患者の身体を動かすことで行われます（切断面の復習は、第1章を参照）。例えば、患者の体幹を前方に動かし屈曲すると、ストレッチは1つの切断面上で起こります。すなわち、矢状面です。もし、体幹を、前方に屈曲させ、かつ右か左に側屈すると、ストレッチは斜面上で起こりますが、これは2つの切断面にまたがります。すなわち、矢状面と前頭面です。ストレッチが2面、または3面すべての切断面にまたがって起こるときは、**多面ストレッチ**と呼ばれます。多面ストレッチの長所は、ターゲットの筋のストレッチをより狙いを定めて、より効果的にできる点です。

> 注：本書の施術テクニックとセルフケアの章（第4～12章）では、緑の矢印は動きを、赤の矢印は固定を、黒の矢印は静止状態を保持する位置を示します。

※1 監訳注：腰椎（lumbar spine）は英語表記の略称で、LSpと表記することもある。

コラム6-1

多面ストレッチの基本手順

本章では、以下の多面ストレッチを説明します。

・Ⅰ. 腰椎の多面ストレッチ
基本手順6-1　腰椎の脊柱起立筋（「テクニックの概要」に示す）
基本手順6-2　腰椎の横突棘筋
基本手順6-3　腰椎の腰方形筋
基本手順6-4　腰椎の前腹壁

・Ⅱ. 股関節または骨盤の多面ストレッチ
基本手順6-5　股関節外転筋
基本手順6-6　股関節内転筋
基本手順6-7　股関節屈筋
基本手順6-8　股関節伸筋：ハムストリング
基本手順6-9　股関節伸筋：殿筋
基本手順6-10　股関節深層外旋筋

メカニズム

ストレッチの基本的なメカニズムは単純です。身体の一部が1つの方向に動かされるとき、関節の反対側にある筋（およびその他の軟部組織）を伸張する**張力のライン**が生じます。例えば、体幹が前方に動かされると、後側の組織が伸張されます。そのため、ストレッチの動作の方向で、どの筋が伸張

コラム6-2

従来の静的ストレッチ vs. 動的ストレッチ

従来のストレッチは、補助なしでも補助付きでも、患者の身体の一部を動かして、ターゲットの筋が引き伸ばされる姿勢にするものです。この姿勢になったら、ある程度の時間は動かずにストレッチしたままでいます。ストレッチをする長さは、通常10～30秒が推奨され、ときには2分以上という場合もあります。たいていは3回繰り返します。動かずにストレッチした体位をとり続けますので、このタイプのものは**静的ストレッチ**（static stretching スタティックストレッチ）と呼ばれます。

軟部組織には**クリープ現象**と呼ばれる、持続的な力がかかるとそれに基づいて変形してしまうという特徴があります。そのため、静的ストレッチでストレッチされた姿勢を保持することによって、効率的に変形することができます。

言い換えると、ターゲットの組織をストレッチする、または引き伸ばすことができるということです。

近年、ストレッチ方法を静的な性質から、より動的なものへと転換することを提唱する意見が多くなってきました。**動的ストレッチ**（dynamic stretching ダイナミックストレッチ）では通常、ある部位のストレッチ姿勢をとるのに、患者が能動的に該当部位の筋を動かします。それから、静止してそのストレッチ姿勢をしばらくの間維持するのではなく、患者はすぐにその部位をもとの姿勢に元に戻すか、ストレッチの姿勢をせいぜい1～3秒だけ維持します。ストレッチ姿勢の維持をほんの数秒にすることで、患者は従来よりももっとストレッチを繰り返すことができるようになり、たいてい8～10回くらい行います。

動的ストレッチの利点としていわれるのは、ターゲットの組織を効果的にストレッチするだけでなく、その部位を温めて血液循環を増やし、関節を円滑にし、その動作に関わる神経支配を改善し、ストレッチ姿勢をとるために使う他の筋の強化になることです。多くの推奨を受けて、動的ストレッチは急速にストレッチ方法の選択肢の1つになりつつあります。様々な利点があるため、あらゆるタイプの筋強化のエクササイズの直前に行うウォーミング・アップのストレッチ法として、特に勧められます。

一方、従来の静的ストレッチを提唱する人たちは、硬くなった軟部組織の緊張レベルを、クリープ現象の原理によって本当に変えたいならば、持続性のストレッチが必要だと主張しています。

されるかが決まります。これを理解すれば、筋のストレッチは簡単です。すなわち、その筋の作用の反対に動かせばよいのです(つまり、主動筋の作用に対する拮抗動作を行います)。例えば、体幹の屈筋に対しては、体幹を伸展してストレッチします。体幹の右回旋筋に対しては、体幹を左回旋してストレッチします。筋のストレッチをいちいち暗記する必要はありません。それどころか、ストレッチしようとする筋の作用を知っていれば、どのように行うべきかを考え出すことができます。

作用を持つ筋群をストレッチする

ほとんどの施術者は、患者の腰のストレッチをするのに、単一の切断面のみで体幹を動かして行っています。例えば、矢状面で前方に屈曲または後方に伸展させる、前頭面で右か左に側屈させる、水平面で右か左に回旋させるなどです。説明したように、ストレッチされるターゲットの筋は、施術者がどのような動作を行おうとも、その動作に対する拮抗筋です。

しかし、切断面の1つに患者を動かすことは、1つの特定

コラム6−3

ストレッチの用語

患者が軟部組織をストレッチをするときは補助があってもなくてもよいです。

患者がストレッチの姿勢へと自分で身体を動かすのは**補助なしストレッチ**です（**図A**）。**補助付きストレッチ**は、施術者が患者をストレッチの姿勢にする補助をするものです（**図B**）。

患者の身体を実際にストレッチさせるように動かす施術者の手は、**施術の手**または**ストレッチの手**と呼ばれます。もう一方の手は、患者の身体の固定によく使われますが、**固定の手**と呼ばれます。

ストレッチされる組織は、**ターゲットの組織**と呼ばれます。もし筋をストレッ

チしているなら、その筋は**ターゲットの筋**です。緊張しているすべての軟部組織をストレッチすることが重要ですが（そして、ストレッチをすればすべての軟部組織が伸張される可能性がありますが）、本章では筋のストレッチに重点をおいて考察・説明します。

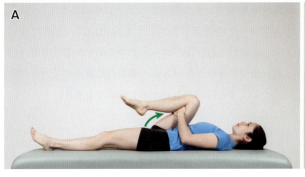
A

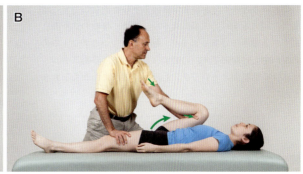
B

臨床のアドバイス 6−1

一番短いロープ

1つの作用を持つ筋群に対してストレッチが行われたときに、そのすべての筋がストレッチされることはほとんどないことを留意しておきましょう。伸張力がすべての筋にかかっても、全部が伸びてピンと張る結果にはなりません。実際には、そのなかで最も短くなっている（おそらく最も硬い）筋だけが引き伸ばされます。伸張力が他の筋をストレッチするほどになる前に、その伸びた筋がストッパーになるからです。1つの作用を持つ筋群をストレッチした際に2つ以上の筋がストレッチされる唯一のケースは、それらの短さ（硬さ）が同じで、その結果

同時に同じ伸張力を受ける場合です。

Michael Houstleは、手技の世界で長い間教育にあたっている人物ですが、この現象を『**一番短いロープ**』と説明しています。もし長さの違う何本かのロープを手に持っていて、それらを同時に引っ張ったら、全部がピンと張るでしょうか？　答えは否です。実際に伸びるのは一番短いロープだけです。これは、1つの作用を持つ筋群をストレッチすることでも同様です。一番短い、つまり一番硬い筋のみが、ストレッチされるのです。

これが、多面ストレッチが重要なもう1つの理由でもあります。多面ストレッチにより、ターゲットの筋が一番短いロープとなるストレッチの手順を組み立てられます。

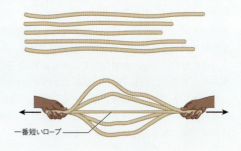
一番短いロープ

のターゲットの筋のみをストレッチするにとどまりません。それどころか、**作用を持つ筋群**全体にストレッチがかかります。作用を持つ筋群は、同じ関節動作を行う筋全部で成り立ちます。例えば、患者の体幹を矢状面で前屈すると、伸張力は体幹伸展の作用を持つ筋群全体にかかります。同様に、患者を右側屈へストレッチすれば、伸張力は左側屈の作用を持つ筋群全体にかかります。単一の切断面上でストレッチをすることは、作用を持つ筋群全部に働きかけることにおいてはとても効果がありますが、その筋群内の特定のターゲットの筋だけを切り離してストレッチするには必ずしも効果的といえません。これを可能にするには、多面ストレッチを行わなければなりません。

コラム6−4

多切断面ストレッチ

　腰部のストレッチを2面（または3面全部）の切断面で行った場合でも、実際には単面での動作であるということに留意した方がよいでしょう。すなわち、一斜面（この中に複数の切断面の要素がある）内での動作であるということです。ひとつのストレッチがひとつの多面ストレッチであるというときも、実は**多切断面ストレッチ**なのです。本章で説明するすべての多面ストレッチは、複数の切断面にまたがる動きではありますが、動作をしているのは1つの斜面の中だけなのです。このような理由で、多面ストレッチは「多切断面ストレッチ」と呼んだ方がよいかもしれません。

臨床のアドバイス　6−2

3番目の切断面の作用はどうなのか

　単一の面だけでターゲットの筋が効率的にストレッチできる場合でも、他の切断面での動作を少なくとも考慮に入れておかないと、ストレッチの効果は減じてしまいます。右の脊柱起立筋の筋群を再び例に挙げます。矢状面と前頭面の要素だけを考えに入れ、屈曲および左側屈のストレッチをすると、筋全部が伸張できることが多いです。

　こういう場合、水平面の要素をストレッチに加えることは、本当に必要でしょうか。　これはおそらく、否です。しかし、右脊柱起立筋の筋群は水平面の関節動作ができることに留意しておかないと、患者の体幹が回旋してしまうのを見過ごして、ストレッチの効果が出ない可能性があるのです。例えば、患者の身体が右回旋したまま、屈曲と左側屈のストレッチを行ったら、右脊柱起立筋の筋群は右回旋で緩んでいるため（この筋は右回旋筋です）、ストレッチの効き目がいくぶんか失われてしまいます。この理由で、ターゲットの筋に対して3つの切断面すべてにおいてストレッチをするつもりではない場合でも、何かの動きで筋の緩みが出ないように、その筋の3つの切断面での動作または伸張が頭にあることが重要なのです。

多面ストレッチ

　多面ストレッチでは、ターゲットの筋のストレッチが1つの切断面だけでなく2つ、さらには3つ全部にまたがります。ターゲットの筋を2面以上の切断面で動かすことによって、ターゲットの筋が最大限に伸張され得るため、より狙いを定めた効果的なストレッチが可能になります。例えば、ターゲットの筋が右の脊柱起立筋の筋群の場合、これは伸展なので、単面でのストレッチでは患者の体幹を矢状面で前屈させればよいといえます。また、この筋は右側屈筋でもあるので、前頭面で体幹を左側屈すればよいともいえます。どちらの単面ストレッチでも、右脊柱起立筋の筋群をある程度はストレッチできるかもしれませんが、より効果的なストレッチ方法は、矢状面での屈曲および前頭面での左側屈を組み合わせた動作を患者の体幹にさせることです。こうすると、双方の面にまたがって右脊柱起立筋の筋群がストレッチされるからです。

　右脊柱起立筋の筋群の矢状面と前頭面の要素の作用を組み合わせた多面ストレッチは、どちらかの単面ストレッチでの屈曲だけか左側屈だけよりも、効率的です。しかし、さらに効果的なストレッチは、右脊柱起立筋の筋群の水平面の要素の作用も考慮したものです。右脊柱起立筋の筋群は、同側性回旋筋なので、水平面で体幹を右に回旋します。そのため、ストレッチの効率を最大化するためには、患者の体幹を屈曲・左側屈・左回旋の組み合わせで動かすことです。右脊柱起立筋の筋群の切断面3面の要素の作用すべての反対を行うことで、最大限のストレッチを達成できます。

テクニックの概要

　多面ストレッチのテクニックの概要は、わかりやすいです。ストレッチを行いたいターゲットの筋が決まったら、患者にその筋の関節作用と反対の関節作用をさせるだけです。言い換えると、その筋の拮抗作用をさせるのです。

　以下に、右脊柱起立筋の筋群をターゲットの筋とした多面ストレッチの概要を述べます。ここでは、施術者の補助で患者がストレッチされる、補助付き多面ストレッチを説明します。しかし、施術者の手を借りない補助なし多面ストレッチが可能な場合も多いです。補助なしストレッチについては第11章を参照してください。

右脊柱起立筋の筋群の多面ストレッチ
開始位置
- 患者はベッドの右寄りで仰臥位にする。両足の大腿を股関節で、下腿を膝関節で屈曲します。
- 施術者は治療ベッドの右側に立ちます。
- 施術者は両手とも施術の手として用い、患者の大腿遠位の

後側に置きます。

- この手順では固定の手を必要としません。患者の体重が体幹上部を固定する役割を果たします。
- 施術者の手で患者に圧をかける際は、両肘を身体の前面に寄せておくと、施術者は自分のコアの体重を両手の後ろからかけることができます（図6-1）。
- もう1つの開始位置もよく用いられます。
  - 施術者はベッドの上に乗ります。前述と同様に患者の大腿遠位の後側に両手を置きますが、患者の両足を自分の右鎖骨に乗せます（図6-2）。この姿勢の長所は、施術者がコアの体重をいっそう使いやすくなるので、肩の筋にあまり力を入れなくて済むことです。

患者をストレッチする

- 患者の骨盤と体幹下部をベッドから浮かせて後傾・屈曲させるのと同時に、左側屈およびわずかに左回旋をして、身体の対側へと組織の抵抗を感じるまでストレッチします（図6-3）。

注：これらの作用が選ばれたのは、右脊柱起立筋の筋群の主動筋の作用の逆作用だからです。この点について詳しくは、コラム6-5を参照してください。

- さらに少し圧を加え、ストレッチの強度を増します。
- ストレッチした姿勢を、3～30秒保持します。
- 繰り返しをした後で、患者を開始位置に戻し、数秒間リラックスさせます。

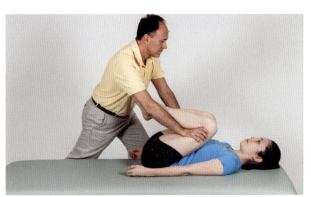

図6-1　右脊柱起立筋の筋群のストレッチの開始位置
施術者は、前腕と両手の後ろにコアが並ぶよう、両肘を内側に入れていることに注意する

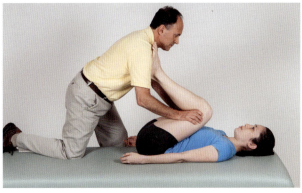

図6-2　右脊柱起立筋の筋群のストレッチの別の方法

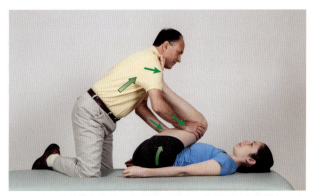

図6-3　右脊柱起立筋の筋群は、屈曲・左側屈・左回旋にストレッチされている

臨床のアドバイス　6-3

身体の使い方とストレッチ

　他の手技療法と同様に、ストレッチは肉体労働で、施術者に負担がかかる場合があります。実際、患者が施術者より身体がはるかに大きく背が高いと、ストレッチは軟部組織への手技（ソフトティシュー・マニピュレーション）よりも肉体的負荷がかかります。というのも、患者の身体部位を動かし、持ち上げ、固定させなければならないからです。このため、上手な身体の使い方をすることが必須です（身体の使い方の原則は、第4章を参照）。

　上手な身体の使い方の第一の原則は、コアから動くことです。こうするには、必ず両肘が身体の前になければなりません。身体の前に両肘を引いておくことは、最初は慣れない感じがするかもしれません。しかし、少し練習をすればこの姿勢が快適になります。そして努力する価値があります。なぜならこの姿勢の利点は、肩関節の筋を酷使するかわりに、コアの体重と力を使って、患者に圧をかけたりストレッチしたり、患者の体幹や骨盤を固定させることができるからです。

　太りすぎ、または胸の大きい女性の施術者の場合、両肘を体幹の前に寄せるのが難しいときは、肘の位置がコアの前に近ければ近いほどよいでしょう。両肘とも身体の前に引くのが難しければ、力を出さないとならない方の腕の肘を体幹の前にもってくるようにします。それが施術の手の場合もあるでしょうし、固定の手の場合もあるでしょう。肩関節を意識的に外旋させると、両肘を前に寄せた状態を保持できます。しばらく練習すれば、自然にこの姿勢をとれるようになります。

　両手を全く使わずに、患者に施術者の体幹を直接コンタクトさせると（図6-2に示すように）、いっそうコアを効率的に使えます。この場合、よりかかるだけで、ストレッチする力をかけられるからです。

実践テクニック 6-1

腰部のストレッチの別の体位

本項での脊柱起立筋の筋群のストレッチは、患者は仰臥位で、ベッド上に固定させた体幹上部に向かって骨盤と体幹下部を持ち上げて行います。しかし、脊柱起立筋や他の腰部の筋系は、正反対の方向でもストレッチができます。つまり、体幹の胸腰部（上部）を、固定させた骨盤へと動かすのです。

この方法で右脊柱起立筋の筋群をストレッチするには、患者を施術ベッドの端（またはベンチや椅子）で座位にして、両足は固定のためにしっかり床につけます。施術者は、患者の背後で左側に立ちます。両手とも施術の手として使い、固定の手は必要ありません。患者の骨盤は体重とベッドとのコンタクトで固定され、両足も足裏全体で床についていることで固定しているからです。施術の手は両方とも、患者の背中の右側に置きます。もしくは、右手を患者の背中の右側に置き、左手で患者の左肩または体幹上部を支えてもよいでしょう（**下図**）。

患者の身体を下方へ屈曲・左側屈・左回旋させます。この座位のストレッチは、患者のセルフケアとして勧めるのに最適です（患者のセルフケアについて詳しくは、第11章を参照のこと）。

> 注：このストレッチは床に座った姿勢でも可能ですが、患者のハムストリングが硬いと、ストレッチを行うのが難しくなります。

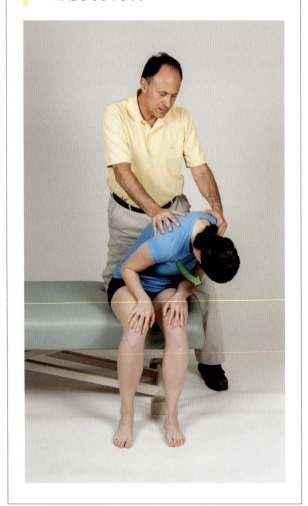

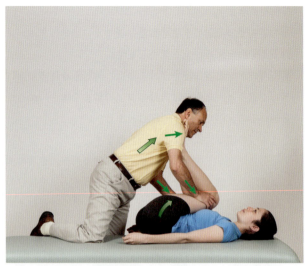

図6-4 連続して繰り返すと、右の脊柱起立筋の筋群はさらにストレッチされる

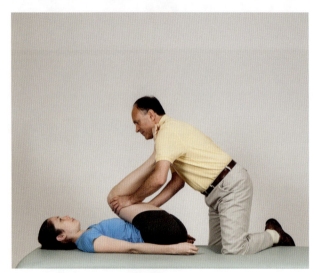

図6-5 左の脊柱起立筋の筋群のストレッチ

この後の繰り返し

- ストレッチを何回繰り返すかは、通常そのストレッチの姿勢を1回につきどれくらいの長さ保持するかによって決まります。
- 1回につき10～20秒またはもっと長く保持する場合は、だいたい3回繰り返します。
- 1回につき短時間（例えば2～3秒など）しか保持しない場合は、通常は繰り返しの回数を増やし、10回以上行うこともよくあります。
- すべての臨床整形外科的手技にいえることですが、このストレッチ手順を正確にどのくらい施すかの最終的な決め手となるのは、患者の組織の反応です。
- ストレッチを繰り返すごとに、患者の筋の伸張の度合いを増やしていきます（**図6-4**）。
- 反対側でも繰り返します。**図6-5**は、左側の脊柱起立筋の筋群のストレッチを示します。

コラム6-5

逆作用

腰部のストレッチは2通りの方法で行うことができます。1つは、骨盤を固定して、体幹上部をその骨盤に向かって動かす方法です。もう1つは、体幹上部を固定して、骨盤と腰部を固定された体幹上部に向かって動かす方法です。

体幹上部を固定した骨盤へと動かす際に、どの作用が腰部をストレッチするかを考えるとわかりやすいでしょう。例えば、右の脊柱起立筋群をストレッチする場合、その作用は伸展・右側屈・右回旋なので、体幹上部を屈曲・左側屈・左回旋させてストレッチします。

しかし、腰部のストレッチで固定させた体幹上部に対する骨盤と体幹下部の動かし方を割り出すのは少々難しいでしょう。それには体幹上部を動かした作用の反対の作用になるようにする必要があるからです。矢状面と前頭面の逆作用は同じで、すなわち屈曲と左側屈です。

しかし、水平面での逆作用は違います。右の脊柱起立筋の筋群をストレッチするのに、体幹上部の場合は左回旋を行いましたが、骨盤と体幹下部は右回旋させる必要があります（詳細については、第1章の表1-3を参照）。

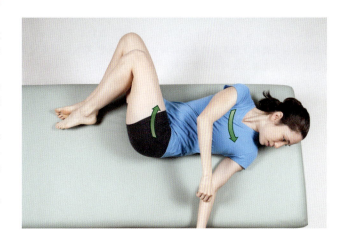

テクニックの実践

多面ストレッチを実行する際は、以下に示すガイドラインを守ることが重要です。それぞれの項目では、多面ストレッチテクニックの特有の側面を挙げています。これらのガイドラインを理解し、臨床に応用すれば、多面ストレッチをより効果的に行えるようになります。

6-1　ストレッチ：ゆっくりとゆるやかに

患者のターゲットの筋系をストレッチするときは、1回目の繰り返しであれ最後の1回であれ、ゆっくり行い、決して無理矢理しないことが、非常に重要です。ターゲットの筋のストレッチが速過ぎたり引っ張り過ぎたりすると、**筋紡錘反射**（別名：**伸張反射**※2）を引き起こす場合があります。筋紡錘反射は、防御機能の神経学的反射です。筋の伸張が速過ぎたり、引っ張り過ぎたりした場合に、筋紡錘反射が筋に収縮する指令を出し、筋が伸張し過ぎて断裂する危険から守ります。このときにターゲットの筋でスパズムが起こり、ストレッチの目的が意味をなさなくなります。そのため、ストレッチは常にゆっくりと、患者が快適でいられる範囲で行わなければなりません。

重要な点として強調しておきますが、ストレッチに対して患者のターゲットの組織の抵抗を感じはじめたら、圧を増すのはごくわずかにすべきです。同じストレッチを何回か繰り返しますので、そのたびに少しずつ強さを増す方が、最終的にはより効果的に筋がストレッチされます。

※2監訳注：伸張反射（stretch reflex）は伸展反射、伸長反射ともいいます。

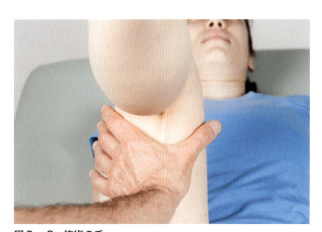

図6-6　施術の手
患者が快適でいられるよう、手はコンタクトが広くなるようにする

6-2　施術の手

すべてのストレッチのテクニックにいえることですが、施術の手は患者にとって快適な置き方をしなければなりません。そのためには、手のコンタクトはできるだけ広く患者の身体に接し、手からの圧ができるだけ均一に患者にかかるようにします（図6-6）。

指先の間に挟んでしまわないようにしましょう。

6-3　固定の手

どのストレッチの基本手順でも、原則としては、施術の

実践テクニック 6-2

ストレッチは常に腰椎にかける

　仰臥位の患者に脊柱起立筋のストレッチを行う際は、体重とベッドとのコンタクトで患者の体幹上部は固定されるため、固定の手は必要ありません。しかし、患者の骨盤と体幹下部をどの方向に押すかによって、患者の脊柱の固定箇所が大きく変わるので、ストレッチされる場所も違ってきます。

　患者の大腿を押したときに、患者の頭側方向に向かう力が水平（ベッドと平行）になり過ぎると、腰椎全体がベッドから浮いてしまい、かけた張力は胸椎に入ってしまいます。結果として、腰椎にはほとんどストレッチがかかりません（図A）。これを防ぐには、大腿を少し下向きに胸の方へ押す必要があります（図B）。とはいえ、これを過度に行うと、患者は不快感を覚えるか、股関節前面（鼠径部）に痛みを感じます。

　最適な方法は、大腿を押すとき、胸の方向の力はできるだけ少なめにしつつ（つまり、患者の頭側方向に向かう力は、可能な限りベッドに対し平行にして）、患者の腰椎が部分的または全面的にベッドに付いているようにします。この2方向の力の理想的なバランスは、患者によって異なります。

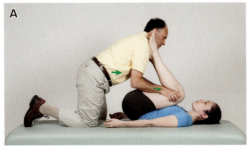 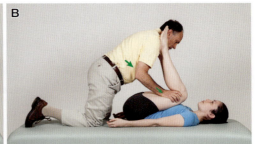

手と固定の手の両方を必要とします。しかし、腰椎のストレッチで患者の下半身を上半身に向かって持ち上げる場合は、患者の体重および体幹がベッドに接地していることで、上半身が十分に固定されるため、固定の手は必要ありません。

　そのため、前述の「テクニックの概要」の項にある脊柱起立筋のストレッチでは、固定の手を示しませんでした。

　しかし、股関節の多面ストレッチを説明する基本手順のIIでは、骨盤を押さえておくために固定の手が通常は必要になります。これらの場合では、施術者の固定の手の位置が重要となります。適切な位置にないと、患者の骨盤が動いてベッドから浮いてしまい、ターゲットの筋が緩んで股関節に対するストレッチの効果が失われます。場合によっては、身体によくないトルク（回転力）を腰椎にかけてしまうこともあります。施術の手と同様、固定の手も患者にとって快適でないといけないため、できるだけ広げて接します。

6-4 呼吸

　多面ストレッチを行う際は通常、毎回のストレッチの前に患者に息を吸ってもらい、ストレッチするのに合わせてゆっくりと息を吐かせます。

6-5 ストレッチの方向

　多面ストレッチを行う際、施術を効かせるためには、ストレッチの方向が非常に重要です。実際、多面ストレッチの目的全体は、切断面3面すべてに対してターゲットの筋に最適なストレッチをかけるために、患者の身体を動かす一番よい方向を決めることにあります。

　多面ストレッチはターゲットの筋に逆（拮抗）作用をかけるので、ターゲットの筋の作用すべてが頭にきちんと入っていないと、多面ストレッチを組み立てて施術することができません。

6-6 施術の時間と回数

　ストレッチの保持をどのくらいの長さにすべきかについては、議論があります。従来の静的ストレッチでは、10秒〜2分、またはそれ以上を勧め、通常は3回繰り返します。近年の動的ストレッチ派は、もっと短く1〜3秒の保持時間で、より回数を多く（8〜10回またはそれ以上）することを勧めています。

　ある患者で一番うまく行ったことが、必ずしも他の患者にとって最良とは限りません。両方の方法を試し、患者それぞれに一番効果的なものは何かを見るとよいでしょう。多くの施術者は、2つの方法の組み合わせを選び、短時間保持のストレッチを何回か行い、最後の1回で長めに保持をします。

6-7 腰椎と回旋

　腰椎の3つの切断面すべてで多面ストレッチをする場合、

念頭に入れておくべきなのは、腰椎はそれほど回旋できないということです。平均的に腰椎の各分節レベルでは、それぞれの方向に1°程度の回旋しかできません（可動域については第1章を参照）。そのため、腰椎の多面ストレッチで、重要度が最も低いストレッチの方向は、回旋です。

6−8　電動ベッド

　腰椎と骨盤または股関節のストレッチでは、電動ベッドの価値を強調し過ぎることはありません。ストレッチは軟部組織への手技よりも肉体的負担が大きいです。特に、施術者と患者の体格の差が大きい場合はなおさらです。施術者が細身または小柄な場合や、患者が大柄または長身という場合、ストレッチの難易度が高くなり得ます。

　身体を上手に使うには、ベッドの高さが適切であることがとても重要です。本章のストレッチの基本手順の多く、例えば腰椎の脊柱起立筋や股関節の内転筋やハムストリングなどの筋群には、施術者がコアの体重を使えるよう、ベッドは低くセットしておく必要があります。他の基本手順、例えば股関節の屈筋や外転筋などの筋群には、患者の足が床についてストレッチの邪魔にならないよう、ベッドは十分に高くセットしなければなりません。したがって、腰椎と骨盤または股

関節に多面ストレッチの基本手順を行えるように、施術者はベッドの高さの調整ができなければなりません。手動で高さの調整をするために、いちいち患者にベッドの乗り降りをしてもらうのは論理的に実行不可能なことです。このような理由で、臨床整形外科的施術をするには、電動ベッドは必須です。

6−9　クリエイティブであること

　ストレッチには理論的な面があります。それは、ターゲットの筋の関節作用と拮抗する関節作用をするように、患者の身体の部位を動かす、ということです。しかし、ストレッチには技術的な面もあります。ストレッチを行う際にはクリエイティブになることが重要で、患者の組織に緊張があると感じる場所によって、ストレッチの力の方向を変化させるのです。

　施術者が生み出す様々な伸張のラインそれぞれが、施術している筋や軟部組織の異なる線維を最適にストレッチすることになります。ストレッチされる関節の可動域以上の姿勢に身体を無理矢理動かそうとしない限り、また注意事項や禁忌事項さえ念頭にあれば、役に立たないストレッチというものはありません。様々なストレッチの角度を試してみましょう。患者の組織の反応を感じましょう。治すことを心がけましょう。クリエイティブになりましょう。そして、楽しんで行いましょう。

第6章　多面ストレッチ

基 本 手 順

多面ストレッチの基本手順

　以下の基本手順では、腰椎の主要な筋や筋群、股関節をまたぐ骨盤の主要な筋や筋群への多面ストレッチを説明します※2。

※2監訳注：本書での「大腿の屈曲／伸展」は「股関節の屈曲／伸展」を意味し、「下腿の屈曲／伸展」は「膝関節の屈曲／伸展」を意味しますが、著者はあえてそれぞれの関節における大腿および下腿の動きを強調した表現にしています。

Ⅰ．腰椎の多面ストレッチ

　腰椎のストレッチを行う際の患者の姿勢は、1つに限りま

せん。患者は臥位でもよいです。この場合は体幹上部が固定され、骨盤と体幹下部を動かしてストレッチを行います。または、座位でもよいです。この場合は骨盤が固定され、体幹上部（胸腰部）を動かしてストレッチを行います。

　原則的に、身体の動かない部分の固定は、患者の体重とベッドへのコンタクトで行われます。結果的に、施術者の一方の手を患者の固定に用いなくて済むケースも多いです。

コラム6−6

腰椎の多面ストレッチ

　本項では、4種類の腰椎多面ストレッチの基本手順を説明します。

- ・基本手順6-1　腰椎の脊柱起立筋
- ・基本手順6-2　腰椎の横突棘筋
- ・基本手順6-3　腰椎の腰方形筋
- ・基本手順6-4　腰椎の前腹壁

臨床のアドバイス　6−4

胸椎への展開

　本書が焦点を当てるのは腰部、つまり腰椎と骨盤です。しかし、胸椎のストレッチもまた大変に有意義なものです。ここで解説する腰椎に対してのストレッチ法はどれも、ストレッチの張力のラインが胸部に重点的に届くように動作や固定を変更すれば、胸椎に効率的なストレッチとなるように展開できます。

183

基本手順6－1　腰椎の脊柱起立筋の筋群

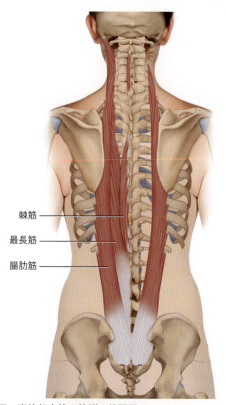

図6－7　脊柱起立筋の筋群の後面図
左側には脊柱起立筋を構成する3つの筋全部を示す。右側には腸肋筋のみ示す

図6－7に、脊柱起立筋を示しました。脊柱起立筋は、腸肋筋、最長筋、棘筋の3つの筋で成り立ちます。脊柱起立筋の多面ストレッチは、以下を同時に行います。矢状面で患者の骨盤と腰椎下部を後傾または屈曲（骨盤は後傾、腰椎は屈曲）、前頭面で対側へ側屈、横断面で対側へ回旋です。

つまり、右の脊柱起立筋のストレッチでは、後傾と屈曲、左側屈、左回旋を行います。

左の脊柱起立筋のストレッチでは、後傾と屈曲、右側屈、右回旋を行います。左右の脊柱起立筋の多面ストレッチの方法は、前述の「テクニックの概要」（図6－1～図6－5）の項で説明しています。

 1つの筋群として脊柱起立筋は、脊椎関節で体幹を伸展・側屈・同側へ回旋をします。また腰仙関節では、骨盤を前傾・対側へ回旋し、同側の骨盤を挙上します。

基本手順6－2　腰椎の横突棘筋の筋群

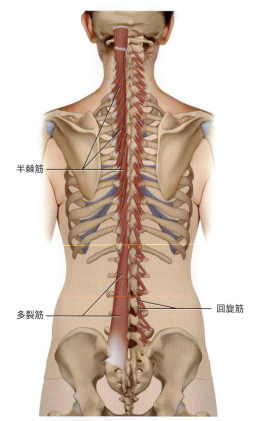

図6－8　横突棘筋の筋群の後面図
左側には多裂筋と半棘筋、右側には回旋筋を示す

図6－8に、横突棘筋を示しました。横突棘筋は、半棘筋、多裂筋、回旋筋の3つの筋で成り立ちます。半棘筋は腰椎に付着しません。横突棘筋のストレッチは、脊柱起立筋のストレッチに大変近く、屈曲と対側への側屈が行われます。違いは、横突棘筋は対側性回旋をするので、同側性回旋でストレッチされる点です（脊柱起立筋は同側性回旋をするため、対側性回旋を行います）。

横突棘筋のストレッチは、以下の2通りの方法があり、①の方法では患者を仰臥位で、②の方法では患者を座位で行います。

 1つの筋群として横突棘筋は、脊椎関節で体幹を伸展・側屈・対側へ回旋をします。また腰仙関節では、骨盤を前傾・同側へ回旋し、同側の骨盤を挙上します。

右横突棘筋の多面ストレッチ①

・患者は仰臥位にします。
・施術者は患者の脇に立ちます。
・患者の骨盤と腰椎を、後傾と屈曲・対側（左）へ側屈・同側（右）にストレッチを行います。

- 患者の体幹上部は、体重とベッドとのコンタクトによって固定されています。
- このように、右横突棘筋は後傾または屈曲・左側屈・右回旋（骨盤と腰椎下部の左回旋は、脊柱上部の右回旋に相当する）でストレッチします（図6-9A）。
- 左横突棘筋は、後傾と屈曲・右側屈・左回旋（骨盤と腰椎下部の右回旋は、脊柱上部の左回旋に相当する）でストレッチします（図6-9B）。

右横突棘筋の多面ストレッチ②
- 患者は座位にします。
- 施術者は、患者の背後で脇に立ちます。
- 患者の体幹の胸腰部（上部）を体幹下部および骨盤に向けて動かします。
- 患者の体幹上部を、屈曲・対側（左）への側屈・同側（右）回旋し、ストレッチを行います。
- このように、右横突棘筋は屈曲・左側屈・右回旋でストレッチします（図6-10A）。
- 左横突棘筋は、屈曲・右側屈・左回旋でストレッチします（図6-10B）。

 座位の患者に腰椎のストレッチをする際は常に、患者に両方の足の裏全体を床に付けさせることが大切です。これは、ストレッチのために安定させるためだけでなく、患者が椅子から落ちるのを防ぐためでもあります。

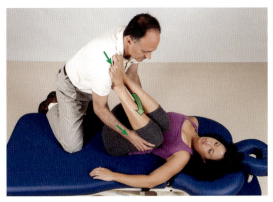
図6-9A

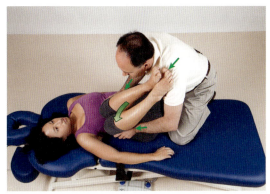
図6-9B

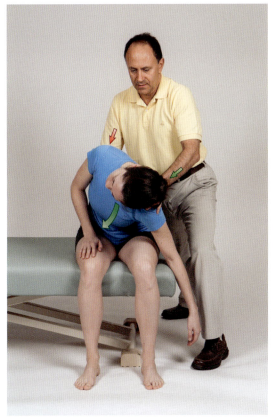
図6-10A

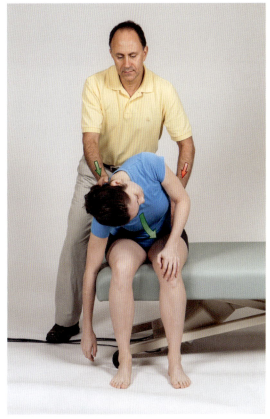
図6-10B

基本手順 6-3　腰椎の腰方形筋

　図6-11に、腰方形筋を示しました。腰方形筋のストレッチは、以下の2通りの方法があり、①の方法では患者を座位にし、②の方法では患者を側臥位にして行います。

右腰方形筋の多面ストレッチ①

- 腰方形筋のストレッチは、脊柱起立筋や横突棘筋のストレッチと同様に、屈曲と対側への側屈を行います。しかし、腰方形筋では前頭面での側屈の部分が矢状面での屈曲よりも重要で、また横断面での回旋の要素は加える必要はありません。
- 患者を施術ベッドの端で座位にし、両足を床につけてもらいます。
- 施術者は患者の背後で左側に立ちます。
- 患者を左側屈かつ屈曲させ、ストレッチを行います。左側屈の要素を屈曲よりも強めに入れます。
- このように、右腰方形筋は左側屈と屈曲でストレッチします（図6-12A）
- 左腰方形筋は、右側屈と屈曲でストレッチします（図6-12B）

右腰方形筋の多面ストレッチ②

- 腰方形筋のストレッチのもう1つの方法では、患者をベッド上で対角線上に側臥位にします。ベッドから離れている方の大腿を、ベッドに邪魔されることなくベッドの後ろに落とせるようにするためです。
- 大腿をベッドから落として内転すると、骨盤の同側が引っ張られて下制し、同側の腰方形筋がストレッチされます。ストレッチを増すには、大腿を押してさらに内転させても

> ✓ 腰方形筋は、腰仙関節で同側の骨盤を挙上し、骨盤を前傾します。脊椎関節では、体幹を伸展・側屈します。また肋椎関節では、第12肋骨を下制します。

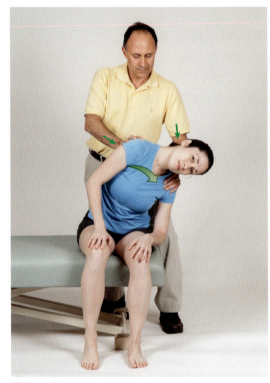

図6-12A

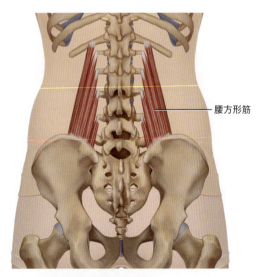

図6-11　左右の腰方形筋の後面図

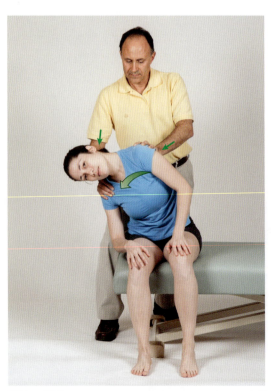

図6-12B

よいです。
- 施術者のもう片方の手で患者の胸郭の肋骨を固定します。クッションを使って固定の圧を肋骨全体に分散させるように注意しましょう。
- したがって、右腰方形筋をストレッチするには、患者を左が下の側臥位にし、右の大腿を内転させ、骨盤の右側を下制させます（図6−13A）。
- 左腰方形筋のストレッチは、患者を右が下の側臥位にし、左の大腿を内転させ、骨盤の左側を下制させます（図6−13B）。

注：厳密には、これは前頭面のみでのストレッチで、多面ストレッチではありません。

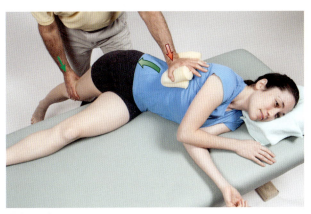

図6−13A

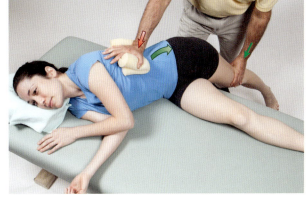

図6−13B

基本手順 6−4 腰椎の前腹壁

前腹壁は、腹直筋、外腹斜筋、内腹斜筋、腹横筋の4つの筋で成り立ちます。図6−14に、前腹壁の筋を示しました。

前腹壁が硬くなり過ぎた患者は、それほどいるわけではありません。しかし、硬くなってしまった場合に、この領域をどうストレッチしたらよいか知っていることは重要です。前腹壁のストレッチは、患者を伏臥位で伸展させる動きを伴います。患者の脊柱を伸展する際には常に、その姿勢が患者の脊柱にとって無理がなく、異常をきたす状態にならないことを必ず確認しましょう。

前腹壁のストレッチには5つの方法があります。最初の3つでは施術者がベッドに乗り、患者の身体の上に来るか、患者自身に乗って、その上半身を引き上げて伸展させます。こ

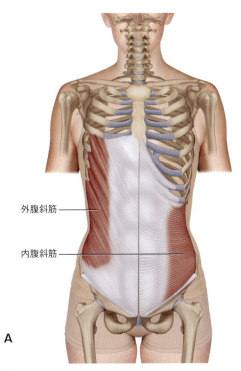

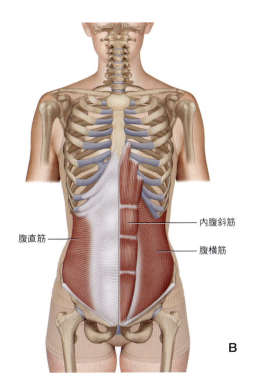

図6−14 前腹壁
A：浅層図　患者の右側には外腹斜筋、左側には内腹斜筋を示す

B：深層図　患者の右側には内腹斜筋、左側には腹直筋と腹横筋を示す

腹直筋は、脊椎関節で体幹を屈曲・側屈し、腰仙関節では骨盤を後傾します。また腹腔内容物を腹圧をかけて押し縮めます。

 外腹斜筋は、脊椎関節で体幹を屈曲・側屈・対側へ回旋します。腰仙関節では骨盤を後傾・同側へ回旋し、同側の骨盤を挙上します。また腹腔内容物を腹圧をかけて押し縮めます。

 内腹斜筋は、脊椎関節で体幹を屈曲・側屈・同側へ回旋します。腰仙関節では骨盤を後傾・対側へ回旋し、同側の骨盤を挙上します。また腹腔内容物を腹圧をかけて押し縮めます。

 腹横筋は、腹腔内容物を腹圧をかけて押し縮めます。

の方法には以下の問題点があります。
1．職務上の節度：施術者と患者の双方が、このような身体の接触をいとわない範囲でなければなりません。
2．施術者の敏捷さ：施術者は機敏にベッドに登ることができなければなりません。
3．安全性：ベッドは、施術者と患者の両方の体重を支える強度がなければなりません。

4番目のストレッチでは、施術者はベッドに乗る必要はない代わりに、施術者はベッドの頭側に立ち、患者の上半身を伸展させます。5番目のストレッチでは、患者の大腿を用いて腰椎を伸展させ、同時に対側への側屈と同側への回旋を行います。

前腹壁の多面ストレッチ①
・患者は伏臥位で、頭の後ろで両手を握ります。
・施術者はベッドに乗り、患者の殿部に腰掛けます（自分と患者の間にクッションを挟むと、節度が増して違和感を減らせます）。患者の両腕をしっかりつかみます。
・施術者の体重をかけて後ろに反り、患者をストレッチして伸展させます（図6-15A）。このストレッチは、矢状面での単面ストレッチです。
・患者の骨盤は、殿部に乗った施術者の体重で固定されます。
・次に、前頭面の要素を加えるために、患者の脊柱を伸展しつつ右側屈します（図6-15B）。これにより、左側の前腹壁の筋を優先的にストレッチする、多面ストレッチとなります。
・水平面での右回旋を伸展と右側屈に加えると、このストレ

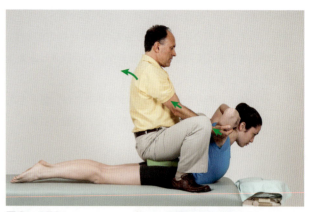

図6-15A

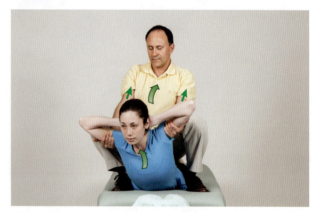

図6-15B

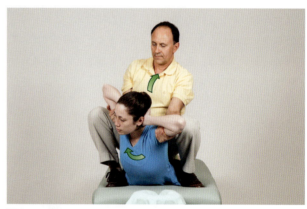

図6-15C

ッチのターゲットは左内腹斜筋になります（図6-15C）。
・水平面での左回旋を伸展と右側屈に加えると、このストレッチのターゲットは左外腹斜筋になります（図6-15D）。
・今度は左側屈を伸展に組み合わせて、反対側で繰り返します。左側屈とともに、右または左回旋を加えてもよいでしょう。図6-15Eに、左側屈と左回旋を加えた伸展を示しました。
・腹横筋をターゲットにしたストレッチは難しいです。それは、筋線維が水平方向だからです。腹横筋の片側、あるいは左右両方をストレッチする最良の方法は、伸展は少なめにして一方向へ回旋し、次に反対側へ回旋することです（図6-15F、図6-15G）。

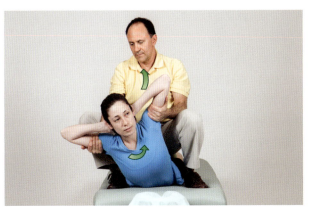

図6-15D

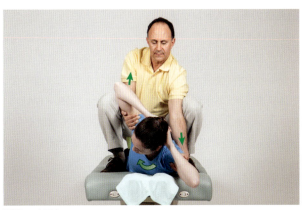

図6-15F

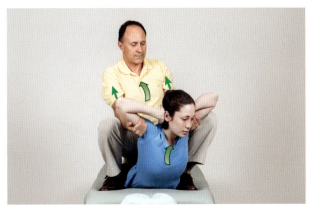

図6-15E

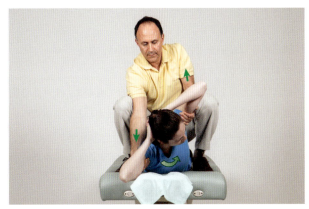

図6-15G

・ここに掲載された前腹壁のストレッチをする際には、注意を要します。
- 腰椎を伸展すると、椎間関節の距離が縮まり椎間孔を狭めます。そのため、もし患者に、病的な椎間板や大きな骨棘などの椎間関節症候群または占拠性病変がある場合には、禁忌です。
- 患者の肩関節は腕を背中側に回したり、ストレッチの力をかけるのに十分異常がない状態でなければなりません。
- 患者の殿部に施術者の体重をかけるとき、乗る位置は重要です。骨盤の上部に行き過ぎると、骨盤を押しすぎて過剰に前傾させ、患者の腰椎の前弯を増大させてしまいます。また殿部の下部に行き過ぎると、患者の骨盤が十分に固定されなくなります。

前腹壁の多面ストレッチ②
- 患者は伏臥位で、両腕を背中側へ伸ばします。施術者はその両腕を握り、患者も施術者の腕を握ります。この姿勢で施術者はコアの体重を使って後ろへ反ります（**図6-16A**）。
- ストレッチ①と同様に、このストレッチも側屈や左右どちらかへの回旋を加えて、多面ストレッチに展開することができます（**図6-16B**）。

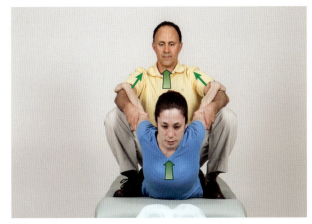

図6-16A

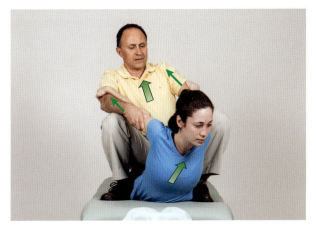

図6-16B

前腹壁の多面ストレッチ③

- 患者は伏臥位で、膝関節を90°に屈曲し、両腕を背中側へ伸ばします。施術者は患者の両足裏の上に座り、患者の両腕を握ります。患者も施術者の両腕を握ります。この姿勢で、施術者はコアの体重を使って後ろに反ります（図6-17A）。
- ストレッチ①や②と同様に、このストレッチも側屈や左右どちらかへの回旋を加えて、多面ストレッチに展開することができます（図6-17B）。

前腹壁の多面ストレッチ④

- 患者は伏臥位で、頭の後ろで両手を組みます。
- 施術者はベッドの頭側に立ちます。患者の両肘を握って、上半身を伸展します。
- 固定の手は使いません。患者の骨盤は、体重とベッドとのコンタクトで固定されています。
- 患者は頭と頸を緩め、重力で屈曲させてもかまいません（図6-18A）。一方、患者が頭と頸を伸展すると、前腹壁へのストレッチの張力が増加します（図6-18B）。
- このストレッチは、側屈や回旋の要素を加えれば多面ストレッチに展開することができます（図6-18C）。

前腹壁の多面ストレッチ⑤

- 以下は、左前腹壁のストレッチの方法です。
- 患者は伏臥位にします。
- 施術者はベッドの右側に立ち、左手で患者の左大腿の遠位を下から持って引っ張り、骨盤と体幹下部を前傾と伸展、右側屈、左回旋します（図6-19A）。
- 右手を固定の手として用い、患者の体幹上部を押さえます。
- この方法では左前腹壁がストレッチされますが、骨盤と腰椎下部の左回旋が入るため、左内腹斜筋が特にストレッチされます。
- 今度は、反対側でこのストレッチを繰り返します（図6-19B）。

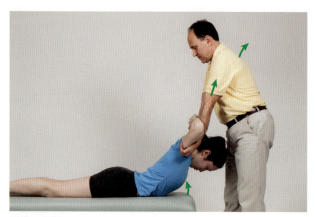

図6-18A

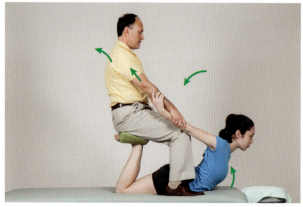

図6-17A

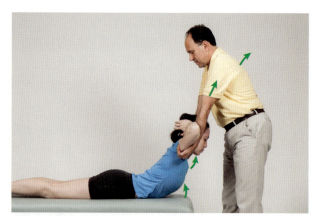

図6-18B

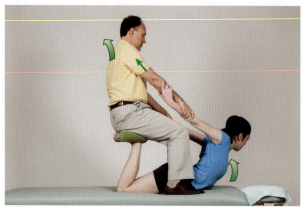

図6-17B

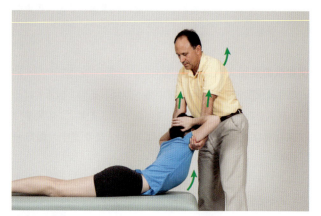

図6-18C

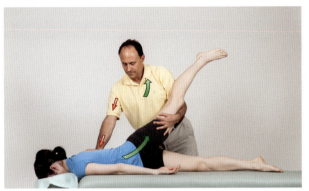
図6-19A

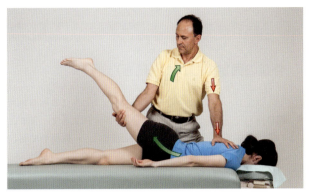
図6-19B

Ⅱ. 股関節または骨盤の多面ストレッチ

　腰部と骨盤に関する本書に股関節の筋のストレッチが含まれる理由は、2つあります。まず、股関節をまたぐ多くの筋の筋腹は骨盤に位置するからです。もう1つは、すべての股関節の筋が、大腿だけでなく骨盤にも張力を働かせるからです。そのため、股関節の筋系が硬くなると骨盤の姿勢に影響を与える可能性がありますし、通常は影響が出て、結果的に腰椎の姿勢にも影響が及びます。そのような理由で、股関節のストレッチを知ることは、腰部の健康に欠かせません。

　施術者が他動的に行う股関節のストレッチは、様々な姿勢をとることになります。ストレッチされる筋系によって、伏臥位、仰臥位、側臥位になります。原則的に、患者の大腿を固定してある骨盤に対して動かします。これを適切かつ安全に行うには、施術者は固定のコンタクトをしっかりと、しかし快適に置いて、患者の骨盤を固定し、動か

実践テクニック　6-3

骨盤の固定のしかた

　患者の骨盤の上での施術者の固定の手の位置と圧をかける適切な方向は、固定されていなければ、患者の大腿にかける施術ストレッチの力によって骨盤がどのように動いてしまうかを理解していれば推論できます。骨盤がどの方向に動こうと、施術者はそれと反対の方向に固定する力をかける必要があります。つまり、骨盤が下制する場合は、固定の手の圧は挙上方向にかけなければならない（**図A**）、左に回旋してしまう場合には、圧を右回旋の方向へかけなければならない（**図B**）、などです。

　手の代わりに、前腕で骨盤を固定する方がよい場合もあります（**図A**を参照）。前腕を使う利点は、コンタクトとしてより大きく、より力が出るので、広範囲に患者を固定できることです。ただし、尺骨茎状突起（内側縁）を患者の身体に押しつけないように、注意しましょう。前腕を回内すればやわらかな前面部で患者にコンタクトできます。

　手や前腕を骨盤の固定に使う代わりに、ストラップやシートベルトを利用してベッドをぐるりと巻いて患者の骨盤を固定できます。ただし、患者が不快にならないように、圧迫する固定の力を分散す

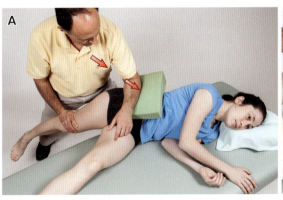
A

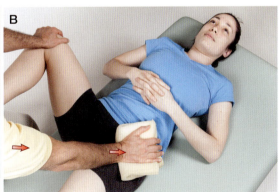
B

実践テクニック　6-3（続き）

骨盤の固定のしかた（続き）

クッションとなるものが必要です（**図C、図D**）。

この固定法の利点は、施術者の上肢または手が自由になることです。欠点は、ストラップまたはベルトをセットするのに数分かかることで、もしこの方法で何種類かストレッチをするつもりでないならば、時間をかける価値はないかもしれません。

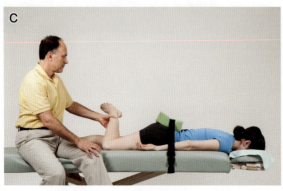
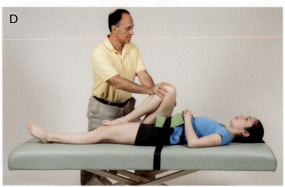

- 股関節のストレッチの最中に、患者が腰椎に違和感を訴えた場合、患者の骨盤を適切に固定できてない場合が一番多いです。そのような場合は、そのストレッチの手順の開始位置に戻り、骨盤への固定の圧を増強して（必ず患者が不快でないことを確認して）からストレッチを再開しましょう。
- 変形性関節疾患（別名：変形性関節症）などの股関節に疾患を持つ患者の場合も、注意が必要です。とりわけ留意すべきなのは股関節置換を受けた患者で、特に股関節を屈曲、内転、内旋などにストレッチをする際には格別の注意が必要です。
- 股関節のストレッチはほとんどの場合、患者をベッドの端に寝かせないとならないため、施術前に、患者にベッドから転落しないよう念を押すことが大切です。転落防止のさらなる用心として、施術者はベッドに下肢を押しつけて下半身をしっかりと安定させた姿勢をとりましょう。そうすれば、患者がベッドから落ちる前に施術者にぶつかります。
- 患者の大腿を、固定した骨盤に対して動かすには、患者の大腿か下腿をコンタクトに使うことが多いです。コンタクトに下腿を用いると、ストレッチにより大きなテコの作用を利用できるようになります。とはいえ、この方法は患者の膝関節に物理的負担をかけてしまいます。患者の膝関節に問題がある場合は、ストレッチでは患者の下腿をコンタクトに使わないようにして、代わりに患者の大腿に施術コンタクトを置くよう心がけましょう。

ないようにする必要があります。骨盤に動く余地があると、ストレッチの張力のラインが腰椎へとつながり、股関節のストレッチは果たされず、また腰椎によくないトルクがかかる可能性もあります。

骨盤の骨でランドマーク（指標）になるところを固定に用います。前側では上前腸骨棘、後側では上後腸骨棘を用い、ときに坐骨結節も使われます。側方では、腸骨稜を使用します。固定の手の面積を広げ、患者にとって快適になるよう、クッションを用いるようにします。

ここで説明する基本手順はそれぞれ、単面で1つの作用を持つ筋群全体をストレッチすることからスタートします。

次に、これを多面ストレッチに展開していきますが、切断面が加わるごとに、その筋群内の特定の筋がターゲットになります。

コラム6-7

股関節または骨盤の多面ストレッチ

本項では、6種類の股関節多面ストレッチの基本手順を説明します。
- 基本手順6-5　股関節外転筋
- 基本手順6-6　股関節内転筋
- 基本手順6-7　股関節屈筋
- 基本手順6-8　股関節伸筋：ハムストリング
- 基本手順6-9　股関節伸筋：殿筋
- 基本手順6-10　股関節深層外旋筋

基本手順 6－5 股関節外転筋

図6－20に、股関節外転筋を示しました。股関節外転筋は、中殿筋、小殿筋、大殿筋の上部線維、大腿筋膜張筋、そして縫工筋があります。股関節の外転筋は、その筋線維に対し垂直方向で股関節の外側でまたぎます。

股関節外転筋のストレッチは、以下の2通りの方法があり、①の方法では患者を側臥位で、②の方法では患者を仰臥位で行います。

右股関節外転筋の多面ストレッチ①

・患者を、左を下にして側臥位にし、殿部を（施術者側の）ベッドの端にできるだけ近づけ、左肩の位置をできるだけベッドの対側寄りに遠ざけます。こうすると患者が施術ベッド上で対角線上になるため、右大腿をベッドに邪魔されることなくベッドの端から落とし内転させることができます（図6－21A）。
・施術者は患者の背後に立ちます。
・右手を施術の手とし、患者の右大腿遠位の外側面に置きます。
・左手を固定の手とし、患者の腸骨稜に置きます。ここで重要なのは、骨盤を患者の頭部または頭蓋方向に押さえることです。つまり、骨盤を同側で挙上する方向です（ストレッチの最中に骨盤が下制しないようにするため）。
・コアの体重を使って、患者の右大腿をベッドの端から下方に落とし内転させます（図6－21B）。

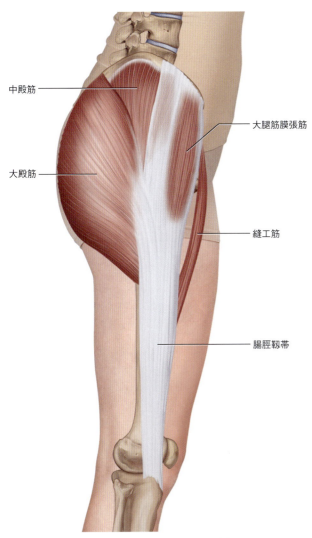

図6－20　右の骨盤と大腿の股関節外転筋の側面図
小殿筋は図示されていない

> ☑ 股関節外転筋は、股関節で大腿を外転し、同側の骨盤を下制します。これらの作用は前頭面内で起こります。前側寄りの股関節の外転筋はまた、矢状面では股関節において大腿を屈曲・骨盤を前傾し、水平面では股関節において大腿を内旋（骨盤を同側へ回旋）します。後側寄りの股関節の外転筋はまた、矢状面では股関節で大腿を伸展・骨盤を後傾し、水平面では股関節で大腿を外旋（骨盤を対側へ回旋）します。

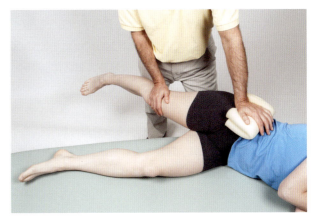

図6－21A

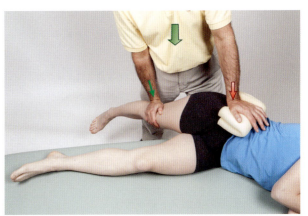

図6－21B

> **実践テクニック　6－4**
>
> ### 施術者のコアの位置
>
> 　施術者のコアの体重を力のラインの後ろに置くことが、マッサージの最も効率のよい方法であり、正しい身体の使い方のガイドラインです。とはいえ、ストレッチの基本手順のほとんどで、力のラインは2つあります。それは、施術の手の力のラインと、固定の手の力のラインです。では、施術者のコアはどちらの力の背後にあったらよいのでしょうか？
>
> 　答えは、より大きな力が必要な側です。これは、ストレッチをかける身体の部位により、また患者により、変わってきますが、たいていは固定の手の方になります。股関節のストレッチのほとんどで、患者の大腿をストレッチの位置に動かす方よりも、患者の骨盤を固定する方に労力がより必要です。

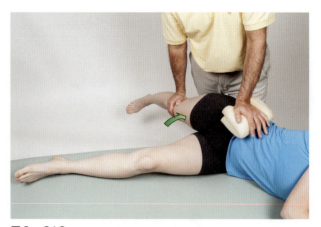

図6－21C

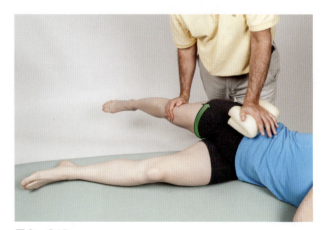

図6－21D

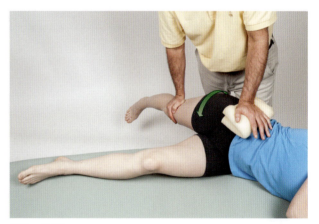

図6－21E

- このストレッチは、基本的には前頭面での単面のストレッチです。大腿をベッドの後方へ下ろしているので、矢状面での大腿伸展の要素もわずかに入り、そのため屈曲の作用もある前面の股関節外転筋も、わずかながら優先的にストレッチされます。
- 以下に、このストレッチをさらに多面ストレッチに展開する方法を述べます。
  - 患者の大腿を、内転とともにさらに伸展すると、前面の股関節外転筋へのストレッチがさらに加わります（図6－21C）。対象となる筋は、大腿筋膜張筋、縫工筋、そして中殿筋と小殿筋の前部線維です。
  - 患者の大腿を、内転とともに外旋すると、ストレッチのターゲットは内旋の作用もある股関節外転筋になります（図6－21D）。対象となる筋は、大腿筋膜張筋、そして中殿筋と小殿筋の前部線維です。
  - 同様に、患者の大腿を内転とともに内旋すると、ストレッチのターゲットは外旋の作用もある股関節外転筋になります（図6－21E）。対象となる筋は、縫工筋、大殿筋、そして中殿筋と小殿筋の後部線維です。
  - 伸展にどちらかの回旋（外旋か内旋）を組み合わせることも可能です。
- 注：この基本手順を終えたときには、必ず患者に大腿の力を完全に抜いてもらった上で、施術者が他動的に大腿をベッドへ戻すようにしましょう。
- 右側のストレッチを必要なだけ行ったら、患者の左側にもこのストレッチを施します。

右股関節外転筋の多面ストレッチ②

- 患者は仰臥位にします。右側の股関節外転筋をストレッチするには、患者の左下腿を右下腿の上に組みます。
- 施術者は患者の左側に立ち、右下腿の遠位をつかみます。小さいタオルかクッションを施術者の手の甲と患者の左下腿の間に挟むと、患者にとってより快適になります。
- 患者の左骨盤を固定し、右大腿を引っ張って内転させます（図6－22A）。
- このストレッチで、身体の使い方がより難しいのは固定の方です。必ず右の肘を内側に引いて、施術者のコアと右手または右前腕の方向が一直線になるようにしましょう。

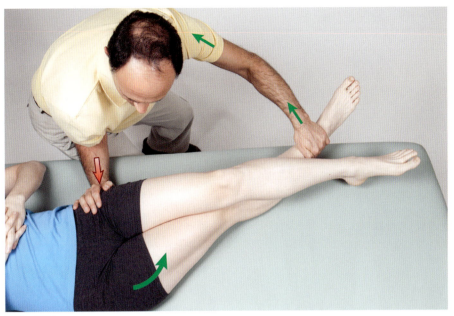

図6-22A

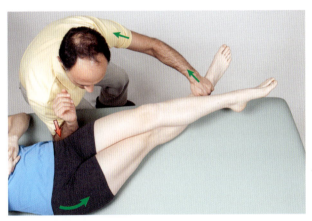

図6-22B

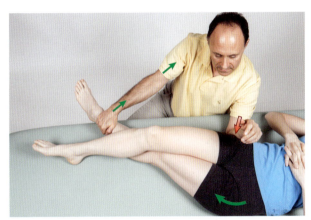

図6-22D

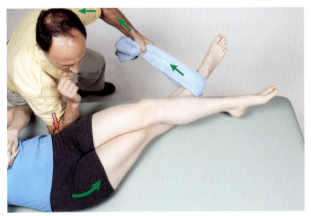

図6-22C

- 図6-22Bに、骨盤の固定の別の方法を示しました。
- 患者が長身で、右下腿遠位に施術者の手が届かない場合は、タオルを使って届かせることができます（図6-22C）。
- 反対側で繰り返します（図6-22D）。

臨床のアドバイス 6-5

あらかじめ回旋しておく

　多面ストレッチで水平面での回旋を含むものを行う場合、ストレッチの回旋要素をあらかじめ設定しておくことで組み込んでしまうとやりやすいことが多いです。**あらかじめ回旋しておく**とは、ストレッチをする前に患者の大腿を回旋の位置にしておくことです。

　外転筋のストレッチ①を例にとると、患者がまだ開始位置にあって、施術者が実際にストレッチを開始する前に患者の大腿を内旋位または外旋位にして、それから内転のストレッチをかけます。このとき、ストレッチ中に患者の大腿が回旋位になったままであるよう、気をつけましょう。

基本手順6-6 股関節内転筋

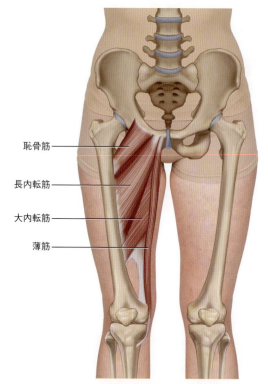

図6-23 右骨盤と大腿の内転筋の筋群の前面図
短内転筋は示されていない

図6-23に、股関節内転筋を示しました。股関節内転筋は、長内転筋、短内転筋、大内転筋、そして恥骨筋と薄筋で構成されます。大腿方形筋と大殿筋の下部線維もまた、股関節で大腿を内転します。股関節内転筋は、関節中心の下で股関節の内側をまたぎます。

この基本手順の1番目のストレッチは、多面ストレッチで始まります。患者の大腿を外転かつ外旋させて、内転および内旋の作用をする内転筋を最適にストレッチします。大腿の屈曲や伸展の度合いを変えることによって、内転筋の異なる筋を適宜ストレッチできます。2番目のストレッチでは、大腿は外転かつ外旋させますが、膝関節を伸展させるので、薄筋（膝関節の屈筋でもある）が優先的にストレッチされます。

> ☑ 1つの筋群として股関節内転筋は、股関節で大腿を内転・屈曲・内旋し、また骨盤を前傾・同側に回旋（そして同側の骨盤を挙上）します。大内転筋は、股関節で大腿を伸展し、骨盤を後傾します。薄筋は、膝関節で下腿を屈曲します。

右股関節内転筋の多面ストレッチ①

・患者をベッドの右端寄りで仰臥位にします。患者の右大腿を股関節で外転かつ外旋させ、右下腿を膝関節で屈曲し、患者の右足部を施術者の左の上前腸骨棘に置きます（図6-24A）。

注：患者の内転筋が硬い場合、この姿勢をとるためには股関節で右大腿を屈曲する必要があることもよくあります。

・施術者は患者の脇に立ちます。左手を施術の手とし、患者の右膝の内側に置きます。施術者の左骨盤（上前腸骨棘）もまた施術のコンタクトとなり、患者の右足部を乗せます。
・右手を固定の手とし、患者の左上前腸骨棘に乗せます。

注：クッションを用いて、力を分散し、患者へのコンタクトの圧をやわらげるとよいでしょう。

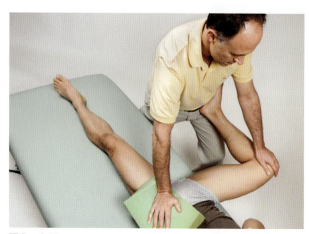

図6-24A

・まず、施術者のコアの体重で下げて患者の右膝を床方向へ押します。この動作は大腿の股関節における水平外転（水平伸展ともいわれる）です。大腿がこの位置にあると、内転筋群のうち前方にある筋線維をストレッチします。このストレッチでは、患者の骨盤が右に回旋しやすくなるので、固定圧は左回旋方向に入れましょう（図6-24B）。

・次に、施術者の骨盤で患者の右足部を押し込み、さらに大腿を外転させます。大腿がこの位置にあると、内転筋のうち後方にある筋線維にターゲットが移ります。このストレッチでは、骨盤の左側が下制しやすく（骨盤右側が挙上しやすく）なるので、固定圧は左骨盤の挙上方向に入れましょう（図6-24C）。

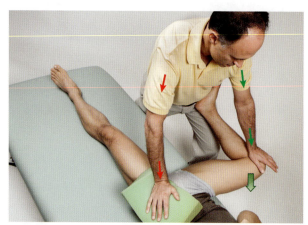

図6-24B

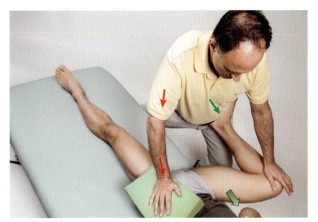

図6-24C

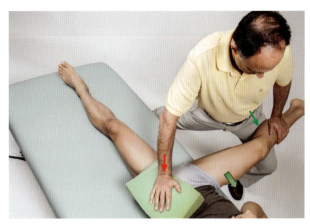

図6-24E

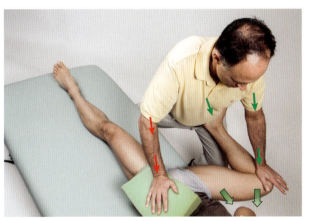

図6-24D

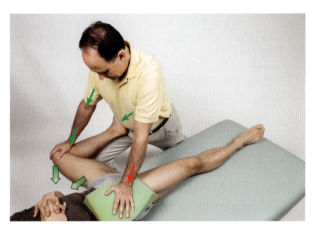

図6-24F

- 今度は、上記の2種類のストレッチ動作を組み合わせます。患者の右膝内側を押し下げながら、右足部に圧をかけて押し込みます。患者の左骨盤は必ず、左回旋および挙上の方向に同時に固定しましょう（図6-24D）。
- 薄筋をストレッチのターゲットにするには、この筋は膝関節をまたぐため、膝も考慮に入れなければなりません。薄筋は膝関節の屈筋なので、この筋のストレッチでは膝関節を伸展させたまま、股関節で大腿を外転かつ外旋させます（図6-24E）。
- 右側のストレッチを必要なだけ行ったら、患者の左側にもこのストレッチを施します（図6-24F）。

右股関節内転筋の多面ストレッチ②

- 患者をベッドの右端寄りで仰臥位にします。患者の右大腿を股関節で外転かつ外旋し、右下腿は膝関節で伸展します。
- 施術者は患者の脇に立ち、ベッドの頭側を向きます。左手を施術の手とし、患者の右下腿をつかんで大腿を引いて外転します。
- 施術者の骨盤を固定のコンタクトとし、患者の骨盤の脇を押さえます。右手で患者の反対（左）側の体幹上部または

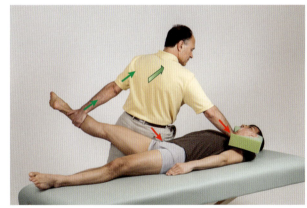

図6-25

上肢帯にコンタクトして固定を補助します。

注：クッションを使って、施術者の手のコンタクトの圧を分散し、やわらげるとよいでしょう。

- 次に、患者の骨盤と体幹を固定したまま、体重を使って前傾し、さらに右大腿を外転させます（図6-25）。

注：この内転筋ストレッチは、膝関節が伸展したままなので、ターゲットが主に薄筋になります。

基本手順 6－7　股関節屈筋

　図6－26に、股関節屈筋を示しました。すべての股関節屈筋は、その筋線維に対し垂直方向で股関節を前側でまたぎます。股関節屈筋は（外側から内側の順に）、中殿筋と小殿筋の前部線維、大腿筋膜張筋、大腿直筋、縫工筋、腸骨筋、大腰筋、恥骨筋、長内転筋、短内転筋、そして薄筋で構成されます。股関節屈筋のストレッチの方法は、6通りあります。最初の2通りでは、患者を仰臥位にします。次の3通りでは、患者を側臥位にします。最後の方法では、患者は伏臥位にして行います。それぞれの体位とストレッチ方法には、独自の長所と短所があります。

> ✓　1つの筋群として股関節屈筋はすべて、股関節で大腿を屈曲し、骨盤を前傾します。外側寄りの股関節屈筋（中殿筋、小殿筋、大腿筋膜張筋、縫工筋）はまた、股関節で大腿を外転または同側の骨盤を下制します。内側寄りの股関節屈筋（内転筋）はまた、股関節で大腿を内転し、同側の骨盤を挙上します。縫工筋、大腰筋、腸骨筋はまた、股関節で大腿を外旋（および骨盤を対側に回旋）します。中殿筋と小殿筋の前部線維、大腿筋膜張筋、内転筋はまた、股関節で大腿を内旋（および骨盤を同側に回旋）します。

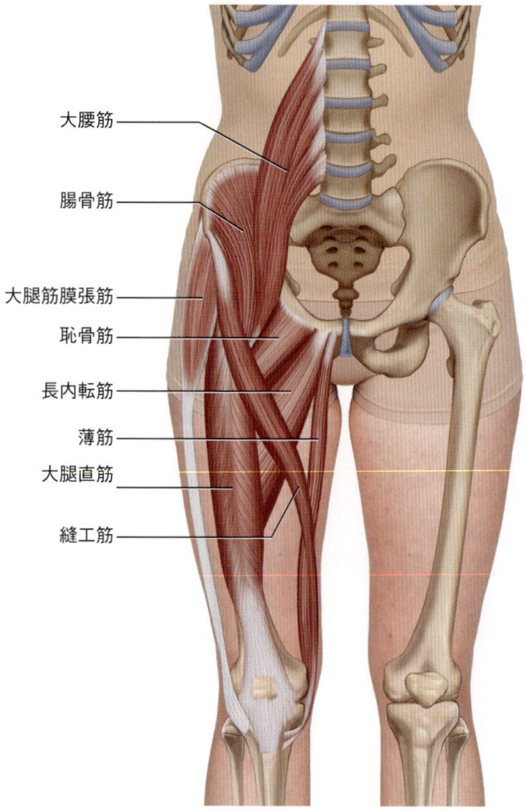

右股関節屈筋の多面ストレッチ①

・患者はできるだけベッドの右端寄りで仰臥位にします。
・施術者は患者の右側に立ちます。右手を施術の手とし、はじめは患者の右大腿遠位の後面に置きます。
・左手を固定の手とし、患者の左上前腸骨棘に置きます。

注：クッションを使って、患者へのコンタクトの圧を分散させ、やわらげます（図6－27A）。

・重要　患者は右大腿をベッドの外でわずかに外転させ、それからベッドに邪魔されることなく下ろして伸展できるよう、患者の位置はできるだけ右寄りにします。またベッドは十分に高くセットし、大腿の動作で足が床について妨げられないようにします。

・右手の位置を変えて、患者の右大腿遠位の前面に置き、施術者のコアの体重を使って患者の右大腿をさらに下方（床方向）にやさしく押して伸展させます。このストレッチでは、骨盤が前傾かつ右に回旋しやすくなるので、固定圧は後傾かつ左回旋方向に入れるようにしましょう（図6－27B）。

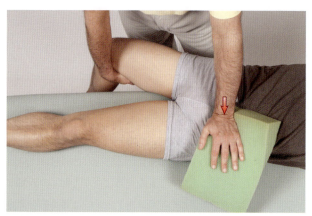

図6－27A

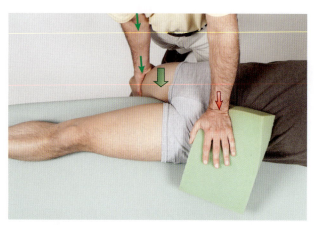

図6－27B

図6－26　右骨盤と大腿の股関節屈筋の前面図
注：すべての筋が図示されているわけではない

- このストレッチを多面ストレッチに展開するには、前頭面で外転や内転を加えたり、水平面で内旋や外旋を加えたりします。
- 外転すると、内側寄りにある屈筋へのストレッチが増加します（**図6-27C**）。内転では、外側寄りにある屈筋へのストレッチが増加します。
- 外旋すると、内旋の作用がある屈筋へのストレッチが増加します（**図6-27D**）。
- 内旋すると、外旋の作用がある屈筋へのストレッチが増加します。
- これらの前頭面と水平面の要素を組み合わせると、より特定のターゲットをストレッチできます。

注：この基本手順を終えたときには、必ず患者に大腿の力を完全に抜いてもらった上で、施術者が他動的に大腿をベッドへ戻すようにしましょう。

- 右側のストレッチを必要なだけ済ませたら、患者の左側にもこのストレッチを施します（**図6-27E**）。
- このストレッチの長所は、患者は仰臥位に慣れているため、このような体位で動かすことが容易な点です。短所は、仙腸関節両側にトルクがかかるため、仙腸関節に愁訴がある患者には禁忌になる可能性があることです。

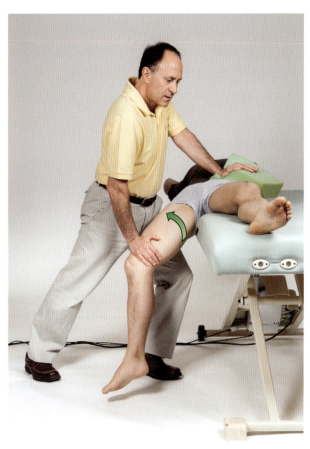

図6-27D

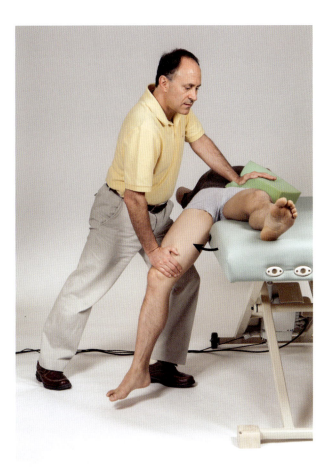

図6-27C

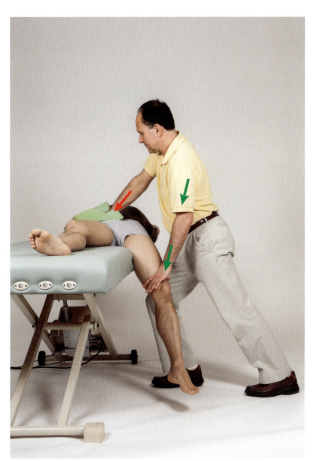

図6-27E

⚠ 患者の膝を胸に抱え込ませるのに、下腿近位の前側の代わりに、大腿遠位の後側に圧をかけると（図6－28Aを参照）、患者の膝関節に対してより好ましいです。

右股関節屈筋の多面ストレッチ②

ベッドの下端で行う右股関節屈筋の筋群のストレッチの手順は、以下の通りです。

・患者をベッドの下端でベッドと反対向きに立たせ、尾骨をベッド上に乗せてもらいます。そのままベッドへと後ろに反って左大腿を胸に抱きかかえながら仰臥位になってもらいます。

・施術者はベッドの下端で患者と向き合うように立ち、右手を患者の左大腿遠位の後面に置いて、骨盤を固定する補助をします。左手は、患者の右大腿前面に置きます。

・体重を使ってゆっくり沈み込みながら、患者の右大腿を押して伸展させて、ストレッチを行います（図6－28A）。

・固定の別の方法は、患者の左足部を施術者の鎖骨に乗せます（図6－28B）。

・このストレッチは、伸展に内転や外転、または内旋や外旋を加え、股関節屈筋の筋群の特定の筋をターゲットにすることができます（図6－28Cは、外転かつ外旋を示します）。

・次に、患者の左側にもこのストレッチを行います。

・これは、股関節屈筋の部位に対する強力なストレッチです。短所は、患者の身体を覆うのが難しいことです。患者が着衣をしてから、治療の最後にこのストレッチをするのがベストかもしれません。

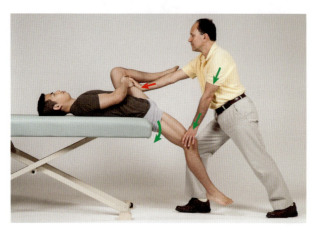

図6－28A

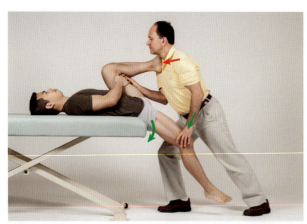

図6－28B

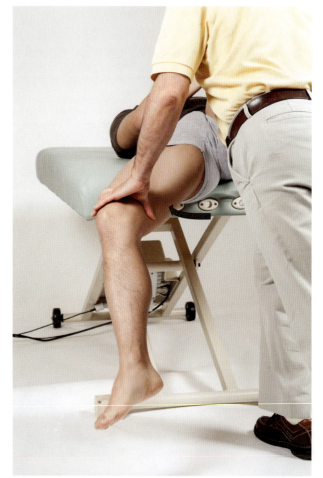

図6－28C

実践テクニック6-5

多関節ストレッチ

　本章では、「一番効果的なストレッチを見つけ出すためには、ターゲットの筋の作用の面のすべてを考慮すれば、最適にストレッチされる」という考えを説明します。ターゲットの筋のすべての面を考慮することを、多面ストレッチと呼んでいます。しかし、この考えは拡大することができます。筋が2つ以上の関節をまたぐ場合に、それを最適にストレッチしたいときは、筋がまたぐすべての関節での作用を考えなければなりません。これは、**多関節ストレッチ**と呼べるかもしれません。

　大腿四頭筋の大腿直筋がよい例です。この筋は股関節をまたいで屈曲させ、そして膝関節をまたいで伸展させます。そのため最適にストレッチして、2つの関節をまたぐ筋を伸ばすには、双方の関節を考慮に入れ、股関節では大腿を伸展させ、膝関節では下腿を屈曲させる必要があります（**図A**）。こうした情報や推論は、同じ作用を持つ筋群のなかの1つの筋を除外して、他の筋をより効率的にストレッチする方法を考え出すのにも応用できます。

　再び大腿直筋を例に考えてみましょう。この筋は、股関節屈筋でもより硬くなりやすいものの1つなので、股関節の伸展ストレッチに制限をかけてしまいがちですが、他の股関節屈筋が適切にストレッチされるのを妨げてしまいます。大腿直筋を緩めてストレッチに制限を加えないようにするためには、必ず患者の膝関節を伸展しておくようにします（**図B**）。

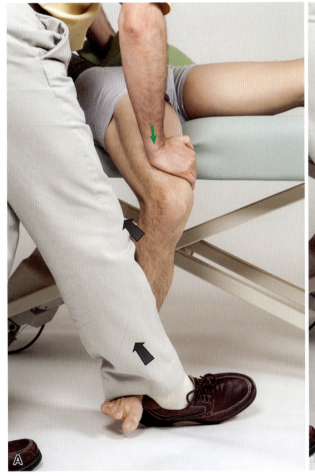
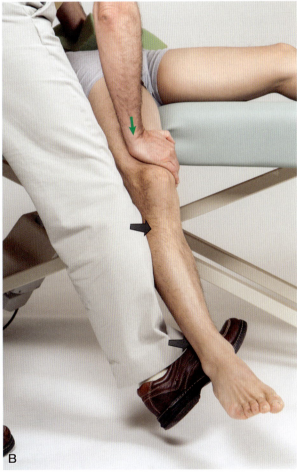

右股関節屈筋の多面ストレッチ③

- 側臥位でストレッチをする場合、患者は施術者に背を向け、できるだけベッドの端に寄ってもらいます。
- 施術者は右手で患者の右大腿を後方に引いて伸展させ、左手で骨盤を固定します（図6－29A）。
- 次に、患者の左側にもこのストレッチを行います。
- この方法の短所は、体重のある患者の場合、その大腿を持ち上げたり支えたりするのが大変なこともある点です。また、患者の骨盤を固定するのも難しいかもしれません。別の固定方法を、図6－29Bに示しました。この側臥位のストレッチの長所は、ベッドを高めにセットしなければならない仰臥位の場合と違い、ベッドを低くして行えることです。

右股関節屈筋の多面ストレッチ④

- 側臥位でのストレッチの別の方法は、施術者は患者の両大腿の遠位の間に入り、大腿のつけ根のほうを向きます。
- そして施術者は、自分の左大腿と骨盤で患者の右大腿を押して伸展します。このとき患者の骨盤を両手で患者の右上後腸骨棘にコンタクトして固定し、体重を使って後ろに反りながら右上後腸骨棘の上から前方に引っ張ります（図6－30）。
- 片側を終えたら、反対側で繰り返します。
- この側臥位の方法の長所は、ストレッチ③と違って、施術者は患者の大腿の重みを持ち上げなくて済むことです。ただし、骨盤の固定は難しいかもしれません。また施術者と患者の位置が節度に関わる問題となる可能性もあります。

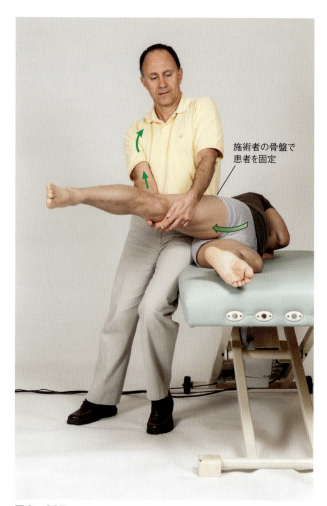

図6－29B

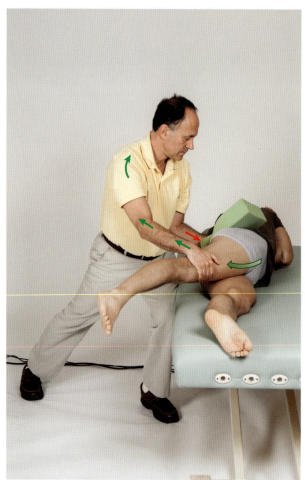

図6－29A

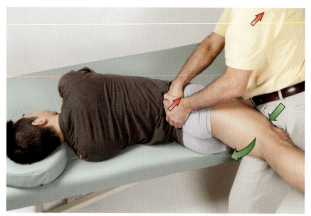

図6－30

右股関節屈筋の多面ストレッチ⑤

- 側臥位での方法にはさらにもう1つあります。施術者は患者の下肢と反対向きに立ち、左手で患者の大腿を伸展させます。施術者の骨盤または体幹で患者の骨盤を固定し、右手で患者の上半身を固定します（図6-31A）。
- 患者の下腿をつかんで大腿を伸展すると、膝関節が屈曲し、大腿直筋が優先的にストレッチされます（図6-31B）。施術者が手を伸ばして代わりに患者の大腿をつかんで行うと、ストレッチされている間膝関節は伸展したままになり、股関節の他の屈筋が優先的にストレッチされるようになります（図6-31A）。
- 実際にストレッチを行うには、施術者の骨盤で患者の骨盤を押し固定し続けたまま、施術者は体重を用いて身体を前に傾けて患者の大腿を引いて伸展させます（図6-31B）。
- 片側を終えたら、反対側で繰り返します。
- この側臥位の方法の長所は、骨盤の固定が比較的容易であることです。また、施術者は患者の下肢の重みを支える必要もありません。短所は、患者の膝関節を伸展したままにするのが他より難しいことです。

右股関節屈筋の多面ストレッチ⑥

- おそらく最も強力に患者の股関節屈筋の筋群をストレッチするのが、この患者を伏臥位にし、施術者がその殿部に乗る方法です（快適で節度のある施術のために、施術者と患者の間にクッションを挟んでもよいでしょう）。
- 施術者は、体重を使って後ろに反りながら、指を組み合わせて患者の大腿を持ち上げて伸展します（図6-32A）。
- このストレッチは、外転または内転や回旋を加えると、簡単に多面ストレッチに展開できます（図6-32B）。
- この体位の長所は、患者の骨盤がしっかり固定できることです。短所は、施術者はベッドに乗れる俊敏さがなければならないこと、また施術ベッドに二人分の体重を支える強度が必要なことです。また、節度の問題も出るかもしれません。

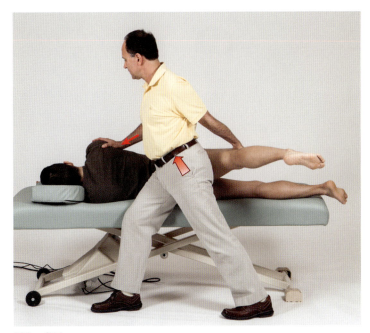

図6-31A

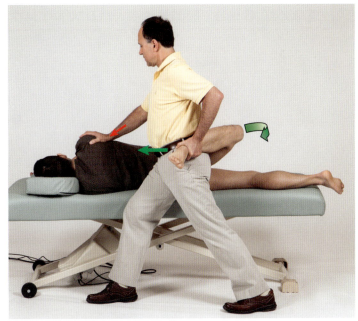

図6-31B

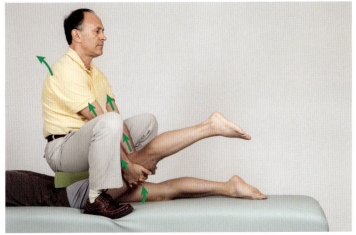

図6-32A

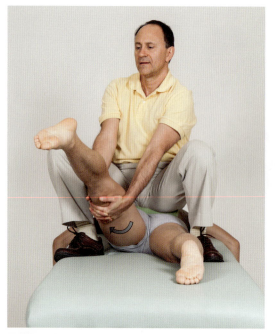

図6-32B

> ⚠️ 患者を伏臥位にした股関節屈筋のストレッチで、施術者がその殿部に座って骨盤を固定する場合、重要なことは施術者の体重が患者の腰椎に乗らないようにすることです。また、骨盤上面に体重を乗せてはならないのは、これによって患者の骨盤が前傾し過ぎて腰椎の前弯が過大になるおそれがあるからです。仙骨下面の方に体重を乗せると、硬くなった股関節屈筋をストレッチする際に引っ張られるのに対して骨盤がよりよく固定されます。しかし、尾骨には体重を乗せないよう、要注意です。これは尾骨の仙尾靭帯を傷める可能性があるからです。

基本手順 6-8　股関節伸筋：ハムストリング

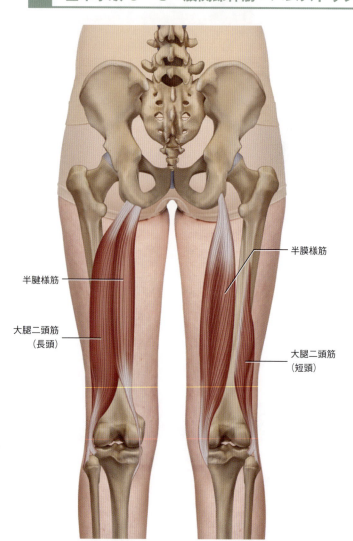

図6-33に、ハムストリングを示しました。ハムストリングは、内側は半腱様筋および半膜様筋、外側は大腿二頭筋の長頭と短頭で構成されます。ハムストリングは、その筋線維に対し垂直方向で股関節および膝関節の後側でまたぎます。ハムストリングは股関節の後側でまたぐため、股関節の伸展をします。

そのため、この筋をストレッチするには、股関節を屈曲しなければなりません。ハムストリングは膝関節の後側でまたぐため、膝の屈曲もします。そのため、この筋をストレッチするには、膝関節を伸展しなければなりません。

右ハムストリングの多面ストレッチ

・患者はできるだけベッドの右端寄りで仰臥位にします。
・施術者は、ベッドの右側に立ちます。患者の右下腿を施術者の右肩に乗せます。施術者の両手を患者の右大腿前側の遠位に置いて、膝関節を伸展位で保持します。
・施術者の右下腿を固定のコンタクトとし、患者の左大腿前面に置きます（図6-34A）。

注：患者の右ハムストリングをストレッチして伸展させると、骨盤が引っ張られて後傾させる張力が生じ、後傾すると左大腿がベッドから浮くようになります。施術者の右下腿で患者の左大腿を押さえ、これが起きないようにします。

> 1つの筋群としてハムストリングは、股関節で大腿を伸展し、骨盤を後傾します。また、膝関節で下腿を屈曲します

注：大腿二頭筋の短頭は股関節をまたがないので、股間節では作用しません）。

図6-33　ハムストリングの筋群の後面図
半腱様筋と大腿二頭筋の長頭は、左の浅層図で示す。半膜様筋と大腿二頭筋の短頭は、右の深層図で示す

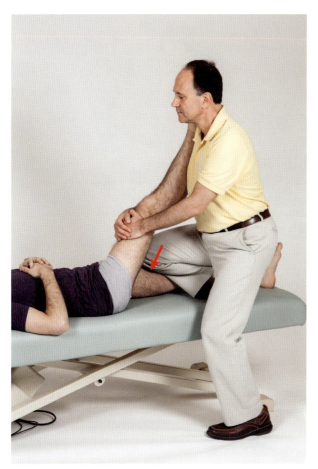

図6-34A

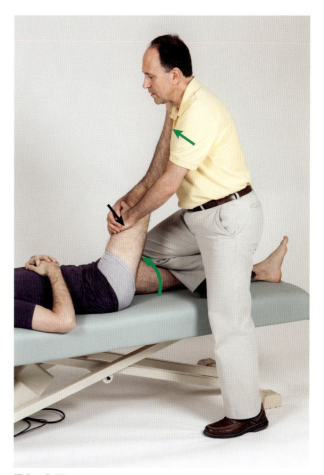

図6-34B

- コアの体重を使ってゆっくりと患者へと寄りかかり、患者の右大腿を押してさらに屈曲させます（図6-34B）。患者の右膝関節は、必ず完全に伸展したままにしましょう（ただし過伸展は起こさせないこと）。
- このストレッチは、前頭面で大腿の外転または内転、もしくは水平面で内旋または外旋を加えると、多面ストレッチに展開できます。
- 外転すると、内側寄りのハムストリングによりストレッチがかかります（図6-34C）。
- 内転すると、外側寄りのハムストリングによりストレッチがかかります（図6-34D）。
- 内旋すると、外旋する作用のあるハムストリングによりストレッチがかかります。
- 外旋すると、内旋する作用のあるハムストリングによりストレッチがかかります。
- 前頭面と水平面の要素を組み合わせると、ストレッチのターゲットをより特定の筋線維へ向けることができます。
- 右側のストレッチを必要なだけ済ませたら、患者の左側にもこのストレッチを施します（図6-34E）。

（動画で見る「ハムストリングの多面ストレッチ」：著者公式サイトDigital COMT http://www.learnmuscles.com/にて有料登録で視聴可能、英語のみ）

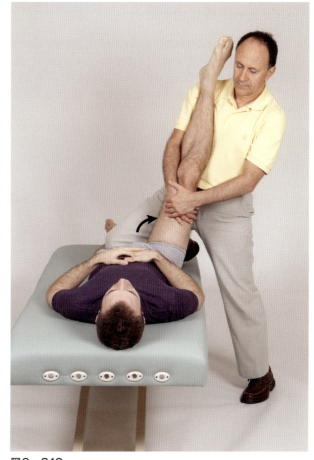

図6-34C

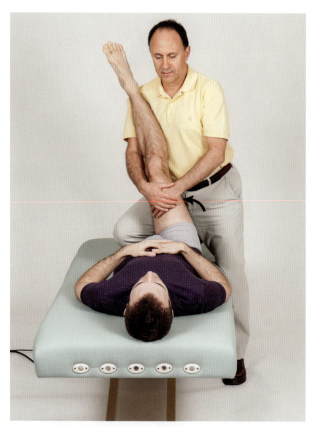

図6-34D

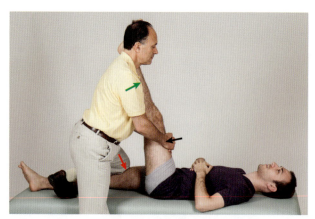

図6-34E

> ⚠️ ハムストリングのストレッチをする場合に重要なのは、患者の膝関節を屈曲できないようにしておくことです。そうしないとストレッチの効果が出ません。とはいえ、あまり力を入れて患者の下腿を押すと、膝関節が過伸展を起こすので、注意しましょう。

臨床のアドバイス 6-6

コアを一直線に合わせる

一番上手な身体の使い方とは、コアを、発揮されている力と一直線上におくことです。これをやりすくするために、施術者はベッドの脇に立つ代わりに、ベッド上に乗ってもよいでしょう。ベッドが患者と施術者との荷重に耐えられることを確認しておきましょう。

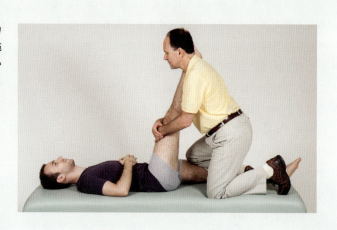

基本手順 6-9　股関節伸筋：殿筋

股関節の伸筋は、ハムストリング、殿筋（大殿筋および、中殿筋と小殿筋の後部線維）、ならびに大内転筋で構成されます。基本手順6-8で、ハムストリングのストレッチを説明しました。殿筋と大内転筋のストレッチは、それとは別の手順で行います。それは、ハムストリングは膝関節をまたぎますが、これらの筋はまたがないからです。ストレッチのターゲットを殿筋と大内転筋にするには、ハムストリングを緩めておかなければなりません。それには、膝関節を屈曲すればよいです。殿筋のストレッチに用いられる手順は、ニートゥーチェスト※3として知られていることが多いです。図6-35に、殿筋と大内転筋を示しました。

※3 監訳注：ニートゥチェスト（knee-to-chest stretch）は腹筋を鍛えるトレーニングにおいて、膝（knee）を胸に（to chest）引き寄せる動作です。通常は片脚で行うものを指し、一度に両脚で行うものは「ダブル・ニートゥーチェスト」double knee-to-chestと呼ばれ、明確に区別する際には片脚で行う体勢を「シングル・ニートゥーチェスト」single knee-to-chestと呼ぶこともあります。

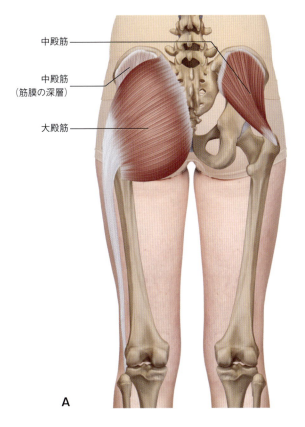
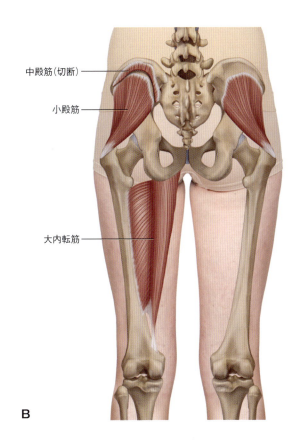

図6-35　殿筋と大内転筋の後面図
A：大殿筋と中殿筋　B：小殿筋と大内転筋

 大殿筋は、股関節で大腿を伸展・外旋・外転（上部線維）・内転（下部線維）します。また、股関節で骨盤を後傾・対側に回旋します。

 中殿筋と小殿筋は、全体で股関節において大腿を外転し、同側の骨盤を下制します。前部線維はまた、股関節で大腿を屈曲・内旋し、骨盤を前傾・同側に回旋します。後部線維はまた、股関節で大腿を伸展・外旋し、骨盤を後傾・対側に回旋します。

 大内転筋は、股関節で大腿を伸展し、骨盤を後傾します。

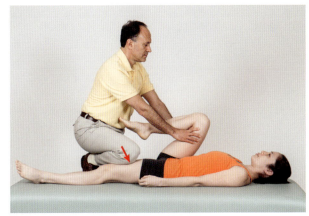

図6-36A

右殿筋の多面ストレッチ

・患者はベッドの右端寄りで仰臥位にします。
・施術者は、ベッドの右側に立ちます。
・患者の右股関節と右膝関節を屈曲させ、患者の右大腿後側の遠位を両手でつかみます。
注：似たような姿勢で行うストレッチと同様、患者の右足部を施術者の鎖骨に乗せる方法もあります。

・施術者の右下腿または右手を固定のコンタクトとし、患者の左大腿前側に置いて、骨盤を固定します（図6-36A）。
・コアの体重を使ってゆっくりと患者へと寄りかかり、患者の右大腿を押してさらに屈曲させながら患者の膝を胸に近づけさせます（図6-36B）。
・このストレッチは、前頭面で外転または内転、もしくは水平面での内旋または外旋を加えることで、多面ストレッチ

に展開できます。
- 外転すると、内側寄りの筋線維がさらにストレッチされます（図6－36C）。
- 内転すると、外側寄りの筋線維がさらにストレッチされます（図6－36D）。
- 内旋を加えると、殿筋がさらにストレッチされます。
- 外旋を加えると、殿筋へのストレッチが弱まり、それによって大内転筋がよりストレッチされるようになります。
- 前頭面と水平面の要素を組み合わせると、ストレッチのターゲットをより特定の筋線維へ向けることができます。図6－36Eは、屈曲に内転と内旋を組み合わせる方法を示します。この方法では、大殿筋の上部線維が優先的にストレッチされます。

- 重要 ニートゥーチェストに内転や外旋、またはその両方を加えて多面ストレッチへと展開すると、ターゲットが股関節の深層外旋筋へと移っていきます（基本手順6－10参照）。

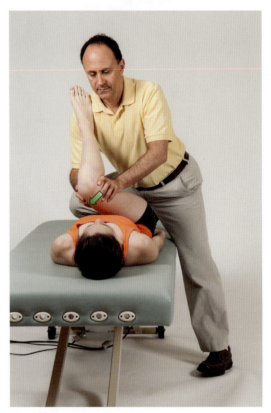

図6－36D

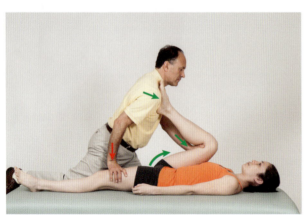

図6－36B

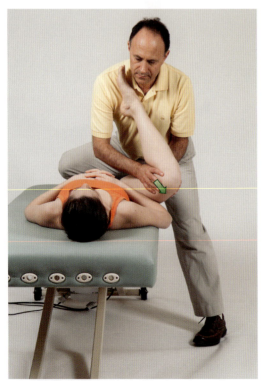

図6－36C

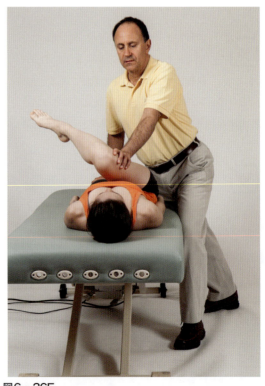

図6－36E

・右側のストレッチを必要なだけ済ませたら、患者の左側にもこのストレッチを施します。図6-36Fに、左側での殿部への最初のストレッチを示しました。

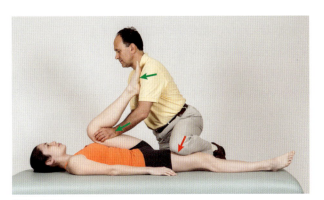
図6-36F

臨床のアドバイス 6-7

股関節の靭帯をストレッチする

　本章では主に筋系のストレッチを取り上げています。しかし、前述したように、ストレッチをするとすべての軟部組織を伸張する張力のラインが生じます。全体として、股関節の靭帯の複合体が、伸展だけでなく内旋でも外転でも、きつく引っ張られることになります。そのため、股関節の多面ストレッチでこれらの動作を行うと、靭帯の複合体をストレッチしていることにもなります。もし股関節の靭帯が硬いことが原因でこれらの動きの可動域に制限がある場合は、健康な可動域を取り戻すために、このストレッチは大変に有効なものとなります。

基本手順 6-10　股関節深層外旋筋

　股関節の深層外旋筋は、梨状筋、上双子筋、下双子筋、内閉鎖筋、外閉鎖筋および大腿方形筋で構成されます（図6-37）。この筋群は骨盤の後側に位置し、筋線維に対し水平方向で股関節をまたぎ、大腿骨に付着します。

　一般論として殿筋群は主に垂直方向に走るといえますが、そのために深層外旋筋の筋線維の方向とは異なる向きになっています。したがって、ここでは別のストレッチの手順を説明します。とはいえ、実際には2つの筋群はそれほど違っているわけではありません。どちらかというと筋線維の方向は、殿筋から深層外旋筋へと徐々に移行しています（中殿筋の後

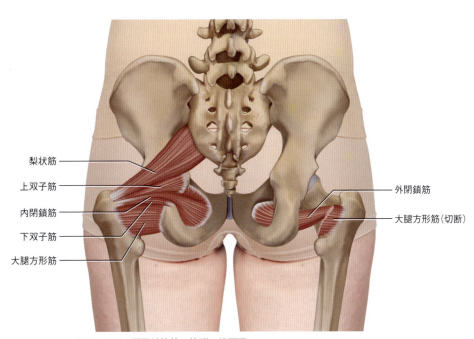

図6-37　深層外旋筋の筋群の後面図

 1つの筋群として深層外旋筋は、股関節で大腿を外旋し、骨盤を対側に回旋します。大腿が90°に屈曲しているときは、深層外旋筋群は股関節で大腿を水平に外転（水平伸展）することができます。
注：もし大腿があらかじめ屈曲していると（約60°以上）、梨状筋は股関節において大腿の外旋筋としてではなく、大腿の内旋筋として働きます。

部線維と梨状筋の関係は、図1-16を参照)。このことは、前項で説明したように、殿筋群へのニートゥーチェストが簡単に深層外旋筋へのストレッチに展開させられるという事実でも証明されます(図6-36を参照)。

次に挙げる2通りの手順では、大腿の水平内転と4の字ストレッチを用いて、右の深層外旋筋の筋群をストレッチします。

ストレッチ①水平内転

・患者はベッドの左端寄りで仰臥位にします。
・施術者は、ベッドの左側に立ちます。
・患者の右股関節と右膝関節を屈曲させ、それから右大腿を股関節で水平内転させて、患者の右膝を施術者の体幹と右腕の間、つまり右腋窩部に挟みます。
・固定の手は必要ありません。患者の体重とベッドへのコンタクトで骨盤は固定されるからです。
・コアの体重を使ってゆっくりと患者へと寄りかかり、患者の右大腿を押し下げて胸の前を横切らせ、さらに水平内転させます(図6-38A)。必ず患者の骨盤はベッド上に固定されたままになるようにしましょう。
・完全なニートゥーチェストの屈曲と患者の身体を横切る完全な水平内転の間で、意図的に屈曲の度合いを変化させて、できるだけ色々な角度をとることは、効果的です(図6-38B、図6-38C)。それぞれの異なる角度によって、深層外旋筋の筋群の異なる方向にある線維と殿部後側の筋系全般が、優先的にストレッチされます。
・右側のストレッチを必要なだけ済ませたら、患者の左側にもこのストレッチを施します(図6-38D)。

ストレッチ②4の字

・患者はベッドの右端寄りで仰臥位にします。
・施術者は、ベッドの右側に立ちます。
・患者の右股関節を屈曲して外旋させ、右膝関節を屈曲し、患者の右下腿の遠位を屈曲した左大腿の上に乗せます。こうすると4の字を形成するので、このストレッチは4の字と呼ばれます。
・両手とも施術の手として使います。左手は患者の右大腿後面の遠位に置き、右手は左大腿後面の遠位に置きます(図6-39A)。
・固定の手は必要ありません。患者の体重とベッドへの接地で骨盤は固定されます。
・コアの体重を使ってゆっくりと患者へと寄りかかり、両手とも同等の力で押しながら、外旋している右大腿をさらに屈曲させます。つまり、胸に近づけるということです(図6-39B)。必ず圧は、患者の骨盤がベッド上に固定されたままになる方向に入れるようにしましょう。
・右側のストレッチを必要なだけ済ませたら、患者の左側にもこのストレッチを施します(図6-39C)。

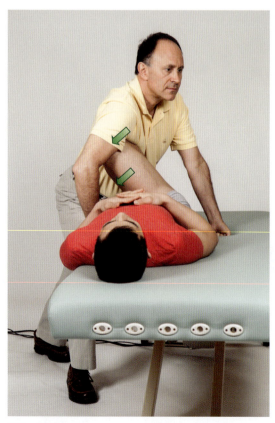

図6-38A

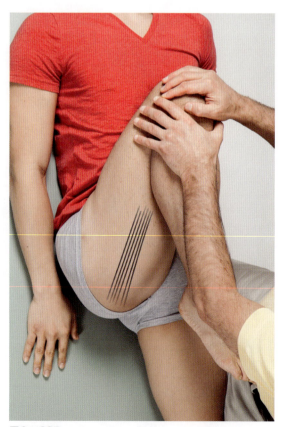

図6-38B

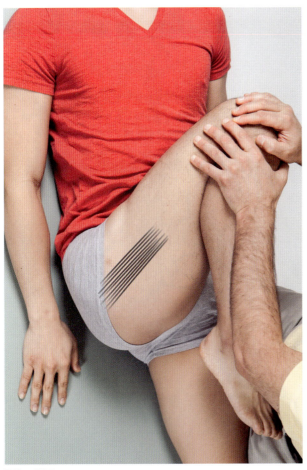

図6-38C

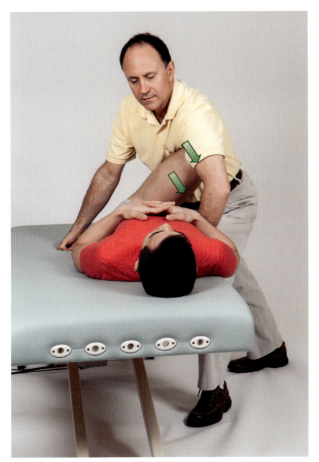

図6-38D

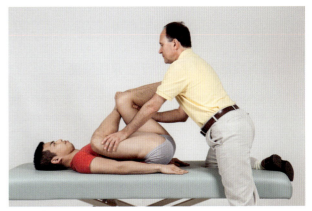

図6-39A

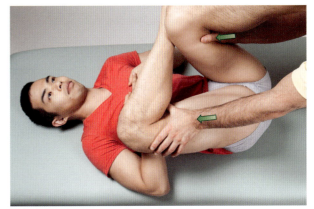

図6-39B

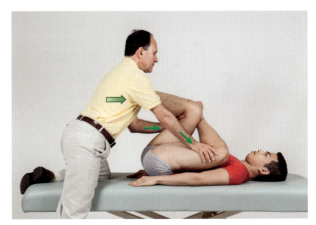

図6-39C

第6章 多面ストレッチ

211

実践テクニック 6-6

深層外旋筋のストレッチと鼡径部痛

深層外旋筋の水平内転のストレッチ中に、施術者が患者の大腿を動かす方向はとても重要です。その方向が水平（ベッドと平行）過ぎると、患者の骨盤は固定されずにベッドから浮き上がるので、ストレッチは腰椎へと移ってしまい、骨盤のターゲットの筋系には効果がなくなります。

一方で、患者の大腿を下方へと押し過ぎると、股関節前面の領域（鼡径部）を圧迫する可能性があり、患者に不快感や痛みを与えるかもしれません。大腿を押す理想的な方向は、患者の胸に向かって痛みを生じさせずにできるだけ下方です。もしくは逆の見方で、患者の骨盤をベッドから浮かせずにできるだけ水平方向ともいえます。

この理想の方向のぴったりの角度は、患者ごとに異なります。患者の骨盤を固定させつつ痛みを生じない角度をみつけるのが不可能であれば、両手で患者の大腿骨近位および大腿近位の軟部組織をつかみ、大腿を骨盤から引き離してもよいです（図A）。

こうすると挟まれるような違和感や痛みが治まることが多いです。患者にセルフケアの一環でこのストレッチの指導をする場合には、この挟まれるような違和感や痛みを軽減するために、脚のつけ根に小さなクッションかタオルを挟んで隙間を作ると効果的です（図B）。

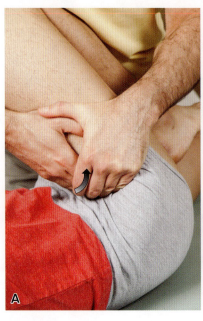 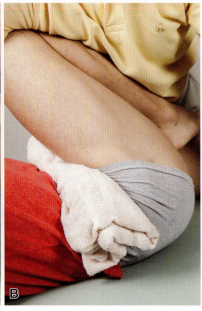

⚠️ 前述したように、故障がある膝関節を通して圧をかけることは、患者にとって困難で痛みを伴うことがあります。しかし、膝関節への圧を避けるために、代わりに施術者の肩に患者の下腿を乗せることでストレッチの方法を変えることはできます。

本章のまとめ

ストレッチは、硬くなった筋や緊張した軟部組織がある患者の治療には、非常に重要な治療道具です。しかし一般的なストレッチでは、1つの作用を持つ筋群全体に張力のラインがかかることが多いです。

多面ストレッチとは、施術者が意図した特定の筋をターゲットにすることができるテクニックです。また、ターゲットの筋が作用するすべての切断面にわたってストレッチするため、ストレッチの効果を最大限に高めることができます。ターゲットの筋に多面ストレッチを施すことは難しくなく、明解です。

それは、ターゲットの筋の主動筋の各作用に対する逆作用へと患者の腰椎や骨盤ををストレッチするということだからです。

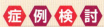

Felix Madison、53歳。男性。新患。
(多面ストレッチ)

□ **病歴とフィジカルアセスメント**

　右殿部の痛みと凝り、および腰部全体の硬さを訴えて来院。痛みと凝りは3週間ほど続いている。職業が看護師のため、殿部と腰の痛みで仕事がむずかしくなってきた。患者のフィットネス・トレーナーが、こちらが腰の治療とストレッチに長けているという評判を聞き、紹介されて来院。

　患者の病歴の詳細な聞き取りを行う。高校でラクロスの選手だったときに、スポーツ外傷を腰に複数受傷。高校以来、腰の凝りと殿部の凝りと痛みが時々出るが、2～3日以上は続いたことはなかった。今回はもっと症状がひどく、よくなる気配がない。毎日長時間歩いていた休暇中に発症。

　かかりつけのマッサージ師に2回受診。以前はマッサージで毎回殿部と腰が緩んで、痛みと凝りは消えたが、今回は一時的にしかよくならない。患者は腰や殿部の調子が悪いといつもやる決まったストレッチ手順があり、たいていはそれで楽になるが、今回は効果がない。来院時点で、今回の凝りと痛みに改善がないため患者は気落ちしている。

　姿勢の検査では、骨盤はやや前傾過剰、付随して腰椎の前弯過多。腰椎の可動域評価では、左側屈が10°減少、屈曲が15°減少。右股関節の可動域評価では、左に比べて右は伸展と内転で減少。これらの動作により右股関節前方に軽度の痛みが生じる。徒手抵抗による右股関節の屈曲と外転で、右股関節前部にずっと続いている特徴的な痛みが再現。自動および他動下肢伸展挙上、ナクラステスト、ヨーマンテスト、咳のテスト、バルサルバ法のすべてで陰性結果（評価手順の復習は、第3章を参照）。

　触診では、右の股関節屈筋はすべて軽度に硬いが、大腿筋膜張筋が目立って硬く、股関節前側の痛みの源となっている。内転筋とハムストリングは異常なし。腰部は脊柱起立筋が中等度に硬く、左側より右側の方が硬い。殿筋、深層外旋筋、腰方形筋の緊張は、左右とも正常な範囲。

　検査の最後に、患者がいつもやっているストレッチを実施。腰に対して片脚のニートゥーチェストと両脚のニートゥーチェスト、股関節屈筋に対してランジストレッチ※※、ハムストリングと大腿四頭筋に対するストレッチ。

　ランジストレッチの際に、患者の右大腿が外転することに気がついた。

※※監訳注：ランジストレッチ（lunge stretch）は片足を前方に踏み出し膝を曲げ、後ろ足を伸展するストレッチ。

□ **演習問題**

1. この患者に対する治療計画には、多面ストレッチを含めるべきでしょうか？ 含めるべきなら、それはなぜですか？ 含めるべきでないなら、それはなぜですか？

2. 多面ストレッチが有効であるとしても、この患者に用いて安全でしょうか？ 安全であるなら、なぜそう言えるのでしょうか？

3. 多面ストレッチで施術する場合、具体的にはどの基本手順（複数可）を行うべきでしょうか？ なぜそれらの手順を選びましたか？

※演習問題の解答とこの患者に対する治療方針は、407頁に記載しています。

Part 2 Treatment Techniques

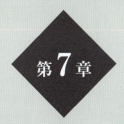
第7章

CR（収縮・弛緩）ストレッチ

学習の目標

本章で習得すべきポイント

1. CRストレッチが、別名「PNF（固有受容性神経筋促通ストレッチ）」または「PIR（等尺性収縮後ストレッチ）」と呼ばれる理由
2. CRストレッチのメカニズム
3. CRストレッチの通常の施術手順におけるステップごとの概要
4. 施術の手と固定の手の役割
5. 患者がCRストレッチ中に、等尺性収縮と求心性収縮のどちらを行ってもよい理由
6. CRストレッチ施術中の、患者の通常の呼吸方法
7. ストレッチにおいて、性急な動作や伸張し過ぎがいけない理由
8. 本章のキーワードの定義とそれぞれのCRストレッチのテクニックとの関係
9. 本章で解説している各筋に対するCRストレッチの実践

キーワード

- あらかじめ回旋しておく
- 筋紡錘反射
- 固定の手
- ゴルジ腱器官反射
- 伸張時自動収縮不全
- 伸張反射
- ストレッチの手
- 施術の手
- 抵抗の手
- 補助付きCRストレッチ
- 補助なしCRストレッチ
- CR（収縮・弛緩）ストレッチ
- PIR（等尺性収縮後弛緩）ストレッチ
- PNF（固有受容性神経筋促通法）ストレッチ

序論

CR※1（収縮・弛緩）ストレッチは、患者が最初にターゲットの筋を収縮（コントラクト）し、次にそれを弛緩（リラックス）させるストレッチ法で、名前はそれに由来します。

CRストレッチは、**ゴルジ腱器官**（GTO）**反射**（第9章でも解説）として知られる固有受容性神経反射を利用して、ターゲットの筋のストレッチを促進する方法といわれてきました。このため、**PNF**（固有受容性神経筋促通）**ストレッチ**という名でも知られます。

また、患者がターゲットの筋の等尺性収縮を行い、その後に弛緩させるので、**PIR**（等尺性収縮後弛緩）**ストレッチ**とも呼ばれます。CRストレッチには神経反射が関わるため、高度な形態のストレッチと見なされています。加えて、標準的な力学的ストレッチ法よりも、効果があることが多いです。CRストレッチの優れた点は、施術者がこの方法の基礎となるメカニズムをよく知り、それに馴染めば、ほとんどのストレッチをCRストレッチに展開できることです。CRストレッチは、慢性で頑固な愁訴があり、標準のストレッチであまりよい反応を示さない患者には、とりわけ有益です。

注：本書の施術テクニックとセルフケアの章（第4〜12章）では、緑の矢印は動きを、赤の矢印は固定を、黒の矢印は静止状態を保持する位置を示します。

※1監訳注：英語表記の略称での「CR」の他、直訳した「収縮・弛緩」や英語contract relax をそのまま「コントラクトリラックス」として、「ストレッチ」や「法」と組み合わせた名称が使われています。

メカニズム

CRストレッチの基礎をなす、古くから提唱されている生理学的なメカニズムは、ゴルジ腱器官反射です。これは、筋の腱が断裂しないようにする防御反射です。CRストレッチは、施術者がこの反射を利用して患者をストレッチしやすくするテクニックです。

筋が収縮すると、ゴルジ腱器官反射は筋に抑制シグナルを送り、筋を弛緩させようとします。これが、CRストレッチの第1段階で、通常は患者に施術者の抵抗に対してターゲットの筋を等尺性に収縮させる理由です。患者は普通、抵抗に対し5〜8秒間の等尺性収縮を行います。ゴルジ腱器官反射がターゲットの筋を抑制していたので、患者がターゲットの筋を緩めると、施術者は他動的に患者の身体部位をさらに動かすことができます。これはゴルジ腱器官反射を起こさない場合より、さらにターゲットの筋をストレッチすることができます。この手順を通常は3〜4回繰り返します。

注：ゴルジ腱器官反射がCRストレッチの作動機構かどうかについては、議論があることを記しておきます。

コラム7－1

CR（収縮・弛緩）の基本手順

本章では、以下のCRストレッチの基本手順を説明します。

・Ⅰ. 腰椎のCRストレッチ
基本手順7－1　腰椎の伸筋
基本手順7－2　腰椎の屈筋
基本手順7－3　腰椎の右側屈筋
基本手順7－4　腰椎の左側屈筋
基本手順7－5　腰椎の右回旋筋－座位
基本手順7－6　腰椎の左回旋筋－座位

・Ⅱ. 股関節または骨盤のCRストレッチ
基本手順7－7　股関節外転筋
基本手順7－8　股関節内転筋
基本手順7－9　股関節屈筋
基本手順7－10　股関節伸筋：ハムストリング
　　　　　　　　　（「テクニックの概要」に示す）
基本手順7－11　股関節伸筋：殿筋
基本手順7－12　股関節深層外旋筋
基本手順7－13　股関節内旋筋

CRストレッチは通常、ゴルジ腱器官反射を引き起こすべく筋緊張を最大限にするため、患者がターゲットの筋を等尺性に収縮することからはじめます。また一方、患者は代わりに、求心性収縮でターゲットの筋を収縮するのでもよいです。どちらのやり方でも効果があります。等尺性収縮か求心性収縮かを選ぶにあたっては、患者にとってどちらがやりやすいかで決めるのがベストです（本書の解説は、等尺性収縮に統一してあります）。

注：患者の筋収縮に対して抵抗をかけ、ストレッチを行う施術者の手は、**施術の手**と呼ばれます。別名**ストレッチの手**、**抵抗の手**ともいいます。施術者のもう一方の手は、患者の骨盤や体幹を固定する、**固定の手**です。

テクニックの概要

CRストレッチの基礎となる科学的な原則がゴルジ腱器官反射であれば、その施術手順にこのストレッチ法の真髄があります。以下に、右ハムストリングの筋群をターゲットの筋として用いてCRストレッチのテクニックの概要を述べます。

これから述べる手順は、**補助付きCRストレッチ**で、施術者の手を借りて患者はストレッチされます。一方、患者が助けを借りずに**補助なしCRストレッチ**を行うことも、可能な場合が多いです。補助なしストレッチについて詳しくは、第11章を参照してください。

コラム 7-2

ゴルジ腱器官反射

ゴルジ腱器官反射とは、筋の腱を裂傷から保護する固有受容性の神経反射です。筋腹にかかる収縮力は腱を引っ張ることで骨の付着部へ伝わります。この収縮が大きすぎると、引っ張る力で腱が裂傷しかねません。

ゴルジ腱器官反射は、腱内で起こる筋緊張（伸張）を監視し、これを防ごうします。伸張が過大なときは、ゴルジ腱器官反射は感覚ニューロンを介して脊髄に信号を送り、それが介在ニューロンとシナプスし、その筋を支配する下位（α）運動ニューロンの働きを抑制します。下位運動ニューロンが抑制されると、その筋は弛緩し、腱にかかる力が和らぎます（**下図**）。施術者はCRストレッチではこのゴルジ腱器官反射を利用し、はじめに患者にターゲットの筋を収縮してもらいます。この収縮が十分な強さになると、ターゲットの筋を抑制し弛緩するようゴルジ腱器官反射を誘発します。

するとターゲットの筋はこうしなかった場合よりもさらにストレッチできるようになります。

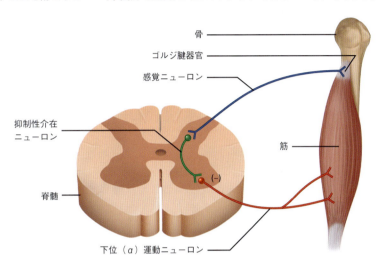

臨床のアドバイス 7-1

患者とのコミュニケーション

CRストレッチにはいくつかのステップがあり、特定の呼吸パターンを用いるので、施術前に患者と練習しておくのがベストです。CRストレッチが初めてという患者には、施術前にCRストレッチのやり方の概要を説明するのも有益です。施術者のかける抵抗に対して患者が押し返し、その後に施術者がストレッチをかける際には力を抜く必要があることを説明します。患者には、抵抗に対しておよそどのくらい長く押し返すのか、何回繰り返すかを伝えておき、呼吸の手順も説明します。これによって患者は施術開始前に口頭でインフォームド・コンセントを与えることができ、施術開始後のCRの手順を進めやすくなります。

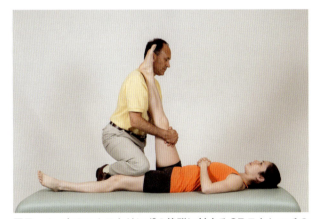

図7-1 右のハムストリングの筋群に対するCRストレッチの開始位置
施術者の両肘は身体に引き寄せてあることに注意する

開始位置

・患者をベッドのできるだけ右端寄りで仰臥位にします。施術者はベッドの右側に立ちます。
・患者は右大腿を股関節で屈曲し、膝関節で右下腿は伸展します。右下腿を施術者の右肩に乗せます。
・施術者は両手とも施術の手として用い、患者の大腿遠位の前面に置きます。
・施術者の右膝を固定のコンタクトとし、患者の左大腿前面に乗せます。
・両肘は体幹の前に引き寄せ、患者に施術の手を使って圧を入れる際にコアの体重を前腕と両手にかけられるようにします（**図7-1**）。

その他の姿勢

以下の4つの姿勢も、よく用いられます。
・第1の姿勢では、片手だけを（通常、左）、患者の右大腿

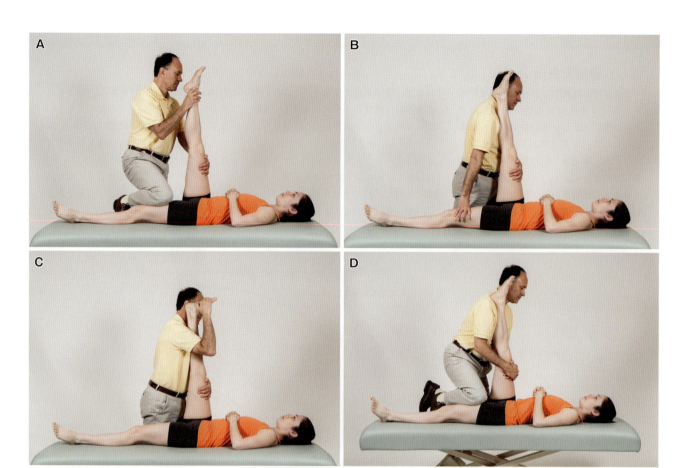

図7-2 その他の開始位置 (A～D)

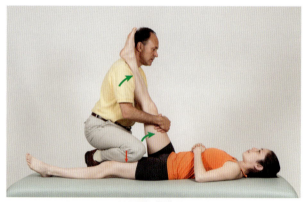

図7-3 施術者による股関節での患者の右大腿の屈曲の最初の
ストレッチ
患者の右膝は伸展したままであること注意する

遠位の前面に置きます。もう一方の施術の（右）手は、患者の右下腿後面に置きます。こうすると、ストレッチ施術中に患者の膝関節の伸展を保持できます（図7-2A）。

・第2の姿勢では、患者の左大腿または骨盤を固定するのに、右膝の代わりに右手を使います（図7-2B）。

・第3の姿勢では、右手を患者の右足底に置きます。これで足関節を底屈させた患者にかかる伸張力を増します（図7-2C）。足の底屈は腓腹筋をストレッチし、それによって伸張力を増大させ、結果として腓腹筋のハムストリングへの筋膜付着を通して、ハムストリングへのストレッチも増します。

・第4の姿勢では、施術者は実際にベッドに乗って、患者が出す力と自分の体幹またはコアを、直接一直線上に　揃えます。このようにコアを使うことは、身体の使い方において最も効果の大きい姿勢です。この姿勢をとる場合は、患者はベッドの片側に寄らずに、中央で仰臥位になる方がよいでしょう。その方が、施術者はベッド上で姿勢を作る十分な余地ができます。当然のことですが、ベッドに施術者と患者の体重を支える強度があるかどうかを、ベッドに乗る前に確認しましょう（図7-2D）。

 ハムストリングをストレッチする際に患者の膝関節が屈曲すると、ハムストリングが緩んで、ストレッチの張力が失われてしまいます。このような理由から、ストレッチの最中はずっと患者の膝関節を伸展したままにしなければなりません。一方、膝関節を過伸展しない、またはさせないようにすることも重要です。

最初のストレッチ

・患者の大腿を、組織の抵抗を感じるまで屈曲し、ターゲットの筋（右ハムストリング）をやさしくストレッチします。
注：患者の膝関節は伸展したままであるよう気をつけましょう。

・これで、ターゲットのハムストリング筋のストレッチが開始します（図7-3）。

臨床のアドバイス 7-2

患者の骨盤を固定する

患者の股関節にまたがる筋をストレッチする際は、大腿を動かして、骨盤は固定しておかなくてはなりません。というのも、骨盤に動く余地があると張力のラインが伸びて腰椎に入り、股関節をまたぐストレッチは失われてしまうからです。

骨盤を固定するには、固定する圧の方向を、（もし固定されていなければ）骨盤が動いてしまう動きと反対にしなければなりません。右のハムストリングをストレッチする場合、伸ばされてきつく張ると、ハムストリングは骨盤の右側に後傾させる引っ張る力をかけます。そしてこれにより右の寛骨を引っ張り、実際には骨盤全体を後傾させます。そのため、骨盤を固定して後傾を防ぐために、施術者は前傾方向の力をかける必要があります。

問題なのは、仰臥位の患者に対して、これを実行するために骨盤にコンタクトするのは難しいことです。この場合はその代わりに、患者の左大腿にコンタクトすることによって、間接的に骨盤を後傾しないように固定することが可能です。

もし骨盤が後傾してしまうと、患者の左大腿がベッドから浮き上がってしまいます。施術者の膝を患者の左大腿前側に乗せて、左大腿が浮かないように保つことで、骨盤が後傾するのを防ぐことができます。その結果、骨盤は固定されるのです。

臨床のアドバイス 7-3

コアを使う

身体の前に両肘を寄せておくことは、最初は慣れない感じがするかもしれませんが、少し練習をすれば、この姿勢が快適になるでしょう。そしてこれは努力する価値があるものです。なぜならこの姿勢の利点は、肩関節の筋系を酷使する代わりに、コアの力を使って、患者の収縮に抵抗したり、患者を固定させたりすることができるからです。太りすぎや胸の大きい女性の施術者で、両肘を身体の前に寄せるのが難しいときでも、肘の位置がコアの前に近ければ近いほどよいでしょう。両肘とも身体の前に寄せるのが難しければ、力をかけなければならない方の腕の肘を前にもってくるようにします。それが患者によって施術の手の場合もあるでしょうし、固定の手の場合もあるでしょう。

肩関節を意識的に外旋させると、両肘を前に入れた状態を保持できます。しばらく練習すれば、自然とこの姿勢をとれるようになります。

患者の下腿を施術者の肩にあてることによって、このストレッチに施術者のコアを直接用いることができ、さらに力が出せるようになります。身体の使い方の効率も上がります。

臨床のアドバイス 7-4

カウントダウン

患者が5〜8秒の筋収縮をする間、患者が収縮させ続けるのを促すために「抵抗して」、「収縮を続けて」というように、おだやかに繰り返す施術者もいます。また、患者が収縮させるときに、カウントダウンを好んで行う施術者もいます。これは、患者に収縮してもらってから、患者に収縮させたい秒数の数字からはじめて、声に出してやさしく数えればよいでしょう。たとえば、「力を入れて、7、6、5、4、3、2、1、ゆるめて」という具合です。

または、患者に収縮を促す言葉ではじめて、その後、残りを時間いっぱいカウントダウンをするやり方もあります。例えば、「抵抗して・・そうそう・・・力を入れ続けて・・・3、2、1、ゆるめて」というイメージです。

カウントダウンの利点は、患者があとどのくらい筋収縮を続ければよいかがわかることです。

- 施術者の右膝を固定のコンタクトとし、患者の左大腿を押さえて固定するように注意しましょう。左大腿の固定により、骨盤が固定されます。

繰り返し1回目ーステップ1：患者による等尺性収縮

- ターゲットの筋をストレッチしたこの姿勢で、患者に息を吸ってもらい、それから施術の手（や肩）の抵抗に対してターゲットの筋をやさしく等尺性に約5〜8秒収縮してもらいます。施術者の抵抗に対し、患者は大腿をベッド方向へと押して伸展します。また施術者の肩の抵抗に対して下腿を押して、下腿を屈曲させようとします

- これによってゴルジ腱器官反射が起こり、ターゲットの筋が抑制されるため、弛緩します。

- この例では、患者は右ハムストリングの筋群の等尺性収縮を行い、右の下肢を解剖学的肢位へと戻そうとします（**図7-4A**）。

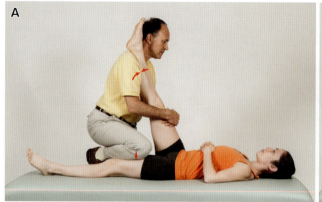 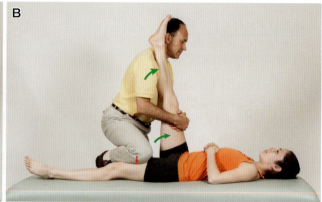

図7-4　繰り返し1回目
A：ステップ1：施術者の抵抗に対する患者の右ハムストリングの等尺性収縮
B：ステップ2：筋収縮後、患者は力を緩め、施術者によってさらに屈曲へとストレッチされる

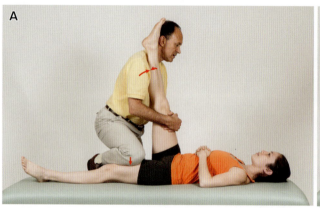 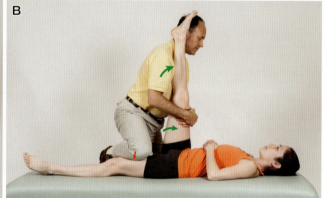

図7-5　繰り返し2回目
A：ステップ1：患者による筋収縮
B：ステップ2：患者をさらにストレッチ

・患者の呼吸は毎回の繰り返しで、抵抗に対し筋収縮をする際、息を止めておくか、息を吐きながらかのどちらかで行います。

繰り返し1回目－ステップ2：収縮後他動ストレッチ

・患者が力を抜いたら、施術者は他動的にターゲットの筋群をさらにストレッチし、組織の抵抗を感じるまで行います。
・ストレッチをそのまま、1～3秒保持します。
・ゴルジ腱器官反射のため、ターゲットの筋群は他の方法でできるよりもさらにストレッチされます。
・この例では、患者の右大腿はさらに屈曲されています（図7-4B）。

繰り返し2回目

・繰り返し1回目に到達したストレッチの位置からはじめ、2回目のステップ1とステップ2を行います（図7-5）。
・今回の患者の等尺性収縮（再度、5～8秒保持する）は、中等度の強さで行います。
・患者が力を抜いたら、右大腿を組織の抵抗を感じるまでさらに屈曲させて、ターゲットの筋に対してやさしくストレッチを強めます。

繰り返し3回目

・繰り返し2回目の最後に到達したストレッチの位置からはじめ、3回目のステップ1とステップ2を行います（図7-6）。
・今回の患者の等尺性収縮（再度、5～8秒保持する）は、無理をしないでできるだけ強めに行います。
・患者が力を抜いたら、右大腿を組織の抵抗を感じるまでさらに屈曲させてターゲットの筋に対してゆるやかにストレッチを強めます。

注：必要に応じ、4回目の繰り返しを同じステップで行ってよいです。

・CRストレッチの繰り返しの終わりに、ストレッチの最終的な位置に到達すると、この位置でより長い時間、よく10～20秒またはそれ以上保持したがる施術者が多いです。

注：非常に重要なポイントは、この手順の間ずっと、患者の右膝関節を決して屈曲させないようにすることです。もし屈曲すると、ハムストリングの筋緊張が失われ、ストレッチもされなくなってしまいます。

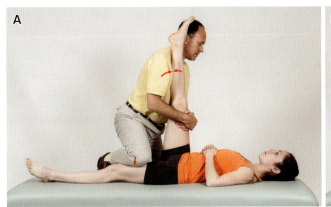
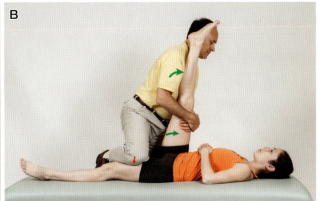

図7-6 繰り返し3回目
A：ステップ1：患者による筋収縮
B：ステップ2：患者をさらにストレッチ。　最初の2回の繰り返しに比べて、ストレッチの可動域が広がっていることに注意する

テクニックの実践

CRストレッチを行うにあたっては、以下を常に念頭に入れておくことが重要です。それぞれのポイントで、CRストレッチのテクニックの特有な事項が挙げられています。下記のガイドラインを理解し、臨床に適用していくことは、CRストレッチをより効果的に施術する助けになります。

7-1　筋収縮：徐々に増す

毎回の繰り返しのCRストレッチにおける目標は、前の回を土台にして到達するストレッチの度合いを徐々に増やすことです。これは患者が筋収縮の強さを徐々に増すことで達成することができます。たとえば、患者に3回繰り返してもらう際には、以下のように行います。

・繰り返し1回目では、施術者の抵抗は緩めにして、患者にもやさしく筋収縮するように指示します。
・繰り返し2回目では、抵抗に対して、中等度の強度で筋収縮するよう指示します。
・繰り返し3回目（および4回目）では、無理をしないでできるだけ強めにターゲットの筋を収縮するよう指示します。

とはいえ決して無理をしてまで強く収縮させてはなりません。重要なのは、施術者の抵抗に対する患者の筋収縮の強さよりも、ストレッチを無理なく円滑に行うことです。

 患者があまりに無理に強く、もしくはあまりにいきなり筋収縮すると、筋が引っ張られたり裂けたりする可能性があります。患者には「もっと強く収縮して、ケガがないようにゆっくり力を加えてください。でも、無理のない範囲でできるだけ強く力を入れてください」と指示するのがよいかもしれません。

7-2　抵抗：施術者の役割

患者が等尺性に筋収縮を行うのに施術者が抵抗をかける際に、これは施術者と患者の力競べではないということを覚えておいてください。患者の抵抗に合わせるのが施術者の役割であって、それ以上にはしないことです。したがって、患者がどのような力を出そうとも、施術者はそれと等しくしてターゲットの筋の収縮が等尺性になるようにしなければなりません。患者に力を抜くよう指示する際には、患者の身体をいきなり押し込むことにならないよう施術者もただちに圧を緩めることも重要です。

7-3　位置：患者の様子を見守る

前の繰り返しが終わったストレッチの位置から、続きの繰り返しの抵抗をかけるのが通常のやり方ですが、必須ではありません。時として、患者のターゲットの筋が大きく伸張されて長くなった際、その位置からターゲットの筋を収縮するのが難しかったり、無理な場合があります。これを説明するのが、**伸張時自動収縮不全**です。伸張時自動収縮不全は、伸張された筋が収縮する際に、収縮の強度が弱まる現象です。この理由は、引き伸ばされた筋線維では筋節内でのアクチン－ミオシンのクロスブリッジ形成が、安静時の長さの筋節内で起こるより、減少するからです。このような状況のときに、患者に抵抗に対して筋収縮をするよう指示することは、実際はゴルジ腱器官反射の効果を減じ、ストレッチの恩恵もごくわずかになってしまいます。それよりも、患者の大腿をより中間位に（解剖学的肢位に近く）戻した上で、次の繰り返しの患者の筋収縮をはじめる方がよい場合が多いです。

患者の大腿を前の繰り返しで到達したストレッチの位置から新たな繰り返しをはじめる際にも、患者に等尺性でなく求心性の収縮をさせる場合には、前の繰り返しで到達したストレッチの位置は弱まるか失われます。これは一見好ましくないように思えますが、まったく問題ありません。CRストレッチのテクニックのポイントは、患者がターゲットの筋を収

> **臨床のアドバイス　7－5**
>
> ### 施術者のコアをブレースする
>
> 　施術者が小柄で患者が大柄であった場合、患者の筋収縮の力が強すぎて施術者が負けそうに思われたら、肘をコアの前に持ってくることに集中すると、たいてい状態は改善されます。こうすると、前腕および手の後ろに体重がきます。これでも十分でない場合は、床の上で施術者の片足を力のラインと一直線上に置くと、下肢の筋をコアをブレースするのに用いることができます。可能であれば、コアをより直接的にストレッチの力のラインと一直線上に持ってくることができるように、ベッド上に乗るとよいでしょう。

> **臨床のアドバイス　7－6**
>
> ### 呼吸手順を選ぶ
>
> 　CRストレッチ法には2種類の患者の呼吸パターンがありますが、その選択をどのように決めたらよいでしょうか。一般的には、施術者の抵抗に対して押し返す際に、患者に息を吐かせるのが最もよいと考えられています。しかし、その患者にCRACストレッチを行うことも考えられる場合、それが今回の診療中であれ将来的にであれ、患者には抵抗する際に息を止めているよう指導するのがベストかもしれません。そうしないと、患者はCRACストレッチでのCRの部分での呼吸パターンを改めて学ばなければならなくなります。CRストレッチとCRACストレッチでのCRの部分で、別々の呼吸パターンとなっては、ややこしくなってしまうでしょう。

縮し、それによってゴルジ腱器官反射を起動させターゲットの筋を抑制して弛緩させ、効果的にストレッチされるようにすることにあります。どんな姿勢でも患者がターゲットの筋を楽に収縮しやすくするものであれば、CRストレッチには効率的です。一貫性のために、本書の各CRストレッチの説明では、前の繰り返しのストレッチでの最後の位置からそれぞれの続きの繰り返しをはじめるやり方を示してあります。施術者は治療にこのテクニックを使用するときには、ストレッチにおけるこの部分を、患者にとって最も快適かつ効果的な方法で適用する必要があります。

7－4　ストレッチ：ゆっくり楽に

　患者のターゲットの筋をストレッチするときに、それがはじめであれ、それぞれの繰り返しの終わりであれ、とりわけ重要なのは、ゆっくりと行い、無理な伸張はしないことです。ターゲットの筋が、急激にストレッチされすぎたり伸張されすぎた場合には、**筋紡錘反射、別名・伸張反射**を引き起こし、ターゲットの筋でスパズムが起こり、ストレッチの目的が意味をなさなくなります（筋紡錘反射についての詳細は、第2章を参照）。そのため、ストレッチの施術は常にゆっくりと行い、患者が心地よいと思える範囲にとどめます。強調しておきたい重要な点は、ストレッチで患者のターゲットの組織の抵抗を感じはじめたら、それ以上の伸張は行わないということです。手順は3回から4回繰り返されるので、毎回ごとに少しずつ伸張度を増やしていけば、CRストレッチ術の終わりにはストレッチはかなりの度合いとなります。

7－5　手の置き方：施術の手と固定の手

　CRストレッチを行う場合に重要な点は、施術の手を患者に不快感を与えない置き方をすることです。そのためには、手のコンタクトはできるだけ広く患者の身体に接し、患者が筋収縮をする際に、施術者の手からの圧ができるだけ均一に患者にかかるようにします。とりわけ、固定のコンタクトが患者の骨格の突出した骨のランドマーク（指標）、たとえば上前腸骨棘や骨盤の腸骨稜（基本手順7－7、7－8、7－9を参照）の場合には、この点は重要です。

　固定のコンタクトの位置もまた大切です。適切な位置にとらないと、患者の骨盤が動いて、ターゲットである股関節の筋のストレッチが減じるような事態となります。固定の手の置き方も、やはり患者に不快感を与えないものであるべきで、コンタクトはできるだけ広くします。

　施術の手や固定の手の置き方によって、手関節が伸展位になる場合があります。手関節に支障がないように、患者に圧を入れる施術者のコンタクトのポイントは、手の付け根（手根部）を使わなければなりません。圧を手掌や指からかけると、手関節は過伸展を起こし、傷めやすくなります。手関節の故障しやすさを考えると、手または手首の生体力学に沿った適切な置き方は非常に重要です。

7－6　呼吸

　CRストレッチのステップ1では、患者は通常、等尺性の筋収縮を行う前に息を吸います。等尺性収縮をしている間は、息を止めておくか、息を吐きながらかのどちらかにします。収縮中に息を止める場合、患者はステップ2で施術者がストレッチをするときに息を吐くようにします。収縮中に息を吐いた場合、患者はステップ2で施術者がストレッチをするときに、さらに息を吐き続けます（患者の呼気が、筋収縮からストレッチまで続かない場合は、施術者は筋収縮後に1～2

秒待って、患者に息を吸わせ、ストレッチの最中に吐いてもらいます）。どちらの方法でも、次の繰り返しの等尺性収縮をはじめる前に、患者は再び息を吸わなければなりません。ステップ2で等尺性収縮をしている間は、息を吐く方が、息を止めるよりも患者にとってよいと一般的には考えられています。その理由は、連続して呼吸をする方が、組織に酸素で満たされた血液が循環するからです。

注：収縮・弛緩－主動筋収縮（CRAC）ストレッチ（第9章を参照）を行うためにCRストレッチを主動筋収縮（AC）ストレッチと組み合わせる場合は、等尺性収縮の際、手順のうちのCRの部分で患者は息を止めていなければなりません。

7－7　抵抗の方向

　施術者が抵抗をかけるのは、切断面でも斜面でもかまいません。3つの切断面とは、矢状面、前頭面、水平面です。斜面というのは、矢状面、前頭面、水平面のどれとも完全には一致しないものです（言い換えれば、2つないし3つの切断面の要素を持ちます）。切断面の復習には、第1章の図1－8を参照してください。患者が斜面で筋収縮をする場合、通常それは、矢状面の屈曲または伸展を、前頭面での大腿の外転もしくは内転、または体幹の右もしくは左側屈を組み合わせた、対角線の運動となります。水平面の回旋は、CRストレッチを行う場合には、他の切断面の動作とは通常は組み合

わせません。他の切断面や斜面で動作をしながら、水平面で回旋するように言うと、患者を混乱させる可能性があります。また、ねじる運動に対して手では抗いにくいので、施術者も水平面での回旋に抵抗をかけるのは難しいです。加えて、回旋動作に対する抵抗が十分にかかっていないと、患者の肌を不快な感じに引っ張ることになります。そのため、多面ストレッチに回旋がかかわるときは、開始位置であらかじめ回旋しておくことがベストです。こうすれば、患者は矢状面や前頭面の方向に加えて、回旋に対して等尺性の筋収縮をしようとしないで済みます。

　患者に施すCRストレッチの際に、斜面のストレッチに水平面の回旋を加えるには練習が必要です。本章で解説するCRストレッチの基本手順を訓練してから、多面の回旋要素を加えるようにするのが最良です。

7－8　電動昇降ベッド

　第6章でも述べたように、腰部と骨盤または股関節のストレッチで最適な身体の使い方をするために、電動昇降ベッドの価値をどれだけ誇張してもしすぎることはありません。ベッドを低くセットする必要がある基本手順もあれば、高くしなければならないものもあります。このような理由から、臨床で整形外科的な手技施術をするには、高さ調整が簡単な電動ベッドが必須です。

基 本 手 順

CRストレッチの基本手順

　これから説明する基本手順は、腰椎および、股関節にかかる骨盤の筋群に対するCRストレッチの13の異なる適用法です※2。ストレッチされる作用を持つ筋群にしたがって構成されています。ハムストリングの股関節の伸筋に対する基本手順は、すでに『テクニックの概要』で解説しました。

　その他のすべての基本手順では、以下のステップごとに解説と図説がされています。開始位置、最初のストレッチ、繰り返し1回目、繰り返し2回目。それから、3回目あるいは4回目の繰り返しの方法の説明があります。

※2訳注：本書での「大腿の屈曲／伸展」は「股関節の屈曲／伸展」を意味し、「下腿の屈曲／伸展」は「膝関節の屈曲／伸展」を意味しますが、著者はあえてそれぞれの関節における大腿および下腿の動きを強調した表現にしています。

　本章のストレッチは、第6章のストレッチの姿勢と同一もしくは類似しているため、本章のストレッチについて読んで練習する前に、別の姿勢のとり方や注意事項などの追加の情報に関しては、まず第6章を参照することを勧めます。

実践テクニック　7－1

腰椎と骨盤または股関節の CR 多面ストレッチの基本手順

　本章では、CRストレッチ法のやり方を解説し、それから腰椎と骨盤または股関節の主な各作用を持つ筋群へのこのテクニックの応用について説明します。とはいえ、CRテクニックはどんなストレッチにも応用が可能で、それには第6章で説明した多面ストレッチも含まれます。本章のCRストレッチの基本手順解説に続く『実践テクニック』欄では、CR向けの多面ストレッチをいくつか掲載します。

　頭に入れておくべきなのは、多面ストレッチを含むどのようなストレッチも、CR法で施術できることです。通常のストレッチをCRストレッチに展開するのに必要なことは、施術者の力に対する患者の筋収縮とその後に収縮後ストレッチの追加だけです。

223

Ⅰ．腰椎のCRストレッチ

腰椎のCRストレッチには、2通りのやり方があります。1つ目は、患者の骨盤を固定して、体幹上部を骨盤に向かって下方に動かすものです。この方法では、腰椎の上部でストレッチが始まり、伸張力が強まり腰椎がだんだんと下方へ動くにつれて、ストレッチも腰椎下部へと移動します。2つ目の方法は、患者の体幹上部を固定して、骨盤と腰椎下部を体幹胸部に向かって上方に動かすものです。この方法では、腰椎の下方でストレッチが始まり、伸張力が強まり骨盤と腰椎下部がだんだんと上方へ動くにつれて、ストレッチも腰椎上部へと移動します。

本章で説明する腰椎のCRストレッチの基本手順は、以下の通りです。

- 基本手順7-1　腰椎の伸筋
- 基本手順7-2　腰椎の屈筋
- 基本手順7-3　腰椎の右側屈筋
- 基本手順7-4　腰椎の左側屈筋
- 基本手順7-5　腰椎の右回旋筋-座位
- 基本手順7-6　腰椎の左回旋筋-座位

臨床のアドバイス　7-7

胸椎への展開

ここで解説している腰椎に対してのストレッチはどれも、ストレッチの張力のラインが胸部に入るように動作や固定を変更すれば、胸椎のストレッチとなるよう展開することができます。

基本手順7-1　腰椎の伸筋

図7-7は、腰椎を伸展する作用を持つ筋群を示す。これらの筋は、腰部の体幹後側に位置します。ここで説明するCRストレッチの基本手順は、基本的には、第11章にある両脚のニートゥーチェスト（セルフケアの基本手順11-6）にCRストレッチを加えたものです。

開始位置

- 患者は仰臥位で、股関節と膝関節を屈曲します。施術者が、ベッドの右側に立っている場合（図7-8Aのように）、患者の両足部は施術者の右鎖骨に乗せます。施術者の左足は床につけ、ストロークの力と一直線上になるよう、右下肢はベッド上に乗せます。

注：このストレッチの基本手順は、ベッドの反対（左）側からも施術できます。施術者は両下肢の位置と、患者の両足部を乗せる一方の鎖骨を、単純に反対にすればよいでしょう。

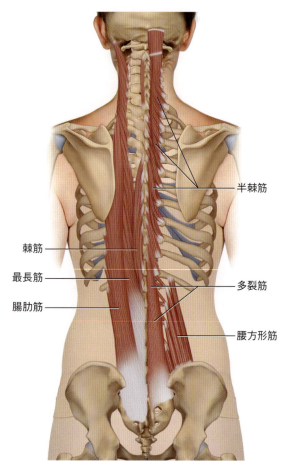

図7-7

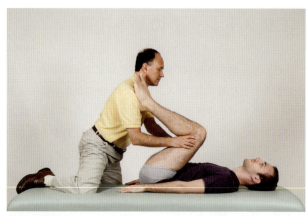

図7-8A

【腰部の伸展の作用を持つ筋群】

この作用を持つ筋群は、左右両側において以下の筋で構成されます。

- 脊柱起立筋
- 横突棘筋
- 腰方形筋

- 両手とも施術の手とし患者の両大腿遠位の後面に置きます。
- 患者の体幹上部は、体重とベッドへのコンタクトによって固定されます。

注：体幹上部はストレッチを行う際に施術者が患者の大腿を押す向きによっても固定されます（第6章の『実践テクニック6-2』を参照）。

- 患者の両足部を施術者の鎖骨に乗せない構えもあります（図7-8B）。

最初のストレッチ

- はじめに、患者の骨盤と体幹を後傾および屈曲させることによって（骨盤は後傾、腰椎は屈曲させる）、やさしく患者のターゲットの筋（腰椎の伸筋）を、組織の抵抗を感じるまでストレッチします。これがターゲットの腰椎伸筋のストレッチの開始となります（図7-9）。
- 患者の両大腿を支え持つ際に、患者にとって心地よいようにやさしく広くつかむことが重要です。

繰り返し1回目-ステップ1：患者による等尺性収縮

- 最初のストレッチの姿勢で、（ベッドに向かって体幹を伸ばし戻そうとして）施術者の抵抗に対して、患者にターゲットの筋をやさしく等尺性に5～8秒収縮してもらいます（図7-10A）。
- 患者に力を抜いてもらいます。
- 繰り返しでの呼吸の手順は必ず、抵抗に対し筋収縮をする際は、患者は息を止めておくか、息を吐きながらかのどちらかにするよう注意します。

繰り返し1回目-ステップ2：収縮後他動ストレッチ

- 患者が力を抜いたらただちに、組織の抵抗を感じるまでさらに患者の体幹を屈曲させて、ターゲットの筋に対してやさしくストレッチを強めます（図7-10B）。
- このストレッチの姿勢を約1～3秒保持します。

注：患者の体幹をベッドに固定させておくためには、患者の大腿を押すのに水平すぎてベッドと平行になりすぎないよう確認します。水平すぎると患者の体幹がベッドから浮きすぎて、ストレッチが胸部のストレッチに移り、腰部での伸張力を失ってしまうからです。大腿は、患者の胸に向かっていくらか下方へと押すことが重要です。

繰り返し2回目-ステップ1：患者による等尺性収縮

- 繰り返し1回目の最後に到達したストレッチの位置からはじめ、患者に再び抵抗に対してターゲットの筋を、等尺性

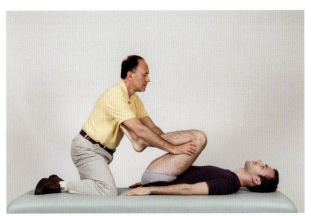

図7-8B

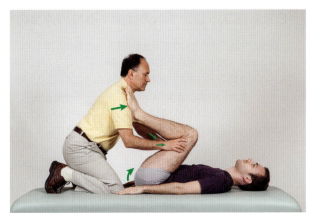

図7-9

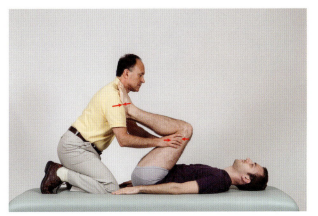

図7-10A

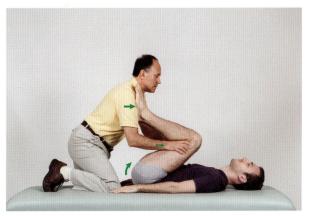

図7-10B

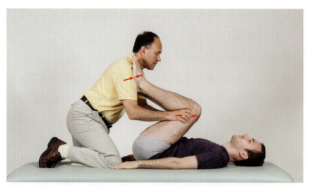

図7-11A

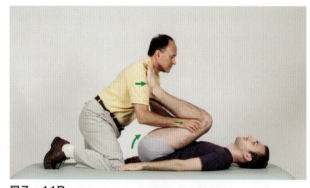

図7-11B

に約5〜8秒収縮してもらいます（図7-11A）。

・今回は、抵抗に対して中等度の強さで収縮してもらいます。

繰り返し2回目－ステップ2：収縮後他動ストレッチ

・患者が力を抜いたらただちに、組織の抵抗を感じるまでさらに患者の体幹を屈曲させて、ターゲットの筋に対してやさしくストレッチを強めます（図7-11B）。

・このストレッチの姿勢を約1〜3秒保持します。

繰り返し3回目

・繰り返し2回目の最後に到達したストレッチの位置からはじめ、患者に再び抵抗に対してターゲットの筋を、等尺性に約5〜8秒収縮してもらいます。また今回は無理をしない範囲でできるだけ強めにしてもらいます。

・患者が力を抜いたらただちに、組織の抵抗を感じるまでさらに患者の体幹を屈曲させて、ターゲットの筋に対してやさしくストレッチを強めます。

・必要であれば、4回目も行います。

・最後の繰り返しのストレッチの姿勢は、約10秒以上保持します。

実践テクニック　7-2

CR多面ストレッチへの展開：腰椎の伸展の作用を持つ筋群

　腰椎の伸展の作用を持つ筋群へのCRストレッチの手順を、他の面での動作を組み入れた多面ストレッチに展開するのは簡単で、患者の骨盤と腰椎の動作の方向を変えればよいだけです。**図A**では、前頭面の腰椎の右側屈を、矢状面の腰椎の屈曲に加えています。これにより、左側屈も行う左側の伸筋の作用を持つ筋群へのストレッチが増します。**図B**では、水平面の骨盤と腰椎下部の左回旋（腰椎上部の右回旋に相当）を、矢状面の腰椎の屈曲に加えています。これによって、左回旋筋でもある腰椎の伸筋（右側の横突棘筋および、左側の脊柱起立筋）へのストレッチが増します。もちろん、腰椎の伸展の作用を持つ筋群のCR多面ストレッチの施術の際には、前頭面と水平面の要素の両方を、矢状面の屈曲に加えることもできます。

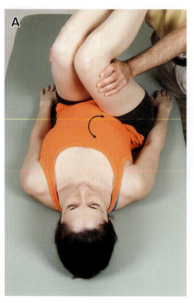

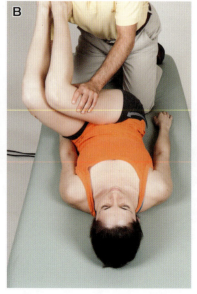

基本手順7-2 腰椎の屈筋

　図7-12は、腰椎を屈曲する作用を持つ筋群を示します。これらの筋は、前腹壁の筋として説明されることが多く、腰部の体幹前側に位置します。ここで説明するCRストレッチでは、施術者がベッド上に乗ります。腰椎屈筋の筋群のストレッチに関する詳細は、別の体勢も含め、基本手順6-4を参照してください。

開始位置

・患者は伏臥位で、頭の後ろで両手を組みます。施術者は患者の殿部上に座り、患者の両腕をつかみます。施術者と患者双方の節度と快適さを確保するために、クッションを挟んでいることに注意しましょう（図7-13A）。

・施術者の両手とも施術の手とします。
・患者の骨盤は、施術者の体重で固定されます。
・図7-13Bに、患者の殿部上に座らない構えを示します。

　ここに掲載された前腹壁のストレッチを行う際には、注意を要します。

・腰椎を伸展すると、椎間関節の距離が縮まり椎間孔を狭めます。そのため、もし患者に、病的な椎間板や大きな骨棘などの椎間関節症候群または占拠性病変がある場合には、これは禁忌です。
・患者の肩関節は、腕を背中側に回したり、ストレッチの力をかけたりするのに十分異常がない状態でなければなりません。
・患者の殿部に施術者の体重をかけるとき、乗る位置が重要になります。骨盤の上部に行きすぎると、骨盤を押しすぎて過剰に前傾させ、患者の腰椎の前弯を増大させてしまいます。また下部に行きすぎると、患者の骨盤が十分に固定されなくなります。

【腰椎の屈曲の作用を持つ筋群】

この作用を持つ筋群は、左右両側において以下の筋で構成されます。

・腹直筋
・外腹斜筋
・内腹斜筋
・大腰筋
・小腰筋

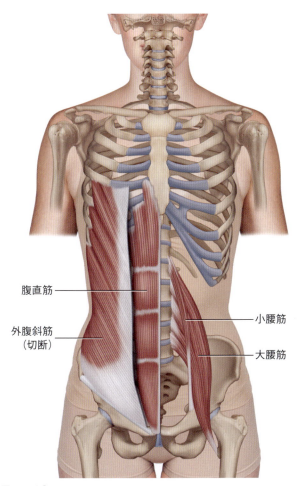

図7-12
注：内腹斜筋は見えていない

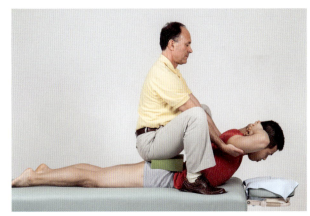

図7-13A

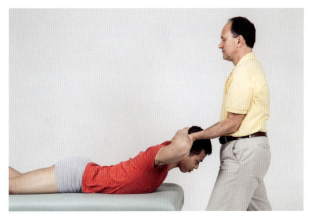

図7-13B

最初のストレッチ

- はじめに、コアの体重を使って組織の抵抗を感じるまで後ろに反ることで患者の体幹を伸展させることにより、やさしく患者のターゲットの筋（腰椎の伸筋）をストレッチします。これがターゲットの腰椎屈筋のストレッチの開始となります（図7-14）。
- 患者の両腕を支え持つ際に、患者にとって心地よいように、やさしく広くつかむことが重要です。
- このストレッチの間、患者は頭と頸を緩めて屈曲させてもよいし、伸展させていてもよいです。頸を緩めて屈曲させる利点は、頸の後側の伸筋への負担が少ないことです。伸展させることの利点は、前胸部を通る筋膜の牽引による前腹壁のストレッチの効果が加わることです。

繰り返し1回目-ステップ1：患者による等尺性収縮

- 最初のストレッチの姿勢で、（ベッドに向かって体幹を屈曲して下げしようとして）施術者の抵抗に対して、患者にターゲットの筋をやさしく等尺性に約5～8秒収縮してもらいます（図7-15A）。
- 患者に力を抜いてもらいます。
- 繰り返しでの呼吸の手順は必ず、抵抗に対し筋収縮をする際は、患者は息を止めておくか、息を吐きながらかのどちらかにするよう注意します。

繰り返し1回目-ステップ2：収縮後他動ストレッチ

- 患者が力を抜いたらただちに、組織の抵抗を感じるまでさらに患者の体幹を伸展させて、ターゲットの筋に対してやさしくストレッチを強めます（図7-15B）。
- このストレッチの姿勢を約1～3秒保持します。

繰り返し2回目-ステップ1：患者による等尺性収縮

- 繰り返し1回目に到達したストレッチの位置からはじめ、患者に再び抵抗に対してターゲットの筋を、等尺性に約5～8秒収縮してもらいます（図7-16A）。
- 今回は、抵抗に対して中等度の強さで収縮してもらいます。

繰り返し2回目-ステップ2：収縮後他動ストレッチ

- 患者が力を抜いたらただちに、組織の抵抗を感じるまでさらに患者の体幹を伸展させて、ターゲットの筋に対してやさしくストレッチを強めます（図7-16B）。
- このストレッチの姿勢を約1～3秒保持します。

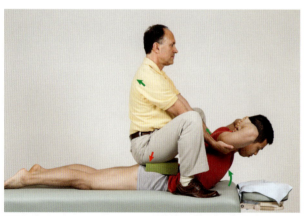

図7-14

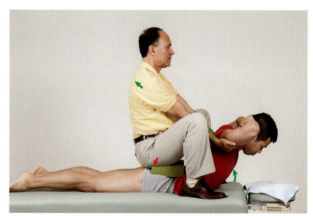

図7-15B

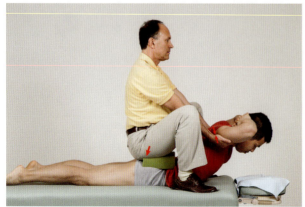

図7-15A

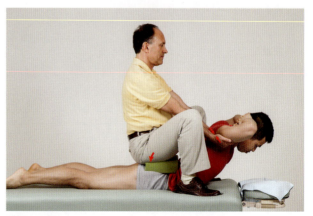

図7-16A

繰り返し3回目

- 繰り返し2回目の最後に到達したストレッチの位置からはじめ、患者に再び抵抗に対してターゲットの筋を、等尺性に約5〜8秒収縮してもらいます。また今回は無理をしないで、できるだけ強めにしてもらいます。
- 患者が力を抜いたらただちに、組織の抵抗を感じるまでさらに患者の体幹を屈曲させて、ターゲットの筋に対してやさしくストレッチを強めます。
- 必要であれば、4回目も行います。
- 最後の繰り返しのストレッチの姿勢は、約10秒以上保持します。

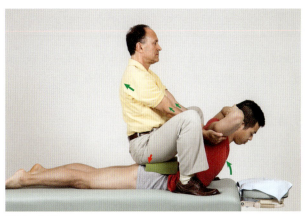

図7-16B

実践テクニック　7-3

CR多面ストレッチへの展開：腰椎の屈曲の作用を持つ筋群

腰椎の屈曲の作用を持つ筋群（前腹壁）へのCRストレッチの手順を、その他の面での動作を組み入れた多面ストレッチに展開するのは簡単で、患者の腰椎の動作の方向を変えればよいです。

図Aでは、前頭面の腰椎の右側屈を、矢状面の腰椎の伸展に加えています。これにより、左側屈も行う左側の伸筋の作用を持つ筋（左側の外腹斜筋と内腹斜筋）へのストレッチが増します。

図Bでは、前頭面の右側屈と水平面の右回旋を、矢状面の腰椎の伸展に加えています。これは、左側の内腹斜筋のストレッチが焦点になります（この筋は左側屈と左回旋を行うため）。

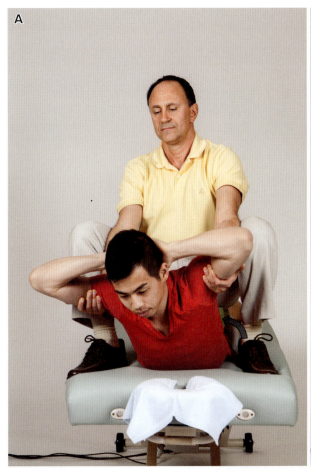

A

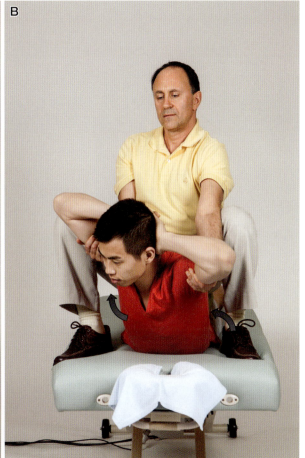

B

基本手順7－3　腰椎の右側屈筋

図7－17は、腰椎を右側屈する作用を持つ筋群を示します。これらの筋は、腰部の体幹右側に位置します。

開始位置

・患者を左を下にして側臥位にし、殿部を（施術者側の）ベッドの端にできるだけ近づけ、左肩をできるだけベッドの対側寄りに遠ざけます。こうすると患者がベッド上で対角線上になるので、右大腿をベッドに邪魔されることなくベッドの端から下ろして内転させることができます。
・施術者は患者の背後に立ちます。
・右手を施術の手とし、患者の右大腿遠位の外側面に置きます。
・左手を固定の手とし、患者の胸郭の肋骨上に置きます。ここで重要なのは、胸郭の肋骨を患者の頭側方向に押すことです。クッションを挟んで、固定の圧を胸郭の肋骨全域に分散させるように注意します（図7－18）。
・患者の右大腿を内転させてベッドの外に下ろします。大腿が内転すると、右側の骨盤が降下して下制し、それによって体幹の右側屈筋がストレッチされます。

【腰椎の右側屈の作用を持つ筋群】

この作用を持つ筋群は、以下の右側の筋で構成されます。
・脊柱起立筋
・横突棘筋
・腰方形筋
・腹直筋
・外腹斜筋
・内腹斜筋
・大腰筋
・小腰筋

・クッションを使って患者の胸郭の肋骨にかかる固定の力を分散することは、とりわけ重要です。患者の肋骨の1本に圧がかかりすぎると、それが肋椎関節でその肋骨の「リリース（release 解放）またはポンという音」を引き起こす場合もあり、ことによるとその関節の靭帯を捻挫させてしまいます。

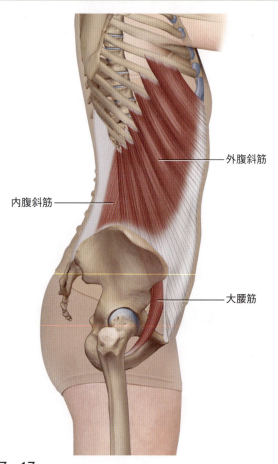

図7－17
注：すべての筋は見えてはいない

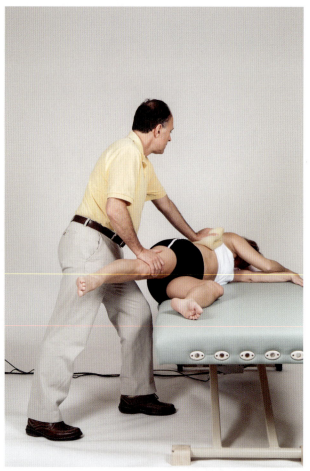

図7－18

- このストレッチでは、患者にベッドの片側にかなり寄ってもらう必要があるので、ストレッチを始める前に、患者にベッドから落ちるようなことはないと安心させることが大切です。患者が落ちたりしないよう念のため、施術者はベッドに対して施術者の下肢からの圧で下半身の姿勢をベッドに対して強く安定させ、患者が万が一落ちそうになっても、施術者にぶつかるようにしておくとよいです。

最初のストレッチ

- はじめに、施術者の身体の中心の体重を使って組織の抵抗を感じるまで下げることで、患者の大腿と骨盤を床方向へ下ろさせることにより、やさしく患者のターゲットの筋（腰椎の右側屈筋）をストレッチします。これがターゲットの腰椎右側屈筋のストレッチの開始となります（図7－19）。

繰り返し1回目－ステップ1：患者による等尺性収縮

- 最初のストレッチの姿勢で、（ベッドに向かって大腿を外転して上げ戻し、骨盤を挙上しようとして）施術者の抵抗に対して、患者にターゲットの筋をやさしく等尺性に約5〜8秒収縮してもらいます（図7－20A）。収縮中に、患者に合図を送って腰部の右側屈筋に力を入れてもらうようにするとよいでしょう。患者の腰部外側の筋に手を触れたら、そこから筋収縮をしてもらうようにします。
- 患者に力を抜いてもらいます。
- 繰り返しでの呼吸の手順は必ず、抵抗に対し筋収縮をする際は、患者は息を止めておくか、息を吐きながらかのどちらかにするよう注意しましょう。

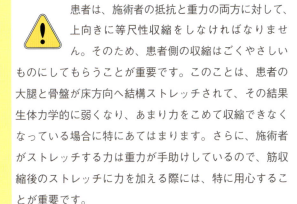

患者は、施術者の抵抗と重力の両方に対して、上向きに等尺性収縮をしなければなりません。そのため、患者側の収縮はごくやさしいものにしてもらうことが重要です。このことは、患者の大腿と骨盤が床方向へ結構ストレッチされて、その結果生体力学的に弱くなり、あまり力をこめて収縮できなくなっている場合に特にあてはまります。さらに、施術者がストレッチする力は重力が手助けしているので、筋収縮後のストレッチに力を加える際には、特に用心することが重要です。

注：ストレッチの基本手順が全部終わったら、必ず患者に大腿の力を完全に抜いてもらった上で、施術者が他動的にベッドへ戻してください。

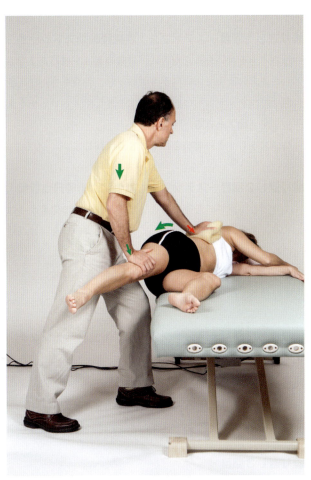

図7－19

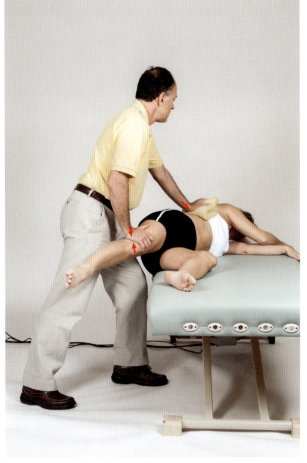

図7－20A

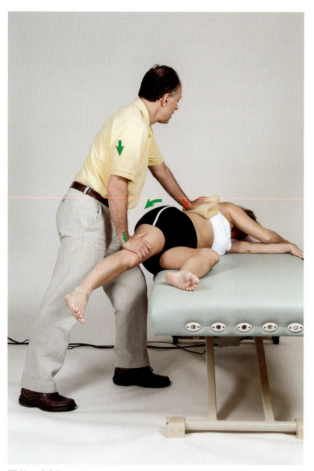

図7-20B

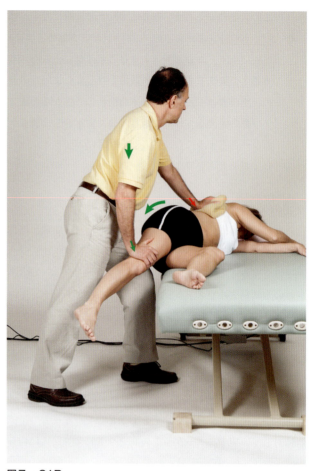

図7-21B

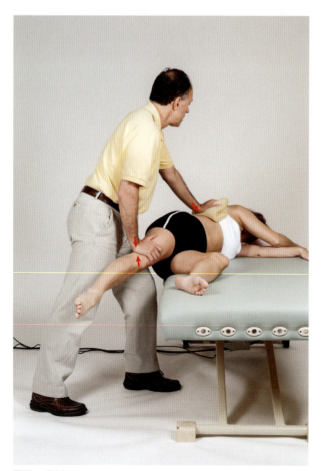

図7-21A

繰り返し1回目－ステップ2：収縮後他動ストレッチ

・患者が力を抜いたらただちに、組織の抵抗を感じるまでさらに患者の大腿を床に向かって動かし、骨盤をさらに下制させて、ターゲットの筋に対してやさしくストレッチを強めます（図7-20B）。
・このストレッチの姿勢を約1～3秒保持します。

繰り返し2回目－ステップ1：患者による等尺性収縮

・繰り返し1回目の最後に到達したストレッチの位置からはじめ、患者に再び抵抗に対してターゲットの筋を、等尺性に約5～8秒収縮してもらいます（図7-21A）。
・今回は、患者にとって無理でなければ、抵抗に対して中等度の強さで収縮してもらいます。

繰り返し2回目－ステップ2：収縮後他動ストレッチ

・患者が力を抜いたらただちに、組織の抵抗を感じるまでさらに患者の大腿と骨盤を床方向に下げて伸張させ、ターゲットの筋に対してやさしくストレッチを強めます（図7-21B）。
・このストレッチの姿勢を約1～3秒保持します。

繰り返し3回目

・繰り返し2回目の最後に到達したストレッチの位置からは

実践テクニック 7-4

座位の患者での腰椎の右側屈筋のCRストレッチ

　腰椎の右側屈筋のCRストレッチは、患者をベッドの末端で座位にして行うこともできます。

　この方法では、施術者は患者の右側に立つようにします。右手を施術の手にし、患者の体幹の右側に置きます。左手が固定の手で、患者の骨盤を固定する役目です。固定の手は、患者の右腸骨稜の上辺に乗せます（**図A**）。患者の腸骨稜をつかむのが無理な場合は、固定の手を患者の右大腿の近位前面に置いてもよいです（**図B**）。

　どちらのケースでも、固定の手のコンタクトはしっかりかつ患者が不快に感じないよう広くコンタクトをとります。必要ならば、クッションを挟んでもよいでしょう。座位の長所は、患者の股関節はストレッチに関わらないという点です。短所は、患者の骨盤を適切に固定しながら患者の体幹の動きを制御するのが難しいという点です。

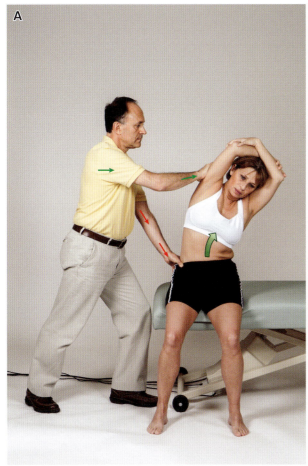
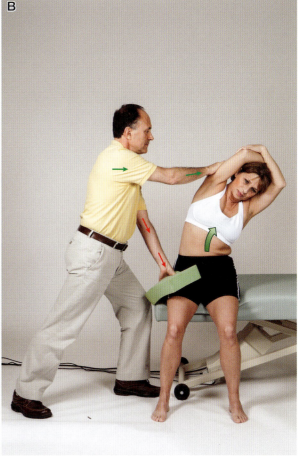

じめ、患者に再び抵抗に対してターゲットの筋を、等尺性に約5〜8秒収縮してもらいます。また今回は無理をしないで、できるだけ強めにしてもらいます。
・患者が力を抜いたらただちに、組織の抵抗を感じるまでさらに患者の大腿と骨盤を動かして伸張させ、ターゲットの筋に対してやさしくストレッチを強めます。
・必要であれば、4回目も行います。
・最後の繰り返しのストレッチの姿勢は、約10秒以上保持します。
・基本手順を全部終えたら、患者に大腿の力を完全に抜いてもらった上で、施術者が他動的に大腿をベッドへ戻します。

基本手順7－4　腰椎の左側屈筋

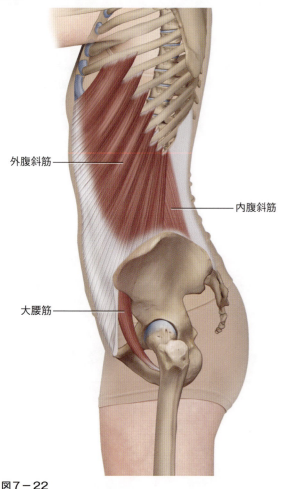

外腹斜筋

内腹斜筋

大腰筋

図7－22
注：すべての筋は見えてはいない。

図7－22は、腰椎を左側屈する作用を持つ筋群を示します。これらの筋は、腰部の体幹左側に位置します。この作用を持つ筋群にCRストレッチを施術するには、図7－18～図7－21の右側屈筋のストレッチの解説に従い、左右を入れ替えて行います。

基本手順7－5　腰椎の右回旋筋－座位

図7－23は、腰椎を右回旋する作用を持つ筋群を示します。これらの筋は、腰部の体幹前側および後側と左右両側に位置します。

開始位置

・患者をベッドの右端で座位にします。患者に両腕を交差させ、両手をそれぞれ反対側の肩に置かせますが、両腕は肩関節で内転させて両肘が身体の中心で交わるようにします。
・施術者は、患者の右側に立ちます。
・右手を施術の手とし、患者の両肘上に置きます。
・左手を固定の手とし、患者の骨盤を固定します。固定の手は右腸骨稜の上辺に渡って置きますが（図7－24）、患者の腸骨稜をつかむのが難しい場合は、固定の手を患者の右大腿の近位の前面に置いてもよいです。必要に応じて、『実践テクニック　7－4』にあるように、クッションを用いて固定のコンタクトを広くして、不快感を与えないようにするのもよいでしょう。

最初のストレッチ

・はじめに、患者の体幹を組織の抵抗を感じるまで左回旋させることによって、やさしく患者のターゲットの筋（腰椎の右回旋筋）をストレッチします。これがターゲットの腰椎右回旋筋のストレッチの開始となります（図7－25）。

繰り返し1回目－ステップ1：患者による等尺性収縮

・最初のストレッチの姿勢で、（体幹を右回旋しようとして）施術者の抵抗に対して、患者にターゲットの筋をやさしく等尺性に約5～8秒収縮してもらいます（図7－26A）。
・収縮中に、患者に合図を送ってこの動きを胸部の筋系ではなく腰部の筋系から行ってもらうようにするとよいです。患者の腰椎（腰部と前腹壁）の筋に手を触れたら、そこから筋収縮をしてもらうようにします。
・患者に力を抜いてもらいます。
・繰り返しでの呼吸の手順は必ず、抵抗に対し筋収縮をす

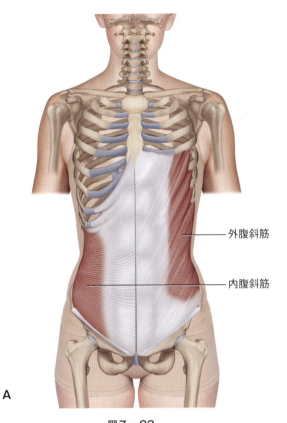
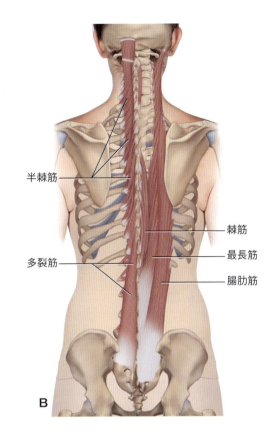

図7－23
A：前面図
B：後面図

外腹斜筋
内腹斜筋
半棘筋
多裂筋
棘筋
最長筋
腸肋筋

【腰椎の右回旋の作用を持つ筋群】
この作用を持つ筋群は、以下の筋で構成されます。
・左横突棘筋　　　　・左外腹斜筋
・右脊柱起立筋　　　・右内腹斜筋

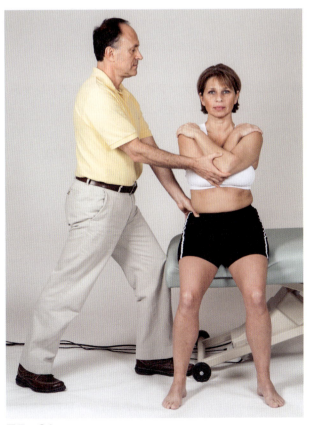

図7－24

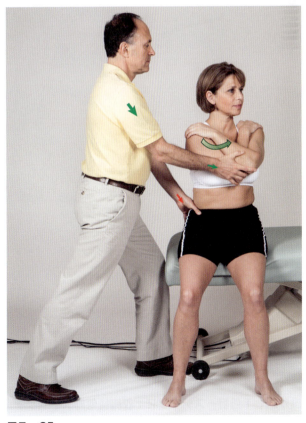

図7－25

第7章　CR（収縮・弛緩）ストレッチ

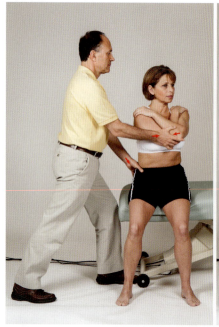
図7-26A

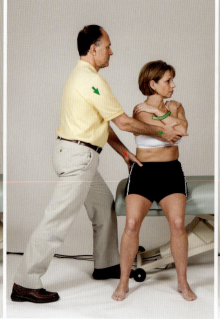
図7-26B

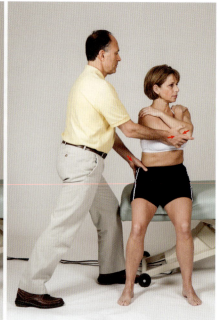
図7-27A

さらに患者の体幹を左回旋させて、ターゲットの筋に対してやさしくストレッチを強めます（図7-26B）。
・このストレッチの姿勢を約1〜3秒保持します。

繰り返し2回目－ステップ1：患者に対して筋収縮

・繰り返し1回目の最後に到達したストレッチの位置からはじめ、患者に再び抵抗に対してターゲットの筋を、等尺性に約5〜8秒収縮してもらいます（図7-27A）。
・今回は、患者にとって無理でなければ、抵抗に対して中等度の強さで収縮してもらいます。

繰り返し2回目－ステップ2：収縮後他動ストレッチ

・患者が力を抜いたらただちに、組織の抵抗を感じるまでさらに患者の体幹を左回旋させて、ターゲットの筋に対してやさしくストレッチを強めます（図7-27B）。
・このストレッチの姿勢を約1〜3秒保持します。

繰り返し3回目

・繰り返し2回目の最後に到達したストレッチの位置からはじめ、患者に再び抵抗に対してターゲットの筋を、等尺性に約5〜8秒収縮してもらいます。また今回は無理をしないで、できるだけ強めにしてもらいます。
・患者が力を抜いたらただちに、組織の抵抗を感じるまでさらに患者の体幹を左回旋させて、ターゲットの筋に対してやさしくストレッチを強めます。
・必要であれば、4回目も行います。
・最後の繰り返しのストレッチの姿勢は、約10秒以上保持します。

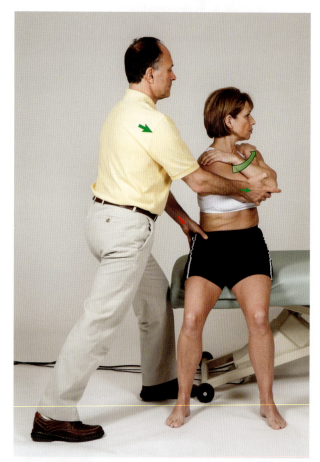
図7-27B

る際は、患者は息を止めておくか、息を吐きながらかのどちらかにするよう注意しましょう。

繰り返し1回目－ステップ2：収縮後他動ストレッチ

・患者が力を抜いたらただちに、組織の抵抗を感じるまで

基本手順7-6　腰椎の左回旋筋-座位

　図7-28は、腰椎を左回旋する作用を持つ筋群を示します。これらの筋は、腰部の体幹前側および後側と左右両側に位置します。この作用を持つ筋群にCRストレッチを施術するには、図7-24～図7-27の右回旋筋の筋群のストレッチの解説に従い、左右を入れ替えて行います。

【腰椎の左回旋の作用を持つ筋群】

この作用を持つ筋群は、以下の筋で構成されます。
- 右横突棘筋
- 左脊柱起立筋
- 右外腹斜筋
- 左内腹斜筋

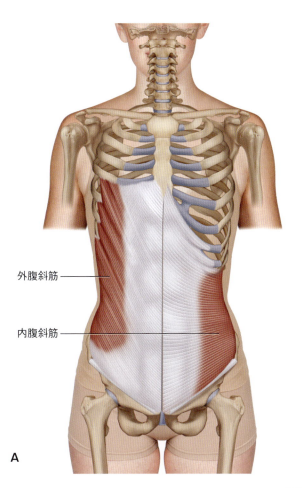
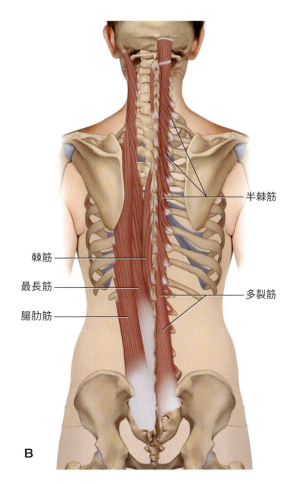

図7-28
A：前面図
B：後面図

Ⅱ. 股関節または骨盤の CRストレッチ

　原則として、股関節をまたぐ骨盤の筋のCRストレッチの施術では、患者の骨盤を固定し、大腿を動かしてストレッチを行います。効果的なストレッチをするために、極めて重要なのは、骨盤がしっかり固定されていることです。そうでないと、ストレッチの力が腰椎にかかるようになります。これは股関節に対する伸張力が弱まって効果がなくなるだけでなく、腰椎にトルクの力がかかって痛みや傷害を起こす可能性もあります。

　本章で説明する股関節をまたぐ骨盤の筋のCRストレッチは、以下の通りです。

- 基本手順7－7　　股関節外転筋
- 基本手順7－8　　股関節内転筋
- 基本手順7－9　　股関節屈筋
- 基本手順7－10　 股関節伸筋：ハムストリング
  　　　　　　　　（「テクニックの概要」に示す）
- 基本手順7－11　 股関節伸筋：殿筋
- 基本手順7－12　 股関節深層外旋筋
- 基本手順7－13　 股関節内旋筋

基本手順7－7　股関節の外転筋

　図7－29は、股関節で右大腿を外転する作用を持つ筋群を示します。これらの筋は、骨盤と大腿の外側に位置し、双方の間にある股関節をまたぎます。ここで解説する股関節外転筋のCRストレッチは、腰椎の側屈筋に対するCRストレッチに似ています（基本手順7－3および7－4を参照）。違いは、股関節に対するこのCRストレッチでは、骨盤（胸郭の肋骨の代わりに）が固定される点です。

　以下は身体の右側の股関節の外転の作用を持つ筋群に対するCRストレッチの説明です。

開始位置

- 患者を左を下にして側臥位にし、殿部を（施術者側の）ベッドの端にできるだけ近づけ、左肩をできるだけベッドの対側寄りに遠ざけます。こうすると患者がベッド上で対角線上になるので、右大腿をベッドに邪魔されることなくベッドの端から落として内転させることができます。
- 施術者は患者の背後に立ちます。
- 右手を施術の手とし、患者の右大腿遠位の外側面に置きます。
- 左手を固定の手とし、患者の骨盤の腸骨稜のすぐ下に置きます。ここで重要なのは、腸骨稜を同側の骨盤の挙上する方向に押すことです。そうしないと、右側の骨盤が下制して、股関節へのストレッチが失われます。クッションを挟んで、腸骨稜にかかる固定の圧を分散させるように注意しましょう（図7－30）。
- 患者の右大腿を内転させてベッドの外に下ろします。大腿が内転する際、骨盤が下制しないよう確実に骨盤を固定します。

> ⚠️ このストレッチでは、患者にベッドの片側にかなり寄ってもらう必要があるので、ストレッチをはじめる前に、患者にベッドから落ちるようなことはないと安心させることが大切です。患者が落ちたりしないよう念のため、施術者は下肢からの圧で下半身の姿勢をベッドに対して強く安定させ、患者が万が一落ちそうになっても、施術者にぶつかるようにしておきます。

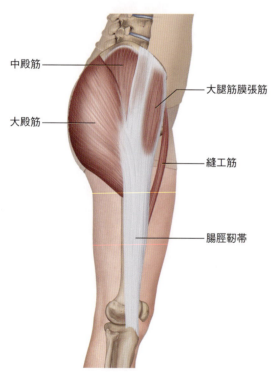

図7－29
注：小殿筋は見えていない

【骨盤または股関節の外転の作用を持つ筋群】

　この作用を持つ筋群は、以下の筋で構成されます。

- 中殿筋
- 小殿筋
- 大殿筋（上部線維）
- 大腿筋膜張筋
- 縫工筋

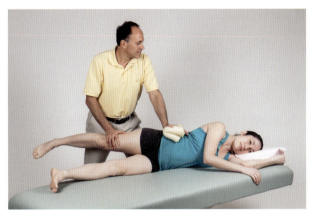

図7-30

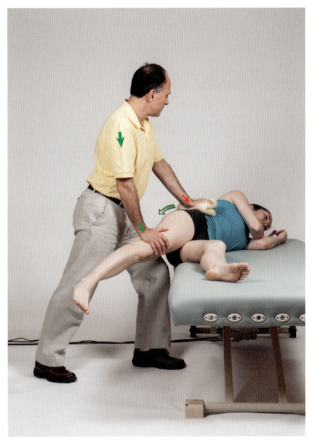

図7-31

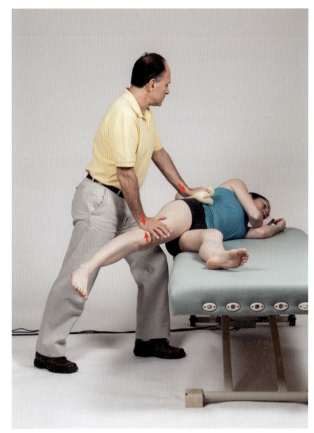

図7-32A

最初のストレッチ

・はじめに、コアの体重を使って組織の抵抗を感じるまで下げることで患者の大腿を床方向へ内転させることにより、やさしく患者のターゲットの筋（股関節外転筋）をストレッチします。これがターゲットの股関節外転筋のストレッチの開始となります（図7-31）。

繰り返し1回目－ステップ1：患者による等尺性収縮

・最初のストレッチの姿勢で、（ベッドに向かって大腿を外転して上げ戻そうとして）施術者の抵抗に対して、患者にターゲットの筋をやさしく等尺性に約5〜8秒収縮しても

らいます（図7-32A）。

・患者に力を抜いてもらいます。

・繰り返しでの呼吸の手順は必ず、抵抗に対し筋収縮をする際は、患者は息を止めておくか、息を吐きながらのどちらかにするよう注意します。

・患者は、施術者の抵抗と重力の両方に対して、上向きに等尺性収縮をしなければなりません。そのため、患者側の収縮はごくやさしいものにしてもらうことが重要です。このことは、患者の大腿と骨盤が床方向へ結構ストレッチされて、その結果生体力学的に弱くなり、あまり力を込めて収縮できなくなっている場合に特にあてはまります。

・さらに、施術者がストレッチする力は重力が手助けしているので、筋収縮後のストレッチに力を加える際には、特に用心することが重要です。

・股関節置換手術を受けていたり、股関節に著しい変性変形が認められる患者の場合は、常に注意が必要です。内転および内旋させるストレッチではさらなる慎重さを要します。

注：ストレッチの基本手順が全部終わったら、必ず患者に大腿の力を完全に抜いてもらった上で、施術者が他動的にベッドへ戻しましょう。

繰り返し1回目－ステップ2：収縮後他動ストレッチ

・患者が力を抜いたらただちに、組織の抵抗を感じるまでさらに患者の大腿を床に向かって動かし、骨盤をさらに下制させて、ターゲットの筋に対してやさしくストレッチを強めます（図7－32B）。
・このストレッチの姿勢を約1～3秒保持します。

繰り返し2回目－ステップ1：患者による等尺性収縮

・繰り返し1回目の最後に到達したストレッチの位置からはじめ、患者に再び抵抗に対してターゲットの筋を、等尺性に約5～8秒収縮してもらいます（図7－33A）。
・今回は、患者にとって無理でなければ、抵抗に対して中等度の強さで収縮してもらいます。

繰り返し2回目－ステップ2：収縮後他動ストレッチ

・患者が力を抜いたらただちに、組織の抵抗を感じるまでさらに患者の大腿を動かして内転させて、ターゲットの筋に対してやさしくストレッチを強めます（図7－33B）。
・このストレッチの姿勢を約1～3秒保持します。

繰り返し3回目

・繰り返し2回目の最後に到達したストレッチの位置からはじめ、患者に再び抵抗に対してターゲットの筋を、等尺性に約5～8秒収縮してもらいます。今回は無理をしないでできるだけ強めにしてもらいます。
・患者が力を抜いたらただちに、組織の抵抗を感じるまでさらに患者の大腿を動かして内転させ、ターゲットの筋に対してやさしくストレッチを強めます。
・必要であれば、4回目も行います。
・最後の繰り返しのストレッチの姿勢は、約10秒以上保持します。
・基本手順を全部終えたら、患者に大腿の力を完全に抜いてもらった上で、施術者が他動的に大腿をベッドへ戻します。

左側の外転筋の筋群

・身体の左側の骨盤または股関節の外転の作用を持つ筋群に対して繰り返します（図7－34）。

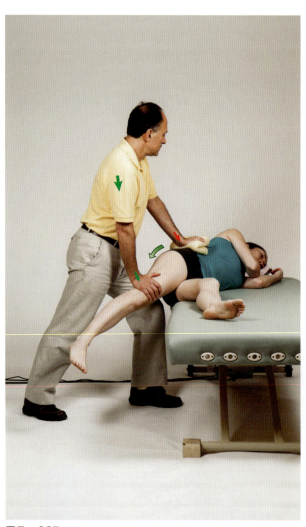

図7－32B

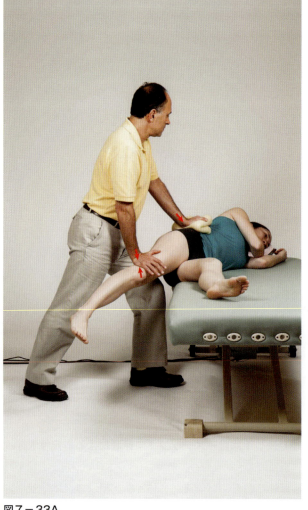

図7－33A

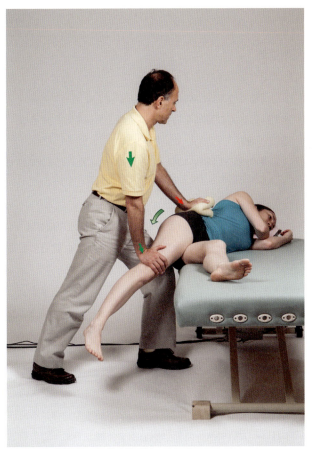
図7-33B

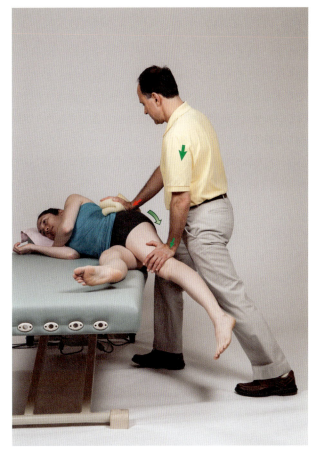
図7-34

実践テクニック　7-5

CR多面ストレッチへの展開：股関節の外転の作用を持つ筋群

股関節の外転の作用を持つ筋群へのCRストレッチの手順を、もう1つの面での動作を組み入れた多面ストレッチに展開するには、患者の大腿の動作の位置や方向を変えればよいです。**右図**では、大腿の前頭面での内転に水平面の外旋を加えていますが、これはあらかじめ大腿を外旋しておいてから、ストレッチして内転へと下げることにより可能になります。この多面ストレッチでは、内旋も行う外転筋、つまり大腿筋膜張筋や中殿筋および小殿筋の前部線維などにストレッチの的が絞られます。この前面での内転へのストレッチに、いろいろな角度での矢状面における屈曲または伸展を加えてもよいでしょう。

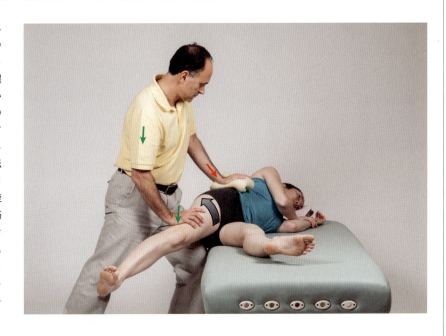

基本手順7-8　股関節内転筋

　図7-35は、股関節で右大腿を内転する作用を持つ筋群を示します。これらの筋は、骨盤と大腿の内側に位置し、双方の間にある股関節にかかります。股関節の筋に対するすべてのストレッチと同様に、骨盤を完全に固定することが極めて重要です。

　以下は身体の右側の股関節の内転の作用を持つ筋群に対するCRストレッチの説明です。

> 【骨盤または股関節の内転の作用を持つ筋群】
> 　この作用を持つ筋群は、以下の筋で構成されます。
> - 恥骨筋
> - 長内転筋
> - 短内転筋
> - 薄筋
> - 大内転筋
> - 大殿筋（下部線維）
> - 大腿方形筋

開始位置

- 患者をベッドの右端寄りで仰臥位にします。患者の右大腿を股関節で外転かつ外旋させ、右下腿を膝関節で屈曲させます。患者の右足部を施術者の左の上前腸骨棘に置きます（図7-36）。

注：患者の内転筋が硬い場合、この姿勢をとるためには股関節で右大腿を屈曲もさせる必要があることも多いです。

- 施術者は患者の脇に立ちます。
- 左手を施術の手とし、患者の右大腿遠位の内側に置きます。施術者の左骨盤もまた施術のコンタクトとし、患者の右足部をあてます。
- 右手を固定の手とし、患者の左上前腸骨棘に置きます。

注：クッションを用いて患者へのコンタクトの圧を分散させ、やわらげます。

最初のストレッチ

- まず、施術者のコアの体重を使って下げることで患者の右大腿遠位を床方向へ下向きに押します。この動作は股関節における大腿の水平外転（別名水平伸展）です。この動き

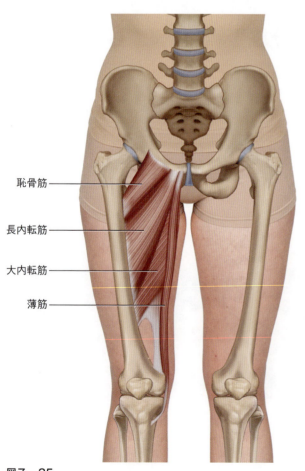

図7-35
注：すべての筋は見えてはいない

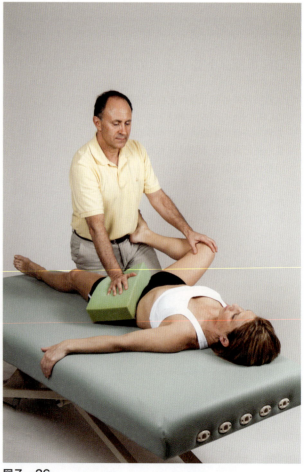

図7-36

では、大腿がこの位置にあるため、内転筋の筋群のうち前方にある筋線維がストレッチされます。このストレッチでは、患者の骨盤が右に回旋しやすくなるので、固定の圧は左回旋方向に向けなければなりません（**図7-37A**）。
- 次に、施術者の骨盤で患者の足に対して寄りかかり、さらにストレッチして患者の大腿を外転させます。大腿がこの位置にあるため、こうすることによってストレッチは内転筋の筋群のうち後方に向いている筋線維に重点がいきます。このストレッチでは、骨盤は左側が下制しやすく（右側が挙上しやすく）なるので、固定の圧は骨盤の左側の挙上方向に向けなければなりません（**図7-37B**）。

繰り返し1回目-ステップ1：患者による等尺性収縮

- 最初のストレッチの姿勢で、施術者の手の抵抗に対して大腿を押し上げることで、患者にターゲットの筋をやさしく等尺性に約5〜8秒収縮してもらいます（**図7-38A**）。
- 患者に力を抜いてもらいます。
- 繰り返しでの呼吸の手順は必ず、抵抗に対し筋収縮をする際は、患者は息を止めておくか、息を吐きながらかのどちらかにするよう注意しましょう。

 患者は、施術者の抵抗と重力の両方に対して、上向きに等尺性収縮をしなければなりません。そのため、患者側の収縮はごくやさしいものにしてもらうことが重要です。さらに、施術者がストレッチする力は重力が手助けしているので、筋収縮後のストレッチに力を加える際には、特に用心することが重要です。

繰り返し1回目-ステップ2：収縮後他動ストレッチ

- 患者が力を抜いたらただちに、組織の抵抗を感じるまでさらに患者の大腿を床に向かって水平外転（水平伸展）させて下げ、ターゲットの筋に対してやさしくストレッチを強めます（**図7-38B**）。
- このストレッチの姿勢を約1〜3秒保持します。

繰り返し2回目-ステップ1：患者による等尺性収縮

- 繰り返し1回目の最後に到達したストレッチの位置からはじめ、今回は施術者の骨盤の抵抗に対して患者に足をやさしく押し返させ、ターゲットの筋を等尺性に約5〜8秒収

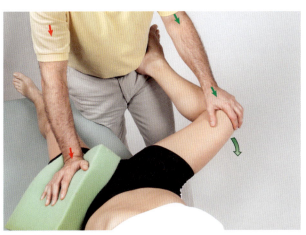

図7-37A

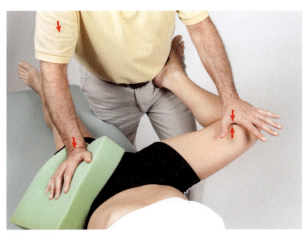

図7-38A

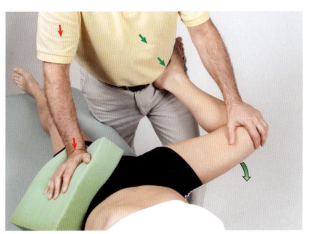

図7-37B

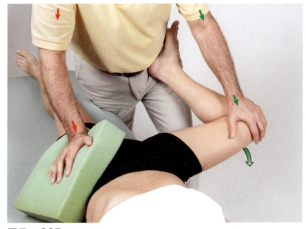

図7-38B

縮してもらいます（図7－39A）。

繰り返し2回目－ステップ2：収縮後他動ストレッチ

- 患者が力を抜いたらただちに、組織の抵抗を感じるまで施術者の骨盤で寄りかかり、さらに患者の大腿を動かして外転させることによって、ターゲットの筋に対してやさしくストレッチを強めます（図7－39B）。
- このストレッチの姿勢を約1～3秒保持します。

繰り返し3回目

- 繰り返し2回目の最後に到達したストレッチの位置からはじめ、今回は施術者の手に抵抗する患者の大腿と施術者の骨盤の抵抗に対する患者の足と両方で押し返して、患者に再び抵抗に対してターゲットの筋を、等尺性に約5～8秒収縮してもらいます（図7－40）。今回は患者は、中等度の強さで等尺性収縮してよいです。
- 患者が力を抜いたらただちに、組織の抵抗を感じるまで施術者の左手を使って患者の大腿を動かして、さらに水平外転させ、施術者の骨盤で寄りかかって患者の大腿をさらに外転させて、ターゲットの筋に対してやさしくストレッチを強めます。

繰り返し4回目

- 繰り返し3回目の最後に到達したストレッチの位置からはじめ、施術者の手と骨盤の両方の抵抗に対し押し返して、今回は無理をしないでできるだけ強めに、再びターゲットの筋を、等尺性に約5～8秒収縮してもらいます。
- 患者が力を抜いたらただちに、組織の抵抗を感じるまで再び施術者の左手を使って患者の大腿を動かしてさらに水平外転させ、施術者の骨盤で寄りかかって患者の大腿をさらに外転させて、ターゲットの筋に対してやさしくストレッチを強めます。
- 必要であれば、5回目の繰り返しを行う。

注：この基本手順では、追加の繰り返しを通常は行います。その理由は、ストレッチされる患者の内転筋には2つの異なる向きがあるからです。

- 最後の繰り返しのストレッチの姿勢は、約10秒以上保持します。
- 基本手順を全部終えたら、患者に大腿の力を完全に抜いてもらった上で、施術者が他動的に大腿をベッド上で解剖学的肢位に戻します。

左側の内転筋の筋群

- 身体の左側にある骨盤または股関節の内転の作用を持つ筋群に対して繰り返します（図7－41）。

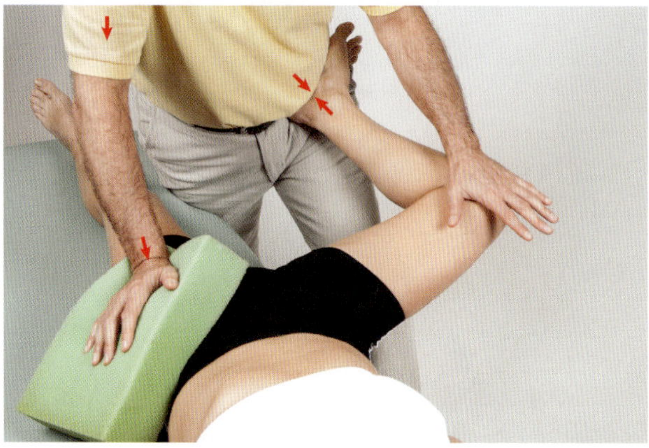

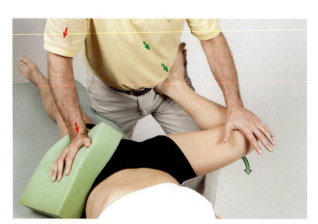

図7－39A

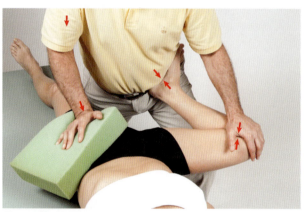

図7－40

図7－39B

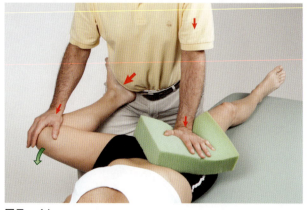

図7－41

基本手順7-9　股関節屈筋

　図7-42は、股関節で右大腿を屈曲する作用を持つ筋群を示します。これらの筋は、骨盤と大腿の前側に位置し、双方の間にある股関節にかかります。股関節に対するすべてのCRストレッチと同様に、骨盤を固定することは重要です。このストレッチでは特に重要なのは、骨盤がきちんと固定されていないと前方に傾き、腰椎の前弯を増大させてしまうからです。

　以下は身体の右側にある股関節の屈曲の作用を持つ筋群に対するCRストレッチの説明です。

開始位置

・患者はできるだけベッドの右端寄りで仰臥位にします。
・施術者は患者の右側に立ちます。
・右手を施術の手とし、患者の大腿遠位の前面に置きます。はじめは、患者の大腿を持ち上げてベッドの外に出すために、右手は下（大腿後側）にする必要があります。
・左手を固定の手とし、患者の左上前腸骨棘に置きます。

注：クッションを用いて患者へのコンタクトの圧を分散させ、やわらげます（図7-43）。

注：患者の右大腿をベッドの外でわずかに外転させ、ベッドに邪魔されることなく下ろして伸展できるよう、患者を十分右端に寄らせる必要があります。また、患者の足が床について大腿の動きの邪魔にならないよう、ベッドは十分に高くセットされなければなりません。

> 【骨盤または股関節の屈曲の作用を持つ筋群】
>
> この作用を持つ筋群は、以下の筋で構成されます。
>
> ・中殿筋（前部線維）　　・大腰筋
> ・小殿筋（前部線維）　　・恥骨筋
> ・大腿筋膜張筋　　　　　・長内転筋
> ・大腿直筋　　　　　　　・短内転筋
> ・縫工筋　　　　　　　　・薄筋
> ・腸骨筋

臨床のアドバイス　7-8

ゲンスレンテスト

　このストレッチの基本手順の体勢によって、ストレッチの張力は股関節の屈筋群だけでなく、同側（およびことによると反対側）の仙腸関節にもかかります。事実、この体勢はゲンスレンテストとしても知られ、仙腸関節の評価にも使用されます。評価テストに関する詳細は、第3章を参照してください。

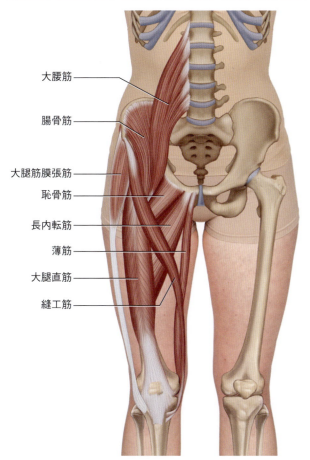

図7-42
注：すべての筋は見えてはいない。

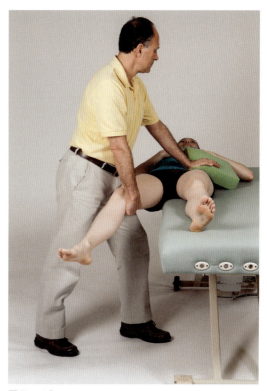

図7-43

・施術者のコアの体重で下げて患者の右大腿をそっと押してさらに下方（床方向）に伸展させます。このストレッチでは、患者の骨盤が前傾かつ右に回旋しやすくなるので、固定の圧は後傾かつ左回旋方向に入れましょう。

 股関節屈筋のストレッチでは、骨盤の固定が非常に重要です。骨盤がしっかりと固定されていないと、骨盤が引っ張られて前傾し、腰椎の前弯が増大します。これにより椎間関節同士が接近して（詰まって）、椎間孔も狭くなります。このストレッチの基本手順の最中に、患者が痛みや苦痛を覚えたら、やり直して固定を正しく行っているかどうか確認しましょう。患者がそれでも痛みを訴えるようであれば、ストレッチは中止します。ストレッチによって同側の仙腸関節に過剰な負荷がかかっている可能性が高いからです。

最初のストレッチ

・はじめに、患者の大腿と骨盤を床方向へ下ろして伸展させることにより、やさしく患者のターゲットの筋（股関節屈筋）を、組織の抵抗を感じるまでストレッチします。これがターゲットの股関節屈筋のストレッチの開始となるとなります（図7－44）。

繰り返し1回目－ステップ1：患者による等尺性収縮

・最初のストレッチの姿勢で、（ベッドに向かって大腿を屈曲して上げ戻そうとして）施術者の抵抗に対して、患者にターゲットの筋をやさしく等尺性に約5～8秒収縮してもらいます（図7－45A）。

・患者に力を抜いてもらいます。
・繰り返しでの呼吸の手順は必ず、抵抗に対し筋収縮をする際は、患者は息を止めておくか、息を吐きながらかのどちらかにするよう注意しましょう。

 患者は、施術者の抵抗と重力の両方に対して、上向きに等尺性収縮をしなければなりません。そのため、患者側の収縮はごくやさしいものにしてもらうことが重要です。このことは、患者の大腿と骨盤が床方向へ結構ストレッチされて、その結果生体力学的に弱くなり、あまり力をこめて収縮できなくなっている場合に特にあてはまります。さらに、施術者がストレッチする力は重力が手助けしているので、筋収縮後のストレッチに力を加える際には、特に用心することが重要です。

注：ストレッチの基本手順が全部終わったら、必ず患者に大腿の力を完全に抜いてもらった上で、施術者が他動的にベッドへ戻すようにしましょう。

繰り返し1回目－ステップ2：収縮後他動ストレッチ

・患者が力を抜いたらただちに、組織の抵抗を感じるまでさらに患者の大腿を床に向かって伸展させ、ターゲットの筋に対してやさしくストレッチを強めます（図7－45B）。
・このストレッチの姿勢を約1～3秒保持します。

繰り返し2回目－ステップ1：患者による等尺性収縮

・繰り返し1回目の最後に到達したストレッチの位置からはじめ、患者に再び抵抗に対してターゲットの筋を、等尺性に約5～8秒収縮してもらいます（図7－46A）。

図7－44

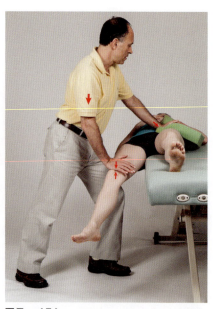

図7－45A

- 今回は、患者にとって無理でなければ、抵抗に対して中等度の強さで収縮してもらいます。

繰り返し2回目－ステップ2：収縮後他動ストレッチ

- 患者が力を抜いたらただちに、組織の抵抗を感じるまでさらに患者の大腿を動かして伸展させ、ターゲットの筋に対してやさしくストレッチを強めます（図7-46B）。
- このストレッチの姿勢を約1～3秒保持します。

繰り返し3回目

- 繰り返し2回目の最後に到達したストレッチの位置からはじめ、患者に再び抵抗に対してターゲットの筋を、等尺性に約5～8秒収縮してもらいます。この場合もまた、患者にとって無理でなければ、抵抗に対して中等度の強さで収縮してもらいます。
- 患者が力を抜いたらただちに、組織の抵抗を感じるまでさらに患者の大腿を動かして伸展させ、ターゲットの筋に対してやさしくストレッチを強めます。
- 必要であれば、4回目も行います。
- 最後の繰り返しのストレッチの姿勢は、約10秒以上保持します。
- 基本手順を全部終えたら、患者に大腿の力を完全に抜いてもらった上で、施術者が他動的に大腿をベッドへ戻します。

左側の屈筋の筋群

- 身体の左側にある骨盤または股関節の屈曲の作用を持つ筋群に対して繰り返します（図7-47）。

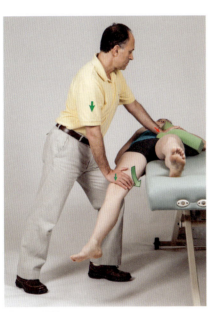

図7-45B

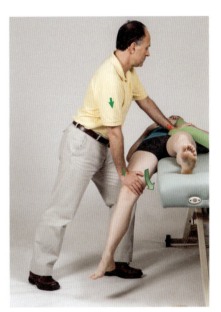

図7-46B

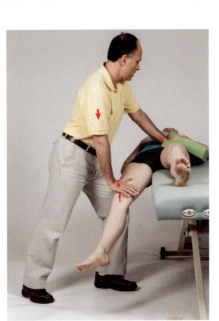

図7-46A

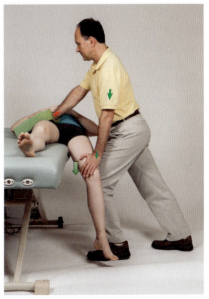

図7-47

実践テクニック　7-6

CR多面ストレッチへの展開：股関節の屈曲の作用を持つ筋群

　股関節の屈曲の作用を持つ筋へのCRストレッチの手順を、その他の面での動作を組み入れた多面ストレッチに展開するには、患者の大腿の位置や動作の方向を変えればよいです。**右図**では、矢状面の大腿の伸展に、前頭面の外転と水平面の外旋を加えています。これにより、内転筋であり内旋筋でもある屈筋、つまり恥骨筋、長内転筋、短内転筋などにストレッチの的が絞られます。

　これはあらかじめ大腿を外転および外旋しておいてから、ストレッチして伸展へと下げることにより可能になります。このストレッチは、膝関節の動作を含めると、多関節ストレッチにもなり得ます。患者の大腿が股関節で伸展される一方で、下腿が膝関節で屈曲されると、複数の関節が関与し、ストレッチは大腿直筋へと的が絞られます。

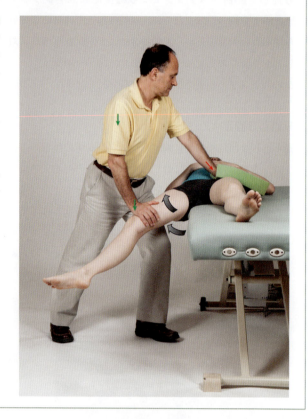

実践テクニック　7-7

ベッドの下端での股関節屈筋のCRストレッチ

　股関節の屈曲の作用を持つ筋のCRストレッチは、ベッドの下端で行うこともできます。以下は、身体の右側の股関節屈筋の筋群に対する手順です。

　患者にベッドの下端に背を向けて立ってもらい、お尻（尾骨）をベッド上に乗せてもらいます。そして後ろに反ってベッドに仰臥位に横たわり、左大腿を胸に抱きかかえてもらいます。施術者はベッドの下端に患者に向かって立ち、右手を患者の左大腿後側の遠位に置いて、患者の身体を固定する補助をします。患者の左足を施術者の右鎖骨に乗せて、さらに固定の助けとしてもよいでしょう。施術者の左手は、患者の右大腿前側の遠位に置きます。ストレッチを行うには、体重を使ってゆっくり沈み込み、患者の右大腿を押して伸展させます。そしてこの位置から、患者による等尺性収縮および筋収縮後の他動ストレッチといったCRストレッチの手順を行います。ベッドの片側で行う股関節屈筋のストレッチと同様に、患者は施術者の抵抗と重力の両方に対して収縮しなければならないため、注意を要します。次にこの手順を、患者の左側に対して繰り返します。

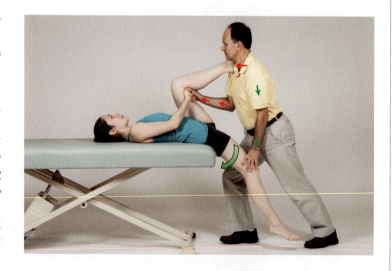

基本手順7-10　股関節伸筋：ハムストリング

　図7-48は、右側のハムストリングを示します。これらの筋は、大腿後側に位置し、股関節から下腿近位にかかります。ハムストリングは、筋線維に対して垂直方向に股関節後側にかかるため、股関節伸筋です。しかし、やはり筋線維に対していくぶん垂直方向に股関節後側にかかる殿筋と違い、ハムストリングは膝関節にも後側でかかります。そのため、膝関節の屈曲の作用もあります。この知識があることは、この筋をストレッチする上で重要です。ハムストリングに対するCRストレッチの基本手順は、『テクニックの概要』の図7-1から図7-6で説明しました。

（動画で見る「ハムストリングCRストレッチ」：著者公式サイトDigital COMT http://www.learnmuscles.com/にて有料登録で視聴可能、英語のみ）

【ハムストリングの筋群】

　この筋群は、以下の筋で構成されます。

・大腿二頭筋
・半腱様筋
・半膜様筋

実践テクニック　7-8

CR多面ストレッチへの展開：股関節伸筋—ハムストリングの筋群

　ハムストリングの筋群※※へのCRストレッチの手順を、他の面での動作を組み入れた多面ストレッチに展開するには、患者の大腿の位置や動作の方向を変えればよいです。**下図**では、大腿の矢状面の屈曲に、前頭面の内転と水平面の外旋を加えていますが、これはあらかじめ大腿を外旋しておいてから、ストレッチして屈曲および内転させることで可能になります。その他のCR多面ストレッチでも説明をしたように、多面ストレッチでは3つの面すべてにおける運動になることがあるので、前頭面と水平面の両方の動作を、矢状面の大腿の屈曲に加えることが可能です。これに関わる各切断面の要素によって、ストレッチの的をハムストリング内の特定の部分に絞り込むことができます。

注：股関節をまたぐハムストリングの筋群をストレッチする際は必ず、それが単に矢状面の屈曲であれ、他の面の動作も関わる多面ストレッチであれ、膝関節は必ず伸展したままにしてください。

※※監訳注：著者は機能別筋群（作用を持つ筋群）として言及する際に「ハムストリングの筋群」（hamstring group）と呼んでいます。

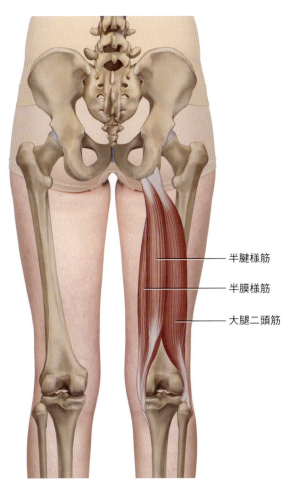

図7-48

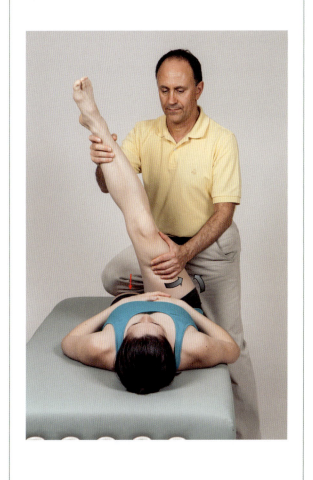

基本手順7-11　股関節伸筋：殿筋

　図7-49は、身体の右側の殿筋の作用を持つ筋群を示します。これらの筋は、殿部の骨盤後側に位置し、骨盤と大腿の間の股関節にかかります。殿筋はハムストリング同様、股関節伸筋です（基本手順7-10を参照）。違いは、ハムストリングが膝関節後側にかかるのに対し、殿筋は膝関節にかからないことです。そのため、殿筋を最も効率的にストレッチするには、膝関節を屈曲してハムストリングを緩め、ストレッチの対象外にすることです。

　以下は身体の右側の殿筋の作用を持つ筋群に対するCRストレッチの説明です。

注：中殿筋と小殿筋には、骨盤または大腿の外側と前側に位置する中部線維と前部線維があります。これらの線維は、基本手順7-7と7-9でそれぞれストレッチされます。ここで説明する基本手順7-11では、殿筋の後部線維をストレッチします。

開始位置

- 患者をベッドの右端寄りで仰臥位にし、右股関節と右膝関節を屈曲させます。
- 施術者はベッドの右側に立ちます。

- 両手とも施術の手とし、患者の右大腿遠位の後側をつかみます。
- 施術者の右下腿または右膝を固定のコンタクトとし、患者の骨盤を固定するため、患者の左大腿前面に乗せます（図7-50A）。
- 患者の右足部を施術者の右鎖骨に乗せて、患者の右下肢にコンタクトする構えもあります（図7-50B）。

最初のストレッチ

- はじめに、組織の抵抗を感じるまで患者の大腿を胸の方へと屈曲させることにより、やさしく患者のターゲットの筋（殿筋）をストレッチします。これがターゲットの股関節殿筋のストレッチの開始となります（図7-51）。

繰り返し1回目－ステップ1：患者による等尺性収縮

- 最初のストレッチの姿勢で、（ベッドに向かって大腿を伸展して下げ戻そうとして）施術者の抵抗に対して、患者にターゲットの筋をやさしく等尺性に約5～8秒収縮してもらいます（図7-52A）。

【殿筋の筋群※※】

この作用を持つ筋群は、以下の筋で構成されます。

- 大殿筋
- 中殿筋
- 小殿筋

※※監訳注：著者は機能別筋群（作用を持つ筋群）として言及する際に「殿筋の筋群」（gluteal group）と呼んでいます。

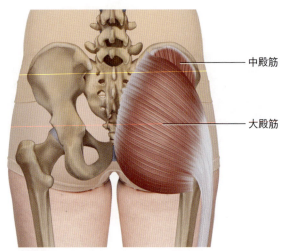

図7-49
注：小殿筋は見えていない

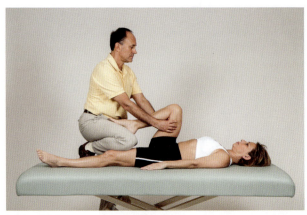

図7-50A

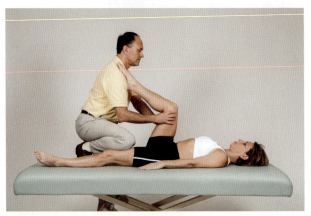

図7-50B

- 患者に力を抜いてもらいます。
- 繰り返しでの呼吸の手順は必ず、抵抗に対し筋収縮をする際は、患者は息を止めておくか、息を吐きながらかのどちらかにするよう注意しましょう。

繰り返し1回目－ステップ2：収縮後他動ストレッチ

- 患者が力を抜いたらただちに、組織の抵抗を感じるまでさらに患者の大腿を動かして胸の方へと屈曲させ、ターゲットの筋に対してやさしくストレッチを強めます（図7－52B）。

- このストレッチの姿勢を約1～3秒保持します。

繰り返し2回目－ステップ1：患者による等尺性収縮

- 繰り返し1回目の最後に到達したストレッチの位置からはじめ、患者に再び抵抗に対してターゲットの筋を、等尺性に約5～8秒収縮してもらいます（図7－53A）。
- 今回は、患者にとって無理でなければ、抵抗に対して中等度の強さで収縮してもらいます。

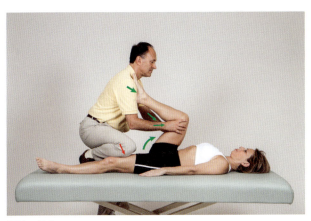

図7－51

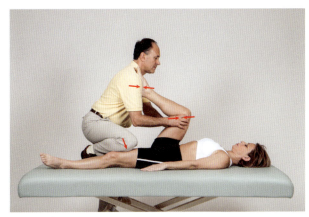

図7－52A

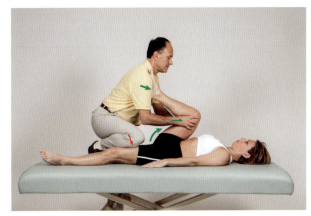

図7－52B

実践テクニック　7－9

膝関節を保護する

　膝を胸に押しつけることは、患者が膝関節に異常がある場合、苦痛となる可能性があります。とはいえ、膝関節を完全に伸展させた状態でこのストレッチを行うと、ハムストリングがきつく張って、殿筋にストレッチが伝わらなくなります。膝関節に異常がある患者の場合は、膝をある程度伸展させます。必要であれば、膝関節の負担をさらに減らすために、施術者の肩に患者の下腿を乗せて支えることもできます。

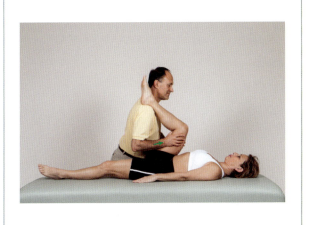

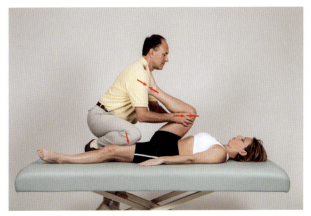

図7－53A

繰り返し2回目－ステップ2：収縮後他動ストレッチ

・患者が力を抜いたらただちに、組織の抵抗を感じるまでさらに患者の大腿を胸の方へと動かして屈曲させて、ターゲットの筋に対してやさしくストレッチを強めます（図7－53B）。
・このストレッチの姿勢を約1～3秒保持します。

繰り返し3回目

・繰り返し2回目の最後に到達したストレッチの位置からはじめ、患者に再び抵抗に対してターゲットの筋を、等尺性に約5～8秒収縮してもらいます。今回は無理をしないで、できるだけ強めにしてもらいます。
・患者が力を抜いたらただちに、組織の抵抗を感じるまでさらに患者の大腿を動かして胸の方へと屈曲させ、ターゲットの筋に対してやさしくストレッチを強めます。
・必要であれば、4回目も行います。
・最後の繰り返しのストレッチの姿勢は、約10秒以上保持します。

左側の殿筋の筋群

・身体の左側にある殿筋の筋群に対して繰り返します（図7－54）。

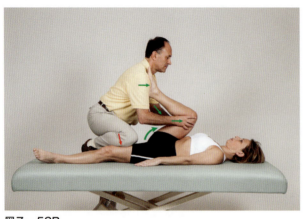

図7－53B

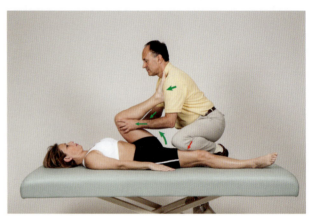

図7－54

基本手順7－12　股関節深層外旋筋

　図7－55は、身体の右側の深層外旋の作用を持つ筋群を示します。これらの筋は、殿部の骨盤後側に位置し、大殿筋の深部にあり、骨盤と大腿の間の股関節にかかります。
　以下は身体の右側にある深層外旋筋の筋群に対するCRストレッチの説明です（図7－56）。

注：股関節の後方関節包靱帯（坐骨大腿靱帯）は、深層外旋筋と同様に内旋でストレッチされます。そのため、ここで説明する深層外旋筋へのストレッチの手順は、張っている股関節の後方関節包を伸張し緩めるにも、大変効果的です。

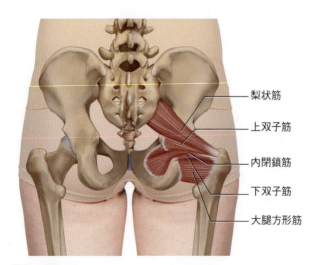

図7－55
注：外閉鎖筋は見えていない

【深層外旋筋の筋群】

この作用を持つ筋群は、以下の筋で構成されます。

・梨状筋
・上双子筋
・内閉鎖筋
・下双子筋
・外閉鎖筋
・大腿方形筋

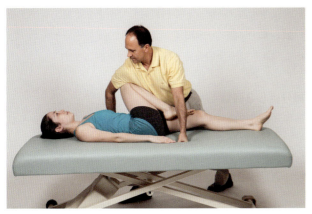

図7-56

実践テクニック 7-10

深層外旋筋のストレッチと鼠径部痛

深層外旋筋のCRストレッチ中に、施術者が患者の大腿を動かす方向はとても重要です。その方向が水平（ベッドと平行）すぎると、患者は骨盤を固定していられなくなりベッドから浮き上がるため、ストレッチを腰椎へと移させてしまい、骨盤のターゲットの筋系へのストレッチは失われます。一方で、患者の大腿を下方へと押しすぎると、股関節前側の領域（鼠径部）を圧迫する可能性があり、患者に苦痛や痛みを与えるかもしれません。

この2つの方向の理想的なバランスは、患者によって異なります。もし患者の骨盤を固定させつつ痛みを生じない角度を見つけるのが不可能であれば、両手で患者の大腿骨近位および大腿近位の軟部組織をつかみ、大腿を骨盤から引き離してもよいでしょう（『実践テクニック6-6の図を参照）。こうすれば患者が感じることがある、挟まれるような苦痛または痛みが治まることが多いです。

開始位置

・患者をベッドの左端寄りで仰臥位にします。
・施術者はベッドの左側に立ちます。
・患者の右股関節と右膝関節を屈曲させてから、右大腿を股関節で水平内転させ、患者の右膝を施術者の体幹と右腕の間、つまり右腋下に挟みます。
・固定の手は必要ありません。患者の骨盤は、患者の体重とベッドとのコンタクト、および施術者が大腿を動かす方向で固定されます。
・コアの体重を使ってそっと患者へと寄りかかり、患者の大腿を胸の前を横切らせてさらに水平内転させます。患者の骨盤がベッド上に固定されたままでいるよう確かめます。

最初のストレッチ

・はじめに、組織の抵抗を感じるまで患者の大腿を下げ胸の前を横切らせて水平内転（水平屈曲）させることにより、やさしく患者のターゲットの筋（深層外旋筋）を、組織の

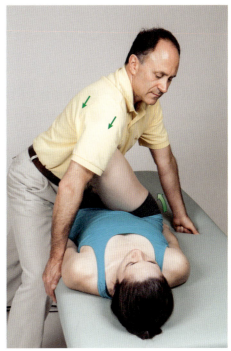

図7-57

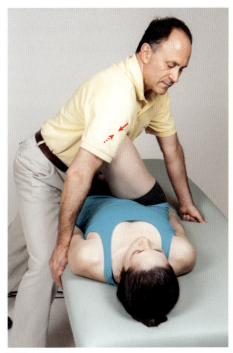

図7-58A

抵抗を感じるまでストレッチします。これがターゲットの深層外旋筋のストレッチの開始となります（図7-57）。

繰り返し1回目－ステップ1：患者による等尺性収縮

・最初のストレッチの姿勢で、（大腿を水平外転させ身体を横切って戻そうとして）施術者の抵抗に対して、患者にターゲットの筋をやさしく等尺性に約5～8秒収縮してもらいます（図7-58A）。
・患者に力を抜いてもらいます。

- 繰り返しでの呼吸の手順は必ず、抵抗に対し筋収縮をする際は、患者は息を止めておくか、息を吐きながらかのどちらかにするよう注意します。

繰り返し1回目ーステップ2：収縮後他動ストレッチ
- 患者が力を抜いたらただちに、組織の抵抗を感じるまでさらに患者の大腿を身体を横切って胸の方へと動かして水平外転させ、ターゲットの筋に対してやさしくストレッチを強めます（図7－58B）。
- この姿勢を約1～3秒保持します。

繰り返し2回目ーステップ1：患者による等尺性収縮
- 繰り返し1回目の最後に到達したストレッチの位置からはじめ、患者に再び抵抗に対してターゲットの筋を、等尺性に約5～8秒収縮してもらいます（図7－59A）。
- 今回は、患者にとって無理でなければ、抵抗に対して中等度の強さで収縮してもらいます。

繰り返し2回目ーステップ2：収縮後他動ストレッチ
- 患者が力を抜いたらただちに、組織の抵抗を感じるまでさらに患者の大腿を身体を横切って胸の方へと動かして水平内転させ、ターゲットの筋に対してやさしくストレッチを強めます（図7－59B）。
- このストレッチの姿勢を約1～3秒保持します。

繰り返し3回目
- 繰り返し2回目の最後に到達したストレッチの位置からはじめ、患者に再び抵抗に対してターゲットの筋を、等尺性に約5～8秒収縮してもらう。今回は無理をしないでできるだけ強めてもらいます。
- 患者が力を抜いたらただちに、組織の抵抗を感じるまでさらに患者の大腿を身体を横切って胸の方へと動かして水平内転させ、ターゲットの筋に対してやさしくストレッチを強めます。
- 必要であれば、4回目も行います。
- 最後の繰り返しのストレッチの姿勢は、約10秒以上保持します。

左側の深層外旋筋の筋群
- 身体の左側にある深層外旋筋の筋群に対して繰り返します（図7－60）。

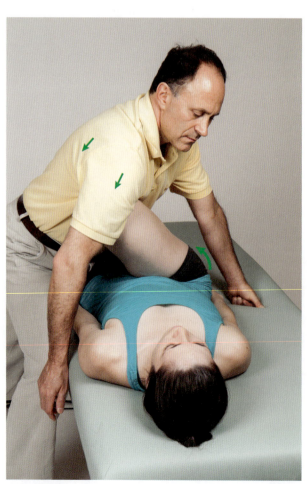

図7－58B

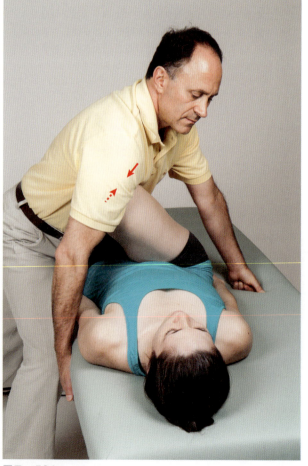

図7－59A

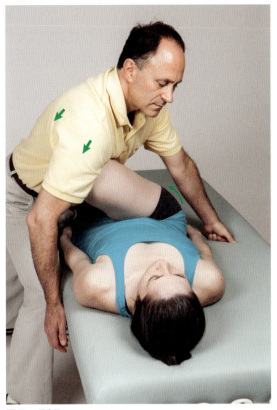

図7-59B

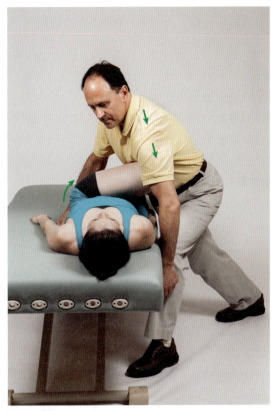

図7-60

実践テクニック 7-11

4の字ストレッチを用いた深層外旋筋のCRストレッチ

深層外旋の作用を持つ筋群のCRストレッチは、4の字ストレッチ（このストレッチの詳細は第6章の基本手順6-10を参照）を用いて行うこともできます。以下は身体の右側でのこのストレッチの手順です。

患者をベッドの右端寄りで仰臥位にし、施術者はベッドの右側に立ちます。もしくは、患者はベッドの中央に横たわり、施術者はベッドに乗って患者の正中線の所で中央に来るようにします。患者の右股関節を屈曲・外旋し、右膝関節を屈曲し、右下腿を屈曲した左大腿の上に乗せます（このストレッチが名付けられた4の字を形づくる）。両手とも施術の手として使いますが、左手は患者の右大腿遠位の後外側面に置き、右手は左大腿遠位の後面に置きます。固定の手は必要ありません。患者の体重とベッドとのコンタクト、加えて施術者が押す方向によって、骨盤は固定されるためです。コアの体重を使って、やさしく患者の方に寄りかかり、両手とも同等の力で押しながら、外旋している右大腿をさらに屈曲させます。つまり、胸の方へ下げます（**図A**）。施術者の圧の方向は必ず、患者の骨盤がベッド上に固定されたままになるようにしてください。

そしてこの位置から、患者の等尺性収縮や筋収縮後の他動ストレッチなどのCRストレッチの手順を行います。患者が筋収縮する際には、施術者の左手の抵抗に対する殿部右後側のターゲットの筋が収縮していることを確認してください。言い換えると、患者の左後側大腿に置かれた施術者の右手のコンタクトに対して押し返していないようにすることです。必要であれば、この方法は患者の左大腿を用いずに行うことも可能です。この場合、施術者の両方の治療の手を患者の右下腿に置きます（**図B**）。次にこの手順を、患者の左側に対して繰り返します。

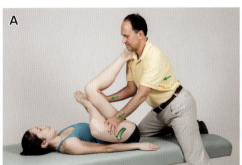
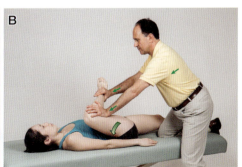

基本手順7-13　股関節内旋筋

　図7-61は、身体の右側の内旋の作用を持つ筋群を示します。これらの筋は、殿部の骨盤前側に位置し、骨盤と大腿の間の股関節にかかります。

　以下は身体の右側の股関節内転筋の筋群に対するCRストレッチの説明です。

開始位置

・患者をベッドの右端寄りで伏臥位にします。
・施術者はベッドの右側に立ちます。
・患者の右膝関節を90°に屈曲します。
・左手を施術の手とし、患者の右下腿の遠位外側面に置きます。
・右手を固定の手とし、患者の右上後腸骨棘上に置きます（図7-62）。

最初のストレッチ

・はじめに、組織の抵抗を感じるまで患者の下腿を身体の対側方向へ内方に動かすことにより、やさしく患者のターゲットの筋（股関節内旋筋）を、組織の抵抗を感じるまでストレッチします。これがターゲットの股関節内旋筋のストレッチの開始となります（図7-63）。

 内旋筋をストレッチする目的で股関節の外旋をさせるために患者の下腿を用いると、患者の膝関節を通して力がかかることになります。もし患者の股関節に異常があって、こうしたストレッチをすると痛みや苦痛が生じる場合は、このストレッチ手法は禁忌となります。

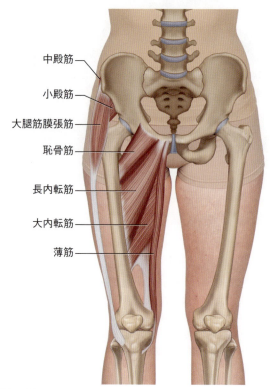

図7-61
注：短内転筋は見えていない

【内旋筋の筋群】

この作用を持つ筋群は、以下の筋で構成されます。

・大腿筋膜張筋　　　・長内転筋
・中殿筋（前部線維）　・短内転筋
・小殿筋（前部線維）　・薄筋
・恥骨筋　　　　　　・大内転筋

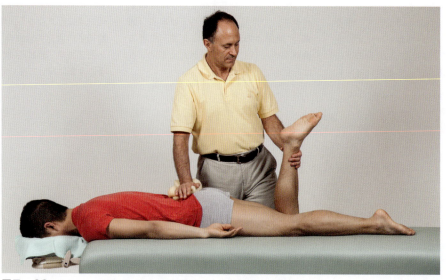

図7-62

繰り返し1回目－ステップ1：患者による等尺性収縮

- 最初のストレッチの姿勢で、施術者の抵抗に対して、患者にターゲットの筋をやさしく等尺性に約5〜8秒収縮してもらいます。この筋収縮では、患者は右下腿を自分の身体の右側方向へと外方に動かすことで、大腿を股関節で内旋させようとします（図7－64A）。
- 患者に力を抜いてもらいます。
- 繰り返しでの呼吸の手順は必ず、抵抗に対し筋収縮をする際は、患者は息を止めておくか、息を吐きながらかのどちらかにするよう注意します。

繰り返し1回目－ステップ2：収縮後他動ストレッチ

- 患者が力を抜いたらただちに、組織の抵抗を感じるまでさらに患者の下腿を内方へと動かし、大腿をさらに外旋させ、ターゲットの筋に対してやさしくストレッチを強めます（図7－64B）。
- このストレッチの姿勢を約1〜3秒保持します。

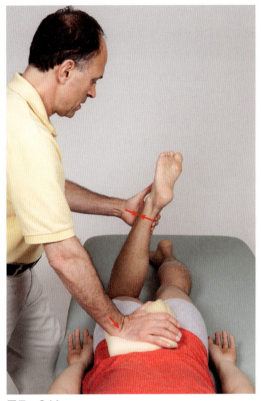

図7－64A

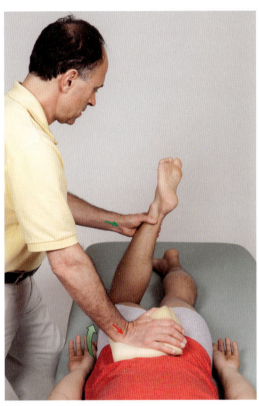

図7－63

臨床のアドバイス　7－9

大腿の外旋

　大腿を股関節で外旋するために、患者の下腿を身体の対側に向かって内側に動かすことは、反直観的に見えるかもしれません。しかし、回旋というのは、身体の一部である前面が向く方向に対して名づけられています。屈曲された下腿が身体の対側へと内側に動かされる際に、大腿前面は外側へ向きます。したがって、この運動によって股関節における大腿の外旋が生じ、股関節で大腿の内旋筋をストレッチします。

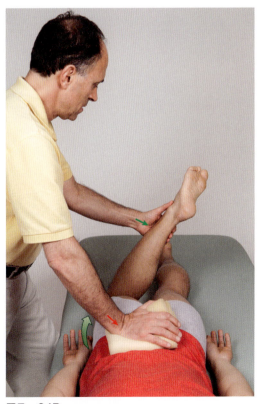

図7－64B

繰り返し2回目－ステップ1：患者による等尺性収縮

- 繰り返し1回目の最後に到達したストレッチの位置からはじめ、患者に再び抵抗に対してターゲットの筋を、等尺性に約5〜8秒収縮してもらいます（図7－65A）。
- 今回は、患者にとって無理でなければ、抵抗に対して中等度の強さで収縮してもらいます。

繰り返し2回目－ステップ2：収縮後他動ストレッチ

- 患者が力を抜いたらただちに、組織の抵抗を感じるまでさらに患者の下腿を内方に動かすことによりさらに大腿を外旋させて、ターゲットの筋に対してやさしくストレッチを強めます（図7－65B）。
- このストレッチの姿勢を約1〜3秒保持します。

繰り返し3回目

- 繰り返し2回目の最後に到達したストレッチの位置からはじめ、患者に再び抵抗に対してターゲットの筋を、等尺性に約5〜8秒収縮してもらいます。また今回は無理をしないで、できるだけ強めにしてもらいます。
- 患者が力を抜いたらただちに、組織の抵抗を感じるまでさらに患者の下腿を内方に動かすことによりさらに大腿を外旋させて、ターゲットの筋に対してやさしくストレッチを強めます。
- 必要であれば、4回目も行います。
- 最後の繰り返しのストレッチの姿勢は、約10秒以上保持します。

左側の内旋筋の筋群

- 身体の左側にある内旋筋の筋群に対して繰り返します（図7－66）。

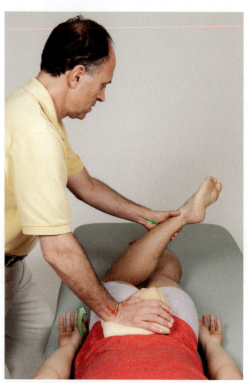

図7－65B

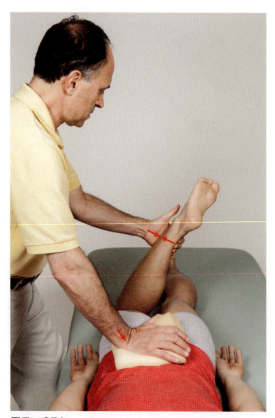

図7－65A

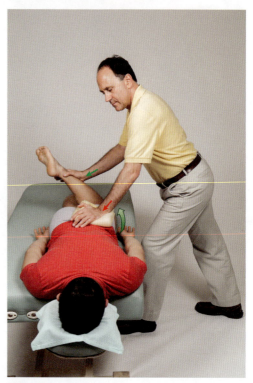

図7－66

臨床のアドバイス　7－10

CRストレッチを用いるべき場合とは？

CRストレッチは、"標準的な"力学的ストレッチ法に対する患者の反応がかんばしくない場合にはいつでも使うことができ、かつ用いるべき高度なテクニックです。もちろん、患者が普通のストレッチに反応しなくなるまで、CRストレッチを使用するかどうかの決定を待つ必要はありません。患者の標準的な施術にこれを取り入れることも可能です。一方、CRストレッチは施術に時間がかかる傾向があるので、これを用いるべき場合と、患者のどの部位に用いるべきかについては、よく選んだ方がよいかもしれません。もう1つ考慮しておくべきなのは、CRストレッチは患者が能動的に関わる必要があることです。ずっと受け身でいることを期待して診療に来る患者には、CRストレッチは適切な選択ではないかもしれません。さもなければ、治療診療中に患者の果たし得る役割について、患者を教育する必要があるかもしれません。

よくある質問として、「高度な神経抑制テクニックでストレッチのテクニックが優れているのはCRとAC（監訳注：第8章を参照）とどちらでしょうか？」というものがあります。それぞれの手技の支持者は、自分たちの方が優れていると主張

するかもしれませんが、ここでもすべての治療テクニックに関してと同様のことが言えます。すなわち、各手技は患者人口のある特定の部分集合に対してはよく効き、本質的にはどちらも他方より優れているわけではありません。また身体の特定の筋や筋群をストレッチするのに、どちらかの手技が本質的に勝っているわけでもありません。治療者が方法を選ぶ際には、患者ひとりひとりに対してどれだけ効果が出るか、患者が特定の手技をどれだけ享受できるか、そして、治療者にとってどの手技が特定の筋または筋群に対して生体力学的に行いやすいか、ということに基づくべきです。

とは言うものの、ACテクニックでは患者側の自動運動がより必要となるので、患者の身体のウォーミング・アップという点ではより優れている傾向にあります。これは局所的な体液の循環（血液・リンパ液・滑液）が増すためです。またACストレッチの動的運動は、運動の神経パターンを形成させる点でも優るでしょう。一方、CRストレッチもACストレッチも患者の能動的な関与と労力を必要としますが、ACストレッチの方がより多く要する傾向にあるのは確実です。よ

って、受け身の術を求めている患者には、AC術よりもCR術の方が好まれるかもしれません。また、一般的にストレッチをCR術に展開する方がAC術より簡単なのは、患者の体勢にかかわらず、治療者が必要な抵抗をかけることができるからです。一方AC術では通常、患者は筋収縮させて身体の部位を重力に対して上向きか、少なくとも重力と並行に動かす必要があります。したがって、ACストレッチでは重力との関係において患者の体勢が問題となりますが、CRストレッチでは問題になりません。

CRACストレッチ（第9章を参照）に関しては、「CRストレッチやACストレッチいずれか単体よりも、双方の効果を組み合わせているのだからもっと効果的になる」と、おそらくなってもよさそうです。しかし、この方法は施術に2倍の時間がかかり、1つの筋のストレッチに時間をよりとられることになり、患者のその他の部位にかけられる時間がより少なくなるわけです。最終的にどの手技を選択するかは、ひとりひとりの状況における固有の事情によって臨床的に決めていくものとなります。

臨床のアドバイス　7－11

運動に対する患者の自覚

自分の身体の制限された可動域に慣れてしまい、その他の部位を動かすことで動作の補完を覚えてしまう患者は多いものです。いったんこの補完パターンを覚えてしまうと、マッサージやストレッチで腰椎や骨盤または股関節の可動域を回復させたとしても、日常生活では補完を続けてしまうことがあります。

それは痛みがぶり返すのではないかという恐れからかもしれませんし、単に習慣からかもしれません。理由はどちらであれ、マッサージやストレッチによってつくられた増加分の可動域を通して腰椎や骨盤または股関節を動かさないと、筋

がまた硬くなり、組織の癒着が再び形成され、患者はこれらの可動域を失うことになり、結果として、元の制限がかかった運動パターンを再発させてしまいます。

そのため、極めて重要なことは、患者が施術で広がった可動域がどれほどであろうとも、そこで身体を動かし続けるということです。

これを促進するためには、診療の終わりに、広がった可動域を患者にはっきりと意識させることが非常に有用です。これは2段階でできるもので、まず、患者の腰椎や骨盤または股関節を改善した可

動域の範囲で施術者が他動的に動かし、言葉に出して動きが広がったことを指摘します。

次に、患者にその部位を、広がった可動域の範囲で介助なしで能動的に動かしてもらい、施術者は口頭で改善していることを指摘します。

身体が到達できる、改善された運動をいったん自覚すると、患者は取り戻した可動域内で動き続けるようになりやすくなります。自分の身体を使い、動かすことは、可動性を維持するのに役立ち、それによって患者の症状が改善する可能性が高まるのです。

本章のまとめ

CRストレッチは、患者の硬くなった筋や筋膜癒着を治療するカギとなることも多い、高度なストレッチ・テクニックです。

施術するテクニックの正確な方法は様々ですが、以下の方法で行うのが最も一般的です。

・患者は事前にストレッチされてから、ターゲットの筋を等尺性収縮させてゴルジ腱器官反射を引き起こし、それによって施術者がその後ターゲットの筋をさらにストレッチできるようになります。

・患者は通常、等尺性収縮を5〜8秒保持し、これをたいていは3〜4回繰り返します。

・等尺性収縮の際、患者は息を止めておくか、息を吐きながらかのどちらかで行います。

基本的に、どのようなストレッチもCRテクニックを用いて施術が可能です。すべてのストレッチと同様に、CRストレッチは患者の組織をまずウォーミング・アップしておいてから行うと、最も効果的です。

症 例 検 討

Natasha Rivera、25歳。女性。新患。
（CRストレッチ）

□病歴とフィジカルアセスメント

腰部の痛みと凝りを訴えて来院。前日に自宅で複数の箱を移動させている最中、1つを持ち上げようと腰を曲げた際に腰にスパズムが走った。腰部の左右両方に痛みがあるが、右の方がややきつい。両下肢に痛みはない。0から10までのペイン・スケールで痛みは、横になっていると4から5、立っていると6、座っていると7、動こうとすると9。病歴では、過去に腰痛や腰部の外傷の発症はない。

患者の状態はあまりに急性なので、悪化させないよう身体的な検査は短めにし、可動域の評価は省略。占拠性病変を排除し、損傷が筋挫傷か捻挫か判断するため、自動および他動下肢伸展挙上テスト、また咳のテストとバルサルバテストを実施した。

自動下肢伸展挙上は陽性で、大腿屈曲およそ45°で左右に局所的腰痛。他動下肢伸展挙上テスト、咳のテスト、バルサルバ法はすべて陰性（評価手順の復習は、第3章を参照のこと）。触診をすると、腰部の左右の傍脊柱筋（脊柱起立筋、横突棘筋）全体が顕著にスパズム状態で、右中腰部で一番硬い。その他の体幹と骨盤部の筋の緊張度は正常範囲であった。

□演習問題

1. この患者に対する治療計画には、CRストレッチのような高度なテクニックを含めるべきでしょうか？ 含めるべきなら、それはなぜでしょうか？ 含めるべきでないなら、それはなぜでしょうか？

2. CRストレッチが有効であるとしても、この患者に用いて安全でしょうか？ 安全であるなら、なぜそう言えるのでしょうか？ 安全でないなら、それはなぜでしょうか？

3. CRストレッチで施術する場合、具体的にはどの基本手順を行うべきでしょうか？ なぜそれらの手順を選びましたか？

※演習問題の解答とこの患者に対する治療方針は、408頁にあります。

Part 2 Treatment Techniques

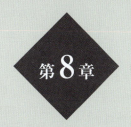

AC（主動筋収縮）ストレッチ

学習の目標

本章で習得すべきポイント

1. ACストレッチのメカニズム
2. ACストレッチを行うためのステップごとの通常手順の概要
3. 施術の手と固定の手の役割
4. ACストレッチ中の、患者の通常の呼吸手順
5. 動的ストレッチの一種としてのACストレッチの付加価値
6. ストレッチにおいて、急な動作や伸張しすぎがいけない理由
7. 本章の各キーワードの定義とACストレッチとの関係
8. 本章で解説している13の筋群それぞれに対するACストレッチの実践

キーワード

- 逆制止反射
- 筋紡錘反射
- クリープ現象
- 固定の手
- 伸張反射
- ストレッチの手
- 施術の手
- 動的ストレッチ
- 補助付きACストレッチ
- 補助なしACストレッチ
- AC（主動筋収縮）ストレッチ
- AIS（アクティブ・アイソレーテッド・ストレッチ）

序論

AC（主動筋収縮）ストレッチ※1とは、ストレッチされることになるターゲットの筋を緩めるための神経反射を利用するもう1つの高度なストレッチ術です。CR（収縮・弛緩）ストレッチ（第7章で扱っています）は、ゴルジ腱器官反射として知られる神経反射を利用するストレッチとして古典的に定められているのに対して、ACストレッチは逆制止反射※2として知られる神経反射を利用します。

※1監訳注：「AC」は「主動筋収縮」を意味する英語表記 agonist contract の略称。この名称で言及されるより、後述される AIS として紹介される方が一般的です。

※2監訳注：「逆制止反射」reciprocal inhibition（reflex）は「相互抑制反射」、または英語表記での略称より「RI反射」ともいわれています。

注：本書の施術テクニックとセルフケアの章（第4〜12章）では、緑の矢印は動きを、赤の矢印は固定を、黒の矢印は静止状態を保持する位置を示す。

コラム8-1

AC（主動筋収縮）の基本手順

本章では以下のACストレッチの基本手順を説明します。

・Ⅰ.腰椎のACの基本手順

基本手順8-1　腰椎の伸筋
基本手順8-2　腰椎の屈筋
基本手順8-3　腰椎の右側屈筋
基本手順8-4　腰椎の左側屈筋
基本手順8-5　腰椎の右回旋筋
基本手順8-6　腰椎の左回旋筋

・Ⅱ.股関節または骨盤のACの基本手順

基本手順8-7　股関節外転筋
基本手順8-8　股関節内転筋
基本手順8-9　股関節屈筋
基本手順8-10　股関節伸筋：ハムストリング
　　　　　　　（「テクニックの概要」に示す）
基本手順8-11　股関節伸筋：殿筋
基本手順8-12　股関節深層外旋筋
基本手順8-13　股関節内旋筋

メカニズム

ACストレッチは患者が主動筋を求心性に収縮をすることで働くテクニックのため、この名がつきました。関節動作を起こす主動筋を収縮すると、逆制止として知られる神経反射が発動し、その関節動作の拮抗筋を弛緩（抑制）させます。このメカニズムによって、施術者は拮抗筋をより効果的にストレッチすることができるようになります。ACストレッチでは、緩めて伸張する対象となるターゲットの筋は、患者が能動的に行う関節動作の拮抗筋です。

患者がACストレッチの手順のはじめに、能動的に身体の部位をある方向へ動かすところから、その関節の反対側にあるターゲットの筋のストレッチはすでにはじまっています。これは関節動作によってこれらの筋が伸張されるためです。同時に、逆制止反射によってそのターゲットの筋は弛緩され

コラム8-2

逆制止反射

逆制止反射とは、作動中の関節運動に対して拮抗作用をする筋を制止（弛緩）する固有受容性神経反射のことです。主動筋が収縮し短縮して関節運動を起こすには、拮抗筋は伸張しなければなりません。一方、拮抗筋が伸張するためには、弛緩している必要があります。そのため、神経系が関節運動を起こすよう命じる際は必ず、主動筋を支配する運動ニューロンに促進シグナルを送って、収縮を起こさせ、それと同時に、抑制シグナルを拮抗筋を支配する運動ニューロンに送り、弛緩を起こさせます（**下図**）。

逆制止は手技療法士が理解しておくべき重要な反射です。というのも、これを用いると、他の方法では不可能な可動域まで患者にストレッチを行うことが可能になるからです。施術者は患者にある作用を持つ筋群を自動的に収縮してもらい、その自動収縮の結果、その作用を持つ筋群の拮抗筋が抑制または弛緩されます。この弛緩した拮抗筋が、ストレッチするターゲットの筋なのです。いったん筋が緩めば、施術者は逆制止反射を利用して、さらにストレッチを行うことが可能になります。

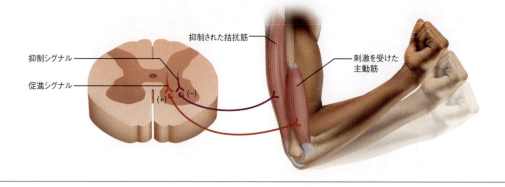

ることから、施術者がその後さらにストレッチすることができるようになります。このストレッチは、同じ部位を患者がすでに動かしたのと同方向に、他動的にさらに動かして行います。通常は1〜2秒ストレッチを保持し、それから同じ手順をおよそ8〜10回繰り返します。ACストレッチは、Aaron Mattesが開発したAIS（アクティブ・アイソレーテッド・ストレッチ）※3として知られるストレッチ術の基礎をなすものです。

注意しておくことは、これまでも説明したように、患者にストレッチを行う施術者の手は、**施術の手**または**ストレッチの手**といい、もう一方の患者の骨盤や体幹を固定する手は、**固定の手**、ということです。

※3監訳注：「AIS」は英語名アクティブ・アイソレーテッド・ストレッチ（Active Isolated Stretching）の略称で、直訳的に「自動的個別化ストレッチ」と説明されることもあります。Aaron Mattesにより開発されたストレッチの一種です。

テクニックの概要

逆制止という神経反射がACストレッチの理論であるならば、ACストレッチの技は手順をいかに実践するかにあります。以下に、右ハムストリングをストレッチされるターゲットの筋として用いたACストレッチ術の手順の概要を述べます。この概要で説明するのは**補助付きACストレッチ**で、施術者の手を借りて患者はストレッチされます。とはいえ、患者が助けを借りずに**補助なしACストレッチ**を行うことも、可能な場合が多いです。

補助なしACストレッチについて詳しくは、第11章を参照してください。

臨床のアドバイス 8-1

患者とのコミュニケーション

CRストレッチと同様に、ACストレッチにはいくつかのステップがあり、特定の呼吸パターンを用いるため、施術前に患者と練習しておくのがベストです。ACストレッチが初めてという患者には、施術前に手順の概要を説明するのも有益です。施術の対象である身体の部位を患者がまず自動的に動かす必要があり、次に力を抜いて施術者がそこをさらに動かしまたはストレッチし、その後開始位置に戻す、という流れを説明しておきます。また、呼吸の手順を説明し、手順を何回繰り返すかも知らせておきましょう。これによって患者から施術開始前に口頭でインフォームド・コンセントを得ることができ、施術開始後のACの手順も進めやすくなります。

開始位置

・患者はできるだけベッドの右端寄りで仰臥位になります。施術者はベッドの右側に立ちます(図8-1)。

・患者がACの手順を開始する際、右大腿を股関節で屈曲するため、患者の大腿の動きにぶつからないよう、施術者はベッドに身を乗り出さないでおくことが重要です。とはいうものの、すぐに身体を寄せて患者の大腿のストレッチと骨盤の固定の両方をできるように、近くにいることを心掛けましょう。

ステップ1：患者による求心性収縮のストレッチ

・患者に大腿を無理のない範囲でできるだけ屈曲へと動かさせ、股関節で右大腿の屈筋を自動求心性収縮させます。このとき、患者が膝関節を完全に伸展した状態に保持することが重要です。

・患者が右大腿を屈曲で宙に上げはじめたら、施術者は身体を寄せて、右手を患者の左大腿の前面遠位に置いて患者の骨盤を固定できる位置にくるようにします（図8-2）。必ず患者が大腿が屈曲で限界に達する前に、患者の骨盤が固定されていることが重要です。さもなければ、骨盤が動

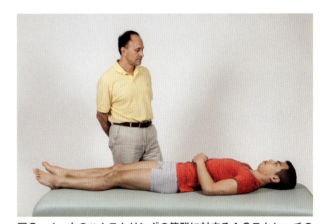

図8-1 右のハムストリングの筋群に対するACストレッチの開始位置

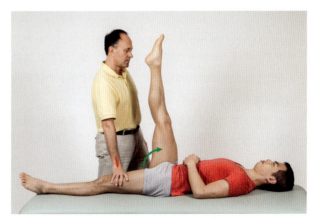

図8-2 ステップ1：患者による求心性収縮のストレッチ
施術者は、すばやく踏み込んで骨盤を固定し、ステップ2の付加他動ストレッチの位置につく

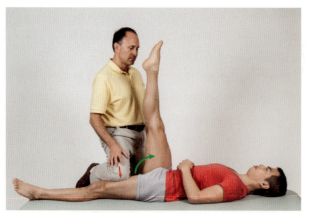

図8-3 もう1つの固定のコンタクト

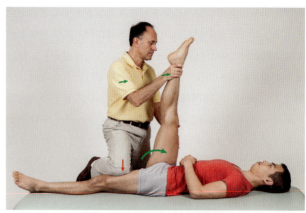

図8-4 ステップ2:付加他動ストレッチ

臨床のアドバイス 8-2

患者の骨盤を固定する

　第7章でも述べたように、患者の股関節にまたがる筋をストレッチする際は、大腿を動かして、骨盤は固定しておかなければなりません。骨盤を固定するには、固定する圧の方向を（もし固定されていなければ）骨盤が動いてしまう動きと反対にしなければなりません。もし右ハムストリングをストレッチしたとすると、骨盤を引っ張って後傾させ、それによって患者の左大腿をベッドから浮き上がらせてしまいます。したがって、施術者は固定のコンタクト（右手か右膝）を患者の左大腿前面に乗せることによって、患者の骨盤を固定します。

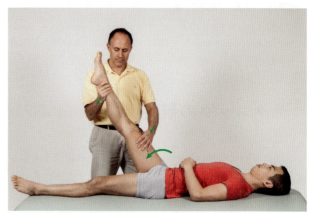

図8-5 患者の開始位置への他動復帰

いて後傾し、右ハムストリングのストレッチが弱まってしまいます。
- 骨患者の骨盤を固定するための別のコンタクトは、施術者の右膝を用います（図8-3）。
- 必ず患者が右膝の伸展を保持できるよう、施術者が素早く身体を寄せることも、また、この基本手順の次のステップで患者をさらにストレッチするための位置に着くことも重要です。
- 患者の右大腿の屈曲によって、ターゲットの筋（ハムストリング）のストレッチの開始となります。また逆制止反射を起こして、関節動作の拮抗筋であるターゲットの筋を弛緩させます。
- このステップでの呼吸手順としては、大腿を能動的に動かしている間は、患者には息を吐かせます。

⚠ 患者があまりにも無理に強く、もしくはあまりにもいきなり筋を収縮すると、筋が引っ張られたり裂けることもあり得ます。患者には、収縮を始める際は、緩やかに徐々に行うように伝え、さ

らに、患者の膝関節を伸展位に維持する際は、過伸展させないように注意しましょう。

ステップ2：付加他動ストレッチ

- ステップ1の最後に到達した位置から、患者は力を緩め、施術者が他動的に患者の大腿をさらに屈曲へと動かすと（患者の膝関節は伸展したままで）、右ハムストリングの（ターゲットの）筋にさらにストレッチがかかります（図8-4）。
- このストレッチの姿勢を約1〜2秒保持します。
- 施術者はこの間も固定を続け、患者の左大腿を押さえてストレッチの間に骨盤が後傾しないようにします。
- このステップでの患者の呼吸手順は、息を吐き終えます。

ステップ3：患者の開始位置への他動復帰

- 患者は力を抜いたままで、施術者は患者の大腿を支え、他動的に動かして開始位置に戻します（図8-5）。
- このステップでの患者の呼吸手順は、息を吸い、次の繰り返しで息を吐きはじめられるように備えます。

臨床のアドバイス　8-3

コアを使う

両肘をコアに寄せておく利点は、すでに第4章、6章、7章でも述べています。最初は慣れない感じがするかもしれませんが、努力する価値があるのは、こうすることによって、施術者のコアの力を固定の手と施術の手の両方に使えるようになるからです。太りすぎていたり胸の大きい女性の施術者の場合、両肘を身体の前に寄せるのが難しいときでも、肘の位置がコアの前に近ければ近いほどよいです。両肘とも身体の前に寄せるのが難しければ、力をかけないとならない方の腕の肘を前にもってくるようにします。それが患者やストレッチによって施術の手の場合もあるでしょうし、固定の手の場合もあるでしょう。肩関節を意識的に外旋させると、両肘を前に入れた状態を保つことができます。しばらく練習すれば、自然にこの姿勢をとれるようになります。

この後の繰り返し

- ステップ1～3の手順を、合計で約8～10回になるまで繰り返します。
- 毎回繰り返すごとに、少しずつストレッチの度合いを強めます。
- 最後の繰り返しの終わりでは、ストレッチの姿勢を長めに5～20秒またはそれ以上保持してもよいでしょう。

テクニックの実践

ACストレッチを行うにあたっては、以下のガイドラインを常に念頭に入れておくことが重要です。それぞれのポイントで、ACストレッチのテクニックの特有な事項が挙げられています。これらのガイドラインを理解し、臨床に適用していくことは、ACストレッチをより効果的に施術する助けになります。

8-1　患者の体勢

ACストレッチのテクニックで、どのような筋もストレッチすることができます。ステップ1での筋収縮は重力に抗して上方に、または少なくとも水平で重力を中和するような体勢をとります。手順のステップ1での患者の動きが下向きの場合、「主動筋」の収縮の代わりに重力がその動きを起こせることが多くなります。主動筋が収縮しないと、逆制止反射が起こらないため、ACストレッチはうまくいきません。このような理由から、ストレッチをAC術に展開するのは、CR術より難しくなります。施術者の抵抗で患者は筋収縮を

実践テクニック　8-1

ハムストリングのAC多面ストレッチ

ハムストリングのACストレッチの手順を多面ストレッチに展開するには、水平面の回旋要素や、前頭面の外転または内転要素を加えるだけでできます。水平面や前頭面の各要素を加えると、それぞれにハムストリングの特定の線維にストレッチの的が絞られます。多面ストレッチに関する詳細は、第6章を参照してください。**下図**は、患者の大腿を純粋に屈曲させるかわりに、屈曲・外転・外旋させた場合のステップ1の終わりのストレッチの体勢です。

注：大腿を屈曲に加えて内転や内旋する場合には、注意が必要です。特に、股関節置換術を受けた患者の場合は十分に気をつけましょう。

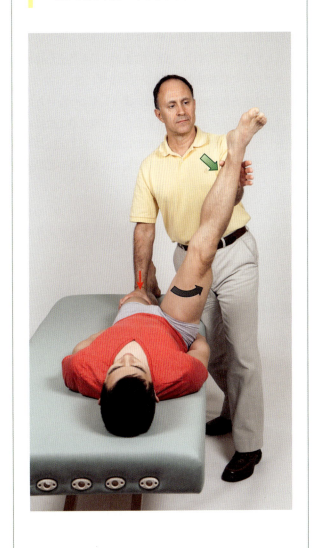

するため、CRのテクニックでは、重力、ひいては患者の体勢は問題になりませんが、ACストレッチでは重力を考慮に入れる必要があります。そのため、ACの手順のほとんどで、患者は重力に抗して上向きの筋収縮と動きができるような体勢をとることになります。

8−2　開始位置：ニュートラルな開始位置に戻す

　ACストレッチを右ハムストリングに施術する際、毎回の繰り返しにおける患者の大腿の開始位置は、ニュートラルな解剖学的肢位です。ACストレッチの基本手順のいくつかでは、患者の身体部位（大腿、骨盤、または腰部）を完全にニュートラルな解剖学的肢位に戻さない体勢から、次の繰り返しをはじめることができます。ここで重要なのは、患者が身体部位を動かすことができる範囲である可動域があるということです。この考え方はすべてのACストレッチに当てはまります。

8−3　患者の筋収縮：求心性で自動的に

　ACストレッチで極めて重要なのは、求心性に収縮し、自動的に可動域内で身体部位を動かすものは患者自身の筋力ということです。施術者は、患者が自動的に動き終えた後のストレッチのために施術者の手を患者の身体に置いていても、実際には患者を他動的に動かさないよう気をつけなければなりません。施術者の手は、患者を動作の方向に導く役には立つかもしれませんが、患者が他動的に動かされて実際に主動筋を収縮させないと、逆制止反射は起こらなくなります。

8−4　手順：動的に行う

　ACストレッチは動いていることがとても多くなる方法で

臨床のアドバイス　8−4

開始位置

　CRストレッチとは違い（第7章を参照）、ACストレッチでは、繰り返しの毎回を直前のストレッチで到達した位置からは始めません。そうではなく、患者は繰り返しごとに開始位置と同じかほぼ同じ状態に戻ります。

臨床のアドバイス　8−5

最後の繰り返しを持続する

　ストレッチされた組織がしばらくの間その状態で保持されると、新たに伸張された長さに適応するという事実は、**クリープ現象**として知られる原理によって説明がつきます。患者をストレッチする場合にも、この原理を利用することができます。ターゲットの筋または筋群に対するACストレッチの手順における最後の繰り返しの終わりで、そのストレッチの位置を長めに、大体5〜20秒以上保持してもよいです。

の施術になりがちで、毎回の繰り返しにおいてストレッチを静止して保持するのも1〜2秒だけです。患者が自動的に動き、さらにストレッチされ、その後大腿（または骨盤もしくは腰部）を開始位置に戻す、という繰り返しを、3〜5秒以内で済ませるべきです。各繰り返しの時間を短く保つことにより、繰り返しを何回も行うことが可能になります。

8−5　動的ストレッチ：利点

　通常の他動的ストレッチよりACストレッチの方がはるかに利点があるのは、そのストレッチの動的な性質にあります。**動的ストレッチ**では、患者がその部位の筋を求心性に収縮し、可動域内で自動的に関節を動かし、静止した体勢でいる時間は短めになります。その結果、その部位の局所的な血液循環が高まり、それによって組織に必要な栄養を行きわたらせ、代謝で生じた老廃物の排出を促します。関節の動作は、滑膜の関節液の分泌と動きを促進するとともに、関節を取り囲む組織の筋膜癒着を軽減させることによって、関節を滑らかにして助長します。また、動きの神経経路を補強します。さらに、患者が自動的に関節の主動筋を求心性に収縮することにより、これらの筋は強化されます。

8−6　ストレッチの強度：徐々に増やす

　ストレッチの強度は繰り返しごとに徐々に増やしていくことが非常に重要です。繰り返しごとにほんの数十gずつ圧を増し、ターゲットの筋をストレッチするときは、前の回に到達したよりもほんの少しさらに伸張するようにします。ターゲットの筋を急激にストレッチしたり、伸張し過ぎたりすると、防御的な性質の神経反射である**筋紡錘反射**、別名・**伸張反射**を誘発する可能性があります。筋紡錘反射は、筋に収縮するよう命じて、筋が伸張され過ぎたり、あるいは断裂したりするのを防ぐものです。これが起きるとターゲットの筋にスパズムを引き起こし、ストレッチの目的が台無しとなってしまいます。したがって、ストレッチの施術は常にゆっくりと、患者に無理のない範囲で行わなくてはなりません。強調しておきたい重要な点は、ストレッチに対して患者のターゲットの組織の抵抗を感じはじめたら、伸張を足す割合はごくわずかにするということです。何回も（8〜10回）繰り返すので、ACストレッチのテクニックの累積的効果は、ターゲットの筋をかなりの度合いでストレッチするという結果になります。

8−7　手の置き方：施術の手

　ACストレッチ術を行う際、施術の手の置き方は患者に不快感を与えないものであることが重要です。そのためには、手のコンタクトはできるだけ広く患者の身体に接し、患者に対する圧ができるだけ均一にかかるようにします。

8－8　手の置き方：固定の手

固定の手（または他の固定のコンタクト）を置く位置も大変に重要です。これがなければ、患者の骨盤や体幹は動いてしまいがちで、ターゲットの筋へのストレッチが失われるようになります。施術の手と同様に、固定の手の置き方も患者に不快感を与えないものであるべきで、コンタクトはできるだけ広くします。ハムストリングのACストレッチをする際は、繰り返しごとに固定の手を離し、患者が大腿を動かせるように場所をあける必要があります。一方、こういう理由で固定の手をはずす必要がない場合でも、たいてい固定の手を固定位置から離し、施術の手が患者の身体部位を支えて次の繰り返しに備えるために開始位置に戻す（ステップ3）のを補助することが必要になります。

施術の手や固定の手の置き方によって、手関節が伸展位になる場合が多くあります。手関節に支障がないように、患者に圧を入れる施術者のコンタクトのポイントは、手の付け根（手根部）を使わなければなりません。圧を手掌や指からかけると、手関節が過伸展を起こして傷めてしまうかもしれません。手関節の故障しやすさを考えると、手または手首の生体力学に沿った適切な置き方は非常に重要です。

8－9　呼吸

ACストレッチの通常の呼吸手順では、患者は自動的に身体部位を動かす間に息を吐きます。呼吸の手順を"はたらくときにはく"と覚えておくと、どちらも"は"で始まるので思い出しやすくなるかもしれません。また、主動筋が関節動作を行うよう自動的に収縮する際に、患者に息を吐かせることは、ACストレッチをCRストレッチ術と組み合わせてCRAC（収縮・弛緩―主動筋収縮）ストレッチを行う場合（第9章を参照）にも、非常に流れがうまく働きます。

患者は通常、ターゲットの筋の力を抜いて施術者がその筋をストレッチする際に息を吐き終えます。それから施術者が次の繰り返しのために開始位置に戻す際に患者は息を吸います。もし患者が筋を収縮させて動いている間に息を吐き終えてしまった場合は、力を緩めてさらにストレッチされる際に息を吸いはじめ、次の繰り返しのために開始位置に戻される間に吸い終えてもかまいません。最も重要なことは、次の繰り返しで力を入れて動かす間に再び息を吐くのに備えるため、施術者が開始位置に戻したときには息を吸い終えていることです。繰り返しが終わったときに患者が完全に息を吐ききっていない場合は、おそらく患者が息を吸うのが深過ぎるのかもしれません。毎回の繰り返しのはじめで息を吸うのは、深すぎないようにします。

ACストレッチの呼吸手順に患者が慣れるには、少し時間

臨床のアドバイス　8－6

施術者のペースで

ACストレッチの毎回の手順を、ここで勧める3～5秒内で済ませるのは、このテクニックを習いはじめで練習している段階では施術者にも患者にとっても難しいことです。その結果、両者ともACストレッチを初めて体験したときには、気忙しく感じることが多いです。ACストレッチは通常は適度なペースで施術を行いますが、決して施術者や患者があわただしく感じるようではいけません。焦った感じで行うと、不安感が生じやすく、その結果患者が身体を硬くしてしまいがちで、効果的なストレッチには逆効果となってしまいます。施術者がこのテクニックを習いはじめのときには、上達するまで、必要に応じて少し長めに時間をとって毎回の繰り返しを行うとよいでしょう。

がかかることが多いです。とはいえ、いったん患者が慣れてうまくできるようになれば、毎回の繰り返しもスムーズに進みます。

8－10　繰り返しの流れ

前述したように、患者が動かし、さらにストレッチをし、開始位置に戻して次の繰り返しの用意で構成される一連の繰り返しは、1回につき3～5秒で済ませます。つまり、10回繰り返しの1セットにかかる時間は、1分より短いのです。1回のACの繰り返しを3～5秒で行うことを確実にするためには、前の繰り返しが終わったら次の繰り返しをただちにはじめることが重要となります。時間がムダになりやすいのは、このポイントです。繰り返しの終わりで患者が施術者に開始位置に戻されたら即、施術者が毎回指示を繰り返すことなく、患者は次の繰り返しの自動運動をすぐに開始するよう覚えなければなりません。

8－11　ストレッチの方向

ACストレッチの施術では、患者の動作は1つの切断面か斜面で実行されます。3つの切断面は、矢状面、前頭面、水平面です。斜面とは、矢状面、前頭面、水平面のいずれとも完全には一致しないものをいいます。言い換えれば、2面ないし3面の切断面の要素を持つものを指します（切断面の復習には、第1章の図1－8を参照）。本章では、ACストレッチの基本手順は切断面で説明し、「実践テクニック」の欄でさまざまな多面または斜面のACストレッチの解説とやり方を示します。

8－12　電動昇降ベッド

　第6章と7章でも述べたように、腰部と骨盤または股関節のストレッチで最適な身体の使い方をするために、電動昇降ベッドの価値をどれだけ誇張してもしすぎることはありません。腰部と骨盤または股関節のACの基本手順の大部分では、ベッドを低くセットする必要があります。他の徒手療法施術用にベッドが高めにセットされている場合、ACストレッチ用に高さ調整が簡単な電動昇降ベッドは、臨床で効率的な整形外科的手技施術をするために必須となります。

基本手順

ACストレッチの基本手順

　これから説明する基本手順は、腰部および骨盤または股関節に対するACストレッチの13種類の方法です※4。ストレッチをする作用を持つ筋群ごとの構成となっています。股関節の伸筋のハムストリングに対する基本手順は、すでに「テクニックの概要」で解説しました。他の基本手順では、以下のステップごとに解説と図説がされています。患者による求心性収縮のストレッチ、付加他動ストレッチ、患者の開始位置への他動復帰、それから、この後の繰り返しのやり方を説明しています。

※4監訳注：本書での「大腿の屈曲／伸展」は「股関節の屈曲／伸展」を意味し、「下腿の屈曲／伸展」は「膝関節の屈曲／伸展」を意味しますが、著者はあえてそれぞれの関節における大腿および下腿の動きを強調した表現にしています。

Ⅰ．腰椎のACの基本手順

　腰椎のACストレッチには2通りのやり方があります。1つ目は、患者の骨盤を固定して、体幹上部を骨盤に向かって下方に動かすことによって、腰椎をストレッチするものです。この方法では、腰椎の上部でストレッチが始まり、伸張力が強められて腰椎がますます下方へ動かされるにつれて、ストレッチが腰椎下部へと移動します。2つ目の方法は、患者の体幹上部を固定して、骨盤と腰椎下部を体幹胸部に向かって上方に動かすものです。この方法では、腰椎の下方でストレッチが始まり、伸張力が強められて骨盤と腰椎下部がますます上方へ動かされるにつれて、ストレッチが腰椎上部へと移動します。

　本章で説明する腰椎のACストレッチの基本手順は、以下の通りです。

・基本手順8－1　腰椎の伸筋
・基本手順8－2　腰椎の屈筋
・基本手順8－3　腰椎の右側屈筋
・基本手順8－4　腰椎の左側屈筋
・基本手順8－5　腰椎の右回旋筋
・基本手順8－6　腰椎の左回旋筋

実践テクニック　8－2

AC多面ストレッチの基本手順

　本章では、ACストレッチ術のやり方を解説し、それから腰椎と骨盤または股関節の主な作用を持つ筋群それぞれへのこのテクニックの適用方法を説明します。とはいえ、ACテクニックはどのようなストレッチにも応用が可能で、それには第6章で説明した多面ストレッチも含まれます。本章のACストレッチの基本手順向けの多面ストレッチは、「実践テクニック」欄でACストレッチの基本手順の施術の後にいくつか紹介しています。一方、頭に入れておくべきなのは、CRストレッチと同様に、複数の面にまたがってストレッチ（多面ストレッチ）する必要がある筋も含め、どのような筋も、AC術でストレッチすることができることです。通常のストレッチをACストレッチに展開するには、ステップ1の動作中に主動筋が収縮するよう重力との関係を考慮してから、AC術に関する手順の施術を加えることになります。

臨床のアドバイス　8－7

胸椎をストレッチする

　ここで解説する腰部へのACストレッチの基本手順のいくつかは、胸椎へも張力のラインが及ぶため、胸部にもストレッチがかかります。このような傾向は、体幹上部を体幹下部および骨盤に向けて動かすストレッチにみられます。必ずしも胸椎をストレッチしない腰部のACストレッチの基本手順でも、胸部領域に張力のラインが及ぶように動きや固定を変えることで、胸部をストレッチするように展開することが可能です。これは、大腿・骨盤・腰椎下部を腰椎上部に向けて動かすストレッチにみられる傾向です。腰椎上部をベッドから浮かせてしまうと、伸張力は上方の胸部領域に移動しやすくなります。

基本手順8－1　腰椎の伸筋

　図8－6は、腰椎を伸展する作用を持つ筋群を示しています。これらの筋は、腰部の体幹後側に位置します。ここで説明するACストレッチの基本手順は、基本的には第11章で説明している両脚のニートゥーチェスト（セルフケアの基本手順11－6）に、ACストレッチの手順を加えたものです。

開始位置

・患者はベッドの右端寄りで仰臥位になり、両脚の股関節と膝関節を屈曲します。このとき、施術者はベッドの右側に立ちます（図8－7A）。
・重要　このストレッチの基本手順は、ベッドの反対（左）側からも施術できます。施術者の下肢の位置を反対にするだけでよいです。
・施術者の両手とも施術の手とし、患者の両大腿後面の遠位に置きます。
・患者の体幹上部は、体重とベッドへのコンタクトによって固定されます。
・注：体幹上部は、ストレッチを行う際に施術者が患者の大腿を押す向きによっても、固定されます。
・もう1つの体勢は、施術者の左足は床につけ、右脚をベッド上に乗せて、ストロークの力と一直線になるようにします。患者もまた、両足を施術者の鎖骨に乗せてもよいです（図8－7B）。

ステップ1：患者による求心性収縮のストレッチ

・はじめに、患者に両膝を胸の方へ（骨盤を後傾に、腰椎を屈曲へと動かして）無理のない範囲でできるだけ自動的に動かしてもらいます。
・これが腰椎の伸筋（ターゲットの筋群）のストレッチの開始です（図8－8A）。

ステップ2：付加他動ストレッチ

・ステップ1の最後のストレッチの位置に到達したら、患者は力を抜き、施術者はやさしく患者の骨盤と体幹を組織の抵抗を感じるまでさらに屈曲へと動かして、ターゲットの

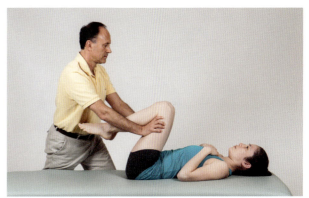

図8－7A

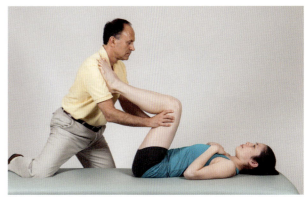

図8－7B

【腰椎の伸展の作用を持つ筋群】
　この作用を持つ筋群は、左右両側において以下の筋で構成されます。
・脊柱起立筋
・横突棘筋
・腰方形筋

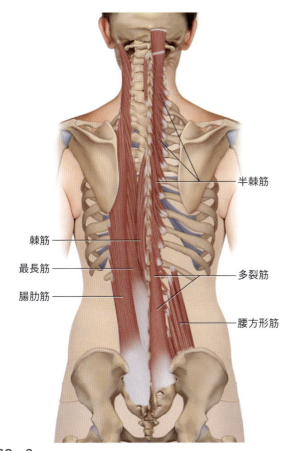

図8－6
（半棘筋、棘筋、最長筋、腸肋筋、多裂筋、腰方形筋）

伸筋をさらにストレッチします（**図8−8B**）。
・このストレッチの姿勢を1〜2秒保持します。
・重要 患者の体幹をベッドに固定させておくためには、患者の大腿を押すのに水平（ベッドと平行）すぎないよう確認します。水平すぎると患者の体幹がベッドから浮きすぎて、ストレッチが胸部のストレッチに移り、腰部での伸張力を失ってしまうからです。大腿は、患者の胸に向かっていくらか下方へと押すことが重要です。

ステップ3：患者の開始位置への他動復帰
・ステップ2が終わったら、患者は力を抜いたまま、施術者は患者の体幹と骨盤を支え、他動的に動かして開始位置に戻します。

・ベッドに患者の体幹と骨盤を戻す際に重要なことは、患者が安心して力を抜いて体重を施術者の手に委ねて他動的に動かさせることができるよう、施術者は患者を快適に、でもしっかりと支えることです（**図8−8C**）。

この後の繰り返し
・上記の手順を各回とも繰り返します。
・毎回繰り返すごとに、少しずつストレッチの圧を増やしてもよいです。
・最後の繰り返し（通常、8〜10回行う）の終わりでは、ストレッチの姿勢を長めに5〜20秒、またはそれ以上保持してもよいです。
・求心性収縮をする際の患者の呼吸は、息を吐くように注意します。
・ターゲットの筋を緩めて施術者がストレッチをする間も、患者は息を吐き続けます。それから次の繰り返しのために施術者が患者を開始位置に戻すときに、息を吸います。

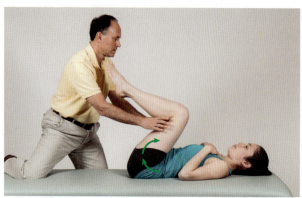
図8−8A

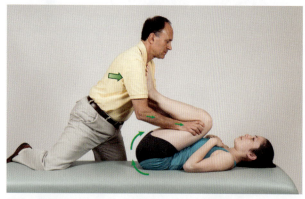
図8−8B

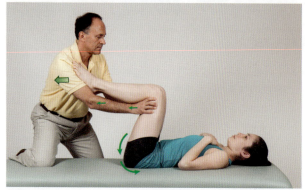
図8−8C

実践テクニック　8−3

AC多面ストレッチ：腰椎の伸筋

腰椎の伸筋のACストレッチの手順は、多面ストレッチに展開することができます。患者に両膝をまっすぐに胸の方向へ（完全に矢状面で）持ち上げさせる代わりに、胸方向に持ち上げつつ、両膝を身体の片側にそらせてもらいます。これにより、両膝が向いた側の骨盤と腰椎下部の回旋（つまり、腰椎上部の身体の対側への回旋）が加わります。これはこの後反対側でも行うことができます。このストレッチに側屈を加える場合は、単に患者の仰臥位の開始位置で、腰椎を片側に側屈させて始めればよいのです（**図A**）。患者には、側屈したまま両膝を胸へと持ち上げさせます（**図B**）。

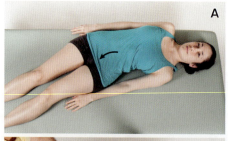
A

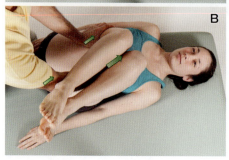
B

基本手順8－2　腰椎の屈筋

　図8－9は、腰椎を屈曲する作用を持つ筋群を示します。これらの筋は、よく前腹壁の筋といわれ、腰部の体幹前面に位置します。患者の前腹壁をストレッチしなければならないケースはそれほどないとはいえ、必要がある場合は、効果的に行うにはどうしたらよいか知っておくことが重要です。ここで説明するACストレッチでは、施術者がベッド上に乗ります。腰椎屈筋のストレッチに関して、他の体勢も含め、詳細（別のやり方も含め）は、基本手順6－4を参照してください。

注：患者の上半身を用いて腰椎を伸展するストレッチでは、胸椎もまた伸展ストレッチされます。

開始位置

・患者は伏臥位になり、頭の後ろで両手を組みます。施術者は患者の殿部上に座ります。患者と施術者双方の節度と快適さのために、クッションを挟んでいることに注意しましょう（図8－10）。

・両手とも施術の手とします。
・患者の骨盤は、施術者の体重で固定されます。
・患者の殿部上に座らない別の体勢を、第6章の図6－18と図6－19に示します。

ここに掲載された前腹壁のストレッチをする際には、注意を要します。

・腰椎を伸展すると、椎間関節の距離が縮まり椎間孔を狭めます。そのため、もし患者に、病的な椎間板や大きな骨棘などの椎間関節症候群または占拠性病変がある場合には、禁忌です。

・患者の肩関節は、腕を背中側に回したり、ストレッチの力をかけるのに十分異常がない状態でなければなりません。

・患者の殿部上でどの位置で施術者の体重をかけるかは重要です。骨盤の上部に行きすぎると、骨盤を押しすぎて過剰に前傾させ、患者の腰椎の前弯を増大させてしまいます。また下部に行きすぎると、患者の骨盤が十分に固定されなくなります。

ステップ1：患者による求心性収縮のストレッチ

・はじめに、患者に体幹を宙に、（体幹を伸展へと動かして）無理のない範囲でできるだけ自動的に上げてもらいます。
・これが腰椎の屈筋（ターゲットの筋群）のストレッチの開始です（図8－11Ａ）。

ステップ2：付加他動ストレッチ

・ステップ1の最後のストレッチの位置に到達したら、患者

【腰椎の屈曲の作用を持つ筋群】
この作用を持つ筋群は、左右両側において以下の筋で構成されます。
・腹直筋
・外腹斜筋
・内腹斜筋
・大腰筋
・小腰筋

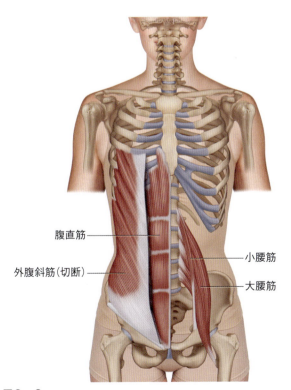

図8－9
注：内腹斜筋は見えていない

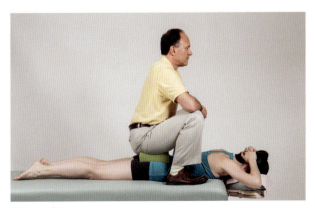

図8－10

は力を抜き、施術者はやさしく患者の両腕を引っ張り上げて体幹を組織の抵抗を感じるまでさらに伸展へと動かして、ターゲットの屈筋をさらにストレッチします（図8－11B）。
・このストレッチの姿勢を1～2秒保持します。

ステップ3：患者の開始位置への他動復帰

・ステップ2が終わったら、患者は力を抜いたまま、施術者は患者の体幹を支え、他動的に動かして開始位置に戻します。
・ベッドに患者の体幹を戻す際に重要なことは、患者が安心して力を抜いて体重を施術者の手に委ねて他動的に動かさせることができるよう、施術者は患者を快適に、でもしっかりと支えることです（図8－11C）。

この後の繰り返し

・上記の手順を各回とも繰り返します。
・毎回繰り返すごとに、少しずつストレッチの圧を増やしてもよいです。
・最後の繰り返し（通常、8～10回行う）の終わりでは、ストレッチの姿勢を長めに5～20秒、またはそれ以上保持してもよいです。
・求心性収縮をする際の患者の呼吸は、息を吐くように注意します。
・ターゲットの筋を緩めて施術者がストレッチをする間も、患者は息を吐き続けます。それから次の繰り返しのために施術者が患者を開始位置に戻すときに、息を吸います。

臨床のアドバイス　8－8

コアを使って後ろに反る

患者の体幹を伸展させる際には、施術者は上肢の筋を使うのではなく、コアの体重を使って後方に傾けて行うようにすると、より良い身体の使い方ができます。

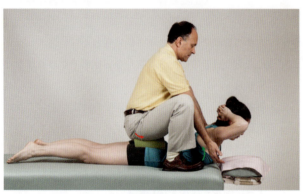

図8－11A

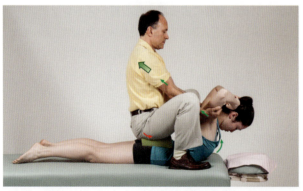

図8－11B

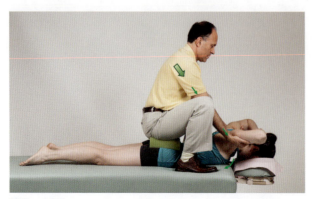

図8－11C

実践テクニック　8－4

AC多面ストレッチ：腰椎の屈筋

腰椎の屈筋のACストレッチは、多面ストレッチに展開することができます。体幹を矢状面でまっすぐに引き上げる代わりに、患者に片側に引き上げてもらいます。患者が指示された動き方により、前頭面の側屈の要素が加わったり、水平面の回旋の要素が加わったり、もしくは前頭面と水平面の要素の両方を加えることもできます（下図を参照）。これはこの後反対側への側屈の動きでも行うことができます。

注：患者の腰椎の回旋や伸展の際は常に注意しながら行いましょう。

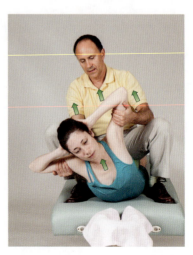

基本手順8－3　腰椎の右側屈筋

図8－12は、腰椎を右側屈する作用を持つ筋群を示します。これらの筋は、腰部の体幹右側に位置します。

開始位置

・患者はベッドの右端で座位になり、両腕を交差し両手をそれぞれ反対側の肩に置きます。
・施術者は患者の右側に立ちます。
・施術者の左手を施術の手とし、患者の右の体幹上部に置きます。

【腰椎の右側屈の作用を持つ筋群】
この作用を持つ筋群は、以下の右側の筋で構成されます。
・脊柱起立筋
・横突棘筋
・腰方形筋
・腹直筋
・外腹斜筋
・内腹斜筋
・大腰筋
・小腰筋

・右手を固定の手とし、患者の骨盤を固定させます。固定の手は、患者の右腸骨稜上辺に渡って置くか、または右大腿近位の前面に置きます。その際、必要に応じて、クッションをはさむと快適に固定のコンタクトの圧を分散させることができます（図8－13）。

ステップ1：患者による求心性収縮のストレッチ

・はじめに、患者に体幹を左下方へ（体幹を左側屈へと動かして）無理のない範囲でできるだけ自動的に曲げてもらいます。このストレッチの的を腰椎に絞るために、患者はこの動作を上背部でなく腰部から起こすようにしなければなりません。
・重要　ここで重要なことは、患者は左側屈筋を自動的に収縮して、体幹を左下方へ動かすことであり、力を抜いて重力に動かさせてはなりません。
・これが腰椎の右側屈筋（ターゲットの筋群）のストレッチの開始となります（図8－14A）。

ステップ2：付加他動ストレッチ

・ステップ1の最後のストレッチの位置に到達したら、患者は力を抜き、施術者はやさしく患者を組織の抵抗を感じる

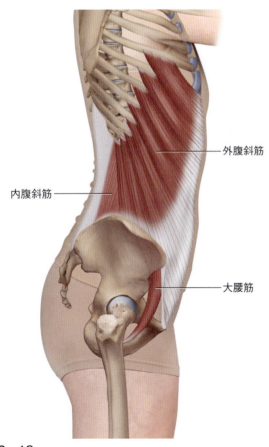

図8－12
注：すべての筋は見えてはいない

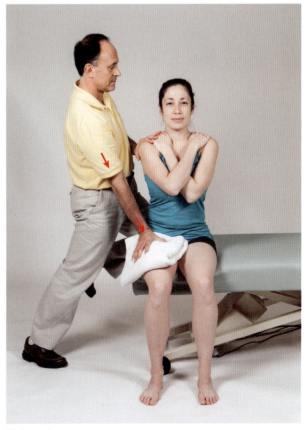

図8－13

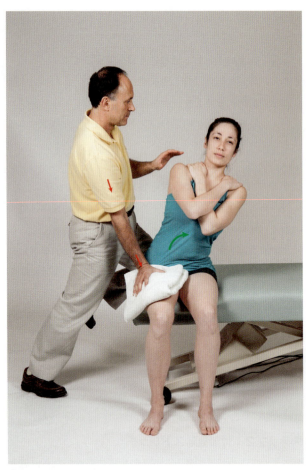

図8-14A

までさらに左側屈へと押して、ターゲットの右側屈筋をさらにストレッチします（図8-14B）。
・このストレッチの姿勢を1～2秒保持します。

ステップ3：患者の開始位置への他動復帰

・ステップ2が終わったら、患者は力を抜いたまま、施術者は患者の体幹を支え、他動的に動かして開始位置に戻します（図8-14C）。

この後の繰り返し

・上記の手順を各回とも繰り返します。
・毎回繰り返すごとに、少しずつストレッチの圧を増やしてもよいです。
・最後の繰り返し（通常、8～10回行う）の終わりでは、ストレッチの姿勢を長めに5～20秒、またはそれ以上保持してもよいです。
・求心性収縮をする際の患者の呼吸は、息を吐くように注意します。
・ターゲットの筋を緩めて施術者がストレッチをする間も、患者は息を吐き続けます。それから次の繰り返しのために施術者が患者を開始位置に戻すときに、息を吸います。

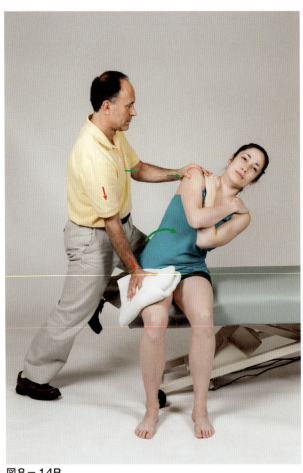

図8-14B

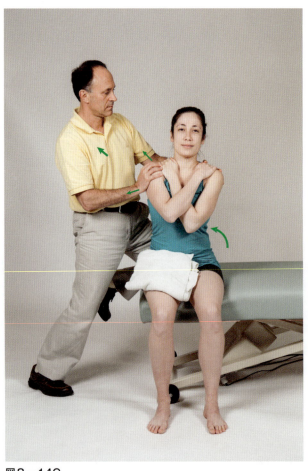

図8-14C

実践テクニック 8-5

ストレッチを胸椎まで拡大する

ストレッチを広げて胸椎も含ませたいと思ったら、両腕を組ませる代わりに、患者に右腕を頭の上に乗せてもらうと、うまくいきます。付加他動ストレッチの際は、コンタクトを患者の体幹上部の代わりに右腕にします。

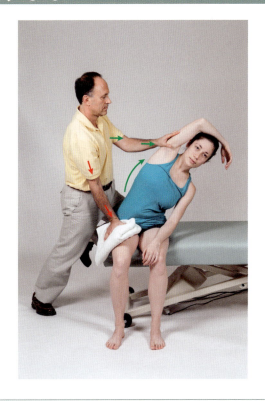

基本手順 8-4　腰椎の左側屈筋

図8-15は、腰椎を左側屈する作用を持つ筋群を示します。これらの筋は、腰部の体幹左側に位置します。この作用を持つ筋群にACストレッチを施術するには、図8-13、図8-14の右側屈筋の作用をもつ筋のストレッチの解説に従いますが、体の左側向けに転換させます。

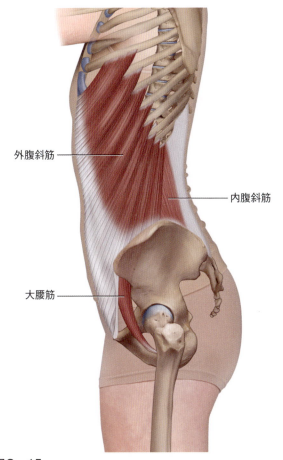

図8-15
注：すべての筋は見えてはいない

基本手順8-5： 腰椎の右回旋筋

図8-16は、腰椎を右回旋する作用を持つ筋群を示します。これらの筋は、腰部の体幹の前後両側と左右両側に位置します。

開始位置

・患者をベッドの右端で座位にして、両腕を交差し両手をそれぞれ反対側の肩に置かせます。この際に、両腕は肩関節で内転させ、両肘が身体の中心で交わるようにします。
・施術者は、患者の右側に立ちます。
・施術者の右手を施術の手とし、患者の両肘にあてがいます。
・左手を固定の手とし、患者の骨盤を固定させます。固定の手は、右腸骨稜の上辺に渡って置くか、あるいは側屈筋の

基本手順と同様に、患者の右大腿近位の前面に置いてもよいです。必要に応じて、クッションを挟むと快適に固定のコンタクトの圧を分散させることができます（図8-17）。

ステップ1：患者による求心性収縮のストレッチ

・はじめに、患者に体幹を左へ無理のない範囲でできるだけ自動的に回旋してもらいます。このストレッチの的を腰椎に絞るために、患者はこの動作を上背部でなく腰部から起こすようにしなければなりません。
・これが腰椎の右回旋筋（ターゲットの筋群）のストレッチの開始です（図8-18A）。

ステップ2：付加他動ストレッチ

・ステップ1の最後のストレッチの位置に到達したら、患者は力を抜き、施術者はやさしく患者を組織の抵抗を感じるまでさらに左回旋へと押して、ターゲットの右回旋筋をさらにストレッチします（図8-18B）。
・このストレッチの姿勢を1～2秒保持します。

【腰椎の右回旋の作用を持つ筋群】

この作用を持つ筋群は、以下の筋で構成されます。
・左横突棘筋
・右脊柱起立筋
・左外腹斜筋
・右内腹斜筋

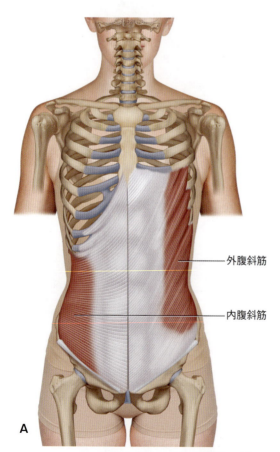
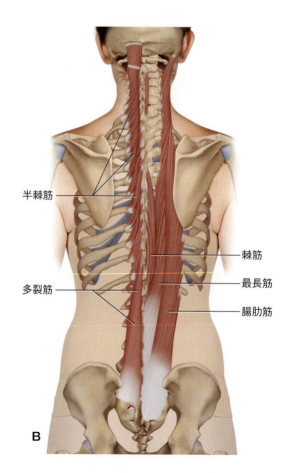

図8-16
（A）前面図　（B）後面図

ステップ3：患者の開始位置への他動復帰

- ステップ2が終わったら、患者は力を抜いたまま、施術者は患者の体幹を支え、他動的に動かして開始位置に戻します（図8-18C）。

この後の繰り返し

- 上記の手順を各回とも繰り返します。
- 毎回繰り返すごとに、少しずつストレッチの圧を増やしてもよいです。
- 最後の繰り返し（通常、8～10回行う）の終わりでは、ストレッチの姿勢を長めに5～20秒、またはそれ以上保持してもよいです。
- 求心性収縮をする際の患者の呼吸は、息を吐くように注意します。
- ターゲットの筋を緩めて施術者がストレッチをする間も、患者は息を吐き続けます。それから次の繰り返しのために施術者が患者を開始位置に戻すときに、息を吸います。

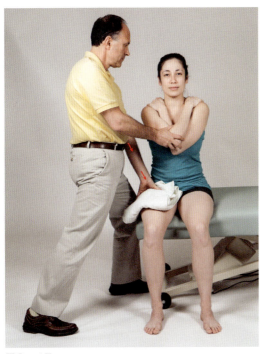

図8-17

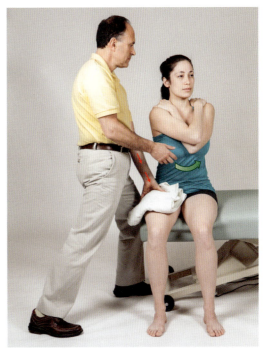

図8-18A

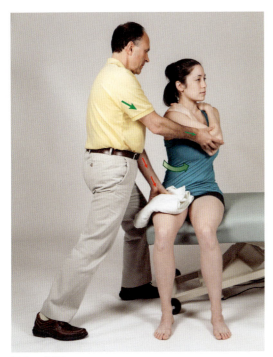

図8-18B

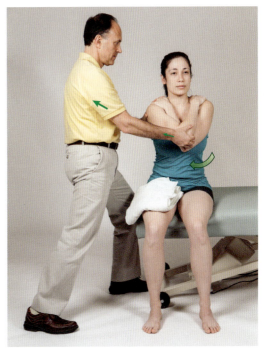

図8-18C

基本手順8－6　腰椎の左回旋筋

　図8－19は、腰椎を左回旋する作用を持つ筋群を示します。これらの筋は、腰部の体幹の前側および後側と左右両側に位置します。この作用を持つ筋群にACストレッチを施術するには、右回旋筋をストレッチする図8－17、図8－18の解説に従いますが、体の左側向けに転換させます。

【腰椎の左回旋の作用を持つ筋群】
　この作用を持つ筋群は、以下の筋で構成されます。
・右横突棘筋
・左脊柱起立筋
・右外腹斜筋
・左内腹斜筋

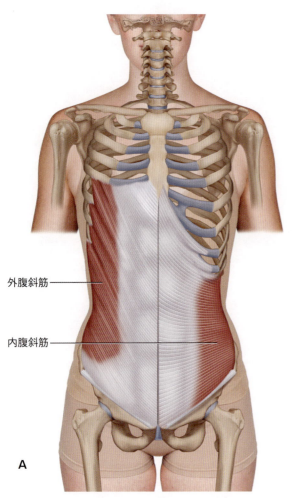 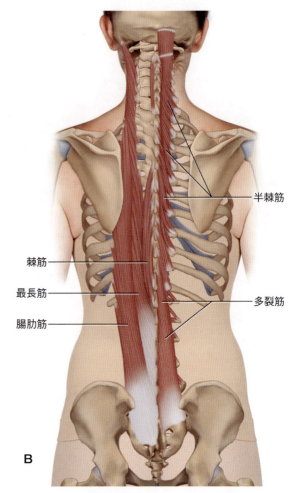

図8－19
（A）前面図　（B）後面図

実践テクニック 8-6

AC多面ストレッチ：腰椎の回旋筋

腰椎の回旋筋のACストレッチの手順は、多面ストレッチに展開することができます。右回旋筋では、患者に腰椎を左回旋させるだけでなく、回旋しながら矢状面で前方に屈曲もしてもらう（**図A**）か、図Bに示すように回旋しながら前頭面で左側屈をしてもらいます（左側屈の代わりに右側屈でもよい）。これらの追加の運動は重力によって促進されるため、こうした斜面の運動をする際には患者には自動的に筋を動かしてもらうことが重要です。ACの手順では通常そうするように、いったん患者が力を緩めてから、動作の可動域へとさらに患者にストレッチをかけます。左回旋筋にも、これと同様の多面ストレッチを行ってよいです。

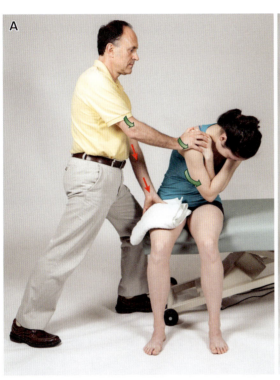
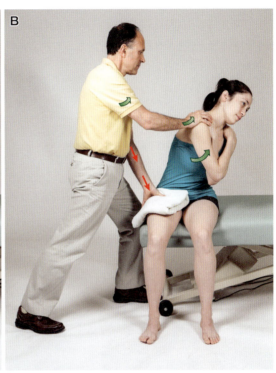

II. 股関節または骨盤のACの基本手順

原則として、股関節にまたがる骨盤の筋のACストレッチの施術では、患者の骨盤を固定し、大腿を動かしてストレッチを起こします。効果的なストレッチをするために、極めて重要なのは、骨盤がしっかり固定されていることです。さもないと、ストレッチの力が腰椎に入っていきます。これによって股関節での伸張力が弱まって効果がなくなるだけでなく、腰椎にトルク（回転力）がかかって痛みや傷害を起こす可能性もあります。

本章で説明する股関節にまたがる骨盤の筋のACストレッチの基本手順は、以下の通りです。

・基本手順8-7　　股関節外転筋
・基本手順8-8　　股関節内転筋
・基本手順8-9　　股関節屈筋
・基本手順8-10　　股関節伸筋：ハムストリング
・基本手順8-11　　股関節伸筋：殿筋
・基本手順8-12　　股関節深層外旋筋
・基本手順8-13　　股関節内旋筋

 本章の股関節の筋に対するストレッチのほとんどで、施術者のストレッチまたは施術の手のコンタクト先が患者の下腿となっています。下腿をコンタクトにすると、てこの力が増し、施術者はストレッチを起こすためにより楽に大腿を動かせるようになります。しかし、患者の膝関節に問題がある場合は、コンタクトは下腿でなく大腿自体にして、膝関節を通して力がかからないようにします。この形でストレッチの施術を行う際、とりわけ施術者が小柄で患者が大柄の場合など、実際にはやりにくくなりますが、患者の膝を悪くしないように保つことが必須です。

基本手順8-7　股関節の外転筋

　図8-20は、右大腿を動かす股関節外転作用を持つ筋群を示します。これらの筋は、骨盤と大腿の外側に位置し、双方の間にある股関節にまたがります。股関節の筋に対するすべてのストレッチ同様、極めて重要なことは、骨盤をしっかり固定する点です。以下は身体の右側の股関節外転の作用を持つ筋群に対するACストレッチの基本手順の説明です。

開始位置

- 患者をベッドの左端寄りで仰臥位にする。右大腿を股関節でわずかに内旋させ、右下腿は膝関節で伸展させます。左大腿も、股関節でわずかに内旋させます。
- 施術者は患者の左側に立ちます。
- 施術者の左手を施術の手とし、患者の右下腿外側に置きます。
- 右手を固定の手とし、患者の骨盤を固定させます。固定の手は、患者の左大腿に置きますが、左大腿を内旋させて押さえると、骨盤がより固定されます。患者が快適なようにクッションを挟んでもよいです（図8-21）。

ステップ1：患者による求心性収縮のストレッチ

- はじめに、患者に右大腿を身体を交差して、無理のない範囲でできるだけ自動的に内転かつやや屈曲してもらいます。
- これが右外転筋（ターゲットの筋群）のストレッチの開始です（図8-22A）。

【骨盤または股関節の外転の作用を持つ筋群】
この作用を持つ筋群は、以下の筋で構成されます。
- 中殿筋
- 小殿筋
- 大殿筋（上部線維）
- 大腿筋膜張筋
- 縫工筋

実践テクニック　8-7

骨盤を固定する

　股関節の筋のACストレッチの施術において、最も難しいことの1つが、患者の骨盤をしっかりと固定することです。1つの非常に効率的な方法は、ストラップやシートベルトを使うもので、患者の骨盤の上にベッドごと巻き付け、患者が痛くないようクッションを挟んで圧を分散させます。『実践テクニック　6-3』を参照してください。

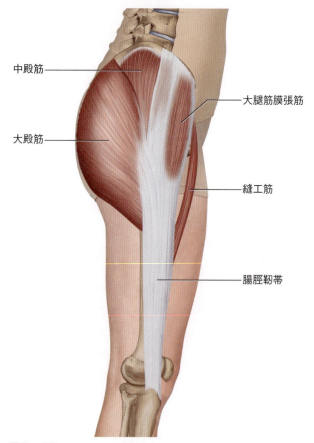

図8-20
注：小殿筋は見えていない

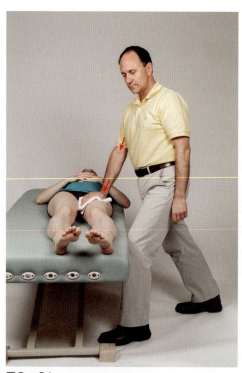

図8-21

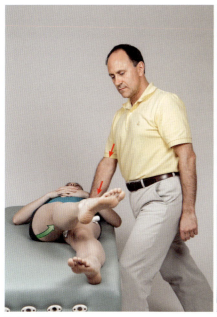
図8－22A

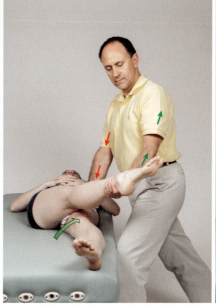
図8－22B

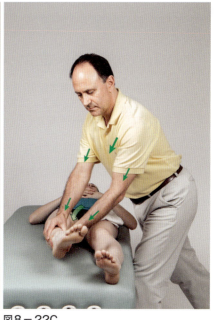
図8－22C

ステップ2：付加他動ストレッチ

・ステップ1の最後のストレッチの位置に到達したら、患者は力を抜き、施術者はやさしく患者を組織の抵抗を感じるまでさらに内転へと引っ張って、ターゲットの外転筋をさらにストレッチします（図8－22B）。
・このストレッチの姿勢を1～2秒保持します。

ステップ3：患者の開始位置への他動復帰

・ステップ2が終わったら、患者は力を抜いたまま、施術者は患者の大腿を支え、他動的に動かして開始位置に戻します（図8－22C）。

 股関節置換を受けていたり、股関節に著しい変性変形が認められる患者の場合は、常に注意が必要です。内転および内旋させるストレッチではさらなる慎重さを要します。

この後の繰り返し

・上記の手順を各回とも繰り返します。
・毎回繰り返すごとに、少しずつストレッチの圧を増やしてもよいです。
・最後の繰り返し（通常、8～10回行う）の終わりでは、ストレッチの姿勢を長めに5～20秒、またはそれ以上保持してもよいです。
・求心性収縮をする際の患者の呼吸は、息を吐くように注意します。
・ターゲットの筋を緩めて施術者がストレッチをする間も、患者は息を吐き続けます。それから次の繰り返しのために

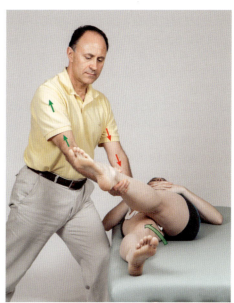
図8－23

施術者が患者を開始位置に戻すときに、息を吸います。
・重要 このストレッチは大腿を身体の前で前方に屈曲させるため、後側に位置する伸筋でもある外転筋、例えば中殿筋と小殿筋の後部線維や大殿筋の上部線維などを、優先的にストレッチします。大腿の内旋を加えた理由は、これらの外転筋かつ伸筋である筋は、また外旋筋でもあるからです。動きが多面にわたっているため、このストレッチの基本手順は多面ストレッチです。

左側の外転筋の筋群

・身体の左側にある骨盤または股関節の外転の作用を持つ筋群に対して繰り返します（図8－23）。

実践テクニック　8-8

別の体勢での股関節外転筋の AC ストレッチ

　股関節外転の作用をもつ筋群のACストレッチは、患者を側臥位にしても行うことができます。以下は、患者の右外転筋に対するACストレッチの施術手順です。

- 患者を左を下にした側臥位にし、殿部をできるだけベッドの後ろに近づけ、左肩をできるだけベッドの反対側に遠ざけます。こうすると患者はベッド上で対角線上に位置し、ベッドに邪魔されずに右大腿をベッドの後ろ側から内転へと下ろすことができます。
- 施術者は患者の背後に立ちます。
- 施術者の右手を施術の手とし、患者の右大腿遠位の外側面に置きます。
- 左手を固定の手とし、患者の骨盤の腸骨稜のすぐ下に置きます。ここで重要なのは、押さえている側の骨盤が挙上する方向で上向きに力をかけて腸骨稜を押さえることです。そうしないと、骨盤の右側が下制して、股関節へのストレッチが失われてしまいます。腸骨稜にかかる固定する力の圧を分散させるため、クッションを挟むよう注意しましょう（**図A**）。
- 次に、患者に右大腿を、床方向へ自動的に内転してもらいます。この運動は重力が促進してしまうため、大腿を動かすためには内転筋の力を使うよう、患者に念押ししておくことが重要です（**図B**）。
- 可動域の終わりにきたら、患者は力を緩め、施術者が患者の大腿をもっと床方向に内転へと押して、外転筋をさらにストレッチします（**図C**）。
- それからさらに繰り返すために、施術者が患者の大腿を他動的に開始位置に戻します。
- 呼吸手順は、ACストレッチでの通常の手順に従います。

- このストレッチは大腿を身体の後ろで後方に伸展するので、前方に位置し、屈筋でもある外転筋を優先的にストレッチします。これらの前方に位置する外転筋の大半は、内旋筋でもあるので、この手順の最中に患者の大腿が外旋された状態でいると、ストレッチの効果がさらに増します。

注：このストレッチは、基本的には第7章にある股関節の外転筋のCRストレッチでのストレッチと同一となっています（基本手順7-7を参照）。

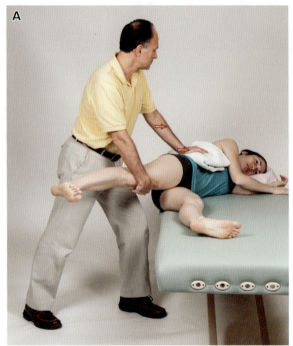

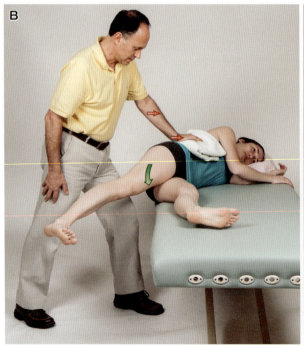

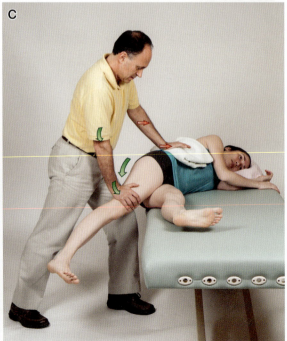

基本手順8-8　股関節内転筋

図8-24は、股関節で右大腿を内転する作用を持つ筋群を示します。これらの筋は、骨盤と大腿の内側に位置し、双方の間にある股関節にまたがります。股関節の筋に対するすべてのストレッチ同様、極めて重要なことは、骨盤をしっかり固定する点です。以下は身体の右側の股関節内転の作用を持つ筋群に対するACストレッチの基本手順の説明です。

【骨盤または股関節の内転の作用を持つ筋群】
この作用を持つ筋群は、以下の筋で構成されます。
- 恥骨筋
- 長内転筋
- 短内転筋
- 薄筋
- 大内転筋
- 大殿筋（下部線維）
- 大腿方形筋

開始位置
- 患者をベッドの右端寄りで仰臥位にします。
- 施術者は患者の右側に立ちます（図8-25）。
- 施術者の右手を施術の手とし、患者の右下腿遠位の内側に置きます。
- 左手を固定の手とし、患者の骨盤と反対（左）側の大腿を固定させます。固定の手は、患者の左大腿の前内側に置きます。

ステップ1：患者による求心性収縮のストレッチ
- はじめに、患者に右大腿を無理のない範囲でできるだけ自動的に外転してもらいます。
- これが右内転筋（ターゲットの筋群）のストレッチの開始となります（図8-26A）。

ステップ2：付加他動ストレッチ
- ステップ1の最後のストレッチの位置に到達したら、患者は力を抜き、施術者はやさしく患者の大腿を組織の抵抗を感じるまでさらに外転へと引っ張って、ターゲットの内転筋をさらにストレッチします（図8-26B）。
- このストレッチの姿勢を1〜2秒保持します。

ステップ3：患者の開始位置への他動復帰
- ステップ2が終わったら、患者は力を抜いたまま、施術者は患者の大腿を支え、他動的に動かして開始位置に戻します（図8-26C）。

この後の繰り返し
- 上記の手順を各回とも繰り返します。
- 繰り返すごとに、少しずつストレッチの圧を増やしてもよいです。

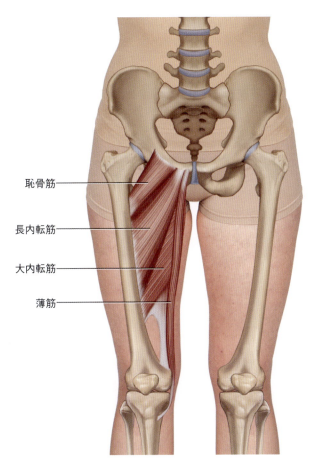

図8-24
注：すべての筋は見えてはいない

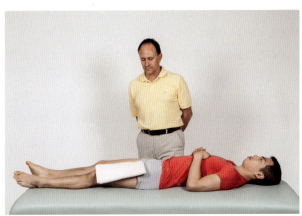

図8-25

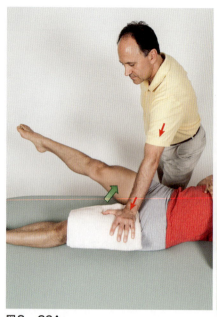
図8-26A

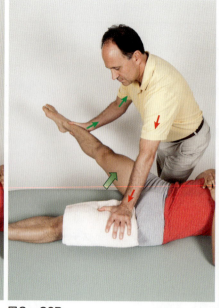
図8-26B

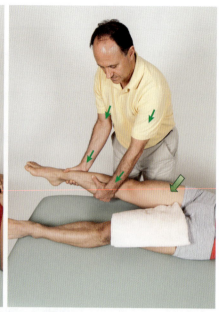
図8-26C

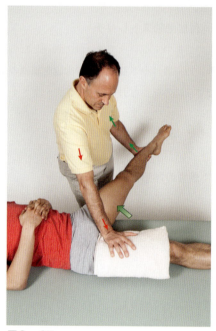
図8-27

- 最後の繰り返し（通常、8～10回行う）の終わりでは、ストレッチの姿勢を長めに5～20秒、またはそれ以上保持してもよいです。
- 求心性収縮をする際の患者の呼吸は、息を吐くように注意します。
- ターゲットの筋を緩めて施術者がストレッチをする間も、患者は息を吐き続けます。それから次の繰り返しのために施術者が患者を開始位置に戻すときに、息を吸います。

左側の内転筋の筋群

- 身体の左側にある骨盤または股関節の内転の作用を持つ筋群に対して繰り返します（図8-27）。

実践テクニック　8-9

AC多面ストレッチ：股関節の内転筋

　股関節の内転筋のACストレッチは、多面ストレッチに展開することができます。以下は、右側の内転筋に対するAC多面ストレッチです。患者に大腿を単に外転させる代わりに、外転かつ屈曲、または外転かつ伸展してもらいます。大腿の伸展は重力でも下方に動くので、患者にはこの運動を筋を収縮させて自動的に行うよう確実に指示します。大腿の屈曲を加えると、後側に位置する内転筋の線維にストレッチの的が絞られます。大腿の伸展を加えると、前側に位置する内転筋の線維にストレッチの的が絞られます。外旋も足すと、さらに内転筋がストレッチされます。膝関節を伸展位で行うと、膝関節屈筋でもある薄筋が最大限にストレッチされます。膝関節が曲げられると、薄筋がストレッチの対象からはずれ、おそらく他の内転筋が最大限に伸張されるようになります。**下図**では、外転に屈曲および外旋を足したところを示します。

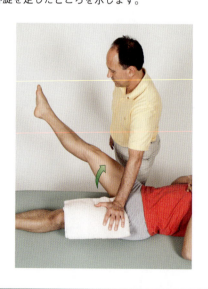

基本手順8－9：股関節屈筋

図8－28は、右大腿を動かす股関節屈曲作用を持つ筋群を示します。これらの筋は、骨盤と大腿の前側に位置し、双方の間にある股関節にまたがります。股関節の筋に対するすべてのストレッチ同様、骨盤をしっかりと固定することが重要です。このストレッチでは特に重要で、骨盤がきちんと固定されていないと前方に傾斜し、腰椎の前弯を増大させるかからです。以下は伏臥位の患者での身体の右側の股関節内転の作用を持つ筋群に対するACストレッチの基本手順の説明です。

注：別の体勢（側臥位および伏臥位の患者の上に施術者が座る）での股関節屈筋ストレッチのやり方は、第6章の基本手順6－7に示しました。これらのストレッチも、ACストレッチの手順を加えれば、簡単にACストレッチに展開できます。

開始位置

・患者をベッドのできるだけ右端寄りで伏臥位にします。
・施術者は患者の右側に立ちます（図8－29）。
・施術者の左手を施術の手とし、患者の右大腿前側に置きます。
・右手を固定の手とし、患者の骨盤を固定させます。固定の手は、患者の右上後腸骨棘に置きます。

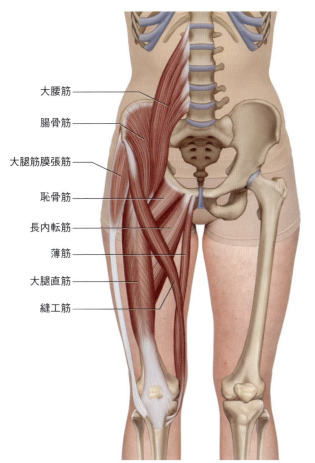

図8－28
注：すべての筋は見えてはいない

【骨盤または股関節の屈曲の作用を持つ筋群】

この作用を持つ筋群は、以下の筋で構成されます。

・中殿筋（前部線維）
・小殿筋（前部線維）
・大腿筋膜張筋
・大腿直筋
・縫工筋
・腸骨筋
・大腰筋
・恥骨筋
・長内転筋
・短内転筋
・薄筋

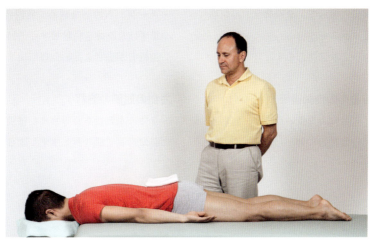

図8－29

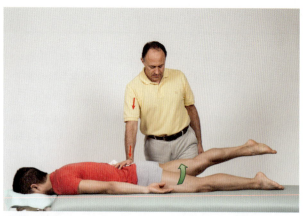
図8-30A

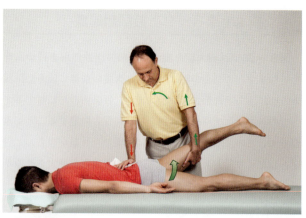
図8-30B

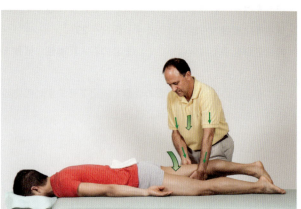
図8-30C

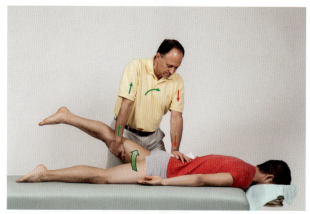
図8-31

ステップ1：患者による求心性収縮のストレッチ

- はじめに、患者に、無理のない範囲でできるだけ自動的に右大腿を伸展してもらいます。
- これが右屈筋（ターゲットの筋）のストレッチの開始となります（図8-30A）。

ステップ2：付加他動ストレッチ

- ステップ1の最後のストレッチの位置に到達したら、患者は力を抜き、施術者はやさしく患者の大腿を組織の抵抗を感じるまでさらに伸展へと引っ張って、ターゲットの屈筋をさらにストレッチします（図8-30B）。
- このストレッチの姿勢を1～2秒保持します。

ステップ3：患者の開始位置への他動復帰

- ステップ2が終わったら、患者は力を抜いたまま、施術者は患者の体幹と骨盤を支え、他動的に動かして開始位置に戻します（図8-30C）。

この後の繰り返し

- 上記の手順を各回とも繰り返します。
- 毎回繰り返すごとに、少しずつストレッチの圧を増やしてもよいです。
- 最後の繰り返し（通常、8～10回行う）の終わりでは、ストレッチの姿勢を長めに5～20秒、またはそれ以上保持してもよいです。
- 求心性収縮をする際の患者の呼吸は、息を吐くように注意します。
- ターゲットの筋を緩めて施術者がストレッチをする間も、患者は息を吐き続けます。それから次の繰り返しのために施術者が患者を開始位置に戻すときに、息を吸います。

左側の屈筋の筋群

- 身体の左側にある骨盤または股関節の屈曲の作用を持つ筋群に対して繰り返します（図8-31）。

実践テクニック　8-10

ＡＣ多面ストレッチ：股関節の屈筋

　股関節の屈筋のACストレッチの手順は、多面ストレッチに展開することができます。以下は、右側の屈筋のAC多面ストレッチです。患者に大腿を単なる矢状面での伸展させる代わりに、水平面の内旋または外旋や前頭面の内転または外転を加えることができます。大腿が異なる面で動かされるので、患者の上後腸骨棘への固定圧の方向も、少々調整が必要になります。というのは、患者の大腿を伸展する際には、腰椎の前弯が進まないよう骨盤がしっかり固定されているのを確認することが重要だからです。水平面と前頭面の要素は、どのようにも組み合わせることができます。図Aと図Bでは、大腿の矢状面の伸展に、内旋と内転を加えたところを示します。図Aでは、ストレッチを開始して逆制止反射を起こすために患者が自動的に大腿を動かしています。図Bでは、いったん患者が力を抜いてから施術者がストレッチを加えています。図Cでは、患者の膝関節に屈曲を加えているところです。こうすると多関節ストレッチになり、患者の大腿直筋が最大限に伸張されます。大腿直筋を対象からはずして、他の屈筋にストレッチの的を絞らせたい場合は、必ず患者の膝関節を伸展位に保つようにします。

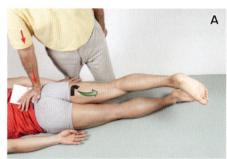

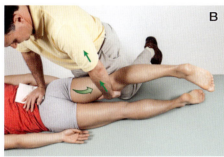

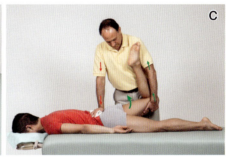

基本手順8-10：股関節伸筋：ハムストリング

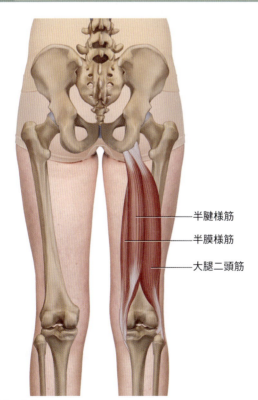

図8-32

　図8-32は、右側のハムストリングを示します。これらの筋は、大腿後側に位置し、骨盤から下腿近位へと縦断します。ハムストリングは筋線維に対して垂直方向に股関節後側をまたぐので、股関節の伸筋です。とはいえ、やはり筋線維に対していくぶん垂直方向に股関節後側をまたぐけれども殿筋とは違い、ハムストリングは膝関節の後側にもまたがります。そのため、膝関節の屈曲の作用もあります。この知識があることは、この筋をストレッチする上で重要です。ハムストリングに対するACトレッチの基本手順は、「テクニックの概要」の図8-1から図8-5で説明しました。

（動画で見る「ハムストリングACストレッチ」：著者公式サイト　Digital COMT http://www.learnmuscles.com/ にて有料で視聴可能、英語のみ）

【ハムストリングの筋群】

この筋群は、以下の筋で構成されます。

・大腿二頭筋
・半腱様筋
・半膜様筋

（図中ラベル：半腱様筋、半膜様筋、大腿二頭筋）

基本手順8-11　股関節伸筋：殿筋

　図8-33は、身体の右側の殿筋を示します。これらの筋は、殿部の骨盤後側に位置し、骨盤と大腿の間で股関節をまたぎます。殿筋はハムストリング同様、股関節の伸筋です（基本手順8-10を参照）。違いは、ハムストリングが膝関節後側をまたぐのに対し、殿筋はまたがないことです。そのため、殿筋を最も効率的にストレッチするには、膝関節を屈曲してハムストリングを緩め、ストレッチの対象外にします。

　以下は身体の右側の殿筋に対するACストレッチの基本手順の説明です。

注：中殿筋と小殿筋には、骨盤または大腿の領域で外側と前側に位置する中部線維と前部線維があります。これらの線維は、基本手順8-7と基本手順8-9でそれぞれストレッチされます。ここで説明する基本手順8-11では、殿筋の後部線維をストレッチします。

開始位置

・患者をベッドの右端寄りで仰臥位にします。
・施術者はベッドの右側に立ちます（図8-34）。
・患者に股関節で右大腿を、膝関節で右下腿をそれぞれ屈曲させ、右足裏をベッドにぴったりつけてもらいます。
・施術者の左手を施術の手とし、患者の右大腿後側に置きます。

・右手を固定の手とし、患者の骨盤を固定させます。固定の手は、患者の左大腿の前面に置きます。
・もう1つの固定のコンタクトは、施術者の右膝を患者の左大腿の前面で用います（図8-3）。

ステップ1：患者による求心性収縮のストレッチ

・はじめに、患者に右膝を胸元まで（股関節で右大腿を、膝関節で右下腿を屈曲させて）無理のない範囲でできるだけ自動的に動かしてもらいます。
・これが右殿筋（ターゲットの筋群）のストレッチの開始です（図8-35A）。

ステップ2：付加他動ストレッチ

・ステップ1の最後のストレッチの位置に到達したら、患者は力を抜き、施術者はやさしく患者の大腿を組織の抵抗を感じるまでさらに屈曲へと押して、ターゲットの殿筋をさらにストレッチします（図8-35B）。
・この姿勢を1～2秒保持します。

【殿筋の筋群】
この作用を持つ筋群は、以下の筋で構成されます。
・大殿筋
・中殿筋
・小殿筋

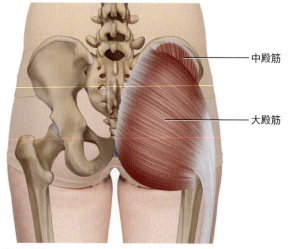

図8-33
注：小殿筋は見えていない

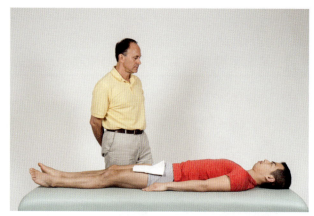

図8-34

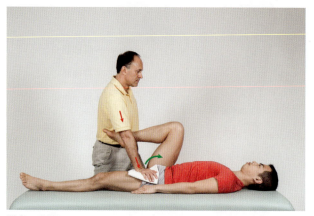

図8-35A

ステップ3：患者の開始位置への他動復帰

- ステップ2が終わったら、患者は力を抜いたまま、施術者は患者の体幹と骨盤を支え、他動的に動かして開始位置に戻します（図8-35C）。
- 完全に患者を開始位置に戻す代わりに、戻すのを途中までにしてもよいです（図8-35D）。この利点は、施術者が次の繰り返しをはじめる前に、完全に後ろに下がって施術の手と固定の手を放さずに済むことです。この際に重要なことは、殿筋を抑制するために逆制止反射が誘発されるよう、求心性の筋収縮を行って膝を胸元まで持ってくるための余地を十分に患者に残しておくことです。

この後の繰り返し

- 上記の手順を各回とも繰り返します。
- 毎回繰り返すごとに、少しずつストレッチの圧を増やしてもよいです。
- 最後の繰り返し（通常、8〜10回行う）の終わりでは、ストレッチの姿勢を長めに5〜20秒、またはそれ以上保持してもよいです。
- 求心性収縮をする際の患者の呼吸は、息を吐くように注意します。
- ターゲットの筋を緩めて施術者がストレッチをする間も、患者は息を吐き続けます。それから次の繰り返しのために施術者が患者を開始位置に戻すときに、息を吸います。
- 重要 第6章でも述べたように、患者に膝を胸元まで上げて身体の対側へともってこさせ、これを多面ストレッチにすると、深層外旋筋のストレッチに近くなります。基本手順8-12で、深層外旋筋に対するACストレッチのテクニックを説明します。

左側の殿筋の筋群

- 身体の左側にある骨盤または股関節の殿筋の筋群に対して繰り返します（図8-36）。

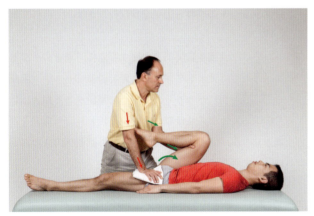

図8-35B

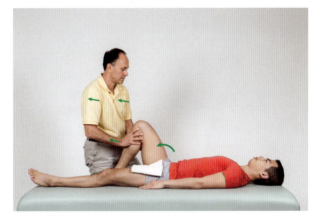

図8-35C

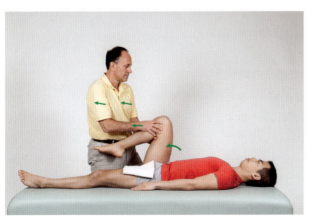

図8-35D

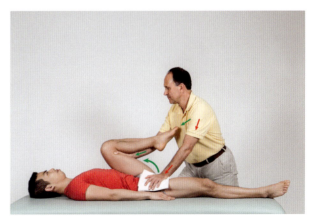

図8-36

基本手順8－12　股関節深層外旋筋

図8－37は、身体の右側の深層外旋の作用を持つ筋群を示します。これらの筋は、殿部の骨盤後側、大殿筋の深部に位置し、骨盤と大腿の間で股関節をまたぎます。

> 注：股関節の後側の関節包靭帯（坐骨大腿靭帯）は、深層外旋筋と同様に内旋でストレッチされます。したがって、ここで説明する深層外旋筋へのストレッチの手順は、張っている股関節後側の関節包を伸張し緩めるのにも、大変に効果的です。以下は身体の右側の深層外旋筋に対するACストレッチの基本手順の説明です。

【深層外旋筋の筋群】
この作用を持つ筋群は、以下の筋で構成されます。
- 梨状筋
- 上双子筋
- 内閉鎖筋
- 下双子筋
- 外閉鎖筋
- 大腿方形筋

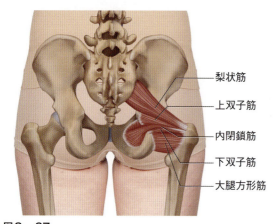

図8－37
注：外閉鎖筋は見えていない

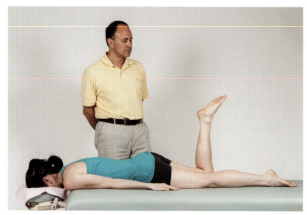

図8－38

開始位置

- 患者を伏臥位にして、膝関節で右下腿を屈曲します。
- 施術者はベッドの右側に立ちます（図8－38）。
- 施術者の左手を施術の手とし、患者の右下腿遠位の内側あたりをつかみます。
- 右手を固定の手とし、患者の骨盤を固定させます。固定の手は、患者の左上後腸骨棘に置きます。

ステップ1：患者による求心性収縮のストレッチ

- はじめに、患者に股関節で右大腿を内旋させて、無理のない範囲でできるだけ自動的に右足部を外方へ動かしてもらいます。
- これが右深層外旋筋（ターゲットの筋群）のストレッチの開始となります（図8－39A）。

ステップ2：付加他動ストレッチ

- ステップ1の最後のストレッチの位置に到達したら、患者は力を抜き、施術者はやさしく患者の下腿の遠位端を組織の抵抗を感じるまでさらに外方へと押し、股関節における大腿の内旋を増しながら、ターゲットの深層外旋筋をさらにストレッチします（図8－39B）。
- このストレッチの姿勢を1～2秒保持します。

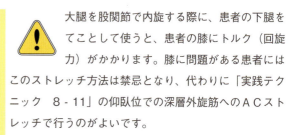

⚠ 大腿を股関節で内旋する際に、患者の下腿をてことして使うと、患者の膝にトルク（回旋力）がかかります。膝に問題がある患者にはこのストレッチ方法は禁忌となり、代わりに「実践テクニック 8-11」の仰臥位での深層外旋筋へのACストレッチで行うのがよいです。

ステップ3：患者の開始位置への他動復帰

- ステップ2が終わったら、患者は力を抜いたまま、施術者は患者の下肢を支え、他動的に動かして開始位置に戻します（図8－39C）。

この後の繰り返し

- 上記の手順を各回とも繰り返します。
- 毎回繰り返すごとに、少しずつストレッチの圧を増やしてもよいです。
- 最後の繰り返し（通常、8～10回行う）の終わりでは、ストレッチの姿勢を長めに5～20秒、またはそれ以上保持してもよいです。
- 求心性収縮をする際の患者の呼吸は、息を吐くように注意します。

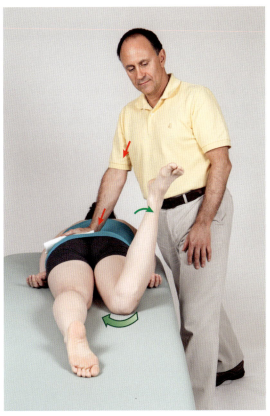

図8－39A

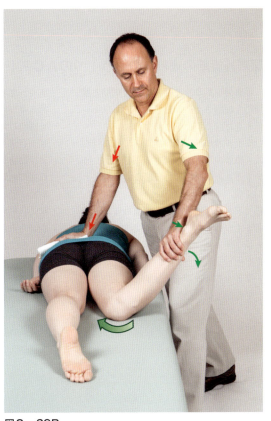

図8－39B

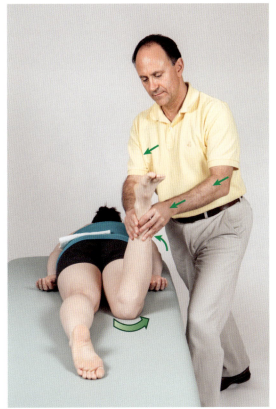

図8－39C

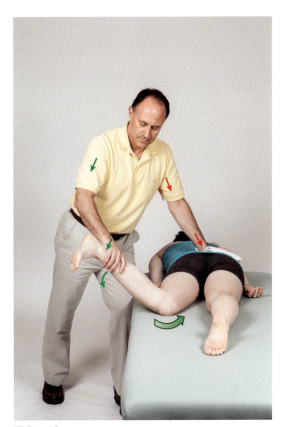

図8－40

- ターゲットの筋を緩めて施術者がストレッチをする間も、患者は息を吐き続けます。それから次の繰り返しのために施術者が患者を開始位置に戻すときに、息を吸います。

左側の深層外旋筋の筋群

- 身体の左側にある骨盤または股関節の深層外旋筋の筋群に対して繰り返します（図8－40）。

第8章　CR（収縮・弛緩）ストレッチ

実践テクニック 8-11

深層外旋筋の筋群へのもう1つのACストレッチ

　深層外旋筋はまた、患者を股関節と膝関節を屈曲させて仰臥位にしてもストレッチをかけることができます。

　患者が膝関節に問題を抱えている場合は、患者の下腿を深層外旋筋をストレッチするための内旋の力を起こす"てこ"として使うべきではありません。以下は、膝関節を関与させない、深層外旋筋へのもう1つのACストレッチです。このストレッチでは、患者の右側に対するやり方を示し、解説します。

・患者を右の股関節と膝関節を屈曲させて仰臥位にし、足部はぴったりとベッドにつけてもらいます。施術者は患者の右側に立ちます。

・まず、患者に股関節で大腿をさらに屈曲および水平内旋させて、右膝を身体を横切り対側の肩方向へと自動的に引き上げてもらいます（**図A**）。これにより深層外旋筋のストレッチが開始され、この筋を抑制し弛緩させるための逆制止反射が誘発されます。

・次に、患者に力を抜いてもらい、施術者はやさしく患者の膝を対側の肩方向へさらに押して、深層外旋筋をさらにストレッチします（**図B**）。

・この姿勢を1～2秒保持した後に、患者の大腿を他動的に開始位置に戻します（**図C**）。

・合計8～10回繰り返します。

注：患者に身体を横切って大腿を持ち上げてもらう角度を、意図的に変えることは有益です。膝を対側の肩方向へ持ってきたら、患者にさらに身体を横切る角度にするよう、つまり屈曲は弱めで、水平内転を強めにするよう指示します。胸に向かう垂直方向と身体を横切るまっすぐな水平方向の間の四分円の範囲内の異なる角度ごとに、深層外旋筋の異なる線維が優先的にストレッチされることになります。

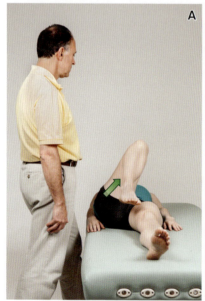 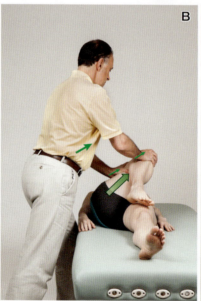 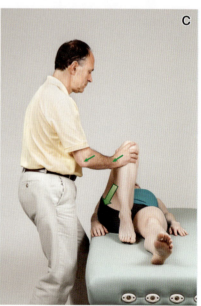

基本手順8－13　股関節内旋筋

　図8－41は、身体の右側の内旋の作用を持つ筋群を示します。これらの筋は、骨盤前側に位置し、骨盤と大腿の間の股関節をまたぎます。以下は身体の右側の股関節内旋筋の筋群に対するACストレッチの基本手順の説明です。

開始位置
・患者を伏臥位にして、膝関節で右下腿を屈曲します。
・施術者はベッドの（反対の）左側に立ちます（図8－42）。

【内旋筋の筋群】
この作用を持つ筋群は、以下の筋で構成されます。
・大腿筋膜張筋
・中殿筋（前部線維）
・小殿筋（前部線維）
・恥骨筋
・長内転筋
・短内転筋
・薄筋
・大内転筋

・施術者の左手を施術の手とし、患者の右下腿遠位の後側あたりをつかみます。
・右手を固定の手とし、患者の骨盤を固定させます。固定の手は、患者の右上後腸骨棘に置きます。

ステップ1：患者による求心性収縮のストレッチ
・はじめに、患者に股関節で右大腿を外旋させて、無理のない範囲でできるだけ自動的に右足部を内方へ動かしてもらいます。
・これが腰椎の右内旋筋（ターゲットの筋群）のストレッチの開始となります（図8－43A）。

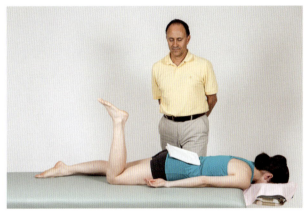
図8－42

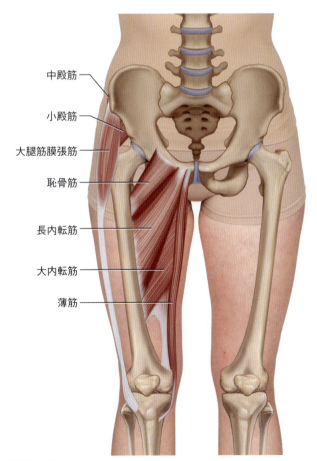
図8－41
注：短内転筋は見えていない

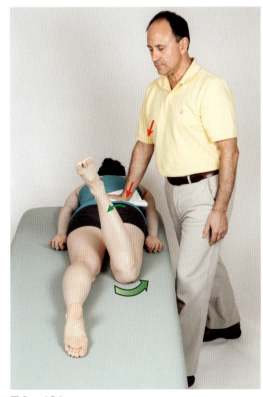
図8－43A

ステップ2：付加他動ストレッチ

- ステップ1の最後のストレッチの位置に到達したら、患者は力を抜き、施術者はやさしく患者の下腿の遠位端を組織の抵抗を感じるまでさらに内方へと押し、股関節における大腿の外旋を増しながら、ターゲットの内旋筋をさらにストレッチします（図8-43B）。
- このストレッチの姿勢を1～2秒保持します。

　大腿を股関節で内旋する際に、患者の下腿をてことして使うと、患者の膝にトルク（回旋力）がかかります。膝に問題がある患者にはこのストレッチ方法は禁忌となり、代わりに「実践テクニック 8-12」の内旋筋へのACストレッチで行うのがよいです。

ステップ3：患者の開始位置への他動復帰

- ステップ2が終わったら、患者は力を抜いたまま、施術者が患者の下腿を支えて他動的にスタートの姿勢に戻します（図8-43C）。

この後の繰り返し

- 上記の手順を各回とも繰り返します。
- 毎回繰り返すごとに、少しずつストレッチの圧を増やしてもよいです。
- 最後の繰り返し（通常、8～10回行う）の終わりでは、ストレッチの姿勢を長めに5～20秒、またはそれ以上保持してもよいです。
- 求心性収縮をする際の患者の呼吸は、息を吐くように注意します。
- ターゲットの筋を緩めて施術者がストレッチをする間も、患者は息を吐き続けます。それから次の繰り返しのために施術者が患者を開始位置に戻すときに、息を吸います。

左側の内旋群の筋群

- 身体の左側にある骨盤または股関節の内旋筋の筋群に対して繰り返します（図8-44）。

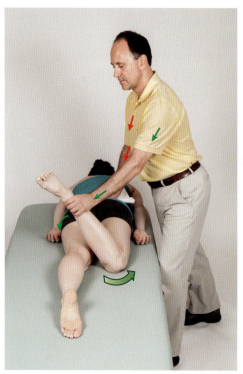

図8-43B

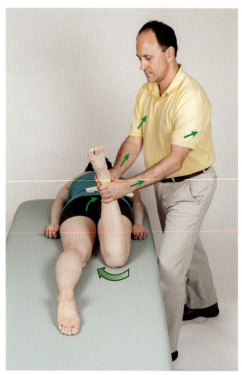

図8-43C

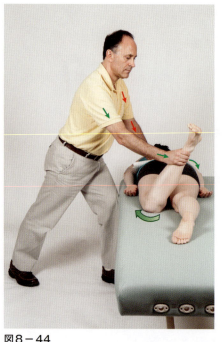

図8-44

実践テクニック 8-12

内旋筋の筋群へのもう1つのACストレッチ

　内旋筋のストレッチのもう1つの方法として優れているのは、患者を仰臥位にしたやり方です。この姿勢の利点は、付加他動ストレッチの際に、施術者は下腿の代わりに大腿を主に用いることができることです。この方法は、膝関節の関与を最小限にするので、患者が膝関節に問題を抱える場合には重要です。この仰臥位のストレッチでは、患者の右側に対するやり方を示し、解説します。

・患者に大腿を動かして股関節を屈曲させ、膝関節も屈曲させてベッドの右側寄りで仰臥位にします。施術者は患者の右側に立ちます。
・まず、患者に股関節で大腿を外旋させることにより、患者がACストレッチの手順を開始します（**図A**）。
・その後、患者に力を抜いてもらい、施術者はすばやく踏み込んで左前腕で患者の右大腿をつかみ、右手を患者の下腿の遠位外側面に置きます。次に大腿をさらに外旋へとストレッチして、内旋筋のストレッチを増します（**図B**）。ここで重要なのは、施術者のストレッチの力の大部分は、施術者の手が持っている下腿にではなく、前腕で抱えている患者の大腿にかけられているということです。
・それから次の繰り返しのために、患者を他動的に開始位置に戻します。

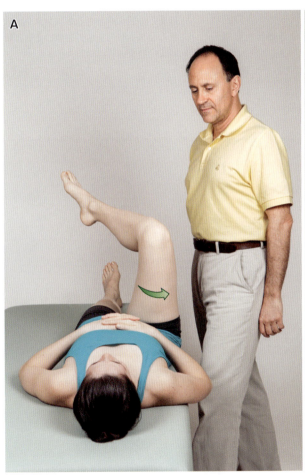
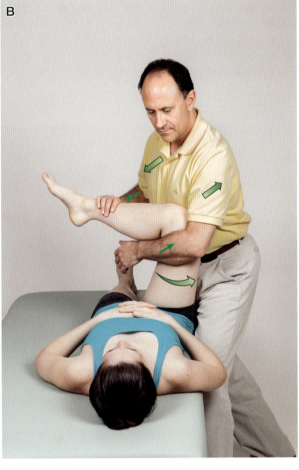

実践テクニック 8-13

同一面内の双方の作用を持つ筋群に一度の基本手順で行うACストレッチ

ACストレッチは、一度に1つの作用を持つ筋群だけに行わなければならないわけではありません。事実、同一面内の双方の作用を持つ筋群に対してACストレッチを施術することは、効率的かつ有益です。それによって、同じ手順内で2つのターゲットの筋群をストレッチできるのです。これを行うのには、患者が同じ体勢で双方の作用を持つ筋群の作用を行えることと、施術者が身体の使い方に関してどちらのストレッチの手順も効率的に行える体勢をとれることが必要です。この例として、同一手順の中で患者の右股関節の筋を内旋と外旋にストレッチします。

患者の右股関節を内旋へとストレッチすると、外旋筋（第1のターゲットの筋群）がストレッチされます。一方、患者の右股関節を外旋へとストレッチすると、内旋筋（第2のターゲットの筋群）がストレッチされます。この手順は、左右どちらの回旋のストレッチからはじめても、同様に行います。以下の例は患者の右側で、外旋筋のストレッチからの開始に基づくものです。

開始位置

・患者を大腿を股関節で屈曲させ、膝関節で膝を屈曲させてベッドの右側寄りで仰臥位にします。施術者は患者の右側に立ちます。

繰り返し1回目：ターゲットの筋群第1に対する患者による等尺性収縮のストレッチ

・はじめに、患者に股関節で大腿を自動的に動かして無理のない範囲でできるだけ内旋してもらいます（**図A**）。
・これがターゲットの外旋筋のストレッチの開始です（ターゲットの筋群第1）。

付加他動ストレッチ

・繰り返し1回目の最後のストレッチの位置に到達したら、患者は力を抜き、施術者はやさしく患者の大腿を組織の抵抗を感じるまでさらに内旋へと動かして、ターゲットの外旋筋をさらにストレッチします（**図B**）。
・このストレッチの姿勢を、1～2秒保持します。
・患者の体重とベッドとのコンタクトにより、ストレッチ中の患者の骨盤と体幹は、通常十分に固定されます。

（次ページ続く）

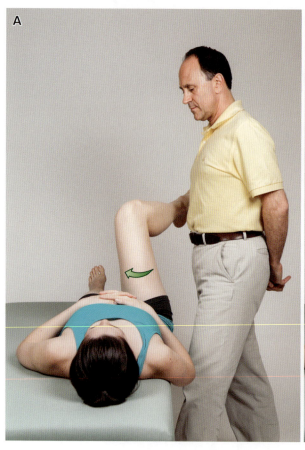 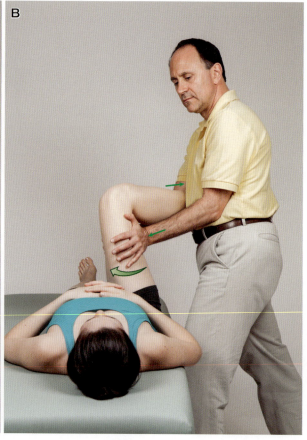

実践テクニック 8−13（続き）

同一面内の双方の作用を持つ筋群に一度の基本手順で行う AC ストレッチ（続き）

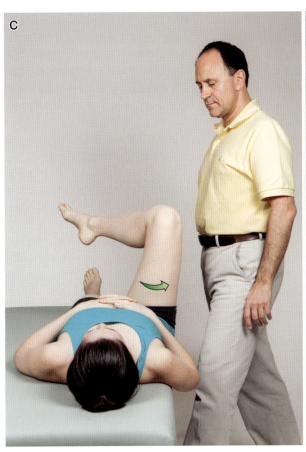

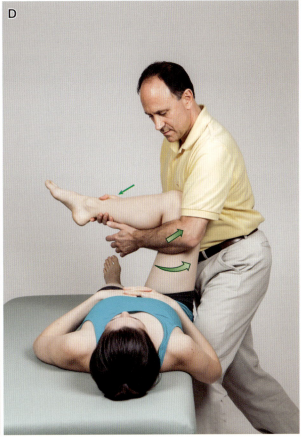

ターゲットの筋群第2に対する患者による等尺性収縮のストレッチ

- この時点で、次の繰り返しのために患者を開始位置に戻す代わりに、患者に大腿を自動的に最後まで動かして無理のない範囲でできるだけ外旋してもらい、ターゲットの内旋筋のストレッチを開始します（ターゲットの筋群第2）（図C）

付加他動ストレッチ

- いったんこのストレッチの位置に達したら、患者は力を抜き、施術者はやさしく患者の大腿を組織の抵抗を感じるまでさらに外旋へと動かして、ターゲットの内旋筋をさらにストレッチします（図D）。
- このストレッチの姿勢を、1〜2秒保持します。
- これで股関節の両方の回旋筋（両方のターゲットの筋群）がストレッチされた1回分の繰り返しの完了です。

この後の繰り返し

- その後の繰り返しはすべて、開始位置が異なる点を除いて、1回目と同様に行います。1回目の繰り返しの開始位置は、ニュートラルな解剖学的肢位でした。一方、2回目以降の開始位置は、患者は外旋にストレッチされた状態です。したがって、患者は2回目以降は、大腿を外旋位からずっと内旋位まで移動させることからはじめます。
- 呼吸手順は、求心性収縮の際は患者は息を吐くことに注意します。
- ターゲットの筋を緩めて施術者がそれをストレッチするのに合わせて、患者は息を吐き終えて息を吸います。施術者が患者を最初の開始位置に戻すというステップがないので、患者はストレッチされる間もまた息を吸わなければなりません。そのため、ACストレッチ術を同一面内の双方の作用を持つ筋群に対して一度の基本手順で行う場合、患者は深く息を吸いすぎないようにします。

臨床のアドバイス　8－9

ACストレッチを用いるべき場合とは？

ACストレッチは、標準的なストレッチ法に対する患者の反応がかんばしくない場合は常に使うことができ、また用いるべき、高度なテクニックです。患者が普通のストレッチに反応しなくなるまで、ACストレッチを使用するかどうかの決定を待つ必要はないものの、この方法を選ぶのが適切であるかどうか決める際には、いくつか考慮すべき要素があります。

まず、ACストレッチは施術に時間がかかる傾向があるので、これを用いるべき場合と、患者のどの部位に用いるべきかについては、注意深く選んでしかるべきです。もう1つ考慮しておくべきなのは、ACストレッチは患者が能動的に関わる必要があることです。施術者が患者の筋に施術する間ずっと受け身でいることを期待して診療に来る患者には、ACストレッチは適切な選択ではないかもしれません。あるいは、治療診療中に患者の果たしうる役割について、患者を教育する必要があるかもしれません。

よくある質問は、「高度な神経抑制テクニックでストレッチのテクニックが優れているのはCRとACとどちらでしょう？」

というものです。それぞれの手技にはそれぞれの支持者がいますが、各手技は患者人口のある特定の部分集合に対してはよく効き、特定の筋や筋群をストレッチするのに、本質的にはどちらも他方より優れているわけではありません。施術者が方法を選ぶ根拠にすべきなのは、患者ひとりひとりに対してどれだけ効果が出るか、患者が特定の手技をどれだけ享受できるかであったり、施術者にとってどの手技が特定の筋または筋群に対して生体力学的に行いやすいか、などです。

ACテクニックでは患者側の自動運動がより必要となるので、患者の身体のウォーミング・アップという点ではより優れている傾向にあります。局所的な体液の循環（血液・リンパ液・滑液）が増すからです。またAC術の運動は、運動の神経パターンを形成させるのにも優れているでしょう。一方、CRストレッチもACストレッチも患者の能動的な関与と労力を必要としますが、ACストレッチの方がより多く要する傾向にあるのは確実なので、受け身の術を求めている患者には、AC術よりもCR術の方が好まれるかもしれません。また、一般的にストレ

ッチをCR術に展開する方がAC術より簡単なのは、患者の体勢にかかわらず、施術者が必要な抵抗をかけることができるからです。一方AC術では通常、患者は筋を収縮させて身体の部位を重力に対して上向きか、少なくとも重力と並行に動かす必要があります。したがって、ACストレッチでは重力との関係において患者の体勢が問題となりますが、CRストレッチでは問題になりません。

ターゲットの筋をストレッチする際に、CRストレッチやACストレッチいずれか単体よりも、双方の効果を組み合わせているのだからCRACストレッチ（第9章参照）ならもっと効果的である、ということにおそらくなってよさそうです。しかし、この方法は施術に2倍の時間がかかり、1つの筋のストレッチに時間をよりとられるということは、患者の他の部位にかけられる時間がより少なくなるわけです。最終的にどの手技を選択するかは、ひとりひとりの状況における固有の事情によって臨床的に決めていくものなのです。

本章のまとめ

ACストレッチは、患者の硬くなった筋肉を治療するカギとなることも多い、高度なストレッチ・テクニックです。施術するテクニックの正確な方法は様々ですが、以下の概要に従って行うのが最も一般的といえます。

・患者はまず、ターゲットの筋群をストレッチする体勢に自動的に動かします。これにより、ターゲットの筋のストレッチが開始され、またターゲットの筋を抑制または弛緩する逆制止反射も誘発されます。

・次に患者は力を抜き、施術者は逆制止反射を利用して、反

射がなければ無理なくらいの域までターゲットの筋をストレッチします。

・施術者が次の繰り返しをはじめられるよう、他動的に患者を開始位置に戻して手技は完了です。

・患者の呼吸手順で最も重要な点は、自動的な筋収縮の際に息を吐くことです。

・完全な繰り返し1回にかかる時間は、通常約3～5秒で、これをたいてい、8～10回繰り返します。

基本的に、どのようなストレッチもACテクニックを用いて施術が可能です。すべてのストレッチと同様に、ACストレッチは患者の組織をウォーミング・アップしておいてから行うと、最も効果的です。

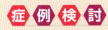

Hyesun Alexander、42歳。女性。新患。
(ACストレッチ)

□病歴とフィジカルアセスメント

　腰部の痛みと凝りを訴えて来院。1週間前、仕事で長時間立ったり、前屈みになったりした後、発症。今まで、腰が少々硬くなること以外で腰に問題があったことはない。自分でストレッチをしてみたが、余計に悪くなったような感じがするという。3日後にかかりつけ医を受診し、X線を撮るように言われた。X線写真では骨折や脱臼の所見はなく、必要に応じて市販の鎮痛薬の使用を指示された。その後、友人が勧めるマッサージ師の治療を受けたが、マッサージはごく軽いものに思われ、痛みの軽減には効果がなかった。

　座りっぱなし(20分以上)や、立ちっぱなし(30分以上)で腰の重だるさがきつくなるのに加え、どんな姿勢で寝ても落ち着かず、眠れなくなっている。痛みのレベルは(0から10までの尺度で、0が無痛で10が最大の痛み)、横になると4、長く立っていると5から6、車の運転も含めて長く座っていると7から8。腰の前屈または左右の側屈では、9のレベルの鋭い痛みがすぐに出る。通常週5回のエアロビクスとウェイト・トレーニングを組み合わせた運動をしているが、この痛みが出てからはできていない。痛みの源として指さすのは、腰部の脊柱の両側である。下肢のどちらにも関連痛は出ていない。効果的な整形外科的手技が受けられると聞いて来院した。

　評価では、腰部の屈曲は5°まで減少、左右の側屈は10°まで減少。その他の可動域はすべて正常範囲内。また、咳のテストとバルサルバ法(評価手順の復習は、第3章を参照のこと)の結果は陰性。自動下肢伸展挙上では、すぐに腰部の両側に痛みを生ずる。他動下肢伸展挙上では痛みは起きないが、腰部両側に硬さと引っ張られる感じを覚える。ナクラステスト、ヨーマンテストは陰性。触診をすると、腰部の左右の傍脊柱筋系(脊柱起立筋、横突棘筋)が非常に硬くなっており、また両側の腰方形筋も硬くて押すと痛がる。殿筋には軽度～中等度の硬さがあるが、この部位は触診の際に痛みも不快感もない。

□演習問題

1. この患者に対する治療計画には、ACストレッチのような高度なテクニックを含めるべきでしょうか？　含めるべきなら、それはなぜでしょうか？　また含めるべきでないなら、それはなぜでしょうか？

2. ACストレッチが有効であるとしても、この患者に用いて安全でしょうか？　安全であるなら、なぜそういえるのでしょうか？　また安全でないなら、それはなぜでしょうか？

3. ACストレッチで施術する場合、具体的にはどの基本手順を行うべきでしょうか？　なぜそれらの手順を選びましたか？

※演習問題の解答とこの患者に対する治療方針は、409頁にあります。

Part 2　Treatment Techniques

第9章

CRAC（収縮・弛緩－主動筋収縮）ストレッチ

学習の目標

本章で習得すべきポイント

1. CRACストレッチのメカニズム
2. CRACストレッチのステップごとの通常の施術手順の概要
3. 施術の手と固定の手の役割
4. CRACストレッチ施術中の患者の通常の呼吸手順
5. ストレッチにおいて、急な動作や伸張しすぎがいけない理由
6. 本章の各キーワードの定義とCRACストレッチのテクニックとの関係
7. 腰椎および骨盤または股関節の各作用を持つ筋群に対するCRACストレッチの実践

キーワード

- 逆制止反射
- 筋紡錘反射
- クリープ現象
- 固定の手
- ゴルジ腱器官反射
- ストレッチの手
- 施術の手
- 抵抗の手
- AC（主動筋収縮）
- ストレッチ
- CR（収縮・弛緩）ストレッチ
- CRAC（収縮・弛緩－主動筋収縮）ストレッチ

序論

CRAC[※1]（収縮・弛緩—主動筋収縮）ストレッチは、CR（収縮・弛緩）ストレッチ（第7章を参照）とAC（主動筋収縮）ストレッチ（第8章を参照）を組み合わせて施術を行う高度なストレッチ術です。CRストレッチ術とACストレッチ術のテクニックをそれぞれいったん習得してしまえば、施術者がCRACストレッチを行うことは難しいものではありません。これらの2つのテクニックを合成してCRACストレッチ術にするためには、ちょっとした追加のステップを1つ加えることが必要なだけです。CRACという頭文字が示す通りに、施術者はCRストレッチではじめ、直後にACストレッチで、単にテクニックを連続で施術すればよいのです。どんな実践的な手法もそうであるように、快適でスムーズかつ効率的な施術のカギとなるのは練習です。CRACストレッチは、2つのテクニックのどちらかを単体で行うよりも施術に時間がかかりますが、患者のターゲットの筋が緩みにくく、ストレッチしにくいような難しい症例に対して、唯一効果があるテクニックとなる可能性があります。このような症例では、施術に普通以上の時間がかかっても、十分行う価値があります。

注：本書の施術テクニックとセルフケアの章（第4～12章）では、緑の矢印は動きを、赤の矢印は固定を、黒の矢印は静止状態を保持する位置を示します。

※1監訳注：本書での「CRAC」は、既出のCRとACを組み合わせるストレッチ術を指し、「収縮・弛緩－主動筋収縮」を意味します。ただし、英文文献によっては、CRACのAについての説明を主動筋（agonist）ではなく拮抗筋（antagonist）の頭文字としているものもあります。用語としては反対語ですが、これは視点の違いによるもので、患者が自動収縮させる「主動筋」は、施術の対象であるターゲットの筋に対しての「拮抗筋」である、という意味で「拮抗筋収縮」ととらえた命名であり、収縮させる筋およびCRAC術の内容は同一のものを指しています。

メカニズム

CRACストレッチで提唱されているメカニズムは、CRストレッチの機序をなす**ゴルジ腱器官反射**と、ACストレッチの機序をなす**逆制止反射**を組み合わせたものです。ゴルジ腱器官反射に関しては第7章のコラム7－2に、逆制止反射に関しては第8章のコラム8－2で詳しく述べています。

CRストレッチのゴルジ腱器官反射と、ACストレッチの逆制止反射は、それぞれ筋系の収縮を抑制します（言い換えれば、筋系を弛緩させます）。これら2つの反射は両方とも、CRACストレッチではターゲットの筋を緩めてストレッチすることに活用できます。患者のターゲットの筋をストレッチする際に、この両方のテクニックを一緒に用いれば、筋の弛緩が増し、どちらかを単体で行うよりも筋が一層ストレッチできるようになるというのは、理にかなっています。

コラム 9－1

CRAC（収縮・弛緩－主動筋収縮）ストレッチの基本手順

本章では、以下のCRACストレッチの基本手順を説明します。

・Ⅰ.腰椎のCRACストレッチ
基本手順9－1　腰椎の伸筋
基本手順9－2　腰椎の右回旋筋

・Ⅱ.股関節または骨盤のCRACストレッチ
基本手順9－3　股関節屈筋
基本手順9－4　股関節伸筋：ハムストリング（「テクニックの概要」に示す）
基本手順9－5　股関節深層外旋筋

臨床のアドバイス　9－1

CRACストレッチの習得の仕方

CRACストレッチは施術が難しいわけではありませんが、様々なステップがあり、最初のうちは覚えるのにも患者に使用するにもややこしくなりかねません。そのため、まずはCRAC術のみならず、CRストレッチとACストレッチを別々に学んで習得してから、CRACストレッチを覚えて患者に施術するようにするとよいでしょう。

ここで留意しておくことが重要なのは、CRストレッチやACストレッチと同様に、患者の筋収縮に対して抵抗をかけ、ストレッチを行う施術者の手は、**施術の手**または**ストレッチの手**と呼ばれます。別名、**抵抗の手**ともいいます。施術者のもう一方の手は、**固定の手**と呼ばれ、患者の骨盤や体幹を固定するのに用います。

テクニックの概要

CRACストレッチを上手に行うには、CR術とAC術のテクニックを継ぎ目なく合体させます。この理由で、CRACストレッチを手がける前に、CR術とAC術を個別に扱っている第7章と第8章を、読了し練習しておくことを、強く勧めます。

以下に、右ハムストリングをストレッチされるターゲットの筋として用いたCRACストレッチ術の概要を述べます。

（動画で見る「ハムストリングCRACストレッチ」：著者公式サイト　Digital COMT http://www.learnmuscles.com/ にて有料登録で視聴可能、英語のみ）

臨床のアドバイス 9-2

患者とのコミュニケーション

　CRACストレッチが初めてという患者には、施術前にやり方の概要を説明するのが有益です。患者に、施術者のかける抵抗に対してある方向に押し返し、次に患者自身の身体（大腿、骨盤や腰部）をその反対の方向に動かし、それから力を緩めて施術者のストレッチを受ける、という流れを知らせておきましょう。加えて患者には、抵抗に対し押し返す時間の長さ、繰り返しの回数、呼吸の手順について説明します。これによって患者から施術開始前に口頭でインフォームド・コンセントを得ることができ、施術開始後に患者がCRACの手順を進めやすくなります。

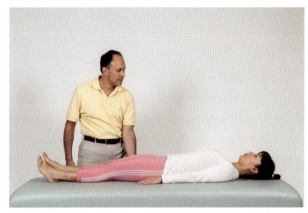

図9-1　右のハムストリングの筋群に対するCRACストレッチの開始位置

開始位置

・患者をベッドのできるだけ右端寄りで仰臥位にします。施術者はベッドの右側に立ちます（**図9-1**）。

ステップ1：患者による等尺性収縮

・まず患者に、大腿を股関節で、下腿を膝関節でベッドに対して下げて伸展するように、ターゲットの右ハムストリングをやさしく収縮してもらいます。施術者は、左手を患者の大腿または下腿の下に置いて、患者が正しい方法と方向で押しているかをチェックしてもよいです（**図9-2**）。

・手順のこのステップでは、患者の体重とベッドとのコンタクトによって骨盤の固定がなされています。

・患者にこの等尺性収縮を約5～8秒続けさせ、その後力を緩めてもらいます。

・CRACストレッチのこの部分はCRの手順で、ターゲットの右ハムストリングを抑制し、弛緩させるためのゴルジ腱器官反射を起こします。

・重要　これは第7章で説明したCRの手順と同一ではありますが、異なるのはCRストレッチは通常、ターゲットの筋が先にストレッチされた（すなわち、大腿がすでに屈曲している）体勢から始めることです。

ステップ2：患者による求心性収縮のストレッチ

・患者が力を抜いたらただちに、患者に大腿を無理のない範囲でできるだけ屈曲へと動かさせ、股関節で右大腿の屈筋を自動求心性収縮させます。このとき、患者が膝関節を完全に伸展した状態に保つことが重要です。

・患者が右大腿を屈曲で宙に上げはじめたら、施術者は身体を寄せて、右手で患者の左大腿前側を押して、骨盤を固定する位置にくる必要があります（**図9-3A**）。必ず患者が大腿が屈曲で限界に達する前に、患者の骨盤が固定され

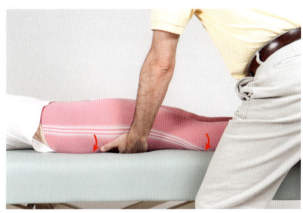

図9-2　ステップ1：患者によるベッドの抵抗に対する右ハムストリングの等尺性収縮

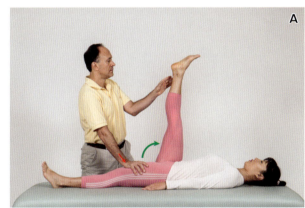

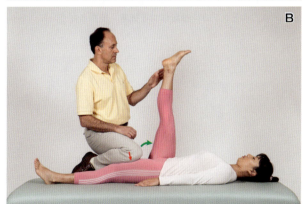

図9-3　ステップ2：患者が自動運動で右大腿を股関節で屈曲させる
A：施術者の右手による患者の骨盤の固定
B：別の固定のコンタクト：右膝

303

ていることが重要です。さもないと、患者の骨盤が動いて後傾し、右ハムストリングのストレッチがが最適でなくなってしまいます。骨盤固定の別の体勢は、施術者の右膝を用います（図9－3B）。

- 必ず患者の膝関節が伸展したままでいられるよう、施術者が素早く身体を寄せることも、また、この基本手順の次のステップで患者に付加他動ストレッチを行うための位置に着くことも重要です。
- このステップはACの手順を組み込んでおり、ターゲットの右ハムストリングをストレッチを開始し、ターゲットの筋をさらに抑制し、弛緩させるために逆制止反射を起こします。
- 重要 このステップは、通常のCRストレッチの手順と異なりますが、CRの手順の場合は患者が力を抜いた後に施術者が大腿を他動的に屈曲へと動かしてターゲットの筋をストレッチします。

ステップ3：付加他動ストレッチ

- ACの手順を続けて、患者はいったん自動運動で大腿を屈曲へと動かし終えてから力を緩め、今度は施術者がやさしく他動的に患者の大腿を組織の抵抗を感じるまでさらに屈曲へと動かして、ターゲットの右ハムストリングをさらにストレッチします（図9－4）。

- このストレッチの体勢を1～2秒保持します。

ステップ4：患者の開始位置への他動復帰

- 図のように患者の右大腿をこのストレッチの体勢で保持した後、施術者は患者の大腿を支え、次の繰り返しのために他動的に動かして開始位置に戻します（図9－5）。

この後の繰り返し

- このCRACの手順を、必要なだけ繰り返します。
- 繰り返しの回数は通常、3～10回です。

実践テクニック　9－1

ステップ4で途中までだけ戻す

　ACストレッチの手順も含め、ストレッチの手順では繰り返しの次の繰り返しを始める前に、患者を解剖学的肢位にまですっかり戻すことが通例です。ハムストリングのストレッチでは、こうするためには、施術者は頻繁に、患者の大腿をベッドに下ろして戻すために身を引いたばかりのところで、次の繰り返しで患者の大腿をさらにストレッチして骨盤を固定するために身を寄せ直さなければなりません。しかし、患者をベッドまで全部戻す必要はなく、患者を戻すのは途中までだけでよいです。ここで重要なのは、逆制止反射が始動するように患者が自動運動で大腿を動かす屈曲のための運動の範囲に十分なところまで患者を戻すということです。ハムストリングに対するCRACストレッチの施術では、施術者が一定の姿勢でいられるように、ステップ4で患者を途中までしか戻さない方が、ずっと実践的なのです。図Aと図Bに示すのが、患者を途中まで戻す方法での、ストレッチの基本手順の終わりと始まりの体勢です。

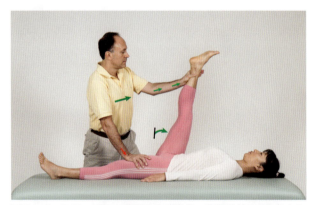

図9－4　ステップ3：患者は力を抜き、施術者がさらにストレッチする

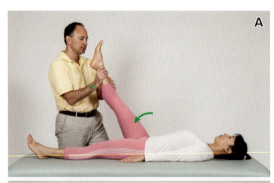

A

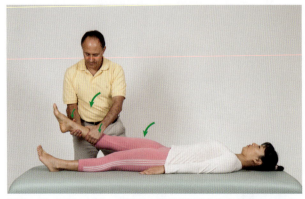

図9－5　ステップ4：患者の大腿を他動的に開始位置まで戻す

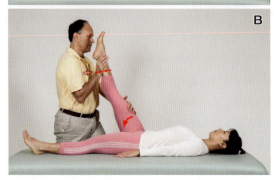

B

テクニックの実践

CRACストレッチを行うにあたっては、以下のガイドラインを常に頭に入れておくことが重要です。各ポイントでは、CRACストレッチのテクニックに特有な事項が挙げられています。これらを理解し、一貫して利用していくことで、このテクニックの効果は高められていきます。

9-1　体勢：適切な開始位置を選ぶ

患者にとって、正しい開始位置はただ1つではありません。通常は、患者にニュートラルな解剖学的肢位ではじめてもらいます。けれども、スタートの姿勢に戻すときに、患者の身体部位をこの肢位の途中までしか戻さなくていい場合もあります。言い換えれば、例にとりあげたハムストリングだと、大腿が半ば屈曲した体勢までということです。最も重要なことは、(1)ステップ1での患者は、手順のうちのCRの部分で、患者が等尺性収縮を行う際に苦痛でない体勢であることと、(2)ステップ2での患者には、手順のうちのACの部分で（ここの例では大腿を屈曲への）運動の範囲があるということです。ステップ2での患者の運動の範囲が重要なのは、患者が求心性に収縮して身体を動かして初めて、逆制止反射が起こるからです。

9-2　抵抗：施術者の役割

手順のCRの部分のステップ1で、患者が等尺性に筋を収縮をさせるときに施術者が抵抗をかける際、これは施術者と患者の力競べではないということを覚えておきましょう。患者の抵抗に合わせるのが施術者の役割で、それ以上にはしません。したがって、患者のターゲットの筋の収縮が等尺性になっていることを確実にするには、患者がどのような力を出そうとも、施術者はそれと等しくしなければなりません。また、患者に力を抜いてもらうなり、施術者もただちに圧を軽くして患者の身体がいきなり押し込まれてストレッチされないようにすることが大切です。

9-3　患者による求心性収縮：患者に自動運動で動くよう指導する

CRACストレッチを行う際に、ステップ2の手順のACの部分の施術で重要なことは、患者は施術者の介助なしに求心性に収縮して自動運動で可動域を動く点です。患者の自動運動の終わりにさらにストレッチをさせるために、施術者の手は患者の身体部分に置いてあるかもしれませんが、患者を他動的に実際に動かしてしまわないように気をつけなければなりません。施術者の手で患者の動作を正しい方向に導くのは役に立ちますが、患者が他動的に動かされて主動筋を実際に

臨床のアドバイス　9-3

正しい姿勢で毎回始める

CRACストレッチがACストレッチと同様なのは、すべての繰り返しを開始位置とほぼ同じところからはじめる点です。CRACストレッチがCRストレッチとは異なるのは、CRの場合はたいてい、繰り返しの毎回を前回のストレッチで到達した位置からはじめる点です。

臨床のアドバイス　9-4

コアを使う

CRACストレッチの施術中に、患者の筋収縮の力があまりに強すぎて、施術者が押し切られそうに感じることがあるかもしれません。コアの大きめの筋を用いることで、これは改善しやすくなります。

施術者の体重を前腕と手の後ろで一直線上に並べるには、両腕を肩関節で外旋させて肘を施術者の上前腸骨棘の内側（または近く）に肘を置くことにより、コアの前に両肘を持ってきます。両肘を身体の前に寄せられない場合も、できるだけ近づけます。これでもまだ不十分ならば、下肢の筋を使ってコアをブレースできるように、片足を後方で床につけるか、片膝をベッド上に乗せるかしてみます（**下図**）。

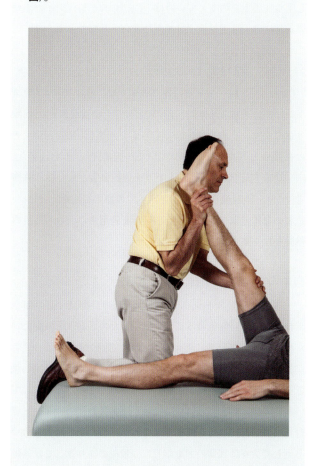

収縮しなければ、逆制止反射が起こらなくなってしまいます。

9-4　繰り返しの時間：動的に行う

ACストレッチと同様に、CRACストレッチも動いている事が多くなる方法での施術になりがちで、ステップ3でストレッチの姿勢で静止するのも1～2秒だけです。しかし、ステップ1で等尺性収縮があるので、CRACストレッチの1回の繰り返しにかかる時間はACでの繰り返しよりも長くなります。通常、1回のCRACの繰り返しにかかる時間は約8～15秒です。

9-5　ストレッチ：ゆっくり楽に

患者のターゲットの筋をストレッチするとき、とりわけ重要なのは、ゆっくりと行い、決して無理な伸張はしないことです。ターゲットの筋が、急激にストレッチされたり伸張され過ぎた場合には、**筋紡錘反射**を引き起こす可能性があります。筋紡錘反射は、筋が伸張され過ぎたり断裂するかもしれないのを防ぐために、筋を硬くする防御反応です。これはターゲットの筋のスパズムを起こさせ、ストレッチの目的が意味を成さなくなります。ストレッチの施術は常にゆっくりと行い、患者が心地よいと思える範囲にとどめます。最初に患者の組織の抵抗を感じたときには、ほんの少しだけストレッチを追加します。何回も繰り返すので、繰り返しごとに少しずつ伸張度を増やしていけば、CRACストレッチ術の手順の最後には、ストレッチは相当な度合いとなります。

9-6　繰り返しの回数

CRACストレッチを何回繰り返すかは、様々です。CRストレッチは通常3～4回、ACストレッチは通常8～10回繰り返します。そのため、CRACストレッチをCRストレッチの拡張版として扱う施術者は、3～4回行います。また、CRACストレッチをACストレッチの拡張版として扱う施術者は、8～10回繰り返します。すべての臨床的施術と同様に、患者の身体組織の反応が、CRAC術を適用するための最良の指針となります。

9-7　筋の収縮：徐々に強くする

一連のCRACストレッチの繰り返しの目標は、前の回を土台にして、回を重ねるごとに到達したストレッチの度合いが徐々に増えていくことにあります。CRの部分では、患者が施術者の抵抗に対して収縮しますが、患者の筋の収縮の強さを、繰り返しの初回から最終回にかけてだんだんと増していきます。これを可能にするには、患者に最初の繰り返しでは施術者の抵抗に対してやさしく押し返し、その後続きの繰り返しで徐々に収縮の力を増して、最後の繰り返しでは無理のない範囲でできるだけ強く押すよう指導します。

> **臨床のアドバイス　9-5**
>
> ### 最後の繰り返しを持続する
>
> **クリープ現象**として知られる原理によると、ストレッチされた組織がしばらくの間その状態で保持されると、新たに伸張された長さにより効果的に適応します。この理由で、ターゲットの筋または筋群に対するCRACストレッチの手順の最後の繰り返しの終わりで、そのストレッチの位置を長めに、大体10～20秒かそれ以上保持することにしてもよいでしょう。

 患者があまりにも無理に強く、もしくはあまりにもいきなり筋を収縮させると、筋が引っ張られたり裂けたりすることもあり得ます。繰り返しの最終回または最後の数回では、患者に「けがをしないよう無理のない範囲でできるだけ精一杯の収縮をしてください」と指示するのもよいかもしれません。

9-8　手の置き方：施術の手

CRACストレッチ術を行う場合に重要な点は、施術の手を患者に不快感を与えないように置くことです。そのためには、手のコンタクトはできるだけ広くなるようにして、患者に対する圧ができるだけ均一にかかるようにします。

9-9　手の置き方：固定の手

固定の手（または他の固定のコンタクト）を置く位置も大変に重要です。これがなければ、患者の骨盤や体幹は動いてしまいがちで、ターゲットの筋へのストレッチが失われるようになります。施術の手と同様に、固定の手の置き方も患者にとって不快感を与えないものであるべきで、コンタクトはできるだけ広くします。ハムストリングのＣＲＡＣストレッチをする際は、繰り返しごとに固定の手を離し、患者が大腿を動かせるように場所をあける必要があります。一方、こういう理由で固定の手をはずす必要がない場合でも、たいてい固定の手を固定位置から離し、施術の手が患者の身体部位を支えて次の繰り返しに備えるために開始位置に戻す（ステップ4）のを補助することが必要になります。

 施術の手や固定の手の置き方によって、手関節が伸展位になる場合が多くあります。手関節に支障がないように、患者に圧を入れる施術者のコンタクトのポイントは、手の付け根（手根部）を使わなければなりません。圧を手掌や指からかけると、手関節が過伸展を起こして傷めてしまうかもしれません。手関節の故障しやすさを考えると、手または手首の

■ 生体力学に沿った適切な置き方は非常に重要です。

9−10　呼吸

　CRACストレッチの通常の呼吸手順で、手順のCRの部分で等尺性収縮を行うステップ1の際には、患者に息を止めさせます。ステップ2では、手順のACの部分のはじめで自動運動でストレッチしていく際に患者は息を吐きます。ステップ3では、患者が力を抜いてから施術者が付加他動ストレッチをする間、通常患者は息を吐き続けます。ステップ4では、次の繰り返しのステップ1で息を止めるのに備えられるように、施術者が他動的に患者の身体部分を開始位置に戻す際に患者は息を吸わなければなりません。

9−11　ストレッチの方向

　CRストレッチやACストレッチと同様に、CRACストレッチの施術では、患者は1つの切断面か、どのような2面または3つすべての切断面を組み合わせた斜面でも運動を行います。ストレッチの厳密な方向を選ぶには、患者の可動域の際に感じる制限に基づいて決めるべきです。

9−12　電動昇降ベッド

　第6〜8章でも述べたように、腰部と骨盤または股関節のストレッチで最適な身体の使い方をするために、電動昇降ベッドの価値をどれだけ誇張してもしすぎることはありませ

臨床のアドバイス　9−6

患者に呼吸手順を説明する

　CRストレッチ術の第7章における解説では、施術者の抵抗に対して患者が筋を等尺性収縮させる際に、患者は息を止めても吐いてもよいとしていました。しかし、CRACストレッチの一部としてCRを行う場合は、この段階で患者は息を止めなければなりません。というのも、続くACの部分で息を吐く必要があるからです。

　この呼吸手順はやや複雑なので、患者が慣れるのに少々時間がかかりがちです。CRAC術をスムーズに行いやすくするには、はじめのうちは、息を吸う、息を止める、息を吐く、などその都度ごとに患者に指示をするとよいでしょう。必要なだけ繰り返して、患者にこの呼吸手順を練習させましょう。いったん患者が呼吸手順に慣れて習得してしまえば、CRAC術の繰り返しはスムーズかつ効率的に進めることができるようになります。

ん。腰部と骨盤または股関節のCRACの基本手順の大部分では、ベッドを低くセットする必要があります。他の徒手療法施術用にベッドが高めにセットされていたら、CRACストレッチ用に高さ調整が簡単な電動昇降ベッドは、臨床で効率的な整形外科的手技施術をするために必須です。

━━━━━ 基 本 手 順 ━━━━━

CRACストレッチの基本手順

　第7・8章では、腰椎と骨盤または股関節に対するCRストレッチとACストレッチそれぞれの、詳細な活用方法を説明しました。本章では5つの例を挙げて、CRストレッチとACストレッチを組み合わせてCRACストレッチ術にする流れを明らかにします※2。ハムストリングに対するCRACストレッチは「テクニックの概要」で示しました。さらに4例をこの「CRACストレッチの基本手順」で解説します。腰椎と骨盤または股関節の他の作用を持つ筋群に対するCRACストレッチを施術する際は、このやり方を応用すればできます。

※2監訳注：本書での「大腿の屈曲／伸展」は「股関節の屈曲／伸展」を意味し、「下腿の屈曲／伸展」は「膝関節の屈曲／伸展」を意味しますが、著者はあえてそれぞれの関節における大腿および下腿の動きを強調した表現にしています。

Ⅰ．腰椎のCRACストレッチの基本手順

　CRストレッチとACストレッチ同様に、腰椎のCRACストレッチも、2通りのやり方があります。1つ目は、患者の

実践テクニック　9−2

CRAC 多面ストレッチの基本手順

　本章では、CRACストレッチ術のやり方を解説し、それから腰椎と骨盤または股関節の主な作用を持つ筋群それぞれへのこのテクニックの適用方法を説明します。とはいえ、CRACテクニックはどのようなストレッチにも応用が可能で、それには第6章で説明した多面ストレッチも含まれます。本章のCRACストレッチの基本手順向けの多面ストレッチは、「実践テクニック」欄でCRACストレッチの基本手順の施術の後に2つ紹介してあります。一方、頭に入れておくべきなのは、CRストレッチやACストレッチと同様に、複数の面にまたがってストレッチ（多面ストレッチ）する必要がある筋も含め、どのような筋も、CRAC術でストレッチすることができることです。通常のストレッチをCRACストレッチに展開するには、ステップ2の動作中に主動筋が収縮するよう重力との関係を考慮してから、CRAC術に関する手順の施術を加えることになります。

第9章　収縮−弛緩／主動筋収縮（CRAC）ストレッチ

307

臨床のアドバイス　9-7

胸椎をストレッチする

体幹上部を体幹下部および骨盤に向けて動かすCRACストレッチは、腰椎だけでなく胸椎もストレッチしがちです。もっとも、どんな腰椎のストレッチでも、ストレッチの張力のラインが胸部に入るように運動や患者の固定部位を変更することによって、胸椎をストレッチするよう展開することができます。

骨盤を固定し、体幹上部を骨盤に向かって下方に動かして、腰椎をストレッチするものです。この方法では、腰椎の上部でストレッチがはじまり、伸張力が強まり腰椎がだんだん下方へ動くにつれて、ストレッチも腰椎下部へと移動します。2つ目の方法は、患者の体幹上部を固定して、骨盤と腰椎下部を体幹胸部に向かって上方に動かすものです。この方法では、腰椎の下方でストレッチが始まり、伸張力が強まり骨盤と脊椎下部がだんだん上方へ動くにつれて、ストレッチも腰椎上部へと移動します。

本章で説明する腰椎のCRACストレッチの基本手順は、以下の通りです。

・基本手順9-1　腰椎の伸筋
・基本手順9-2　腰椎の右回旋筋

基本手順9-1　腰椎の伸筋

図9-6は、腰椎を伸展する作用を持つ筋群を示します。これらの筋は、腰部の体幹後側に位置します。ここで説明するCRACストレッチの基本手順は、基本的には第11章で説明している両脚のニートゥーチェスト（セルフケアの基本手順11-6）に、CRACストレッチの手順を加えたものです。

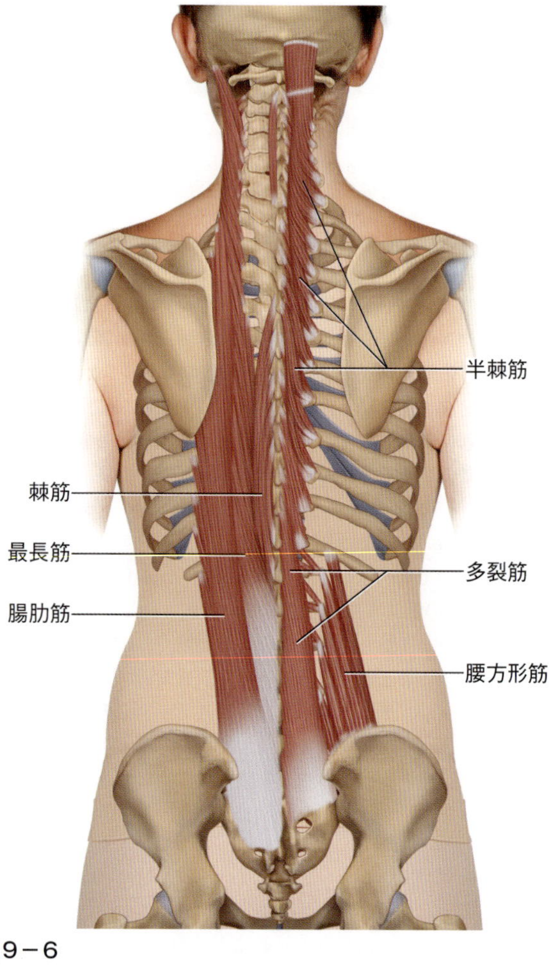

開始位置

・患者はベッドの片側寄りで仰臥位になり、両脚の股関節と膝関節を屈曲します。施術者はベッドの右側に立ちます。施術者の左足は床につけ、右脚はベッド上に乗せて、コアがストロークの力と一直線になるようにします。
・重要　このストレッチの基本手順は、ベッドの反対（左）側からも施術できます。施術者の下肢の位置を反対にするだけでよいです。
・施術者の両手とも施術の手とし、患者の両大腿後面の遠位に置きます。

半棘筋
棘筋
最長筋
腸肋筋
多裂筋
腰方形筋

図9-6

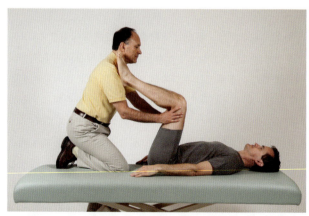

図9-7

【腰椎の伸展の作用を持つ筋群】
この作用を持つ筋群は、左右両側において以下の筋で構成されます。
・脊柱起立筋
・横突棘筋
・腰方形筋

- 患者は、図9-7のように両足を施術者の鎖骨に乗せてもよいです。
- 患者の体幹上部は、体重とベッドへのコンタクトにより固定され、またステップ3でストレッチを行う際には、施術者が患者の大腿を押す向きによっても固定されます。

ステップ1：患者による等尺性収縮
- 患者に（体幹下部を伸展してベッドの方へ戻そうとして）施術者の抵抗に対して、ターゲットの筋をやさしく等尺性に約5～8秒収縮してもらいます（図9-8A）。
- 患者に力を緩めてもらいます。
- CRACストレッチのこの部分は、CRの手順です。
- 毎回の繰り返しでの呼吸の手順は、施術者の抵抗に対し筋を収縮させる際は、患者に息を止めさせるように、注意します。

ステップ2：患者による求心性収縮のストレッチ
- 患者が力を抜いたらただちに、自動運動で両膝を胸の方へ無理のない範囲でできるだけ近づけるために（骨盤を後傾に、腰椎を屈曲へと動かして）腰椎の屈筋を求心性に収縮してもらいます（図9-8B）。
- ここではCRストレッチと異なりますが、CRの手順の場合は患者が力を抜いた後に、施術者が他動的に体幹を屈曲へと動かしてターゲットの筋をストレッチします。
- CRACストレッチのこの部分は、ACの手順の開始です。

ステップ3：付加他動ストレッチ
- 患者は自動運動で屈曲へと動かし終えたら、力を抜きます。
- 患者が力を抜いたらただちに、今度は施術者が患者の腰椎を組織の抵抗を感じるまでさらに屈曲へとやさしく他動的に動かして、ターゲットの腰椎の伸筋をさらにストレッチします（図9-8C）。
- 患者をこのストレッチの姿勢で1～2秒保持します。

ステップ4：患者の開始位置への他動復帰
- 次の繰り返しに備えるために施術者は患者の体幹を支え、他動的に患者を動かして開始位置に戻します。
- 患者の身体を開始位置に戻すときは、施術者は両手を用いて支えて、動かします（図9-8D）。

この後の繰り返し
- このCRACの手順は合計で3～10回繰り返します。
- CRACの最後の繰り返しの終わりに最終ストレッチの位置に到達したら、このストレッチの姿勢は、長めに10～20秒、またはそれ以上保持することを好む施術者は多いです。

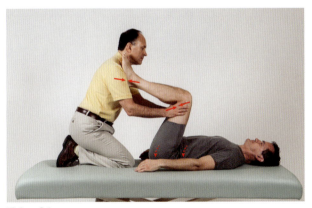

図9-8A

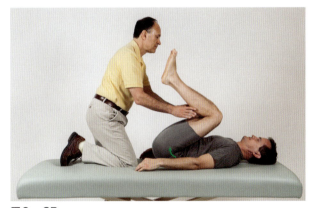

図9-8B

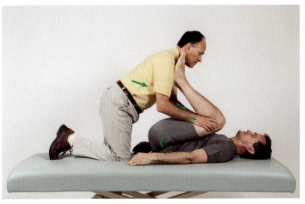

図9-8C

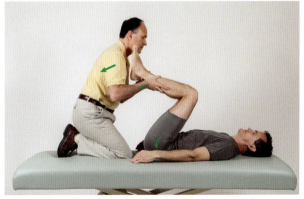

図9-8D

実践テクニック　9-3

CRAC 多面ストレッチ：腰椎の伸筋

　腰椎の伸筋のCRACストレッチの手順は、多面ストレッチに展開することができます。例えば、手順のステップ1で、患者にターゲットの筋を施術者の抵抗に対しベッドに向かって真下に（完全に矢状面で）収縮させる代わりに、伸展方向かつ片側へ傾けて押し下げてもらいます（**図A**）。次にステップ2で、患者に両膝を胸に向かって真上に（完全に矢状面で）自動運動で持ち上げるよう指示する代わりに、両膝を胸方向に持ち上げつつ、膝を身体の反対側へと傾けてもらいます（**図B**）。この後この手順を身体の反対側で繰り返すとよいでしょう。

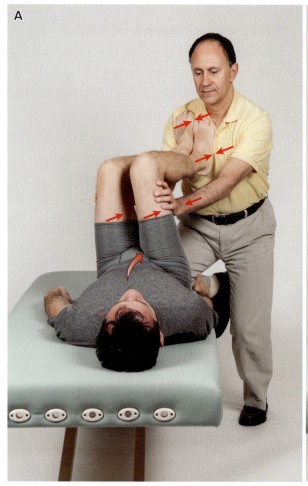 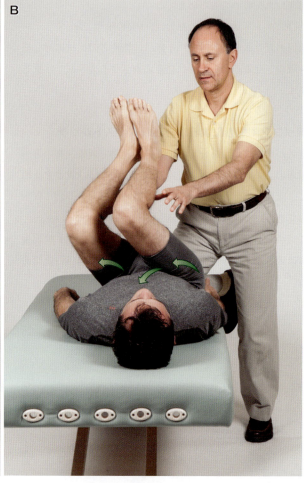

基本手順9-2　腰椎の右回旋筋

　図9-9は、腰椎を右回旋する作用を持つ筋群を示します。これらの筋は、腰部の体幹前側および後側と左右両側に位置します。

開始位置
- 患者をベッドの右端で座位にします。患者に両腕を交差させ、両手をそれぞれ反対側の肩に置かせますが、両腕は肩関節で内転させて両肘が身体の中心で交わるようにします。
- 施術者は、患者の右側に立ちます。
- 施術者の右手を施術の手とし、患者の両肘上に置きます。
- 左手を固定の手とし、患者の骨盤を固定させます。固定の手は右腸骨稜の上辺に引っかけて置きますが、患者の腸骨稜をつかむのが難しい場合は、固定の手を患者の右大腿の近位の前面に置いてもよいです。必要に応じて、クッションを用いて固定のコンタクトを広くして、不快感を与えないようにするのもよいでしょう（図9-10）。

ステップ1：患者による等尺性収縮
- 患者に（腰椎を右回旋しようとして）施術者の抵抗に対し

【腰椎の右回旋の作用を持つ筋群】

この作用を持つ筋群は、以下の筋で構成されます。
- 左横突棘筋
- 右脊柱起立筋
- 左外腹斜筋
- 右内腹斜筋

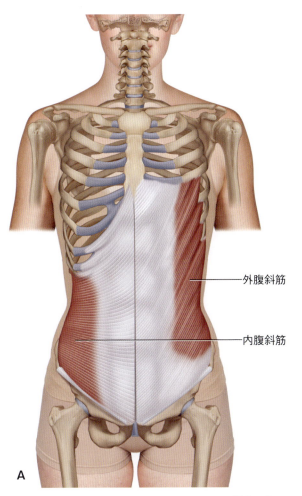
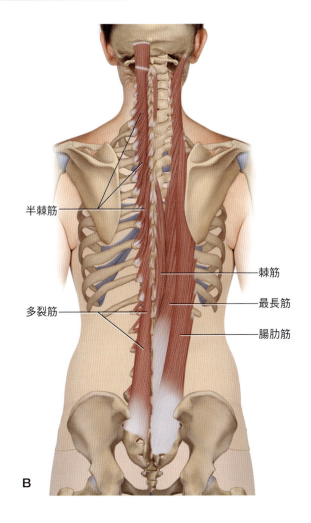

図9-9
A：前面図　B：後面図

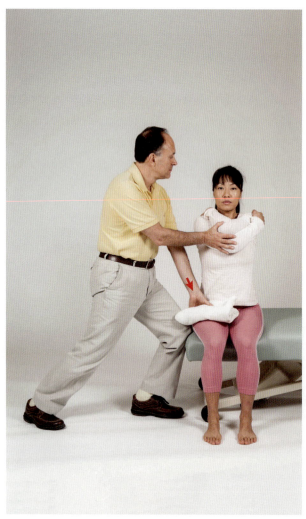

図9-10

て、ターゲットの筋をやさしく等尺性に約5〜8秒収縮してもらいます（**図9-11A**）。
・患者に力を緩めてもらいます。
・CRACストレッチのこの部分は、CRの手順です。
・毎回の繰り返しでの呼吸の手順は、施術者の抵抗に対し筋を収縮させる際は、患者に息を止めさせるように、注意します。

ステップ2：患者による求心性収縮のストレッチ

・患者が力を抜いたらただちに、自動運動で腰椎を左へ無理のない範囲でできるだけ回旋するために、腰椎の左回旋筋を求心性に収縮してもらいます（**図9-11B**）。
・ここではCRストレッチと異なりますが、CRの手順の場合は患者が力を抜いた後に施術者が他動的に体幹を左回旋へと動かしてターゲットの筋をストレッチします。
・CRACストレッチのこの部分は、ACの手順の開始です。

ステップ3：付加他動ストレッチ

・患者が自動運動で左回旋へと動かし終えたら、力を抜きます。
・患者が力を抜いたらただちに、今度は施術者が患者の腰椎を組織の抵抗を感じるまでさらに左回旋へとやさしく他動的に動かして、ターゲットの腰椎の右回旋筋をさらにストレッチします（**図9-11C**）。

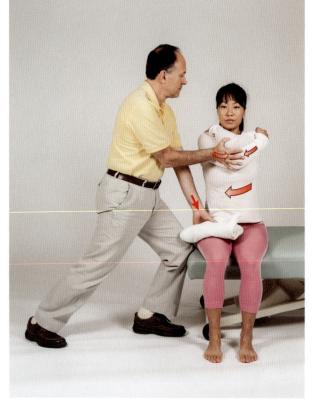

図9-11A

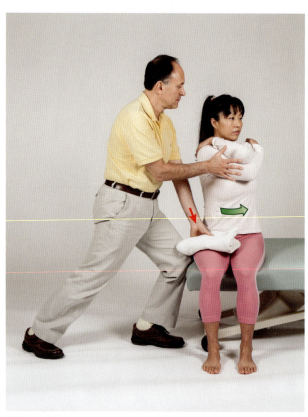

図9-11B

・患者をこのストレッチの姿勢で1～2秒保持します。

ステップ4：患者の開始位置への他動復帰
・次の繰り返しに備えるために施術者は患者の体幹を支え、他動的に患者を動かして開始位置に戻します。
・患者の身体を開始位置に戻すときは、施術者は両手を用いて支えて、動かします（図9－11D）。

この後の繰り返し
・このCRACの手順は合計で3～10回繰り返します。
・CRACの最後の繰り返しの終わりに最終ストレッチの位置に到達したら、このストレッチの姿勢は、長めに10～20秒、またはそれ以上保持することを好む施術者は多いです。

腰椎の左回旋筋
・重要 腰椎の左回旋の作用を持つ筋群にCRACストレッチを施術するには、右回旋筋をストレッチする図9－10、図9－11の解説に従いますが、体の左側向けに転換させます。

II. 股関節または骨盤のCRACストレッチの基本手順

　原則として、股関節にまたがる骨盤の筋のCRACストレッチの施術では、患者の骨盤を固定し、大腿を動かしてストレッチを起こします。効果的なストレッチをするために、極めて重要なのは、骨盤がしっかり固定されていることです。さもないと、ストレッチの力が腰椎に入っていきます。これによって股関節での伸張力が弱まって効果がなくなるだけでなく、腰椎にトルク（回旋力）がかかって痛みや傷害を起こす可能性もあります。

　本章で説明する股関節にまたがる骨盤の筋のCRストレッチの基本手順は、以下の通りです。
・基本手順9－3　股関節屈筋
・基本手順9－4　股関節伸筋：ハムストリング（「テクニックの概要」に示します）
・基本手順9－5　股関節の深層外旋筋

　本書で紹介している股関節の筋に対するストレッチの多くで、施術者のストレッチまたは施術の手のコンタクト先が患者の下腿となっています。下腿をコンタクトにすると、"てこ"の力が増し、施術者はストレッチを起こすためにより楽に大腿を動かせるようになります。しかし、患者の膝関節に問題がある場合は、コンタクトは下腿でなく大腿自体にして、膝関節を通して力がかからないようにします。この形でストレッチの施術を行う際、とりわけ施術者が小柄で患者が大柄の場合など、実際にはやりにくくなりますが、患者の膝の損傷を防ぐことが必須です。

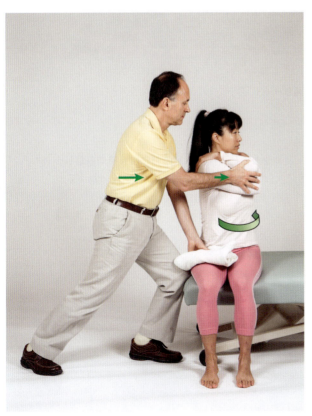

図9－11C

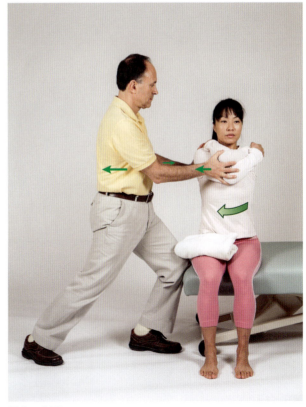

図9－11D

基本手順9－3　股関節屈筋

図9－12は、右大腿を前方に上げる股関節屈曲作用を持つ筋群を示します。これらの筋は、骨盤と大腿の前側に位置し、双方の間にある股関節にまたがります。股関節に対するすべてのCRACストレッチ同様、骨盤を固定することが重要です。このストレッチでは特に重要で、骨盤がきちんと固定されていないと前方に傾斜し、腰椎の前弯を増大させるからです。以下は伏臥位の患者での身体の右側の股関節内転の作用をもつ筋群に対するCRACストレッチの基本手順の説明です。

> 注：別の体勢（側臥位および伏臥位の患者の上に施術者が座る）での股関節屈筋ストレッチのやり方は、第6章の基本手順6-7に示しました。これらのストレッチも、CRACストレッチの手順を加えれば、簡単にCRACストレッチに展開できます。

開始位置

・患者をベッドの右端寄りで伏臥位にします。
・施術者は患者の右側に立ちます。
・施術者の左手を施術の手とし、患者の右大腿の下側（前面の上）に置きます。
・右手を固定の手とし、患者の骨盤を固定させます。固定の手は、患者の右上後腸骨棘に置きます（図9－13）。

ステップ1：患者による等尺性収縮

・患者に股関節を屈曲して大腿をベッドの抵抗に押しつけ、ターゲットの筋をやさしく等尺性に約5〜8秒収縮してもらいます。施術者は患者の大腿の下側にある左手で、患者が正しい方法と方向で押しているのをチェックします（図9－14A）。
・患者に力を緩めてもらいます。
・CRACストレッチのこの部分は、CRの手順です。
・毎回の繰り返しでの呼吸の手順は、施術者の抵抗に対し筋を収縮させる際は、患者に息を止めさせるように、注意します。

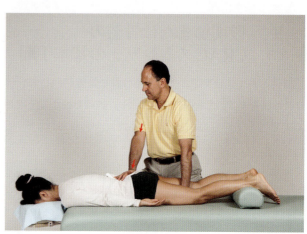

図9－13

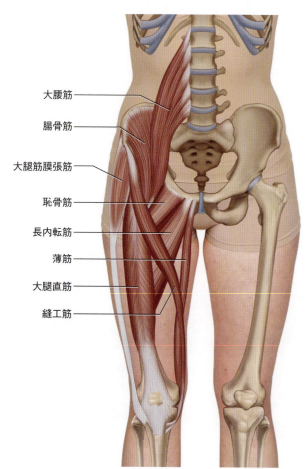

図9－12
注：すべての筋は見えてはいない

【骨盤または股関節の屈曲の作用を持つ筋群】
この作用を持つ筋群は、以下の筋で構成されます。
・中殿筋（前部線維）
・小殿筋（前部線維）
・大腿筋膜張筋
・大腿直筋
・縫工筋
・腸骨筋
・大腰筋
・恥骨筋
・長内転筋
・短内転筋
・薄筋

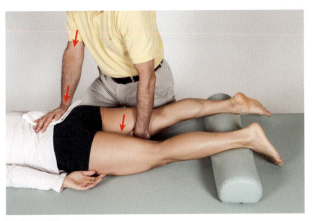

図9-14A

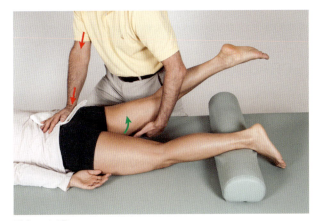

図9-14B

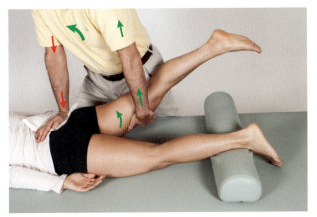

図9-14C

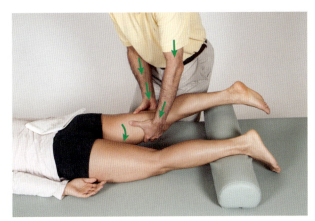

図9-14D

ステップ2：患者による求心性収縮のストレッチ

- 患者が力を抜いたらただちに、自動運動で無理のない範囲でできるだけ伸展するために、右大腿の伸筋を殿関節で求心性に収縮してもらいます（図9-14B）。
- ここではCRストレッチと異なりますが、CRの手順の場合は患者が力を抜いた後に施術者が他動的に大腿を伸展へと動かしてターゲットの筋をストレッチします。
- CRACストレッチのこの部分は、ACの手順の開始です。

ステップ3：付加他動ストレッチ

- 患者は自動運動で伸展へと動かし終えたら、力を抜きます。
- 患者が力を抜いたらただちに、今度は施術者が患者の右大腿を組織の抵抗を感じるまでさらに伸展へとやさしく他動的に動かして、ターゲットの右股関節の屈筋をさらにストレッチします（図9-14C）。
- 患者をこのストレッチの姿勢で1～2秒保持します。

ステップ4：患者の開始位置への他動復帰

- 次の繰り返しに備えるために施術者は患者の大腿を支え、他動的に患者を動かして開始位置に戻します。
- 患者の大腿を開始位置に戻すときは、施術者は両手を用いて支えて、動かします（図9-14D）。

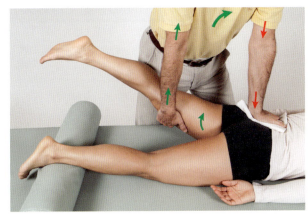

図9-15

この後の繰り返し

- このCRACの手順は合計で3～10回繰り返します。
- CRACの最後の繰り返しの終わりに最終ストレッチの位置に到達したら、このストレッチの姿勢は、長めに10～20秒、またはそれ以上保持することを好む施術者は多いです。

左側の屈筋の筋群

- 身体の左側にある骨盤または股関節屈曲の作用を持つ筋群に対して繰り返します（図9-15）。

第9章 収縮─弛緩／主動筋収縮（CRAC）ストレッチ

315

実践テクニック 9-4

CRAC多面ストレッチ：股関節の屈筋

股関節屈筋のCRACストレッチは、多面ストレッチに展開することができます。例えば、手順のステップ1で、患者にターゲットの筋（股関節屈筋）を収縮させ大腿を施術者の抵抗に対しベッドに向かって真下に（完全に矢状面で）押し下げさせる代わりに、屈曲かつ外転へと押し下げてもらいます（**図A**）。次にステップ2で、患者に大腿を真上に（これも完全に矢状面で）自動運動で浮かせるよう指示する代わりに、大腿を持ち上げたら内転へと内方に傾けてもらいます（**図B**）。こうすることによって、大腿の前外側に位置し外転の働きもある屈筋（例：大腿筋膜張筋）にストレッチの的が絞られます。そうではなく、外転へと傾けながら上げることによって、これを内転の働きもある屈筋にも行うことができます。水平面の回旋を加えるには、患者にあらかじめ大腿を回旋させておいてから基本手順を開始し、手順を行う間ずっと回旋を維持させておきます。**図B**では、伸展および内転への内旋の追加を示します。**図C**は外旋の追加を示します。

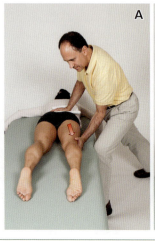 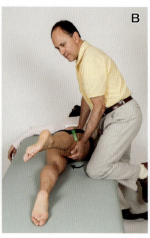 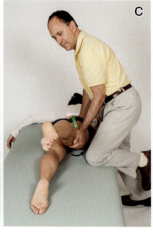

基本手順9-4　股関節伸筋：ハムストリング

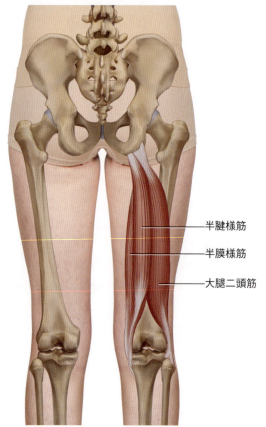

図9-16は、右側のハムストリングを示します。これらの筋は、大腿後側に位置し、骨盤から下腿近位へと縦断します。ハムストリングは、筋線維に対して垂直方向に股関節後側をまたぐので、股関節の伸筋です。とはいえ、やはり筋線維に対していくぶん垂直方向に股関節後側をまたぐけれども殿筋とは違って、ハムストリングは膝関節の後側にもまたがります。そのため、膝関節の屈曲の作用もあります。この知識があることは、この筋をストレッチする上で重要です。ハムストリングに対するCRACストレッチの基本手順は、「テクニックの概要」の図9-1〜図9-5で説明しています。

(動画で見る「ハムストリングCRACストレッチ」：著者公式サイト　Digital COMT http://www.learnmuscles.com/ にて有料で視聴可能、英語のみ)

― 半腱様筋
― 半膜様筋
― 大腿二頭筋

図9-16

【ハムストリングの筋群】

この筋群は、以下の筋で構成されます。
・大腿二頭筋
・半腱様筋
・半膜様筋

基本手順9－5　股関節深層外旋筋

　図9－17は、身体の右側の股関節の深層外旋の作用を持つ筋群を示します。これらの筋は、殿部の骨盤後側、大殿筋の深部に位置し、骨盤と大腿の間で股関節をまたぎます。

注：股関節の後側の関節包靭帯（坐骨大腿靭帯）は、深層外旋筋と同様に内旋でストレッチされます。したがって、ここで説明する深層外旋筋へのストレッチの手順は、張っている股関節後側の関節包を伸張し緩めるのにも、大変に効果的です。以下は身体の右側の深層外旋筋に対するCRACストレッチの基本手順の説明です。

開始位置

・患者をベッドの右端寄りで仰臥位にします。
・施術者はベッドの右側に立ちます。
・患者の右股関節と右膝関節を屈曲し、右足裏をベッドにつけます。
・施術者は両手とも施術の手とし、患者の右大腿遠位の外側面に置きます（図9－18）。
・固定の手は必要ありません。患者の体重とベッドとのコンタクト、および施術者が大腿を動かす方向によって患者の骨盤は固定されるからです。

ステップ1：患者による等尺性収縮

・患者に施術者の抵抗に対して股関節で大腿を水平外転するように、ターゲットの筋をやさしく等尺性に約5～8秒収縮してもらいます（図9－19A）。
・患者に力を緩めてもらいます。
・CRACストレッチのこの部分は、CRの手順です。
・毎回の繰り返しでの呼吸の手順は、施術者の抵抗に対し筋を収縮させる際は、患者に息を止めさせるように、注意します。

ステップ2：患者による求心性収縮のストレッチ

・患者が力を抜いたらただちに、自動運動で右大腿を無理のない範囲でできるだけ持ち上げて身体を横切らせる（水平内転）ために、右大腿の内転筋を股関節で求心性に収縮してもらいます（図9－19B）。
・ここではCRストレッチと異なりますが、CRの手順の場合は患者が力を抜いた後に施術者が他動的に大腿を水平内転へと動かしてターゲットの筋をストレッチします。
・CRACストレッチのこの部分は、ACの手順の開始です。

【深層外旋の作用を持つ筋群】
この作用を持つ筋群は、以下の筋で構成されます。
・梨状筋
・上双子筋
・内閉鎖筋
・下双子筋
・外閉鎖筋
・大腿方形筋

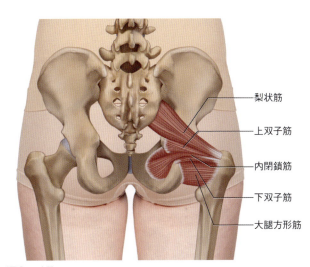

図9－17
注：外閉鎖筋は見えていない

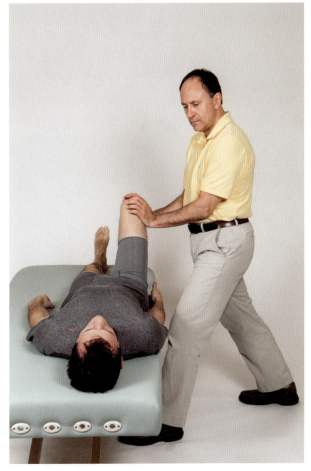

図9－18

ステップ3：付加他動ストレッチ

・患者は自動運動で水平内転へと動かし終えたら、力を抜きます。
・患者が力を抜いたらただちに、今度は施術者が患者の右大腿を組織の抵抗を感じるまでさらに水平内転へとやさしく他動的に動かして、ターゲットの右股関節深層外転筋をさらにストレッチします（図9－19C）。
・患者をこのストレッチの姿勢で1～2秒保持します。

ステップ4：患者の開始位置への他動復帰

・次の繰り返しに備えるために施術者は患者の大腿を支え、他動的に患者を動かして開始位置に戻します。
・患者の大腿を開始位置に戻すときは、施術者は両手を用いて支えて、動かします（図9－19D）。代わりに、患者の大腿を開始位置までは戻しきらなくても、途中までにしておく方法もあります。重要なのは、患者が水平内転を行うことができる運動の範囲があるということです。

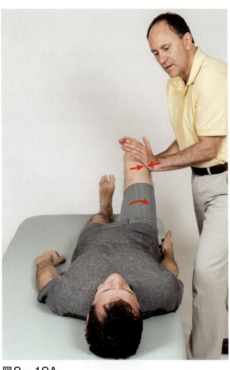

図9－19A

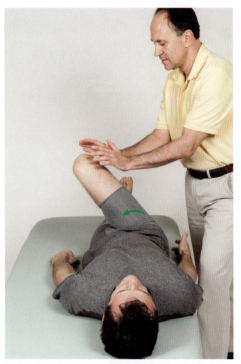

図9－19B

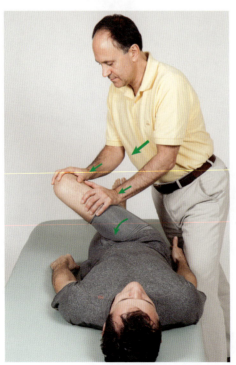

図9－19C

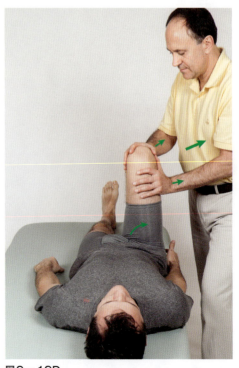

図9－19D

この後の繰り返し

- このCRACの手順は合計で3〜10回繰り返します。
- CRACの最後の繰り返しの終わりに最終ストレッチの位置に到達したら、このストレッチの姿勢は、長めに10〜20秒、またはそれ以上保持することを好む施術者は多いです。

左側の外旋筋の筋群

- 身体の左側にある骨盤または股関節の外旋の作用を持つ筋群に対して繰り返します（図9－20）。図で示すように、施術者は片膝をベッドに乗せて追加の固定にしてもよいです。

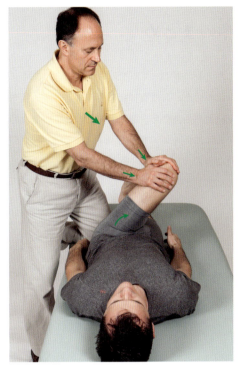

図9－20

臨床のアドバイス　9－8

CRACストレッチを用いるべきかどうか見分ける

腰部や股関節が普段以上に硬くなっていたり、標準的なストレッチ術では効果が出ないという前歴がある患者の場合、高度なストレッチが治療の最良の選択肢になることは多いです。CRストレッチもACストレッチも、患者の硬くなっている筋を抑制して弛緩させることによってストレッチをしやすくする神経反射を用います。CRACストレッチは、CRストレッチとACストレッチの両方の神経反射を組み合わせたものなので、最も効果的なストレッチの選択となりそうであるため、ほとんどの慢性で頑固な症状がある患者、特にCRストレッチやACストレッチの単独の施術では良好な効果が出なかった患者には最適のストレッチ術となり得ます。

しかし、CRACストレッチはCRストレッチやACストレッチを単体で行うよりも施術に時間がかかり、1つの筋のストレッチに時間をよりとられるということは、患者の他の部位の筋にかけられる時間がより少なくなるわけです。最終的に、ひとりひとりの状況におけるストレッチ術の選択は、患者が呈する固有の事情に応じて臨床的に決めるものです。

臨床のアドバイス　9－9

適正な治療頻度を決める

適正な治療頻度を決めることは、非常に重要です。患者に週2回以上来てもらうのに抵抗がある手技療法士は多いです。一方、理学療法・カイロプラクティック・運動トレーニングの例のすべてで、リハビリテーション施術は週2〜3回の頻度での治療が最も効率がよいことを示しています。治療的なマッサージやその他の徒手療法でも、変わりはありません。真に臨床的なリハビリを行っていれば、週1の来院は患者をよくするには不十分というだけでなく、実はあだとなることが多いです。

毎回のボディーワーク治療は、前回の治療の成果の治癒過程の続きとなります。しかし治療後、日が経つにつれ、患者の身体というのは当初の硬くなっていたパターンへと逆戻りする方が多く、前回の治療で得られた治癒はどんどん失われます。うまい例えでいうと、毎回の治療で患者は1歩前進しますが、次回の治療までに1週間丸々あけると、患者は1歩でないにしても3/4歩は後退し、それ以降の診療で繰り返し同じところをやることになります。結果的に、患者は時間もお金もムダにしてしまいます。

最大の治療効果が得られるのは、施術の間隔をあけるのが2〜4日以内の場合です。このようにすれば、毎回の施術で患者を1歩前進させ、次回の治療が2日以内であれば、後退もわずか半歩かそれ以下で済みます。この頻度だと、患者の治療過程はより早くなり得るので、長い目で見れば時間もお金も節約できます。

本章のまとめ

　CRACストレッチは、CRストレッチ術とACストレッチ術を組み合わせた、高度な神経抑制のストレッチ術です。これら2つのテクニックを実際に組み合わせているため、手順を習得するにはいくぶん練習を積むことが必要となります。強く勧めたいのは、まずCR術とAC術を別々に学んで習得し、それからその知識を（やや変更して）CRAC術を行うために適用することです。CR術とAC術の効果を組み合わせているので、CRAC術は他のストレッチ術では効果がなかった硬い筋がある患者を助けられることはよくあります。すべてのストレッチと同様に、CRACストレッチは患者の組織をまずウォーミング・アップしておいてから行うと、最も効果的です。

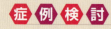

Leslie Weber、55歳。女性。新患。
（CRACストレッチ）

□病歴とフィジカルアセスメント

　腰部の凝りを訴えて来院。年々腰が徐々に硬くなりつつあるのは気づいていたが、痛みを伴うことはなかった。悪化の原因で思い当たるのは、複数の要因による組み合わせで、デスクワークやパソコン仕事で姿勢が悪い、うつぶせで寝る、長年にわたり激しい運動（ズンバ＊＊とウエイトトレーニング）をしているがそれに見合うストレッチはしていない、などである。腰部に関する外傷歴、手術歴、大きな病歴はない。時折腰が硬くなる以外は特に問題を感じたことはない。

※※監訳注：「ズンバ（Zumba）」はラテン系のダンス・フィットネスの一種。

　週1回ずつ、深部組織のマッサージを6週間と、フィットネスのトレーナーについてストレッチに絞ったトレーニングを1カ月以上やってみた。マッサージとジムでのストレッチで、多少は良くなった気はするが、動きの悪さを元に戻すには十分ではないように感じている。かかりつけ医も受診し、腰椎のX線検査の結果、骨折や脱臼はなく、わずかに軽度の変性関節疾患（骨関節炎）が見られた。

　評価検査の結果は、自動および他動の可動域検査で側屈はそれぞれで20°の減少、前屈で25°の減少、伸展で10°の減少。咳のテスト陰性、バルサルバ法陰性、自動および他動下肢伸展挙上テストでの下肢関連症状の陰性（評価手順の復習は、第3章を参照のこと）。触診検査では、腰部と胸部下部の傍脊柱筋が左右とも均一的に硬く、腰方形筋と大腰筋も両側とも硬く、股関節の深層外旋筋も両側で硬い。

□演習問題

1. この患者に対する治療計画には、CRACストレッチのような高度なテクニックを含めるべきでしょうか？　含めるべきなら、それはなぜですか？　含めるべきでないなら、それはなぜですか？

2. CRACストレッチが有効であるとしても、この患者に用いて安全でしょうか？　安全であるなら、なぜそう言えるのでしょうか？　安全でないなら、それはなぜですか？

3. CRACストレッチで施術する場合、具体的にはどの基本手順を行うべきでしょうか？　なぜそれらの手順を選びましたか？

※演習問題の解答とこの患者に対する治療方針は、410頁にあります。

Part 2　Treatment Techniques

第10章

関節モビライゼーション

学習の目標

本章で習得すべきポイント

1. 関節モビライゼーションとストレッチの類似点
2. 関節モビライゼーションとピン・アンド・ストレッチの関係
3. 関節モビライゼーションとその他のストレッチとの違い
4. 関節の可動性亢進と可動性減少の関係
5. 施術の手・固定の手・支えの手の役割
6. 仙腸関節および腰椎関節に対する関節モビライゼーションの実践のステップごとの通常の施術手順の概要
7. 関節モビライゼーションと他動関節可動域と関節の遊びの関係
8. 関節モビライゼーションの施術で、急な動作を絶対にしてはならない理由
9. 仙腸関節および腰椎関節に対する関節モビライゼーションが禁忌となる症状
10. 本章の各キーワードの定義と関節モビライゼーション術との関係
11. 本章で解説のある各関節モビライゼーションの基本手順の実践
12. 関節の遊びの離開（牽引）の2通りの方法の実践

キーワード

- アジャストメント
- 可動性減少
- 可動性亢進
- 関節の遊び
- 関節モビライゼーション
- 関節リリース
- 牽引
- 固定の手
- 支えの手
- 軸性伸延
- 自動関節可動域
- 伸延
- 施術の手
- タオル牽引
- 他動関節可動域
- 動的触診
- 徒手牽引
- ピン・アンド・ストレッチ
- 分節関節レベル
- ポケット・トゥー・ポケット
- モビライゼーションのグレードの分類

第2部　施術テクニック

序論

　手技療法士が行うことができる高度なテクニックのなかで、関節モビライゼーションほど十分に活用されていないものはありません。治療において、ほとんどのマッサージ師はストロークを用いています。水治療法（温浴または冷浴など）を使ったり、ストレッチも行ったりする施術者も多いですが、関節モビライゼーションを施術する者はほとんどいません。これは不幸なことです。というのも、高度な治療テクニックのなかで、関節モビライゼーションほど強力で、かつ治療効果をあげる可能性の高いものはないからです。とはいえ、治す力のあるものほど、よく考えて、かつ技術を身につけて使用しないと、身体に害になる力も備わっています。関節モビライゼーションは、そういう類いのテクニックです。理想的には、本章は関節モビライゼーションの実践的ワークショップを受けながら参照にするとよいものです。しかし実践的ワークショップに参加しなくても、本章を注意深く学び練習すれば、このテクニックの施術法の入門の基礎をしっかり身につけることができます。

注：本書の施術テクニックとセルフケアの章（第4～12章）では、緑の矢印は動きを、赤の矢印は固定を、黒の矢印は静止状態を保持する位置を示します。

メカニズム

　仙腸関節と腰椎の**関節モビライゼーション**のメカニズムはシンプルです。1つの骨を固定して、隣接する骨をその固定した骨に相対的に動かすことによって、モビライゼーションを行います。このモビライゼーションで、これらの2つの骨の間にある軟部組織がストレッチされます。本質的には、関節モビライゼーションは、とても精密な型のストレッチといえます。1つの**分節関節レベル**に内在する軟部組織が硬くなったものを緩めることを目的とするストレッチです。これらの軟部組織には、関節包、靭帯、短い深層の内在筋などがあります。分節関節レベルとは、特定の関節の高さをいいます。例えば、L4－L5の分節レベルが意味するのは、L4とL5の間の椎間円板と椎間関節であり、仙腸関節が指すのは仙骨と腸骨の間の関節です（腰椎と仙腸関節の復習には、第1章を参照のこと）。より具体的にいえば、関節モビライゼーションの対象は、**可動性減少**をきたした分節関節レベル、言い換えれば、可動域が減少した関節の高さです。

　関節モビライゼーションは、**関節の遊び**と呼ばれる可動域内で施術を行うことです。すなわち、他動関節可動域が終わった先と思われるわずかな可動域のことを指します

> **コラム 10－1**
>
> ## 関節モビライゼーションの基本手順
>
> 　本章では、以下の関節モビライゼーションの基本手順を説明します。
>
> ・Ⅰ.仙腸関節のモビライゼーションの基本手順
>
> 　基本手順10－1　仙腸関節　伏臥位：上後腸骨棘圧迫
> 　基本手順10－2　仙腸関節　伏臥位：仙骨圧迫
> 　基本手順10－3　仙腸関節　側臥位：圧迫
> 　基本手順10－4　仙腸関節　仰臥位：圧迫
> 　基本手順10－5　仙腸関節　仰臥位：片脚のニートゥーチェスト
> 　基本手順10－6　仙腸関節　仰臥位：水平内転
> 　基本手順10－7　仙腸関節　側臥位：水平内転
>
> ・Ⅱ.腰椎の関節モビライゼーションの基本手順
>
> 　基本手順10－8　　腰椎　伏臥位：伸展圧迫
> 　基本手順10－9　　腰椎　伏臥位：側屈と回旋
> 　基本手順10－10　腰椎伏臥位：屈曲伸延
> 　基本手順10－11　腰椎座位：各種モビライゼーション
> 　基本手順10－12　腰椎側臥位：水平内転
> 　基本手順10－13　腰椎仰臥位：タオル牽引または伸延
> 　基本手順10－14　腰椎仰臥位：徒手牽引または伸延

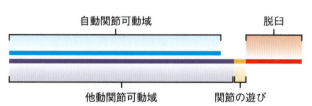

図10－1　関節の自動関節可動域・他動関節可動域・関節の遊びの関係の図

（図10－1）。**自動関節可動域**の定義は、その関節の筋の収縮によって生まれる関節可動域です。**他動関節可動域**の定義は、その関節の筋の収縮以外の力によって生まれる関節可動域です（他動関節可動域は、施術者に動かしてもらうことが多い）。健康な関節の場合、他動関節可動域は、自動関節可動域よりも少し広くなっています。関節モビライゼーションは、関節の遊びの範囲内で行われるのです。

　関節の遊びの可動域は非常に小さいので、患者の仙腸関節や腰椎の関節に関節モビライゼーションを行う際のストレッチの量もかなり少なくする必要があります。この動きはほとんど計測が不可能で、実際に数mmでよく、関節周りの深層にある組織をごくわずかにストレッチすることで十分です。どんなストレッチのテクニックでもそうであるように、関節モビライゼーションは無理矢理行ったり、患者に痛みを与えたりしてはなりません。関節モビライゼーションは、関節の遊びといわれる可動域内で施術されるため、この手技そのものを「ジョイント・プレイ」と呼ぶこともよくあります。

臨床のアドバイス　10－1

分節関節の可動性減少の重要性

　こういう質問が出るかもしれません。「腰椎と骨盤の可動域が正常である場合、なぜ可動性減少を代償している可動性亢進がないかと気にするのか？　結局、腰が各方向で必要とされるところまで動けるならば、正常に機能しているといえるのではないか？」

　答えは「イエス」ですが、このような正常な可動域は相当な犠牲を払うことになります。ゆくゆくは可動性亢進で代償をしている関節の過剰な運動は、酷使により炎症を起こす可能性があります。これは発痛につながり、そのことでペイン・スパズム・ペイン・サイクルを引き起こし、これらの関節の筋の防御的にスパズム状態をもたらします。このスパズム状態でさらに痛みが発生し、悪循環が起きる結果となります。ここで起こる筋のスパズム状態はまた、分節関節レベルでの運動の制限も起こすので、可動性亢

進が転じて可動性低下となります。可動性が亢進した分節を酷使すると、炎症と腫脹も生じさせ、その結果、線維芽細胞が大量発生します。それによって瘢痕組織の癒着を形成し、さらに可動性亢進を可動性減少へと展開させます。結果的に腰部には可動性減少の分節がさらに増え、残りの関節にはさらに大規模な可動性亢進を要することになるでしょう。そのうち、これらの残りの可動性亢進の関節までもが、可動性減少となります。これが代償性の可動性亢進が可動性減少となって可動性減少の範囲が広がっていく際に脊柱で起こる典型的なドミノ効果のパターンです。これが広大な脊柱の領域が固まって動きにくくなる理由です。

　患者の腰椎の１つか２つの関節の可動性減少で、それに隣接する関節が可動性亢進で"うまく"代償している場合、患者はその問題に気づかないことが多く、治

療を求めません。たいてい可動性減少の範囲は、動きにくくなった部分があまりに大きくなり、隣接する関節が十分に代償できなくなって初めて明らかになります。その結果、腰部の総体的な可動性がついに低下します。そうなったときに普通は、患者は問題があることを認識するのですが、実際にはおそらくこの症状は年単位か、そうでなくても月単位で進行してしまっています。治療の成否は、他のどのような要因より、患者がその症状を患ってきた時間の長さ（慢性）に関係します。したがって、分節レベルでの可動性減少を、長期化させる前に、そして拡大させる前に、できるだけ早く発見することが重要です。これを行うのに理想的なテクニックが、関節モビライゼーションの評価と施術です。

関節モビライゼーションとストレッチの比較

　関節モビライゼーションがストレッチのテクニックに似ているのは、関節がある方向に動かされると、その関節の反対側にある軟部組織が伸張されることです。これらは、拮抗筋、靭帯、関節包の線維、その他の筋膜組織です。一方、他のすべてのストレッチのテクニックと異なるのは、腰部全体と骨盤、したがって腰仙椎全域と骨盤後側にわたる大きく長めの軟部組織をストレッチする代わりに、関節モビライゼーションは脊椎の小さめの内在筋（回旋筋、横突間筋など）やストレッチがかけられている分節関節レベルにある小さめの靭帯や関節包に的を絞ってストレッチするのです。

　本書で解説したここまでのストレッチのテクニックはすべて、腰椎全体と骨盤をストレッチするものです。言い換えると、ストレッチの張力のラインは、T12から仙骨までのすべての腰椎の関節と、骨盤は腰仙椎から下肢までにわたって広がります。ここで問題となるのは、患者のいくつかの分節レベルで可動性減少があっても、腰部全体では正常な関節可動域で動けるかもしれない点です。例えば、L3-L4の分節関節レベルには右側屈の可動性減少があっても、腰椎全体としてはそれでも正常な右側屈をなすことができるという具合です。もう１つ例を出すと、左の仙腸関節に可動域減少が見られますが、骨盤全体としては正常な可動域で動いてみせる、

なども同様です。こうなる理由は、他の腰椎や骨盤の関節が**可動性亢進**を起こして補完をし、その結果いつも以上に動くからです。腰椎の例でいうと、L3より上とL4より下の腰部の関節が右側屈方向への柔軟性を増せば、L3-L4間で失われた右側屈の運動を完全に補うことが可能です。骨盤の例でいうと、右仙腸関節が運動を増やせば、左仙腸関節で失われた運動を十分に補完することができます。たとえいくつかの分節関節レベルで制限がかかっていて、ストレッチやモビライゼーションの必要があっても、患者の腰椎や骨盤の関節可動域が評価される際には、完全な動きを表してしまうものなのです。

　このようにして、可動性減少はそれに応じた可動性亢進を生じさせます。可動性亢進がいったん起こると、可動性減少を長引かせてしまいます。とはいえ、可動性減少の分節がいくつもあれば、それらの動きの悪さが腰椎や骨盤の総体的な可動域での全体的な減少につながるかもしれません。しかし、このような症状でさえ、通常のまたは高度なストレッチでは解消するのは困難かもしれません。というのも、こうした可動性が低下した箇所を伸ばして緩める意図で患者の腰部にストレッチを施しても、可動性が亢進した箇所がさらにもっと可動性亢進の状態になり、そのストレッチを"吸収"してしまう可能性があるからです。このように、このストレッチで

は結果として、総体的な可動性は改善されるかもしれませんが、根源的な可動性減少はなお存在していることになります。このようなケースは非常によく見られますが、通常の、または高度なストレッチのテクニックは皆、こうした可動性減少の関節の柔軟性を増大するのには効果がありません。事実、これらのテクニックは、可動性亢進の関節による補完を生じさせたり長引かせたりするため、実際には害になる可能性があります。

関節モビライゼーションは、分節関節の可動性減少に対処し解消させることが可能な手技療法士が使える唯一の治療テクニックです。例えば、L3‐L4の関節が右側屈で減少がある場合は、この特定の分節関節レベルでの、この特定の動きの喪失に対処するために必要な局所的な力を、関節モビライゼーションでは適用することが可能です。通常のストレッチと同様に、関節モビライゼーションで用いるのも張力ですが、組織の広範囲（腰椎全体など）にわたる張力のラインをつくり出す代わりに、この力は腰部や骨盤の1つの分節関節レベルのみに対して限局的に適用されます。この意味で、関節モビライゼーションは、非常に明確で的を絞ったストレッチ・テクニックとみなすことができるでしょう。

テクニックの概要

以下に挙げるのは、左側屈へのモビライゼーションが必要な可動性減少のL2‐L3の分節関節レベルに対する、座位での関節モビライゼーション術を使った関節モビライゼーションのテクニックの概要です。この例では、患者のL2‐L3の関節レベルで左側屈への制限があるため、L2の椎骨がL3椎骨上で自由に左へ曲がれないと推察できます。これを解消するには、L3を固定させておきつつ、L3の上でL2を左側屈させる力を適用することが必要となり、これによってこの前頭面での動きを制限している2つの椎骨の間にある硬くなった組織は何でもストレッチします。この施術では、片手でL3を固定し、もう一方の手はL2をL3上で動かすようにします。

通常のストレッチと同様に、**施術の手**でストレッチまたはモビライゼーションの力をかけ、**固定の手**はそこに隣接する身体の部位が動くのを防ぎます。このように両手を配置することにより、適切な関節レベルにストレッチの的を絞ることができ、腰部の他の高さに力が失われることなく保つことができます。今回のケースでは、施術者の右（下側）の手が固定の手で、患者のL3椎骨を固定します。施術者の左（上側）の手が施術の手となり、上体全体とL2を固定されたL3上で左側屈へと動かします。

開始位置

- 患者は座位で、両手を楽に交差して対側の肩に置き、両腕は胸の上で休めます。施術者は患者の背後でやや左寄りに立ちます（もしくは座ります）。
- 施術者の右手は下側の固定の手で、左手を上側の施術の手とします。
- 両肘を身体の前でできるだけ引き寄せるよう留意して、患者に施術の手や固定の手で押す際に、前腕と手の背後から施術者のコアの体重を利用できるようにします。
- 左手を使って、患者の両肩上部または体幹にかけて支えます（図10−2）。

ステップ1：下位の骨を固定する

- 右手の母指腹でL3の棘突起の左側を押さえることにより、L3を固定する、またはピン留めします（図10−3A）。

ステップ2：関節を伸張する

- 右手でしっかりL3を固定した後に、左手を使ってL3椎骨上でやさしくかつしっかりと他動可動域いっぱいに組織が張るまで、患者の体幹を左側屈へと動かします（図10−3B）。

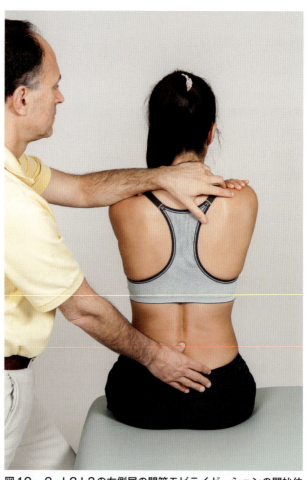

図10−2　L2-L3の左側屈の関節モビライゼーションの開始位置

・重要 ここで極めて重要なのは、右手でL3の固定が絶対に動かないよう保つことです。

ステップ3：関節モビライゼーションを行う

・他動可動域の終わりに達したら直ちに、左手で患者の体幹にかける力をやさしくわずかに増して、L3上のL2に実際の左側屈の関節モビライゼーションを行います（**図10－3C**）。

注：左手で患者の体幹を動かす際には、L2とそれより上の体幹全体を動かすようにします。

・1秒足らずのごくわずかな間保持して、放します。

この後の繰り返し

・関節モビライゼーションを1つの分節レベルに一度行ったら、腰椎の他のすべての分節レベルで行い、腰椎の関節全部に左側屈のモビライゼーションを施します。
・この腰椎全体の関節モビライゼーションは、合計2～3回繰り返してよいですが、最も可動性が低下している分節関節レベルは、集中的に行います。

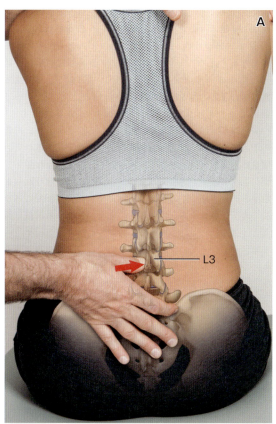
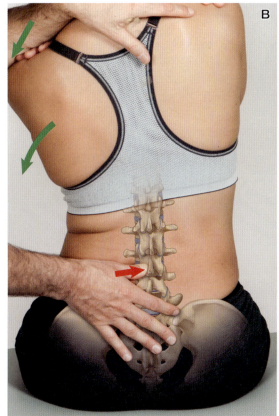
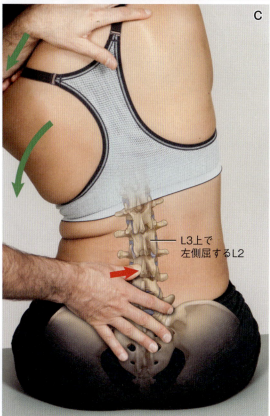

図10－3　L2-L3の左側屈の関節モビライゼーションのステップ
A：ステップ1：L3を固定する
B：ステップ2：L2を組織の抵抗を感じるまで左側屈へと動かす
C：ステップ3：L2の左側屈をL3上でやさしく増して関節モビライゼーションを行う

実践テクニック 10−1

座位の腰椎の側屈モビライゼーションを回旋と伸展のモビライゼーションに展開する

　座位での腰椎の側屈モビライゼーション術は、腰椎に回旋や伸展へとモビライゼーションをかけるように変更することができます。

　もし回旋モビライゼーションを行うのであれば、患者の両手をそれぞれ反対側の肩に置くために両腕を交差させますが、両腕は肩関節で内転させ、両肘を身体の中心で交わるようにします。左回旋の場合は、施術者は患者の背後で患者の左側に立ち、左手で患者の両肘をつかみ、右手の母指を施術する腰椎の高さの棘突起の左側に置きます。患者の上体を他動関節可動域いっぱいまで左に回旋させます。モビライゼーションを行うには、両手とも施術の手となります。右手の母指は棘突起をさらに右方向へ押しながら、左手は患者の脊椎をやさしくさらに左回旋へと動かします（棘突起が右に動くとき、椎体の前面は左方向へ向きます。したがって、この動きは左回旋と定義されます）（**図A**、**図B**）。コンタクトしている椎骨より下部の椎骨は、体重で固定されています。施術者は両手の配置を入れ替えて、患者の反対側で右回旋用に繰り返します。

　伸展モビライゼーションを行うには、患者は肩関節で両腕を90°に屈曲で保持し、それぞれの手で対側の肘を持ちます。施術者は患者の背後で左側に立ち、左手で患者の両前腕をつかみ、施術する腰椎の高さで棘突起の正中（中央）の上に施術のコンタクトを置きます（**図C**）。両手を使って患者を他動可動域いっぱいまで伸展させます。モビライゼーションを行うには、両手とも施術の手となります。右手のコンタクトで椎骨をさらに伸展へと押しながら、左手は患者の脊椎をやさしくさらに伸展へと動かします（**図C**）。コンタクトしている椎骨より下部の椎骨は、体重で固定されています。

　施術者が患者の棘突起の上に置く施術のコンタクトは、母指で支えた示指の中節骨でできます（**図D**）。代わりに、拳を用いてもよいです（**図E**）。拳は、施術者にとってより強力なコンタクトです。また、数個の椎骨にわたってモビライゼーションの力が分散されるため、あまりつつかれるような感じになりません。ただし、このために、厳密にはなりにくいです。どちらをコンタクトにするにせよ、患者と施術者双方が快適であるように、施術者のコンタクトと患者の脊柱の間に小さいクッションを挟むのも良いでしょう。畳んだタオルでもうまくいきます（**図C参照**）。

注：このモビライゼーションは、施術者が患者の反対側に立ち、前面では右手で患者の両前腕を支え、左手を椎骨のコンタクトの手にしてもできます。

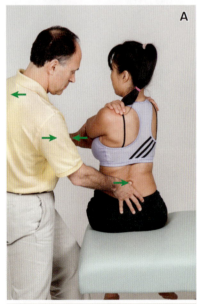
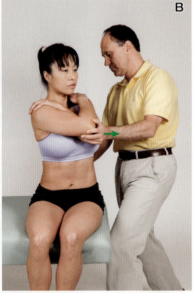
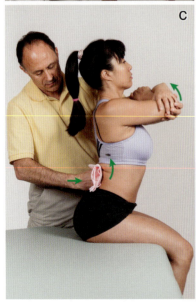
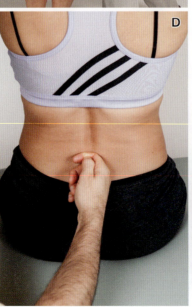
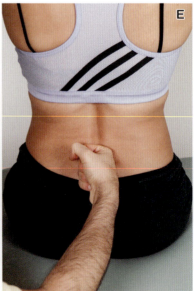

臨床のアドバイス 10－2

脊柱の高さを識別できなくても施術は行うテクニックを適用する

ときには腰椎のどの椎骨の高さに触っているかを、正確に識別するのが難しいこともあります。任意の時点で施術中の分節関節が正確にどこであるかを、施術者が確信を持っていうことができないとしても、一番重要な点は、可動性減少の腰椎に関節モビライゼーション術を施すことです。経験を積んでいけば、腰椎の各分節レベルを識別していうことも、難しくなくなります。

コラム 10－2

関節モビライゼーションとピン・アンド・ストレッチ術

関節モビライゼーションは、ストレッチの1つの型というだけでなく、**ピン・アンド・ストレッチ**術の一種でもあります。ピン・アンド・ストレッチの方法は、ある1カ所をピン留めし、すなわち固定をし、それからその固定箇所に相対的に軟部組織をストレッチして行います。「テクニックの概要」にある例では、固定の手が第3腰椎を固定するのが、L3をピン留めしているということです。それからL3より上部の体幹がL3に相対的に動かされ、ストレッチの張力はL2-L3の関節レベルに向けられます。実際には、1つの椎骨レベルがピン留めされ、ストレッチがその椎骨に隣接する関節に明確に向くので腰椎の関節モビライゼーションの"ピンポイントの非常な正確さ"が発揮されます。一般的に、下位の椎骨がピン留めされ、その上位の関節にストレッチがかけられます。

テクニックの実践

10－1　固定の手：施術者のコンタクト

関節モビライゼーションは非常に明確に限定されたものなので、患者のコンタクトの位置の選択が命運を左右します。このことはとりわけ、下側に来る固定の手に当てはまります。図10－4に、患者にあてがう固定の手のコンタクトの選択肢を3つ示しました。1つ目は母指腹、2つ目は示指と中指の指腹、3つ目は手の小指球の豆状骨です。

各選択肢には、以下のような特有の利点があります。

・母指腹を使用するのが一般的に最も効率的です。というのも、示指腹・中指腹よりも大きく力があり、また小指球よりも小さくて椎骨棘突起にはまりやすいからです（図10－4A）。母指腹コンタクトの欠点は、施術者によっては母指のIP関節に圧がかかると母指が倒れて過伸展になりやすいことです。母指を酷使すると、この症状を悪化させる可能性があります。

・示指腹・中指腹はどちらかというと、最も明確に限定して椎骨棘突起に一番はめやすいです。しかし、母指腹や小指球よりも力が弱く、また患者がつつかれるような不快感を覚える可能性もあります（図10－4B）。

・小指球の豆状骨は、最も大きくて一番力が出るコンタクトです。しかし、大きいために棘突起にはめにくいことが多いです（図10－4C）。

固定する目的さえ達成されれば、その働きを果たし、施術者と患者の双方にとって快適なコンタクトなら、何を選んでもよいです。

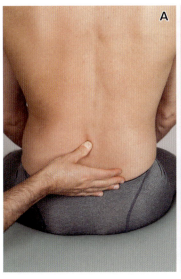 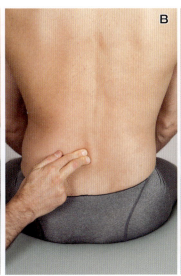 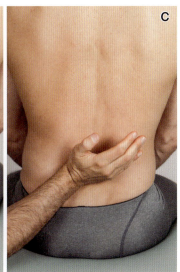

図10－4　固定の手のコンタクト
A：母指腹
B：母指以外の指腹
C：小指球

10-2　固定の手：患者側のコンタクト

固定の手を置く患者の腰椎の正確なコンタクトの場所もまた重要です。コンタクトは棘突起に置かなければなりません。その理由は、腰椎のなかでは、ここが簡単に触れて圧をかけられる、唯一のランドマーク（指標）だからです（**図10-5**）。患者の身体により深く入って、椎弓板までコンタクトを広げられるなら、そうするべきでしょう。棘突起、そして可能なら椎弓板にとることができるコンタクトが、広ければ広いほど、固定が強まり、患者にとってより快適になります。

10-3　施術の手：施術者のコンタクト

上側に来る施術の手で患者の体幹を動かしますが、これは固定の手ほど置く場所に細かくなる必要はありません。とはいえ、上側の手は患者の体幹を支え、かつ動かす必要があるので、患者へのコンタクトはやさしく、でもしっかり安定していることが重要です（**図10-6**）。患者が触れられていて不快であったり、またしっかりと支えられている感じがしなかったりする場合は、身体の力を抜かないので、関節モビライゼーションを施すこともできません。

10-4　施術の手：患者側のコンタクト

上側の施術の手は、固定の手より上方で患者の体幹をしっかりつかまえておく必要があります。この施術の手の役割は、L3の上にあるL2を動かすことです。正確にL2に触れてそれをL3の上で動かすということは不可能なので、両肩または胸椎上部の領域で、体幹全体が保持されます。施術の手で患者の体幹を左側屈する際には、胸椎全体と固定のピン留め（この項ではL3）より上方の腰椎全部が、L3に対して相対的に動かされることになります。こうすることにより、L2‐L3の分節関節レベルにストレッチまたはモビライゼーションの的を絞ることができます。

10-5　両手を同時に使う

関節モビライゼーションを最初に練習する際の、最も簡単な方法は、前述したように、下側の固定の手は動かさないままで、上側の施術の手だけを使って患者の体幹を動かすことです。一方、この役目を逆にすることもできます。関節が引

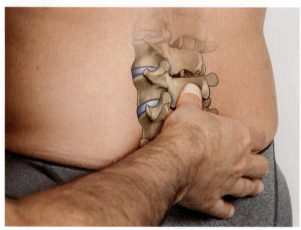

図10-5　棘突起は固定の手に対する患者側のコンタクトになる

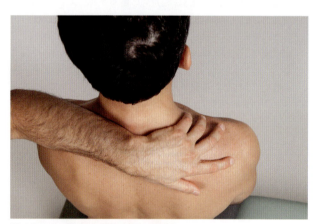

図10-6　施術の手を位置につける
施術の手の位置は、患者の両肩または上胸部の上部にとる

臨床のアドバイス　10-3

棘突起のコンタクトを見つける

棘突起は身体の正中にあります。まずはじめに、母指腹で腰椎の後側正中にある棘突起を探し当てます。これは腰椎には前弯の弯曲があるため、椎骨レベルによっては難しいかもしれません。まずは一番見つけやすい棘突起をどれでもよいので、見つけます。次に棘突起の頂点から、施術者が立ってまたは座っている側へと外方に外れ、棘突起の側面に対して押し込みます。施術者のコンタクトができるだけぐらつかないように、椎弓版に向かって棘突起に対してできるだけ深く突っ込みます（**図10-5**を参照）。棘突起の外方に行きすぎて、椎弓板溝の筋の上に乗らないように注意してください。腰椎の解剖の復習には、第1章を参照してください。

臨床のアドバイス　10-4

患者の体幹を保持する

患者は力を抜いて、施術者が患者の体幹を支えて動かすことができるように、患者の体幹は施術者がやさしく、かつしっかりと安定させて保持しなければなりません。患者が快適であるために、必ず施術者のコンタクトは広く、前腕、指の掌側（前）面、手掌をできるだけ使って患者の体幹を保持します（**図10-6**参照）。患者の体幹に指先で触れるのに指を曲げると、つつかれるような感じがして患者には不快になるため、なるべくしないようにすることが重要です。

き延ばされたら、上側の手を固定の手として体幹または上部の椎骨を動かないようにして、その下でコンタクトしている椎骨を下側の手で動かすのです。図10－7Aに示すのは、関節モビライゼーションの手順のステップ2で、患者の体幹にストレッチがかかったところでの体勢です。図10－7Bでは、これまで説明したような通常のやり方で、上側の手で関節モビライゼーションの力をかけています。図10－7Cでは、上側の手の代わりに下側の手が関節モビライゼーションの力をかけるのに使われています。上部の椎骨を固定して、下部の椎骨を動かすことにより、腰椎の関節モビライゼーションを別の方法で行うことができるようになります。下部の椎骨に対して上部の椎骨を動かしても、上部の椎骨に対して下部の椎骨を動かしても、その間にある関節にモビライゼーションはかけられます。

実際、施術者が関節モビライゼーションに慣れて経験を積むにつれ、モビライゼーションのストレッチをかけるために両手を一斉に動かすことを覚えることによってさらに上達することができます。上側の手が上位の椎骨を下の椎骨の上でストレッチするのにやさしい力をかけながら、それと反対方向に下側の手で下位の椎骨を上の椎骨に相対的にストレッチするのにやさしい力をかけます（図10－7D）。この方法では両手とも施術の手として働き、上下の椎骨間の分節レベルでのモビライゼーションの度合いは増加します。左右の手を一斉に施術の手として使うことにより、関節モビライゼーション術をはるかに滑らかで熟達したものにできます。両手を一斉に使うのがうまくなるには、他のテクニックの技術と同様に、注意深く練習をすることです。

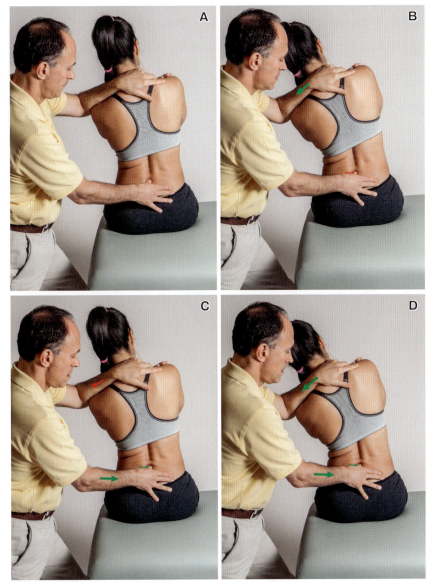

図10－7　固定の手を施術に使う
　A：患者の体幹（特にモビライゼーションを施す関節）に張力がかけられている
　B：下位の椎骨が固定され、その上で上位の椎骨にモビライゼーションがかけられている（左へ動かされている）
　C：上位の椎骨が固定され、その下で下位にモビライゼーションがかけられている（右へ動かされている）
　D：両手で同時に関節モビライゼーションの力をかけることもできる。上側の手は上位の椎骨を左に、下側の手は下位の椎骨を右に動かす

⚠️ 極めて重要なことは、患者に用いようと試みる前に、施術者はまず関節モビライゼーションのテクニックを注意深く学び、理解することです。治すパワーを備えているテクニックはどのようなものでも、害を及ぼすパワーをも備えており、関節モビライゼーションは非常にパワフルなテクニックです。関節モビライゼーションは、不適切に行われると、患者に深刻な害をもたらしうるものなのです。不適切な関節モビライゼーションの用い方には、関節モビライゼーションを適応症に対して誤った方法で施術することも含まれます。例えば、無理な力で行うことです。同様に不適切なのは、関節モビライゼーションを禁忌症に対して行うもので、よくあるのが病的な椎間板や進行した変形性関節症などの占拠性病変に対してです（病態の評価については、第3章を参照すること）。もし特定の患者に対して関節モビライゼーションを用いることが適切かどうか疑わしいと思う場合は、必ずまずその患者の（監訳注：アメリカでは）担当カイロプラクターまたは担当医から書面での承諾を得ましょう。

10-6 まず関節を引き延ばす

実際の関節モビライゼーションを行う前に、まず対象の関節は、組織を他動可動域いっぱいに引き延ばしておかなければなりません。これを行うには、最初に下位の椎骨を固定の手で留めておいて、次に施術の手を使い、固定された椎骨の上の体幹を他動可動域いっぱいに動かします。このいっぱいのところまで達するのに必要な動きの量は、モビライゼーションをかける腰椎の領域によって違ってきます。腰椎下部にモビライゼーションを施す方が、腰椎上部に施すよりも、施術の手による動きの部分が大きくなります。図10-8 Aと図10-8 Bで、上側の施術の手の動きの違いを留意しておいてください。関節モビライゼーション術を施すことができるのは、他動可動域いっぱいに先に達している状態にある場合のみです。

施術の手が患者を動かす範囲が大きいほど、下側の固定の手が椎骨をしっかりと留めておくことがますます重要になります。この理由で、腰椎下部のモビライゼーションの方が、腰椎上部よりもより難しくなります。

10-7 ストレッチまたはモビライゼーションの度合い

腰椎の関節モビライゼーションにおいて、ストレッチする度合いは非常に重要です。関節モビライゼーションは、関節可動域のうちの関節の遊びと呼ばれる範囲で行われます。この範囲はごくわずかしかないので、施術者が関節モビライゼーションで患者の腰椎や仙腸関節にかけるストレッチの度合いも、非常に小さいものでないとなりません。この動作はほとんど計測出来ないレベルで、数mm以下という、かろうじて深層にある関節周囲の組織をわずかにストレッチできる程度です。他のストレッチのテクニックと同様に、関節モビライ

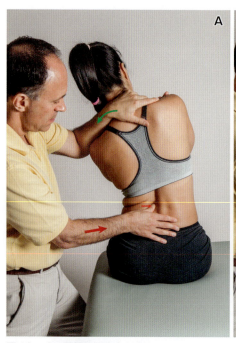 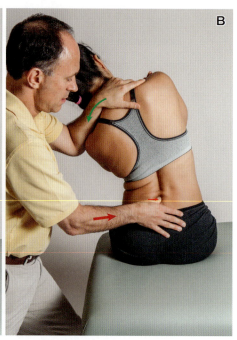

図10-8　関節に張力をかける
関節に張力をかけるのに必要な患者の体幹の動きは、関節モビライゼーションの高さによって小さくなったり大きくなったりする
A：上部腰椎のモビライゼーションで必要な患者の体幹の動きはより小さくなる
B：下部腰椎のモビライゼーションで必要な患者の体幹の動きはより大きくなる

ゼーションも決して無理矢理行ったり、患者に痛みを覚えさせてはなりません。

念頭に入れておくべきことは、「関節モビライゼーションの目的は、可動性減少の関節を動かすことである」という点です。可動性亢進を起こしている関節に、このテクニックを施す理由などありません。原則的に、可動性亢進の関節へのモビライゼーションは、亢進を悪化させやすいため、禁忌です。

10－8　ストレッチまたはモビライゼーションする時間の長さ

もう1つ重要なことは、患者の腰椎や仙腸関節の関節の遊びにモビライゼーションをかけた場合、それを保持するのはほんの短い間にするということです。というのも、長くすると、患者は非常に不快感を覚えるからです。適切な関節モビライゼーションでは、患者の関節を関節の遊びの範囲に動かすのは1秒かそれ以下で、すぐに関節を解放します。こうすることによって、この動作を、3〜5回繰り返すことができます。他のストレッチのテクニックと同様に、関節モビライゼーションを無理矢理行ってはなりませんし、患者に快適なストレッチと感じさせるようにしなければなりませんし、当然、決して痛みなど生じさせてはならないのです。

臨床のアドバイス　10－5

腰部と骨盤の関節モビライゼーションを学ぶ

腰椎の関節モビライゼーションの学びはじめで最も難しいのは、下部腰椎のモビライゼーションです。なぜかというと、L5の棘突起は見つけにくくコンタクトしにくい場合があるのと、施術の手が施術で動かす範囲が広く、コントロールする技術をより必要とするからです。中部腰椎のモビライゼーションも、前弯のために棘突起が遠くなって届きにくく、難しいかもしれません。したがって、上部腰椎のモビライゼーションが、通常最も学んで習得しやすい部位です。本章中の腰椎の関節モビライゼーションの基本手順では、上部腰椎からはじまり、次第に下って下部腰椎まで説明されています。けれども、このテクニックを最初に学び練習する際には、自分が最もやりやすい部位からはじめるのがベストです。もしそれが上部腰椎であれば、そこから始めて徐々に下方へと進めればよいです。もしそれが下部腰椎であれば、はじめをそこにして徐々に上方へ進めます。もし中部腰椎がやりやすければ、そこからはじめて上方でも下方でも好きなように徐々に進めます。いったんこのテクニックに熟達してしまえば、腰椎のどちらか一端からはじめて、もう一端へと系統的に徐々に進めて行くのがより効率的です。

10－9　力を加える

関節モビライゼーション術は、患者の関節を他動可動域いっぱいに持っていき、そこからその関節をさらに狙った動作の方向に動かすのに均一な安定した力をやさしく加えて施します。関節モビライゼーションを行うために加える力はやさしく、それでいてしっかりした、均一で、かつ安定している、ということはいくら強調しても強調し過ぎることはありません。力を加える施術を、ゆるやかな振動を与えると考えるとよいかもしれません。関節モビライゼーションには、いかなる速いまたは突然のスラスト法※1も含まれません。（監訳注：アメリカでは）関節の遊びの範囲内における速いスラストはカイロプラクティックまたはオステオパシーのアジャストメント※2と定義されており、ほとんどの手技療法士は合法的には行えないものとなっています。

※1監訳注：「スラスト法」thrustは、カイロプラクティックにおける手技名。英語で「すばやく突然に強く押す」、「突く」といった意味の動詞も名詞もあり、文字通りの内容だが、事故を引き起こしやすく危険な手技となり得るため、日本では一部禁止されているものもあるので要注意。

※2監訳注：「アジャストメント」adjustmentはカイロプラクティックにおける手技名。本文で説明されているように、スラスト法を含む手技のため、要注意。

臨床のアドバイス　10－6

決してスラスト法を行わない

関節の遊びと呼ばれる可動域内では、2種類の徒手テクニックが可能です。関節の軟部組織をストレッチする力がゆっくりと一定にかけられると、関節モビライゼーションと定義されます。関節モビライゼーションは、低速のマニピュレーションであるといわれることがよくあります。一方、もしストレッチする力がすばやく激しく押すような方法でかけられると、カイロプラクティックまたはオステオパシーのアジャストメントと定義されます。アジャストメントは、高速のマニピュレーションであるといわれることがよくあります。アジャストメントは（監訳注：アメリカでは）法的に、マッサージ師やほとんどのその他の手技療法士は行うことができません。この理由で、関節モビライゼーションを行う際に、患者の組織にスラスト法を決してしないことが、非常に重要です。

あらゆる関節ストレッチと同様に、ときおり**関節リリース****（ポキッという音）が起こることがあります。普通のストレッチでこれが起きてもアジャストメントが行われたわけではないのと同様に、この場合もアジャストメントとは定義されません。とはいえ、関節モビライゼーションの施術の際に、関節の解放を起こす目的で、関節の遊びの領域ですばやいスラスト法を適用しようと意図してはなりません。

**監訳注：関節リリース（joint release）は、関節が解放されることであり、その際に気泡がはじける音がするので、本書では「音が鳴ること」を同義として表記しています。「関節の解放」、「ジョイントリリース」とも呼ばれます。

10－10　呼吸

関節モビライゼーションでは、特別な呼吸手順はありません。最も一般的なのは、関節モビライゼーションを施すときに、患者に息を吐いて力を緩めるように指示することです。とはいえ、最も重要なことは、患者は快適かつリラックスした状態で呼吸をし続けるという点にあります。

10－11　繰り返し

腰椎に関節モビライゼーションを行う際、1つだけ分節レベルを選んでモビライゼーションを施し、その関節に何回か施術を繰り返すことは可能です。この場合、3～5回繰り返

コラム10－3

関節モビライゼーションまたは関節マニピュレーションのグレード

関節モビライゼーションという言葉を、より包括的に関節のすべての運動として定義する説もあります。ある関節の**モビライゼーションのグレードの分類**では、関節の運動またはモビライゼーションを5つのグレードに分けています。

・グレードⅠ：関節の自動または他動可動域のはじめで行われる、遅く小さい振幅の運動
・グレードⅡ：関節の自動可動域の間で行われる、遅く大きい振幅の運動
・グレードⅢ：関節の他動可動域の限界まで行われる、遅く大きい振幅の運動
・グレードⅣ：関節の他動可動域の限界から抵抗（関節の遊び）にかけて行われる、遅く小さい振幅の運動
・グレードⅤ：関節の他動可動域の限界から抵抗（関節の遊び）にかけて行われる、速く小さい振幅の運動

このグレードの分類方式では、グレードⅡが患者が関節で行える自動可動域となっています。グレードⅢは、施術者が患者に行う典型的な他動的ストレッチ、または患者が行う他動的セルフ・ストレッチです（第6～9章および第11章を参照のこと）。グレードⅣが、本書でいうところの関節モビライゼーションとなります。グレードⅤは、カイロプラクティックまたはオステオパシーの高速（すばやいスラスト法）手技で、ほとんどの手技療法士のスコープ・オブ・プラクティス（診療用件の範囲）の範疇に入らないものとなっています。

すことが多いです。とはいえ、腰椎全体にモビライゼーションを施す方がより一般的で、1つの分節レベルに1回ずつ施術し、その後どこかの1つの分節レベルで繰り返します。

最もよく見られるのが、腰椎の上端のT12 - L1関節から始めて腰椎の下端まで下に動いていく方法、もしくは腰椎の下端のL5 - S1関節からはじめて腰椎の上端まで行くという方法です。方向にかかわらず、いったん腰椎全体にモビライゼーションが施されたら（つまり、腰椎で可動性減少の関節はすべて動かされた状態）、同じ手順を2回目・3回目と繰り返すようにします。言い換えると関節モビライゼーションは、1つの分節レベルに3～5回行ってから次に行く代わりに、腰椎全体に対して1回分のモビライゼーションを施すのが通常のやり方です。それから必要に応じて、2回目、3回目と腰椎全体に繰り返します。全体への施術は2～3回が最も一般的です。このようなやり方で腰椎全体を動かしておいてから、必要ならば最も制限がある関節に繰り返してもよいです。すべての施術テクニックと同様に、関節モビライゼーション術をどう行うかを決める最良の要因は、患者のニーズと組織の反応です。

10－12　関節モビライゼーションの必要性を判断する

第6～9章のストレッチ術の必要性の判断は、腰部の各方向への総体的な他動可動域の評価によって決定します。関節モビライゼーションの必要性の判断は、各分節関節レベル固有の関節の遊びの可動域の評価によって決定します。これを行うには**動的触診**と呼ばれる評価のテクニックを用います。動的触診は、関節モビライゼーションの施術と同様のやり方で行います。患者の関節の一方の骨を固定してまたは押さえつけておき、もう一方の骨を張るまで動かします。それからその関節レベルにわずかに加える動きをやさしく付け足し、関節の遊びでの動きのエンドフィール（最終域感）を探って動的触診の評価を行います。

異常のない関節のエンドフィールには、跳ね返すような感触があります。異常をきたしている可動性減少の関節では、最終域感に制限がかかっていて、堅いブロックを押しているような感じになります。異常をきたしている可動性亢進の関節は、動きが過度で、柔らかくてしまりがないまたは形が崩れそうな感触になります。異常をきたしてエンドフィールに制限がかかっていると分かれば、その関節にはモビライゼーションが必要です。エンドフィールに異常がない場合は、関節機能の健康維持のために積極的にその分節レベルに対する関節モビライゼーションを行うことも可能です。一方、可動性亢進の関節を発見した場合は、その分節レベルには関節モビライゼーションを行ってはなりません。

念頭に入れておいた方がいいのは、関節モビライゼーショ

ンは、動的触診の評価テクニックの単なる延長線上にあるということです。双方とも同一の手順で行いますが、動的触診は関節でできている動きの評価が目的で、関節モビライゼーションは、動きの維持または改善を目的としている点で異なります。患者の腰部を評価して治療する際は、通常、1つの関節レベルに動的触診を行って制限を見つけたら、そのままもう少し力をかけてモビライゼーションを行います。このようにして、動的触診は関節モビライゼーションへと移行するのです。

10－13　診療要件の範囲（スコープ・オブ・プラクティス）

施術者が治療に関節モビライゼーションを加える前に、施術者の職業の範疇にこのテクニックが含まれていることが重要です。もし施術者の職業内で関節モビライゼーションを用いることに倫理的または法的な疑義がなにかあれば、（監訳注：アメリカでは）自治体や州または地域の免許発行団体・認証機関や施術者の職業に関する団体などに確認してください。

―――――――――― 基 本 手 順 ――――――――――

関節モビライゼーションの基本手順

通常のストレッチ術ならびに高度なストレッチ術と同様に、関節モビライゼーションも軸性の切断面の関節可動域で行うことができます。また、これらの切断面での動きを2つ以上組み合わせて1つの斜面での動きとすることによって、多面関節モビライゼーションとすることも可能です。腰椎の関節モビライゼーションでは、前方から後方への屈曲は行われません。その理由は、この動作では患者の腹部前側にコンタクトして押さなければならず、これは患者にとって不快なものになるからです。

それに加え、関節モビライゼーションは非軸性の関節可動域にも施すことが可能で、これには別名「伸延」または「牽引」ともいわれる軸性の伸延も含まれます。非軸性の圧迫の関節モビライゼーションは通常行われません。というのも、これは軟部組織をストレッチするものではなく、したがって可動性が向上することはないので、関節モビライゼーションの目的とは異なるからです。

脊椎内での動きは、軸性であれ非軸性であれ、どの特定の分節関節レベルでも、その分節レベルの小面関節の面によって決まります。このことは関節モビライゼーションを行う際に考慮すべきです。一般的な腰椎の小面関節は矢状面に向いています。そのため、腰椎の運動が最も自由になるのが矢状面で、言い換えれば屈曲と伸展です。しかし、L5 - S1関節の小面関節の面は、より前頭面に向いています。そのため、ここでは側屈運動が理論上はより自由にできることになります。関節モビライゼーション術を施す際は、その分節関節レベルの小面関節の動きを触診して感じ、この動きの面にモビライゼーションを施すことが重要です（小面関節の面と腰椎・胸椎の可動域に関する詳細は、第1章を参照）。

Ⅰ．仙腸関節のモビライゼーションの基本手順

仙腸関節のモビライゼーションは、仙腸関節に動きをもたらします。このもたらされる動きは、どの骨をどの方向に動かすかによって異なります。仙骨を固定して施術の手のコンタクトで腸骨を動かすことも、腸骨を固定して仙骨を動かすこともできます。さらに、モビライゼーションの力の方向がいろいろにできるように、仙骨上や腸骨上のコンタクトの場所も多様にできます。仙腸関節内の1つの骨から他の骨へとまたがる筋はほとんどないため、筋は仙腸関節モビライゼーションの主なターゲットではありません。すべてのケースにおいて、仙腸関節モビライゼーションの主たる軟部組織のターゲットは、2つの骨をつなぐ靭帯の複合体です。

（動画で見る「仙腸関節の関節モビライゼーション入門」：著者公式サイト　Digital COMT http://www.learnmuscles.com/ にて有料登録で視聴可能、英語のみ）

仙腸関節モビライゼーションの基本手順は以下の7つです[3]。

・基本手順10－1　仙腸関節　伏臥位：上後腸骨棘圧迫
・基本手順10－2　仙腸関節　伏臥位：仙骨圧迫
・基本手順10－3　仙腸関節　側臥位：圧迫
・基本手順10－4　仙腸関節　仰臥位：圧迫
・基本手順10－5　仙腸関節　仰臥位：片脚のニートゥーチェスト
・基本手順10－6　仙腸関節　仰臥位：水平内転
・基本手順10－7　仙腸関節　側臥位：水平内転

[3]監訳注：本書での「大腿の屈曲／伸展」は「股関節の屈曲／伸展」を意味し、「下腿の屈曲／伸展」は「膝関節の屈曲／伸展」を意味しますが、著者はあえてそれぞれの関節における大腿および下腿の動きを強調した表現にしています。

基本手順 10 − 1　仙腸関節　伏臥位：上後腸骨棘圧迫

　名称の通り、仙腸関節の伏臥位での上後腸骨棘圧迫モビライゼーションは、患者をうつ伏せにして、腸骨の上後腸骨棘にコンタクトのモビライゼーションの力をかけて行います。モビライゼーションの力の方向は、前方（ベッドまたは床に向かう下向き）かつ上方、前方かつ側方、前方かつ下方と、さまざまにできます。

（動画で見る「仙腸関節の関節モビライゼーション」：著者公式サイト　Digital COMT http://www.learnmuscles.com/ にて有料登録で視聴可能、英語のみ）

　以下が、左仙腸関節の伏臥位での上後腸骨棘圧迫モビライゼーションの施術手順です。
・患者は伏臥位で、施術者はベッドの左側に立ちます。
・施術者の右手を患者の左上後腸骨棘に置き、上後腸骨棘を母指球と小指球の間の溝（指球間溝）に当てます。
・右手を左手の母指の水かきで支えます。
・仙骨は体重で固定されているので、固定の手は必要ありません。
・体重を使ってやさしく寄りかかり、他動可動域いっぱいに組織が張るまで上後腸骨棘に前方かつ上方に圧の力を加えます。
・次に、体重を使ってさらに寄りかかって上後腸骨棘にもう少し圧の力を加え、仙腸関節を関節の遊びの範囲までやさしくストレッチします。これにより、同側の腸骨がわずかばかり前傾します（図10−9A）。
・これを1秒足らずの間保持してから、解放します。
・この仙腸関節モビライゼーションは、この後合計3〜5回繰り返してよいです。
・次に基本手順を繰り返しますが、今回は上後腸骨棘に前方かつ側方に寄りかかり、腸骨を仙骨から側方へ引き離して動かします（図10−9B）。合計3〜5回繰り返します。

注：このモビライゼーションの動きは、同側の腸骨を内旋させ、結果的に仙腸関節の後面にすき間をつくります。

・必要に応じて、今度は前方かつ下方に押し、腸骨を後傾へと動かして、基本手順をもう一度繰り返してもよいです。この方向の圧を用いる場合は、まず患者の腹部の下に枕を入れておくとよいでしょう。また、施術者は患者の体幹上部の横に立って、患者の足元方向を向き、左手をコンタクトの手として使うとやりやすいです（図10−9C）。

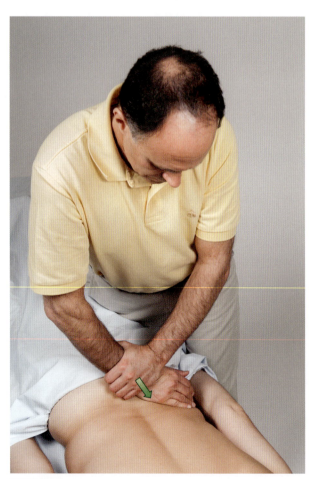

図10−9A

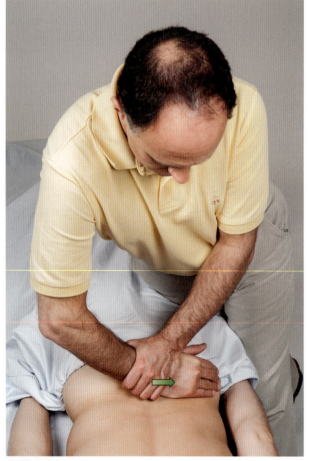

図10−9B

- 反対側の仙腸関節に、コンタクトの手と支えの手を入れ替え、ベッドの立つ側も替えて、繰り返します。
- これらの基本手順を必要なだけ、制限のある仙腸関節の動きに重点的に繰り返します。

臨床のアドバイス 10-7

支えの手

身体の関節モビライゼーションのほとんどで、施術の手と固定の手を使用します。一方、腰椎と骨盤の関節モビライゼーションでは、患者の体重で、関節のもう一方の骨がうまく固定されるので、固定の手を必要としないことが多いです。このような場合には、施術者の片手を空けることができるので、施術の手をブレースまたは支える**支えの手**として用いることができます。腰椎や仙腸関節を動かすためには、かなりの力を必要とすることも多いので、支えの手の助けを借りることは、上手な身体の使い方です。

図10-9C

実践テクニック 10-2

大腿を伸展させての伏臥位での上後腸骨棘圧迫

仙腸関節を前傾させる伏臥位での上後腸骨棘圧迫は、他動的な大腿の伸展で増強させることができます。片手を上後腸骨棘の上に置いて（母指球と小指球の間の指球間溝に収め）、もう一方の手は患者の大腿遠位の前面に当てがいます。次に施術者の体重を使って寄りかかりながら、上後腸骨棘を前傾へと前方かつ上方にモビライゼーションをかけ、同時に患者の大腿を伸展することによって、この腸骨の動きを増強させます。いったん組織がぴんと張ったら、さらに体重を使って寄りかかり、腸骨を前傾へとモビライゼーションをかけます。大腿骨盤リズムを通して、大腿の伸展が腸骨の前傾と重なり、モビライゼーションの力が加わります。このテクニックは強力なため、注意を払いながら施術しましょう。

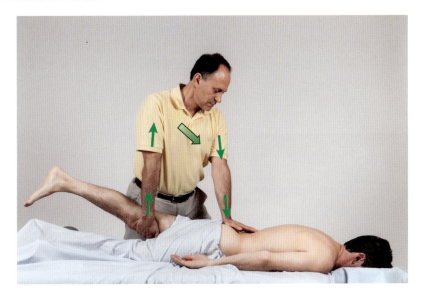

基本手順 10 − 2　仙腸関節　伏臥位：仙骨圧迫

　この基本手順は、仙腸関節の伏臥位での上後腸骨棘圧迫と同様に施術しますが、こちらは腸骨の上後腸骨棘の代わりに、仙骨にコンタクトして動かします。仙骨上のコンタクトは、上部の仙骨底でも、下部の仙骨尖でもよいです。上後腸骨棘圧迫と同様に、モビライゼーションの力の方向は様々です。仙骨底でコンタクトする場合、正中線でコンタクトすると仙骨を前方かつ上方に動かすことになり、片側寄りでコンタクトすると、前方・上方かつ同側の側方に動かすことができます。仙骨尖でコンタクトすると、仙骨は前方かつ下方に動かされます。

（動画で見る「仙腸関節の関節モビライゼーション」：著者公式サイト　Digital COMT http://www.learnmuscles.com/ にて有料登録で視聴可能、英語のみ）

　以下が、仙腸関節の伏臥位での仙骨圧迫モビライゼーションの施術手順です。

・患者は伏臥位で、施術者はベッドの左側に立ちます。
・左手の手刀を患者の仙骨底の正中線上に置きます。
・右手は、患者の左大腿前面の下に入れます（「実践テクニック 10 − 2」にある要領で行います）。
・患者の大腿を引き上げながら、体重を使ってやさしく寄りかかり、他動可動域いっぱいに組織が張るまで仙骨底に前方かつ上方に圧迫を加えます。
・次に、体重を使ってさらに寄りかかって仙骨にもう少し圧の力を加え、仙腸関節を関節の遊びの範囲までやさしくストレッチします。これにより、同側の仙骨がわずかばかり前傾（ニューテーション）します（図10−10A）。
・これを1秒足らずの間保持してから、解放します。
・この仙腸関節モビライゼーションは、この後合計3〜5回繰り返してよいです。
・今度は、仙骨底の片側にコンタクトします。この場合、施術者の右手の手刀を患者の仙骨底の左側（左上後腸骨棘のすぐ内側）に置きます。
・右手を左手の母指の水かきで支えます。
・腸骨は体重で固定されているので、固定の手は必要ありません。
・体重を使ってやさしく寄りかかり、他動可動域いっぱいに組織が張るまで仙骨底の左側に前方・上方かつ側方に圧迫を加えます。
・次に、体重を使ってさらに寄りかかって仙骨にもう少し圧の力を加え、仙腸関節を関節の遊びの範囲までやさしくストレッチします。これにより、同側の仙骨がわずかばかり前傾（ニューテーション）します。
・これを反対（右）側の仙骨底に繰り返します。
・次に基本手順を繰り返しますが、今回は仙骨尖の中央で前方かつ下方に押し、仙骨を後傾（カウンター・ニューテーション）へと動かします。
・それから、このモビライゼーションを仙骨尖に施します。仙骨尖の中央を、前方かつ下方に圧迫して、仙骨を後傾（カウンター・ニューテーション）へと動かします。この方向の圧を用いる場合は、まず患者の腹部の下に枕を入れておくとよいでしょう。また、施術者は向きを患者の足元方向に変え、左手をコンタクトの手として使うとやりやすくなります（図10−10B）。
・反対側の仙腸関節に、コンタクトの手と支えの手を入れ替え、ベッドの立つ側も替えて、繰り返します。
・これらの基本手順を必要なだけ、制限のある仙腸関節の動きに重点的に繰り返します。

　仙骨尖にコンタクトする際は、患者の下方に行きすぎないよう注意します。圧が仙骨でなく尾骨にかかると、仙尾靱帯の捻挫や尾骨骨折が生じる場合があります。

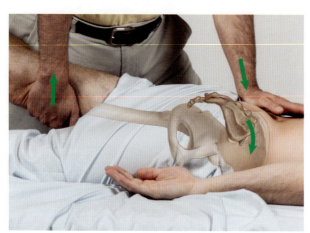

図10−10A

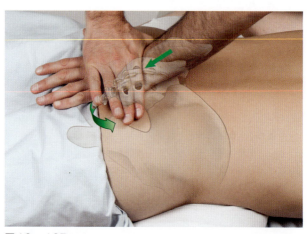

図10−10B

基本手順10－3　仙腸関節　側臥位：圧迫

　伏臥位での圧迫と同様に、仙腸関節のモビライゼーションは患者を側臥位にしても腸骨稜に圧をかけて行うことができます。この場合の圧は左右両方の仙腸関節まで達しますが、上位（ベッドから遠い方）が主なモビライゼーションの対象です。このため、この基本手順は通常は患者を反対側の横向きにして繰り返します。

　以下が、仙腸関節の側臥位での圧迫モビライゼーションの施術手順です。

- 患者は右を下にした側臥位で、施術者は患者の背後側でベッドの横に立ちます。
- 施術者の左手を患者の腸骨稜に置きます。
- 左手を右手の母指の水かきで支えます。
- 仙骨は体重で固定されているので、固定の手は必要ありません。
- 体重を使ってやさしく寄りかかり、他動可動域いっぱいに組織が張るまで腸骨稜にまっすぐ中心方向（ベッドまたは床に向かう下向き）に圧迫を加えます。
- 次に、体重を使ってさらに寄りかかって仙骨にもう少し圧の力を加え、仙腸関節を関節の遊びの範囲までやさしくストレッチします（図10－11 A）。

注：このモビライゼーションの動きは、同側の腸骨を内旋させ、結果的に仙腸関節の後面にすき間をつくります。

- これを1秒足らずの間保持してから、解放します。
- この仙腸関節モビライゼーションは、この後合計3～5回繰り返してよいです。
- 次にこのモビライゼーションの基本手順を繰り返すが、今回は患者を反対（左）を下にした側臥位にします（図10－11 B）。全部で2～3回繰り返します。
- これらの基本手順を必要なだけ、制限のある仙腸関節の動きに重点的に繰り返します。

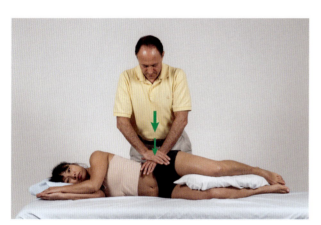

図10－11A

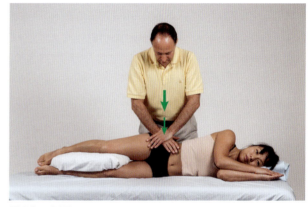

図10－11B

基本手順10－4　仙腸関節　仰臥位：圧迫

　伏臥位や側臥位での圧迫と同様に、仙腸関節のモビライゼーションは患者を仰臥位にしても行うことができます。この姿勢の場合は、圧を患者の上前腸骨棘に左右両側でかけるので、左右両方の仙腸関節に同時にモビライゼーションが施されます。

　以下が、仙腸関節の仰臥位での圧迫モビライゼーションの施術手順です。

・患者は仰臥位で、施術者はベッドの左右どちら側かに立ちます。
・施術者の両腕を交差して、片手を患者の右上前腸骨棘に置き、もう一方の手を左上前腸骨棘に置きます。
・仙骨は、施術者の手が上前腸骨棘を押さえているため、左右どちらにも動かず固定されています。
・体重を使ってやさしく寄りかかり、他動可動域いっぱいに組織が張るまで両方の上前腸骨棘に後方（ベッドまたは床に向かう下向き）かつわずかに側方に圧迫を加えます。
・次に、体重を使ってさらに寄りかかって両方の上前腸骨棘にもう少し圧の力を加え、仙腸関節を関節の遊びの範囲までやさしくストレッチします（図10－12）。

注：このモビライゼーションの動きは、左右の腸骨を外旋させ、結果的に仙腸関節の前面にすき間をつくります。

・これを1秒足らずの間保持してから、解放します。
・この仙腸関節モビライゼーションは、この後合計3～5回繰り返してよいです。
・この基本手順を必要なだけ繰り返します。

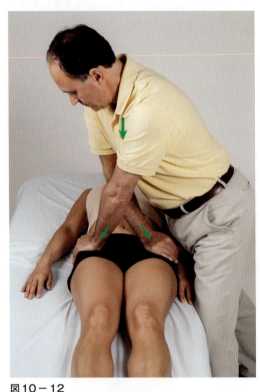

図10－12

基本手順10－5　仙腸関節　仰臥位：片脚のニートゥーチェスト

　仙腸関節のモビライゼーションは、患者が仰臥位で大腿を屈曲し、膝を胸に持っていく姿勢でも可能です。大腿骨盤リズムによって、大腿の屈曲は同側の腸骨の後傾と連結するので、膝を胸に持っていくと同側の腸骨が後傾します。骨盤はベッド上に乗ったままなので、対側の腸骨は固定されたままになります。同側の腸骨が後傾へと動き、対側の腸骨が固定したままの場合、運動は仙腸関節へと伝えられます。この運動は、まず同側の仙腸関節に伝わります。同側の腸骨が後傾し続けてこの運動の関節可動域いっぱいに達するにつれ、仙骨が腸骨と一緒に動くことになり、それから対側の仙腸関節に運動が伝わります。その結果、仰臥位での片脚のニートゥーチェストの基本手順は、主に同側の仙腸関節のモビライゼーションとなりますが、対側の仙腸関節も動かすことができます。両方の仙腸関節に最適なモビライゼーションを施すため、通常はこのモビライゼーションは左右両側で行います。

　以下が、右仙腸関節の仰臥位での片脚のニートゥーチェストのモビライゼーションの施術手順です。

・患者は仰臥位で、施術者はベッドの右側に立ちます。
・患者の右股関節と右膝関節を屈曲します。大腿遠位の後面を押して、患者の膝または大腿を胸の方に持っていきます。
・仙骨を最大限に固定するために、施術者は右膝を患者の左大腿前面に乗せます。患者の左大腿を固定することによって左腸骨が固定され、仙骨の固定にも役に立ちます。
・体重を使ってやさしく寄りかかり、他動可動域いっぱいに組織が張るまで右大腿を胸の方に屈曲へと押します。
・次に、体重を使ってさらに寄りかかって大腿後側にもう少し力を加え、右仙腸関節を関節の遊びの範囲までやさしくストレッチします（図10－13A）。これにより、同側の腸骨がわずかばかり後傾します。
・これを1秒足らずの間保持してから、解放します。
・この仙腸関節モビライゼーションは、このあと合計3～5回繰り返してよいです。
・反対側の仙腸関節に、ベッドの立つ側を入れ替えて、繰り返します。
・これらの基本手順を必要なだけ繰り返します。

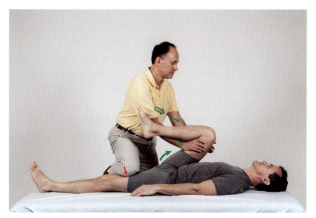
図10－13A

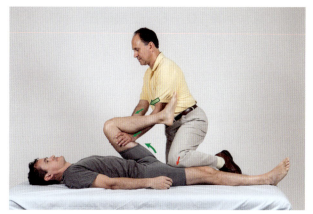
図10－13B

実践テクニック　10－3

患者の片足を施術者の鎖骨に乗せてストレッチの向きを見守る

仰臥位での片脚のニートゥーチェストのモビライゼーションを施術するのにとても良い体勢のもう1つは、患者の片足を鎖骨に乗せるやり方です。身体の使い方に関しては、この体勢によって寄りかかって患者の大腿を胸に対して屈曲へと押すのに、施術者のコアを用いることができます。ただし、この体勢は膝に不具合がある患者には用いてはなりません。さらに身体の使い方を良くするには、施術者がベッド上に乗って、施術者のコアと患者の下肢を一直線上になるように体勢をとります（**図A**）。当然、ベッドが施術者と患者の双方の体重を支えられそうにない場合は、ベッドに上がらないようにします。

もう1つ重要なことは、患者の大腿に施すストレッチの力の方向に注意をすることです。患者の反対側の大腿を施術者の膝でしっかり固定していない状態で、胸に向かって下方にではなく、頭に向かって水平に（ベッドと平行に）押すと、患者の骨盤がベッドから浮いて反対側の腸骨と仙骨が固定されなくなり、仙腸関節へのモビライゼーションは失われてしまいます（**図B**）。他にも重要なのは、患者の大腿を圧迫する際に、患者の胸へ押し込みすぎないようにすることです。患者が股関節前側領域（鼠径部）に不快感や痛みを覚える可能性があります。一番よいのは、できるだけ胸に向かって押さないで（言い換えれば、できるだけ頭に向かってベッドと平行に水平方向に）、なおかつ骨盤はベッド上についたままに保つことです（**図A**参照）。この2つの方向のバランスは、患者によってに異なります。

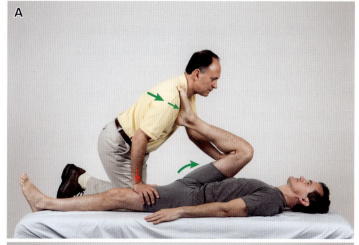

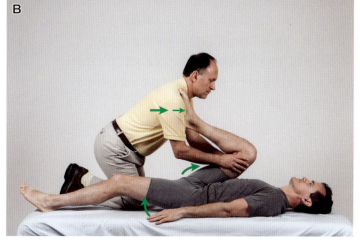

第10章　関節モビライゼーション

基本手順10－6　仙腸関節　仰臥位：水平内転

　片脚のニートゥーチェストのモビライゼーションと同様に、仙腸関節のモビライゼーションは患者の大腿を屈曲させ、それから身体を横切って水平内転させて行うことができます。水平内転によって、（大腿屈曲により生じた腸骨の後傾へと）腸骨の内旋という要素が加わり、仙腸関節の後面にすき間をつくります。ここまでは、殿部後側の外旋筋群をストレッチ（および仙腸関節をストレッチまたはモビライゼーション）する第6章の水平内転ストレッチの基本手順（基本手順6－10のストレッチ①を参照）と同一です。この基本手順用に仙腸関節のモビライゼーションを拡大するには、施術者の手を使って腸骨の上後腸骨棘にコンタクトし、モビライゼーションの力を加えてもよいです。

　以下が、左仙腸関節の仰臥位での水平内転モビライゼーションの施術手順です。

- 患者は仰臥位で、施術者はベッドの（反対の）右側に立ちます。
- 患者の左股関節と左膝関節を屈曲させ、患者の膝を施術者の左腕と体幹の間にはさんで、患者の大腿を身体を横切って水平内転させます。
- 施術者の右手の母指以外の指腹を丸めて患者の左上後腸骨棘の内側にひっかけます。
- 仙骨は体重で固定されているので、固定の手は必要ありません。
- 体重を使ってやさしく寄りかかり、他動可動域いっぱいに組織が張るまで左大腿を胸を横切って（骨盤がベッドから浮かないようにいくぶん胸へと下げながら）水平内転へと押します。
- 次に、体重を使ってさらに寄りかかって大腿後側にもう少し力を加え、左仙腸関節を関節の遊びの範囲までやさしくストレッチし、同時に上後腸骨棘には右手の指腹でモビライゼーションの力を加え、仙骨から離してすき間をつくります（図10－14A）。

注：このモビライゼーションの動きは腸骨を後傾させ、また同側の腸骨を内旋させて、結果的に仙腸関節の後面にすき間をつくります。

- 1秒足らずの間保持してから、解放します。
- 患者が股関節領域の前側に不快感または痛みを感じた場合は、モビライゼーションの施術を行いながら両手を使って大腿近位前側を骨盤から引き離すように牽引します（図10－14B）。これで不快感または痛みが軽減することが多いです。とはいえ、右手を大腿の牽引に使うと、上後腸骨棘にコンタクトしてモビライゼーションを拡大するのには使えないことになります。左手だけで大腿を牽引できれば、右手は上後腸骨棘上に関節モビライゼーションの力をかけたままにできます。
- この仙腸関節モビライゼーションは、この後合計3～5回繰り返してよいです。
- 反対側の仙腸関節に、ベッドの立つ側を入れ替えて、繰り返します（図10－14C）。
- これらの基本手順を必要なだけ繰り返します。

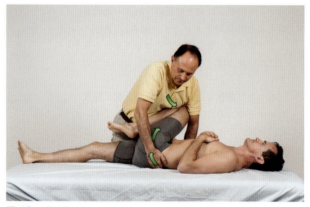
図10－14A

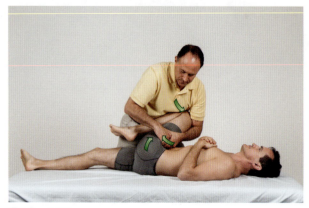
図10－14B

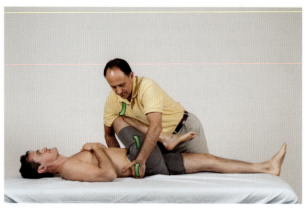
図10－14C

実践テクニック 10-4

施術者の別の体勢

施術者の別の体勢は、水平内転されている大腿と同側のベッド脇に立つもので、そちら側から大腿を押すやり方です（**右図を参照**）。この体勢は、当初は習得しやすいのですが、不都合なことが2点あります。まず、腸骨へのモビライゼーションを加えようとしても、片手を上後腸骨棘に置きにくい点です。また、患者が股関節前側領域で不快感または痛みを感じても（「実践テクニック6-6」を参照）、それを緩和するために片手で大腿近位の前面を牽引するのは容易ではない点です。

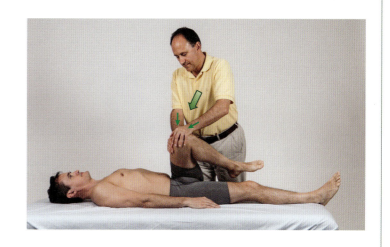

基本手順 10-7　仙腸関節　側臥位：水平内転

側臥位での水平内転は、仙腸関節のモビライゼーションの中でも最も強力です。施術者はコアの体重を使って大腿を水平内転させ、同時に腸骨の上後腸骨棘にコンタクトしてさらにモビライゼーションの力を加えます。これにより腸骨を内旋させ、仙腸関節にすき間をつくります。

以下が、左仙腸関節の側臥位での水平内転モビライゼーションの施術手順です。

・患者は側臥位で、施術者は患者が向いている側のベッドの横に立ちます（図10-15A）。

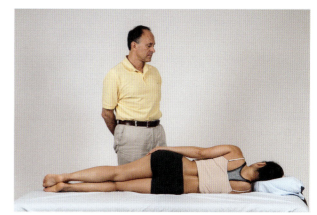

図10-15A

・患者の右腕をやさしく引っ張り、患者の右肩背部が下になるようにさせます（図10-15B）。
・次に患者の右手を体幹上部のわきに置きます（図10-15C）。
・患者のもう一方の手をベッドの端から垂らして下ろさせます（図10-15D）。
・患者の骨盤を、整列するように、つまり左右の上後腸骨棘が同一鉛直線上に向くように回旋させます（図10-15E）。
注：場合によっては、特に身体が柔らかい患者では、患者の骨盤の開始位置を整列しないよう、上側（ベッドから遠い方）の上後腸骨棘を施術者から遠のくように回旋しておくとよいでしょう。こうすると、モビライゼーションを施術する際、結果的に患者は骨盤が整列した状態になります。

・施術者の左手を患者の右手上に置き、患者の手または体幹を上方に押して、患者の上体を固定します（図10-15F）。
・患者の左上後腸骨棘がどこにあるか見つけ、その内側で左仙腸関節上に施術者の母指以外の指腹を当てます（図10-15G）。
・施術者の右手の指腹で患者の左仙腸関節での緊張を感じる

臨床のアドバイス 10-8

どのくらいベッドの端へ患者を寄せたらよいか？

側臥位でのモビライゼーションで、患者に対しどの程度ベッドの端へ寄ってもらったらよいかの正確な判断は、経験でわかるようになります。患者の体格と身体の柔軟さによって、その距離は違ってきます。患者がベッドの端から遠すぎると、施術者が大腿を水平内転したときに、ベッドにぶつかってしまいます。また、患者が端に近すぎると、モビライゼーションの施術中に施術者が患者の体重をコントロールしにくくなる可能性があり、患者がベッドから落ちてしまうかもしれません。施術の手順を始めてみて、患者が端から遠すぎたり端に近すぎたりしていることに気づいたら、やり直して患者を適正な位置に変えましょう。

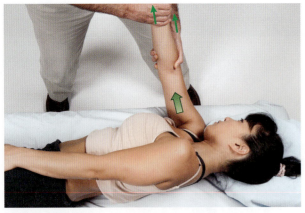

図10－15B

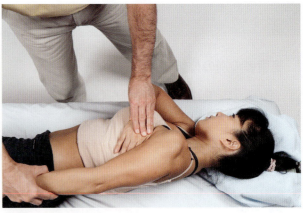

図10－15C

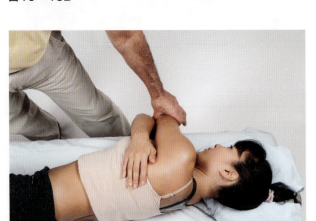

図10－15D

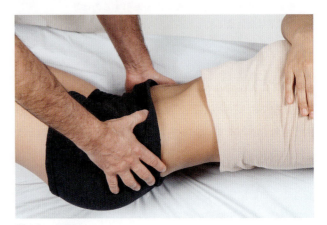

図10－15E

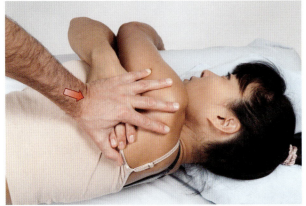

図10－15F

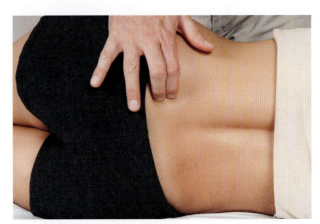

図10－15G

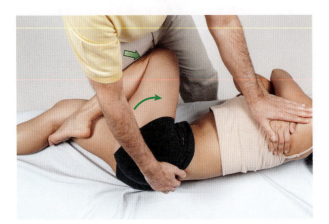

図10－15H

まで、施術者の右大腿を使って患者の左股関節と左膝関節を屈曲します（**図10－15H**）。

・次に、施術者の右大腿の前外側面で、患者の左大腿の前外側面に乗り上げます（**図10－15I**）。

　・これを行うには、施術者の右足を浮かせて床から離すことになります。

　・この手順がよく「**ポケット・トゥー・ポケット**※4」と呼ばれるのは、施術者のズボンのポケットを患者のポケットのところに引き寄せようと考えればよいからです（ポケットは大腿の前外側に位置します）。

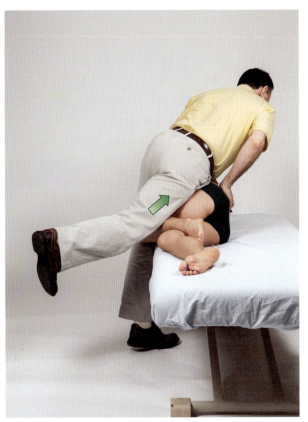

図10−15I

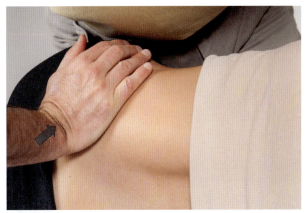

図10−15J

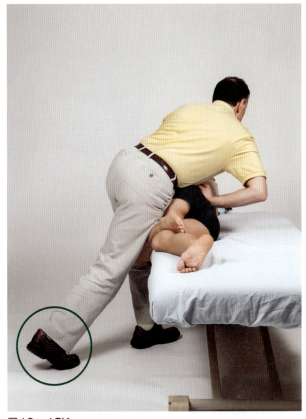

図10−15K

- 重要なのは、患者の股関節の屈曲を維持することによって、患者の左仙腸関節の緊張を維持することです。これを行うには、患者に乗りかかる際にポケット・トゥー・ポケットの状態にしながら、下腿と大腿に対する摩擦を維持します。

※4監訳注：ポケット・トゥー・ポケット（pocket to pocket）は「ポケットをポケットへ」の意で、本文で解説されているように施術者と患者のズボンの前ポケットの位置が合わさる施術体勢やこの体勢で行う手技を指します。

- 重要 ここがこのモビライゼーション術で最もむずかしい手順です。そのため、この手順を学び始めたうちは、ポケット・トゥー・ポケットの手順を3段階に分けて行うとやりやすいかもしれません。1回の動作で一気に患者の"ポケット"まで到達しようとする代わりに、複数回、だいたい3回に分けてその位置に到達させましょう。1回目では、患者の大腿の約1／3の位置まで上がり、それから施術者の右足を床に下ろし、無理なくバランスを取って体重が右足に乗るところまで戻します。これをもう一度繰り返し、患者の大腿をさらに上方まで乗り、その後施術者の右足を床に戻します。それからもう一度行い、今度は患者のポケットの位置までずっと上がります。
- 次に、施術者の右手の位置を替えて、患者の上後腸骨棘の内側に母指球がくるようにします（図10−15J）。
- 施術者の右足を床に下ろし、無理なくバランスを取って体重が右足に乗るところまで戻す際にコンタクトと圧を維持しながら、施術者の体重をゆっくりと患者の左大腿にかけて水平内転させ、仙腸関節をストレッチします（図10−15K）。
- ここで重要な点は、患者の左大腿の屈曲を維持することによって左仙腸関節に緊張を維持することです。
- この動きは、施術者の右手で患者の上後腸骨棘の内側を押さえるようにすると、やりやすくなります。
- 患者をこの体勢に持って行き終えると、施術者の胸骨（つまり、施術者の体幹上部の体重）は、患者の身体の後側にきます（図10−15L）。
- また施術者は、患者がベッドから落ちないように、施術者の身体をベッドの側面にもたれさせて安定させておき

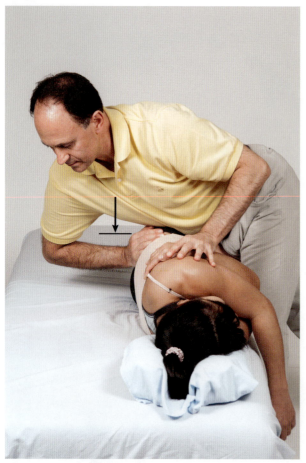

図10-15L

ましょう。

- 対側の腸骨と仙骨は、体重によってベッド上に固定されているため、この部分では固定の手は必要ありません。
- 施術者の右大腿と体重を使ってやさしく寄りかかり、他動可動域いっぱいに組織が張るまで患者の左大腿を水平内転へとさらに押します（図10-15M）。
  - ここで重要な点は、患者の左大腿を床の方に下ろしてさらに水平内転させることができるように、施術者の右大腿とベッドの間に十分なすき間を空けておくことです。
- 次に、体重を使ってさらに寄りかかって大腿にもう少し力を加え、左仙腸関節を関節の遊びの範囲までやさしくストレッチする一方、同時に左上後腸骨棘には右手の母指球でモビライゼーションの力を加え、仙骨から離してすき間をつくります（図10-15N）。

注：大腿の屈曲は腸骨を後傾させ、水平内転は同側の腸骨を内旋させ、仙腸関節の後面にすき間をつくります。

- これを1秒足らずの間保持してから、解放します。
- この仙腸関節モビライゼーションは、この後合計3～5回繰り返してよいです。
- 反対側の仙腸関節に、コンタクトの手と固定の手を入れ替え、ベッドの立つ側も替えて、繰り返します（図10-15O）。

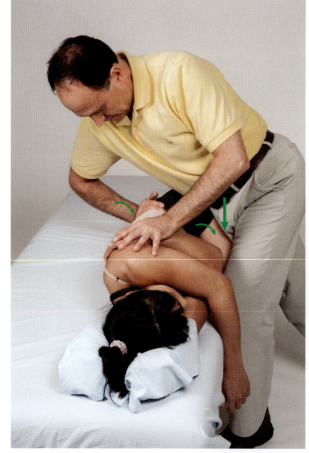

図10-15M

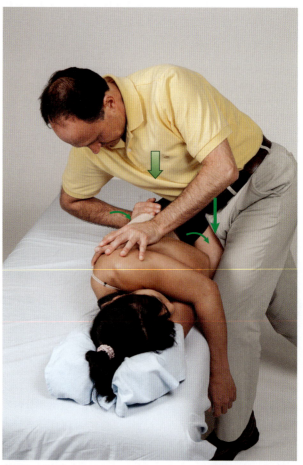

図10-15N

・これらの基本手順を必要なだけ繰り返します。

注：患者の左手の別の体勢は、図10-15Dのようにベッドの脇にかけて垂らして下ろす代わりに、図10-15Pのように右手の上に乗せるものです。この体勢の利点は、患者の上体を固定しやすいことです。不都合な点は、施術者が患者の両手または体幹を後方に押すと患者の脊柱にトルク（回転力）をかけやすいことです。

 こちらの手の置き方を用いる場合は、患者の脊柱にトルクがかからないように注意します。腰椎にトルクがかかると患者に損傷を及ぼすことがあります。

 側臥位での仙腸関節（および腰椎、「実践テクニック 10-6」を参照）に対する水平内転モビライゼーションの基本手順に関しては、とても強力なので注意が必要です。

・側臥位での水平内転モビライゼーションは、患者の腰椎に占拠性病変（例えば病的な椎間板や骨棘）がある場合は行うべきではありません。

・すべての関節モビライゼーションと同様に、ストレッチのモビライゼーションをかける際には、決してすばやいスラストをかけてはなりません。

・もう1つ重要なことは、患者の脊椎にはできるだけトルクがかかるまたはねじられることがないよう必ず気をつけることです。これを確実に行うには、体幹上部に乗せた固定の手を押し込むとき、下方ではなく患者の頭へ向かって上方へ押すことです。このことは、患者の左手の別の体勢（図10-15Pを参照）で施術する際に、とりわけ重要です。

・仙骨尖にコンタクトする場合は（「実践テクニック 10-5」を参照）、手が患者の下方に行きすぎないよう注意します。圧が仙骨でなく尾骨にかかると、仙尾靭帯の捻挫や尾骨骨折を生じる場合があります。

・この基本手順は、習得してうまくできるようになるには最も難しいものでもあります。本書に伴う動画（監訳注：英語版原著にはウェブ上で動画を視聴できるアクセスキーが含まれている。日本語版には含まれないが、著者の公式サイトで有料登録にて視聴可能）を見て、可能であれば腰部関節モビライゼーションのワークショップに直接参加することが強く勧められます。また、患者に施術する前に、何回も練習することも勧めます。

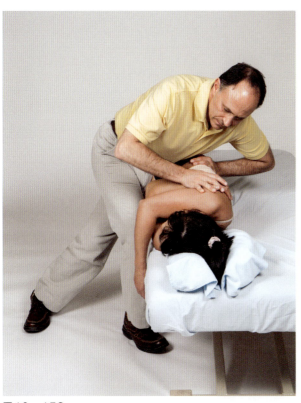

図10-15O

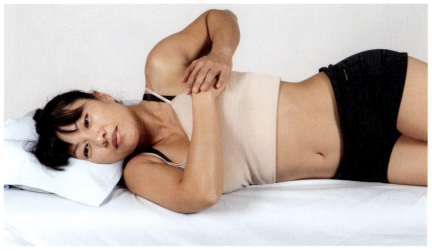

図10-15P

実践テクニック　10-5

側臥位の仙腸関節への水平内転モビライゼーションのバリエーション

　側臥位で患者の大腿を水平内転する仙腸関節モビライゼーションには、いろいろなパターンがあります。

　上後腸骨棘のコンタクトに関しては、上後腸骨棘をそのまま前方へ押すと、腸骨が最大限に内旋し、仙腸関節の後面にすき間ができますが、その代わりに上後腸骨棘上で母指球のコンタクトで前方かつ下方に押して腸骨の後傾を増加させることもできます（**図A**）。また、上後腸骨棘上で母指球のコンタクトで前方かつ上方に押すと前傾が増加し、仙腸関節にすき間ができます（**図B**）。一方、このように前傾を増加させるのであれば、患者の大腿の屈曲を弱めることが重要です（大腿を屈曲する理由は、腸骨を後傾させるためです）。

　コンタクトの手の母指球で、上後腸骨棘の代わりに仙骨にコンタクトすることも可能です。この場合は、仙骨のどこにコンタクトが置かれているかで、モビライゼーションの力の方向は様々に変わります。仙骨底にコンタクトする場合、コンタクトの手の母指球は仙骨底のベッドから遠い側に置き、患者の体のそちら側（ベッドから遠い側）にある仙腸関節にモビライゼーションを施します（**図C**）。モビライゼーションのストレッチの方向は、前方・上方・かつ外方にかけます（これは、基本手順10-2の図10-10Aの伏臥位の仙骨モビライゼーションと同様です）。このモビライゼーションによって、仙骨の前傾（ニューテーション）および腸骨に対する仙骨の非軸性グライド（ずれ）を引き起こします。仙骨尖にコンタクトする場合は、モビライゼーションのストレッチの方向は、主に前方かつ下方で、腸骨に対する仙骨の後傾（カウンター・ニューテーション）をもたらします（**図D**）（これは、基本手順10-2の図10-10Bの伏臥位の仙骨モビライゼーションと同様です）。

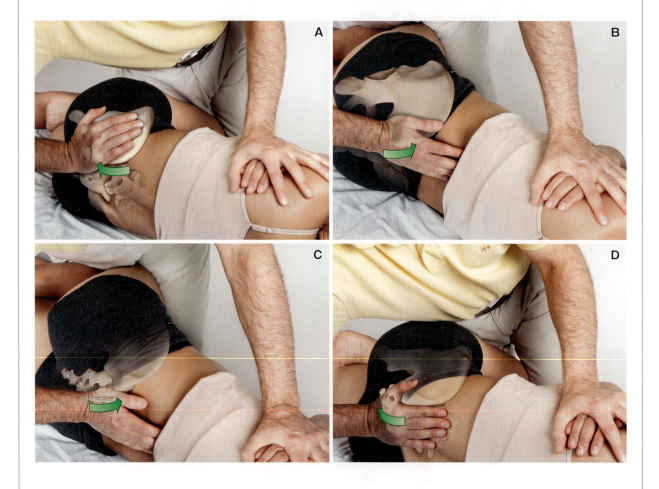

実践テクニック　10-6

側臥位の水平内転モビライゼーションを仙腸関節から腰椎に展開する

　仙腸関節への側臥位での水平内転モビライゼーションを、代わりに腰椎のモビライゼーションへと展開することは簡単にできます。必要な変更点は2箇所のみです。

　1つめの変更点は、腰椎に張力がもたらされるように、患者の大腿をさらに屈曲させる必要があることです（**図A**）。関節モビライゼーションを行うことができるのは、その関節に張力がはじめてかけられた場合のみです。大腿骨盤リズムを通して、大腿の屈曲は同側の腸骨を後傾し、同側の仙腸関節に張力を引き起こします。大腿の屈曲を増していくと仙腸関節での張力は腸骨と一緒に今度は仙骨も（後傾またはカウンター・ニューテーションへと）動かさなければならないほどになります。仙骨が動くと、腰仙（L5-S1）関節に張力がもたらされます。大腿がさらに屈曲へと動かされると、この張力は腰椎を上り、腰椎の関節での効果的な関節モビライゼーションが可能になります。

　2つめの変更点は、施術の手のコンタクトの置き場所です。腸骨の上後腸骨棘にコンタクトする代わりに、腰椎がコンタクトされる必要があります。回旋モビライゼーションは、ベッドに近い側の脊椎棘突起にコンタクトすることによって行われます。つまり、患者が右側を下にした側臥位の場合、棘突起の右側がコンタクトされます。モビライゼーションのストレッチの力はその棘突起に対して加えられ、棘突起を左方へ回旋するので、結果として脊椎が右方に回旋します（回旋は椎体の前面が向いている方向にちなんで名付けられます）（**図B**）。側屈のモビライゼーションでは、ベッドから遠い側の棘突起または椎弓板にコンタクトします。つまり、患者が右側を下にした側臥位の場合、モビライゼーションの力は左側の棘突起または椎弓板に対して加えられ、ベッドの方へ下向き（前方かつ内方）に向けられます（**図C**）。

　側臥位の仙腸関節の水平内転モビライゼーションと同様、腰椎に対する側臥位のモビライゼーションも、その次にコンタクトと支えの手を入れ替え、ベッドの立つ側も入れ替えて、反対側にも行うべきです。

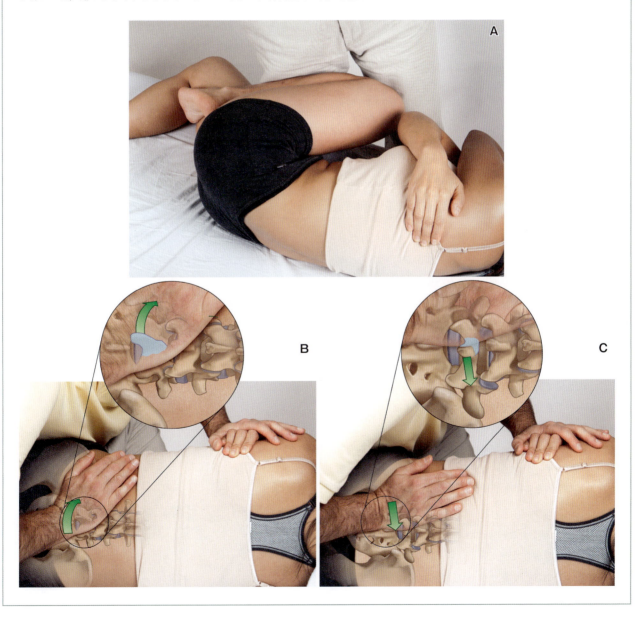

II. 腰椎の関節モビライゼーションの基本手順

腰椎のモビライゼーションは、腰椎の椎骨に動きをもたらします。このもたらされる動きは、どの椎骨をどの方向に動かすかによって異なります。モビライゼーションの手の最も一般的なコンタクト先は、棘突起です。というのも、椎骨でいちばん見つけやすく、触りやすいランドマーク（指標）は棘突起だからです。とはいえ、椎弓板や乳頭突起または肋骨突起（横突起）にコンタクトをすることもときにはあります。腰椎には前弯の弯曲があるため、腰椎のモビライゼーションのために椎骨のランドマークにコンタクトするのが難しい場合もあります。傍脊柱筋系がよく発達している患者の場合は、さらに難しくなります。

患者のとる体勢によって、腰椎のモビライゼーションでは固定の手が必要な場合とそうでない場合があります。患者の体重によって適切な固定ができることも、よくあります。腰椎のモビライゼーションの目的は、その領域にある小面関節の関節包、靭帯、内在筋にストレッチまたはモビライゼーションをかけることです。

注：1. 座位のモビライゼーションの基本手順は、「テクニックの概要」および、そのすぐ後の「臨床のアドバイス 10－2」で示しました。このモビライゼーションについては、図10－2、図10－3および「臨床のアドバイス 10－2」を参照してください。
2. なお、腰椎のモビライゼーションでも最も強力なのは側臥位の水平内転で、これは仙腸関節の側臥位水平内転モビライゼーション（基本手順 10－7）の変型です。この基本手順を仙腸関節から腰椎へと展開するやり方は、「実践テクニック 10－6」に示しました。腰椎のモビライゼーションの側臥位での水平内転については、「基本手順 10－7」および「実践テクニック 10－6」を参照してください。

腰椎のモビライゼーションの基本手順は以下の7つです。
- 基本手順10－8　　腰椎　伏臥位：伸展圧迫
- 基本手順10－9　　腰椎　伏臥位：側屈および回旋
- 基本手順10－10　腰椎　伏臥位：屈曲伸延
- 基本手順10－11　腰椎　座位：各種モビライゼーション
- 基本手順10－12　腰椎　側臥位：水平内転
- 基本手順10－13　腰椎　仰臥位：タオル牽引または伸延
- 基本手順10－14　腰椎　仰臥位：徒手牽引または伸延

 原則として、腰椎の関節モビライゼーションは、病的な椎間板や骨棘などの占拠性病変が認められる分節関節のレベル、またはその近くのレベルでは行うべきではありません。さらに、圧迫モビライゼーションは脊椎すべり症または骨粗しょう症のある患者には禁忌です。腰椎関節モビライゼーションの安全性についてなにか疑義がある症例では、まずその患者の（監訳注：アメリカでは）担当カイロプラクターまたは担当医に相談することです。関節モビライゼーションは、すばやいまたは突然のスラスト法はどのようなものでも決して対象としてはなりません。

基本手順10－8　腰椎　伏臥位：伸展圧迫

伏臥位の仙腸関節圧迫モビライゼーションと同様に、伏臥位の圧迫モビライゼーションは腰椎にも施術が可能です。モビライゼーションの力の方向は、後方から前方（ベッドまたは床に向かう下向き）で、腰椎の椎骨に伸展へとモビライゼーションをかけます。

以下が、腰椎の伏臥位での伸展圧迫モビライゼーションの施術手順です。
- 患者は伏臥位で、施術者はベッドの左側に立ちます。
- 施術者の右手を患者の腰椎に置き、モビライゼーションを施す椎骨の棘突起を指球間溝に当てます。
- 左手の母指の水かきで右手を支えます。

注："支え"の左手は、施術の手を支えるだけでなく、施術の手を通して下向きの圧をモビライゼーションの力に加える役割もあります。

- 体重によって隣接する椎骨は固定することができるので、固定の手は必要ありません。
- 体重を使ってやさしく寄りかかり、他動可動域いっぱいに組織が張るまで前方に圧迫の力を加えます。
- 次に、体重を使ってさらに寄りかかって棘突起にもう少し圧の力を加え、腰椎の椎骨を関節の遊びの範囲までやさしくストレッチします。これにより、対象の椎骨が隣接する椎骨に相対的にわずかばかり伸展します（図10－16）。
- これを1秒足らずの間保持してから、解放します。

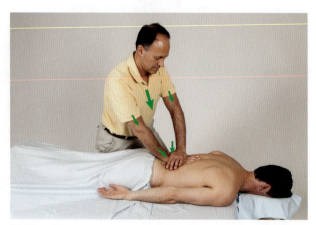

図10－16

- この腰椎の関節モビライゼーションは、この後合計3～5回繰り返してよいです。
- 1つの分節レベルで関節モビライゼーションを施術し終えたら、腰椎の関節全部が伸展へとモビライゼーションされるよう腰椎の他のすべての分節レベルにも施します。
- これらの基本手順を必要なだけ、制限のある腰椎に重点的に繰り返します。
- 重要 このモビライゼーション術は、施術者がベッドのどちら側に立っても施術することができます。もしベッドの反対（右）側に立つ場合は、施術の手と支えの手の左右を入れ替えて行います。

実践テクニック 10-7

腰椎の前弯の弯曲を取り戻す

伏臥位での腰椎圧迫は、腰椎に前弯減少の腰椎弯曲もしくは後弯（逆）の腰椎弯曲がある患者の適正な腰椎前弯の弯曲を取り戻すのを助けるのに望ましく有益です。問題のない正常な前弯が失われるのは、過剰に骨盤を後傾させて立ったり座ったりする患者によく起こり、それによって腰椎に後弯を引き起こします。

臨床のアドバイス 10-9

腰椎の伏臥位での伸展圧迫

腰椎に対して伏臥位での伸展圧迫モビライゼーションを施術する際、モビライゼーションの力の方向は、必ずしも後方から前方へまっすぐでなくてよいです。患者の腰椎前弯の弯曲の度合いと、モビライゼーションをかける腰椎の高さにより、モビライゼーションのストレッチに上方や下方の要素を加えた方がよい場合もあり得ます。上部腰椎では、通常は前方かつやや上方に押す方が、その高さの腰椎の弯曲のせいによる関節面の向きによりよく合致します（**図A**）。下部腰椎では、通常は前方かつやや下方に押す方が、その高さの腰椎の弯曲のせいによる関節面の向きによりよく合致します（**図B**）。中部腰椎では、腰椎の弯曲の中央にあたるため、通常は圧は前方へまっすぐにかけられるべきです。

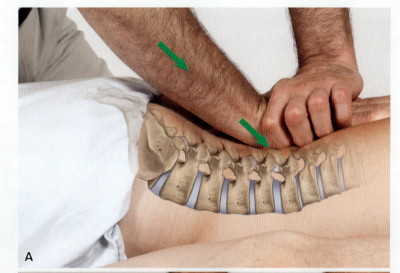

A

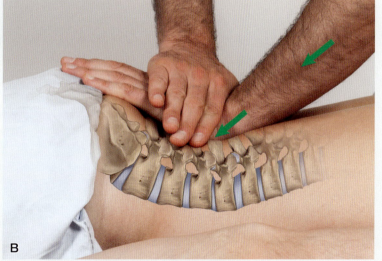

B

基本手順10－9　腰椎　伏臥位：側屈および回旋

　基本手順10-8では、伸展を行うために後方から前方への腰椎圧迫モビライゼーションを解説しました。このモビライゼーションの基本手順の変型で効果的なものに、椎骨のコンタクトとモビライゼーションのストレッチの力の方向を変えて、伸展の代わりに腰椎を側屈や回旋させるものがあります。

　側屈の関節モビライゼーションは、対側の側屈筋、とりわけ小さめで深層にある関節の内在筋や、モビライゼーションがかかる関節の反対側にある靭帯や関節包の組織をストレッチします。一方向への回旋関節モビライゼーションを施すと、反対側への回旋を生じさせる筋および靭帯や関節包の組織にストレッチがかかります。

　以下が、患者の腰椎の左側の伏臥位での（左）側屈および（右）回旋モビライゼーションの施術手順です。

・患者は伏臥位で、施術者はベッドの左側に立ちます。
・側屈モビライゼーションでは、施術者の右手の手刀をモビライゼーションを行う腰椎の棘突起または椎弓板の左側に置きます。このとき、コンタクトの手の豆状骨を通してコンタクトし圧をかけることにより、このコンタクトを限局的でより厳密なものにできます。施術者の圧は、ベッドまたは床に向かう前方および患者の身体の反対（右）側に向かう外方に向けられます（図10－17A）。これにより、腰椎の左側屈モビライゼーションがかけられます。
・回旋モビライゼーションでは、施術者の右手の手刀（またはより厳密なコンタクトは豆状骨）を、モビライゼーションを行う腰椎の棘突起のすぐ外（左）側で乳頭突起と肋骨突起（横突起）の上に置きます。施術者の圧は、まっすぐ（ベッドまたは床に向かい）前方にかかります（図10－17B）。これにより、腰椎に右回旋がかかります（棘突起は左に回旋しますが、前側の椎体は右方向へ回るので右回旋となります）。
・重要 どちらのモビライゼーションも、施術者の手のコンタクトがかなり大きく広いため、通常1つの分節の椎骨レベルだけを分離するのは難しいです。それどころか、2つ3つの椎骨にまとめてモビライゼーションが施されてしまいます。
・右のコンタクトの手を左手の母指の水かきで支えます。
・体重によって隣接する椎骨は固定することができるので、

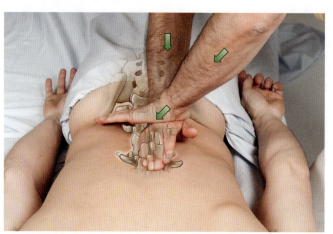

図10－17A

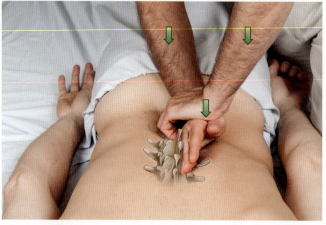

図10－17B

固定の手は必要ありません。
- 体重を使ってやさしく寄りかかり、他動可動域いっぱいに組織が張るまで適切な方向に圧迫の力を加えます。
- 次に、体重を使ってさらに寄りかかって椎骨にもう少し圧の力を加え、腰椎の椎骨を関節の遊びの範囲までやさしくストレッチします。
- これを1秒足らずの間保持してから、解放します。
- この腰椎の関節モビライゼーションは、この後合計3〜5回繰り返してよいです。
- 1つの分節レベルで関節モビライゼーションを施術し終えたら、腰椎の関節全部がモビライゼーションされるよう腰椎の他のすべての分節レベルにも施します。
- 反対側に、コンタクトの手と支えの手を入れ替え、ベッドの立つ側も替えて、繰り返します。
- 図10－18Aは、身体の右側での（右）側屈モビライゼーションです。図10－18Bには、身体の右側での（左）回旋モビライゼーションの手刀のコンタクトの方法を示しました。
- これらの基本手順を必要なだけ、制限のある腰椎に重点的に繰り返します。

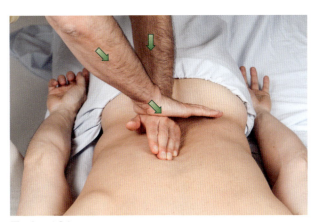

図10－18A

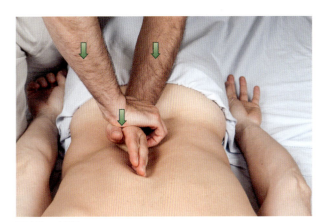

図10－18B

実践テクニック　10－8

伏臥位の多面関節モビライゼーションを伸展と側屈へ

腰椎の関節モビライゼーションは、1つの斜面、つまり2面以上の切断面にかけて施術を行うことが可能です。効果的な斜面での腰椎モビライゼーションは、伸展と側屈を組み合わせたものです。このモビライゼーションを行うには、まず側屈モビライゼーション時のような体勢をとり、棘突起の片側で患者にコンタクトします。それからストレッチのモビライゼーションの力を、より前方に向くように変更し、側屈の動きに伸展を加えます（**右図**）。これは両側に施術してよいです。

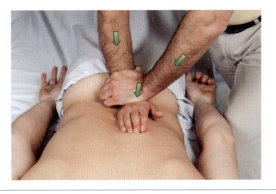

基本手順10－10　腰椎　伏臥位：屈曲伸延

基本手順10－8と10－9では、腰椎の伸展、側屈、回旋のモビライゼーションの方法を説明しました。腰椎を屈曲へとモビライゼーションかけるのはそれらより難しいです。理由は固定の手として効果的なコンタクトを脊柱の前側に位置させなければならないからです。しかしこれは不可能です。なぜなら前腹壁を通して脊柱の前面にコンタクトするのは容易ではないからです。また、施術の手のコンタクトで屈曲方向に1つの腰椎の椎骨を押すためのモビライゼーションの力を発することはさらに困難となります。これらの理由で、強い屈曲のモビライゼーションの力を発することは難しいといえます。とはいえ、腰椎の屈曲方向への制限が大きい患者にとっては、少しばかりの屈曲のモビライゼーションであっても非常に有益となり得ます。

腰椎に屈曲へとモビライゼーションをかけるには、伏臥位での屈曲伸延テクニックで行うことができます。このモビライゼーションは、仙骨尖に力をかけて後傾（カウンター・ニ

ューテーション）させる仙腸関節の伏臥位仙骨圧迫に似ています（図10－10Bを参照）。しかし、腰椎に屈曲モビライゼーションをかけるには、腰椎の椎骨にもコンタクトしなければなりません。この基本手順が屈曲伸延として解説される理由は、屈曲に加え、軸性の伸延の要素も少しあるからです。軸性の伸延は牽引としても知られ、その詳細は基本手順10－13で解説します。

以下が、腰椎の伏臥位での屈曲伸延モビライゼーションの施術手順です。

- 患者は伏臥位で腹部の下にクッションを入れ、施術者はベッドの左側に立ちます。
- 施術の（右）手を患者の腰椎に置き、モビライゼーションをかける椎骨の棘突起を指球間溝に当てます。
- 固定の（左）手は、仙骨尖の正中に置きます。下方に行きすぎて代わりに尾骨にコンタクトしないよう注意します。圧が尾骨にかかると、仙尾靱帯や尾骨自体に傷害を起こしてしまう場合があります。
- 体重を使ってやさしく寄りかかり、他動可動域いっぱいに組織が張るまで、左手で仙骨尖を下方に押しながら、右手で腰椎棘突起を上方に押します。
- 次に、わずかに仙骨尖にかける力を増しながら、体重を使ってさらに寄りかかって棘突起にもう少し力を加え、腰椎の椎骨を関節の遊びの範囲までやさしくストレッチします。これにより、対象の椎骨が隣接する椎骨に相対的にわずかばかり屈曲します。また、施術された椎骨にわずかな伸延または牽引（および腰椎全体にもわずかな伸延または牽引）が生じます（図10－19）。
- これを1秒足らずの間保持してから、解放します。
- この腰椎の関節モビライゼーションは、この後合計3～5回繰り返してよいです。
- 1つの分節レベルで関節モビライゼーションを施術し終えたら、腰椎の関節全部が屈曲および伸延へとモビライゼーションされるよう腰椎の他のすべての分節レベルにも施します。
- これらの基本手順を必要なだけ、制限のある腰椎に重点的に繰り返します。

注：この基本手順は、かわりにベッドの反対側からも施術することができます。それには単に施術の手と固定の手を入れ替えるだけでよいです。

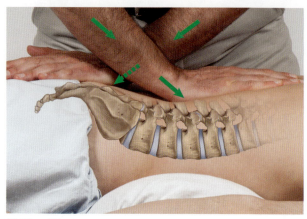

図10－19

基本手順10－11　腰椎　座位：各種モビライゼーション

左側屈関節モビライゼーションは、右の側屈筋、とりわけ小さめで深層にある関節の内在筋や、対象の関節の右側の靱帯や関節包の組織をストレッチします。左側屈関節モビライゼーションは、「テクニックの概要」、図10－2、図10－3で解説しました。

右側屈の関節モビライゼーションを行うには、身体の右側用に入れ替える他は、左側屈用の指示に従います（図10－20）。右側屈関節モビライゼーションは、左の側屈筋、とりわけ小さめで深層にある関節の内在筋や、対象の関節の左側の靱帯や関節包の組織をストレッチします。

腰椎の座位での回旋モビライゼーションと座位伸展モビライゼーションは、「実践テクニック　10－1」にある指示に従ってください。

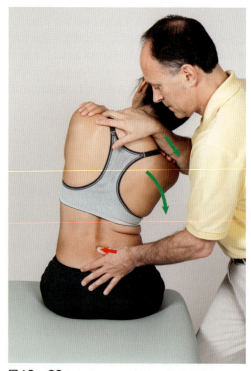

図10－20

基本手順10－12　腰椎　側臥位：水平内転

腰椎の側臥位での水平内転は、最も強力な腰椎のモビライゼーションで、仙腸関節の側臥位での水平内転モビライゼーション（基本手順10－7）の変型です。側臥位での仙腸関節版から腰椎版に展開するやり方は、「実践テクニック　10－6」で述べました。この腰椎のモビライゼーションに関しては、「基本手順10－7」および「実践テクニック　10－6」を参照してください。

基本手順10－13　腰椎　仰臥位：タオル牽引または伸延

脊柱の**伸延**モビライゼーションは、別名では**軸性伸延**ともいいますが、一般に**牽引**と呼ばれます。腰椎では、通常椎骨を上位の椎骨に対して下方にグライドします。伸延を行うと、脊柱に縦に走る組織のすべてが、伸延がかかる分節レベルにおいて伸張されストレッチされます。手で行う場合は、**徒手牽引**とも呼ばれます。タオルを使って行う場合は、**タオル牽引**と呼んでよいです。この基本手順では腰椎のタオル牽引を説明し、腰椎の徒手の伸延または牽引は、基本手順10－14で解説します。

以下が、タオルを使った腰椎の伸延または牽引関節モビライゼーションの施術手順です。

・患者は仰臥位で、図10－21Aのようにタオルかキング・サイズの枕カバーを下腿の遠位に巻きつけます。タオルは下腿前側の遠位の上に置きます。タオルの両側を背部の下、そして下腿の内側の間を上に通し、両下腿にわたって前側にかかっているタオルの上方で巻き付けます。そこでタオルの両端は足部に向かって遠位に垂らしておきます。
・施術者は、ベッドの足側の下端に立ち、矢状面に構え、前に出した足に重心を置きます（**図10－21B**）。
・ゆっくりと施術者の体重を後ろの足へと移動させながら、やさしく徐々にタオルをまっすぐ下方または遠位へ（ベッドと平行に）引きはじめます（**図10－21C**）。組織の緊張を感じるまでひっぱり続けます。
・ひとたび緊張に達したら、やさしくさらに身体を後ろに反らし、牽引力を増しながら、モビライゼーションを行います。これにより骨盤を腰椎から牽引する伸延力が生じ、続いて緊張が増すにつれ、腰椎の各椎骨がそれぞれの上位の椎骨に対して下方に牽引されます（**図10－21D**）。
・これを1秒ほど保持してから、解放します。
・この伸延テクニックでは、患者の上体の重みによって他の部位は全般的に固定されるものですが、これでは固定が十分ではないかもしれません。患者の身体がベッド上で滑り始めたら、さらに固定するために患者に両手でベッドの上部をつかんでもらうとよいでしょう（**図10－21E**）。フランネルや同様の生地でできたシーツを使用すると、摩擦が加わって滑りにくくなり、患者の上体を固定しやすくなります。

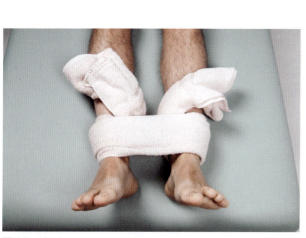

図10－21A

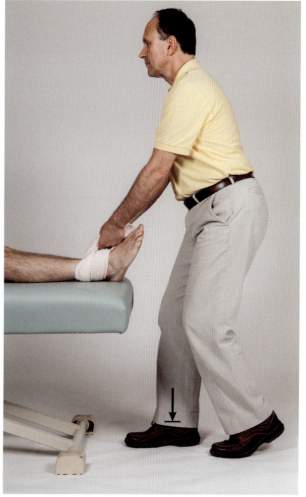

図10－21B

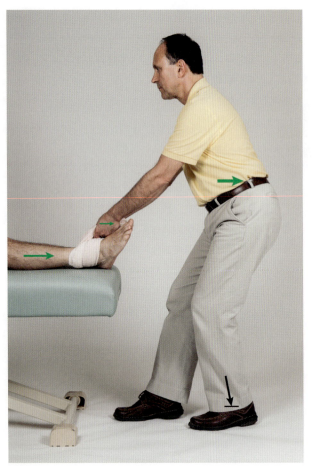

図10-21C

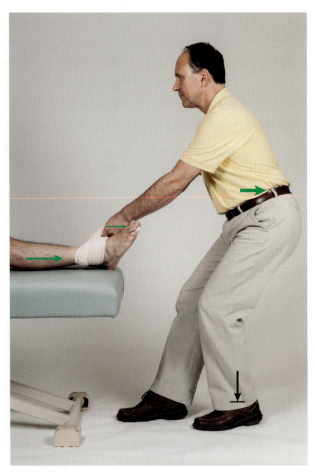

図10-21D

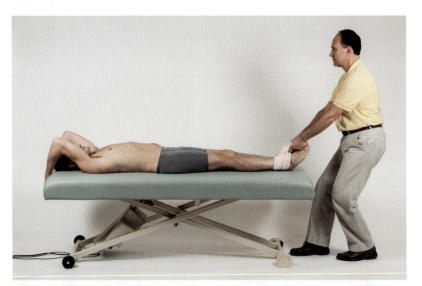

図10-21E

・患者の身体の硬さにより、牽引力は脊柱をさらに上がって胸部あるいは頸部にまでも達する場合もあります。患者の身体が硬ければ硬いほど、牽引が脊柱のさらに上部までひびくようになります。牽引の的を腰椎に絞る方法の1つとして、胸椎をストラップやシートベルトで固定するやり方があります。これを行う場合は、患者が不快にならないように、拘束ベルトと患者の間にパッドを入れることが重要です（図10-21F）。

・このモビライゼーション術は、合計3〜5回繰り返してよいです。

・追って牽引ストレッチの体勢保持を長めにして、5〜10秒かそれ以上にしてもよいです。

・患者の背部の一側での牽引力を増したい場合は、患者の両下腿を反対側へ持っていきます（図10-21G）。施術者が

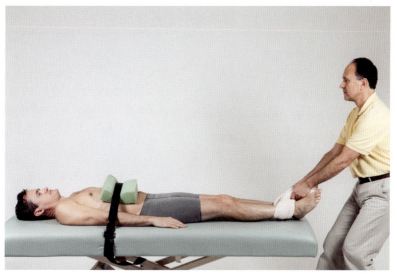

図10-21F

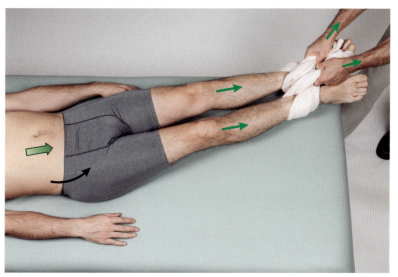

図10-21G

うまく身体を使ってバランスをとるには、両足の位置をより前頭面の構えへと移行させていきます。

⚠️ 患者の脊椎を牽引するために下腿にタオルを使う際、その牽引力は患者の膝関節・股関節・仙腸関節を通過してから、腰椎に至ります。患者に病的な股関節・膝関節・仙腸関節などがあれば、このモビライゼーション術は禁忌の場合もあります。これらの関節のいずれかに可動性亢進または不安定なものがある場合は、このテクニックは禁忌となります。一方、股関節または仙腸関節に可動性減少または制限がみられる場合、この牽引テクニックは腰椎の関節だけでなく、これらの関節にも実際は望ましいです。

実践テクニック 10-9

タオル伸延または牽引

タオル牽引は、腰椎の関節モビライゼーションの伸延で非常に効果的な方法で、ほとんどの患者は喜んで受けます。とはいえ、ちょうどよいタオルを選ぶことが重要です。タオルが厚すぎたり毛羽のある贅沢すぎるようなものだと、患者の肌を捉えづらく、しっかりつかむのも難しくなります。最適なものは、よく使われて少々すり切れているようなバスタオル（およそ100 × 60㎝）のものです。大判のフランネルの枕カバーもうまく使えます。しかし、タオルや枕カバーの生地が薄すぎると、コンタクトが狭くなりすぎて患者に不快感を与えることもあります。

もう1つ強調したい重要な点は、施術者の引く力の方向を、できるだけ水平でベッドと平行にすることです。引っ張る際に、患者の足を上方に持ち上げないようにします。

基本手順10-14　腰椎　仰臥位：徒手牽引または伸延

　徒手による腰椎の牽引または伸延関節モビライゼーションも、効果的な施術ができます。実際、ここで説明する徒手牽引術の基本手順は、両下腿のタオル牽引術（基本手順10-13）よりも、一般的にはより効果があります。腰椎をひっぱり牽引するためのレバーとして大腿を使用するので、膝関節は関わらなくて済みます。とはいえ、股関節と仙腸関節はそれでもやはり関与します（これらの関節に問題がある場合は、この基本手順が禁忌となりうる場合の注意を参照してください）。

　以下が、腰椎の患者の右大腿を使う徒手伸延または牽引関節モビライゼーションの施術手順です。

- 患者は仰臥位で、左下肢はベッド上でまっすぐにし、右の股関節と膝関節を屈曲し、右足裏をベッドにぴったりつけます。
- 施術者はベッドの足側の下端寄りで、患者の右側に座ります。施術者の右（下方の）下腿と右足部を患者の右膝の下に入れます。施術者の左大腿と左膝関節は屈曲させ、左足先を患者の右脇でベッド表面に置きます。施術者の両手の指を組んで、患者の右大腿近位前側をつかまえます（図10-22A）。ここで重要なのは、患者の大腿はできるだけ近位をとることです。

注：施術者はベッド上で靴をはいたままか脱ぐかの判断を、自分で決めてよいです。靴を脱ぐ場合は、（監訳注：アメリカでは）必ず許可されているか保健条例をチェックして確かめてください。また、靴下をはいた足で牽引しながらつかむのは難しいです。

- ゆっくりと施術者の体重を後ろに移動させながら、やさしく徐々に患者の右大腿をベッド上で引きはじめます。後ろに反りながら左足部をベッド上に押しつけて施術者の身体を固定する助けにします（図10-22B）。患者の大腿を引く方向は、できるだけベッドと水平で平行にします。組織の緊張を感じるまでひっぱり続けます。
- ひとたび緊張に達したら、やさしくさらに身体を後ろに反らし、牽引力を増しながら、モビライゼーションを行います。これにより骨盤を腰椎から牽引する伸延力が生じ、続いて緊張が増すにつれ、腰椎の各椎骨がそれぞれの上位の椎骨に対して下方に牽引されます（図10-22C）。
- この姿勢を1秒ほど保持してから、手を離します。
- タオル牽引の基本手順と同様に、患者の上体の重みによって他の部位は全般的に固定されるものです。患者の身体がベッド上で滑り始めたら、さらに固定するために患者に両手でベッドの上部をつかんでもらうとよいでしょう（図10-21Eを参照）。フランネルや同様の生地でできたシーツを使用すると、摩擦が加わって滑りにくくなり、患者の上体を固定しやすくなります。そして前項の基本手順と同じく、患者の上体をよりよく固定するためにストラップやシートベルトを用いてもよいです（図10-21Fを参照）。
- このモビライゼーション術は、合計3～5回繰り返してよいです。追って牽引ストレッチの体勢保持を長めにして、5～10秒かそれ以上にしてもよいでしょう。

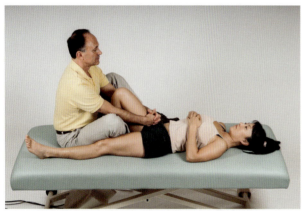

図10-22A

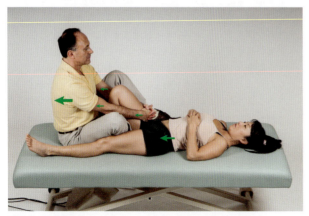

図10-22B

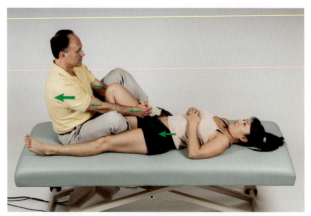

図10-22C

臨床のアドバイス　10－10

徒手の腰椎牽引モビライゼーション

患者の大腿を用いて腰椎を牽引する利点は、膝関節を飛ばして関わらせずに済むことです。もし患者の股関節に異常や痛みがあって脊椎を牽引するのに大腿を利用できない場合、患者の反対側の股関節に問題がなければ、ただ患者の反対側に座り、患者の反対側の大腿を代わりに用いればよいでしょう。また、**右図**のように、患者の骨盤に直接コンタクトして腰椎を牽引することも可能で、それによって股関節は完全に飛ばせます。この方法では、患者をベッドの末端に寝かせて行うことも可能で、そうすれば施術者はベッドの末端に立ってよりよい支持基底面をとることができます。

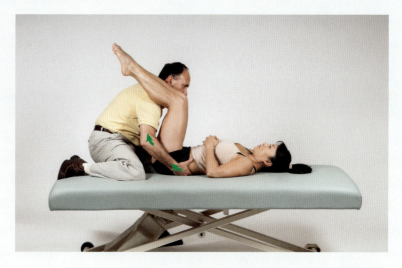

本章のまとめ

関節モビライゼーションは、数ある施術者の治療メニューのなかでも、価値ある高度なテクニックです。基本的に、これは非常に特殊な形式のピン・アンド・ストレッチで、施術者が1つの椎骨をピン留め（固定）する一方で、隣接する椎骨を動かします（モビライゼーションを施すまたはストレッチします）。分節レベルで可動性減少（腰椎の1ないし2、3の関節のみでの軟部組織の制限）のある患者には、関節モビライゼーションが硬くなった組織を緩めるのに効果的な唯一の治療テクニックであることも多いです。モビライゼーションを施す関節の小さめで深層にある内在筋および靱帯や関節包に対しては、特に効果があります。他のストレッチ術と同様に、関節モビライゼーションも通常は、患者の身体を先にマッサージや温熱法、運動などで温めた後で施すと、最も効果が上がります。どのような新しい治療テクニックでも、患者に施す前に練習を積んで技術を磨くことが重要ですが、腰椎の関節モビライゼーションは強力なテクニックなだけに、治療計画に取り入れる前に、とりわけ注意を払いながら練習をしなければなりません。

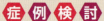 症例検討

Alicia Alexander、32歳。女性。新患。
(関節モビライゼーション)

□**病歴とフィジカルアセスメント**

腰部の痛みと凝りを訴えて初来院。痛みのレベルは0から10までのペイン・スケールで、5から7であった。症状はこの1年ほどで悪化していて、思い当たる原因は座りっぱなしでいる時間が増えたことだ。最初に不快感を認めたのは前年末で、休暇から車で8時間かけて戻った後である。それ以降、締切がある仕事が多く、長時間座ってコンピューターに向かわざるを得なかったという(職業がグラフィック・アーティストのため)。

患者の詳しい既往歴を確認したが、外傷歴はなし。不快感は腰部の下方左側に限局していた。両下肢のどちらにも関連症状はない。直近4週間、毎週1回マッサージ治療に通院し、温熱法とディープティシュー・ワークおよび通常のストレッチとCRストレッチを受けたが、痛みも凝りもごくわずかな改善のみであった。また、少しでも腰を緩めるのに役立つかとウォーキングも増やしたが、2時間はよいが、その後不快感と痛みが戻るという。不快感または痛みは、本人曰く深い鈍痛と凝り。

他動および自動下肢伸展挙上、咳のテスト、スランプテスト、バルサルバ法で結果はすべて陰性だった。評価では腰椎の総体的な可動域はすべて正常だが、本人は屈曲と右側屈で少し硬さを感じている。触診では、左腰部または骨盤の領域、特に左腰仙部の傍脊柱筋群、左大殿筋の上内側の線維、左梨状筋に軽度〜中等度の筋のスパズム状態が認められる。痛みと凝りの場所を尋ねると、左上後腸骨棘の内側を指す。腰椎と仙腸関節に対する関節の遊びまたは動的触診では、すべての関節は十分動いているが、左仙腸関節に顕著な可動性減少を認めた(評価手順の復習には、第3章を参照すること)。

□**演習問題**

1. この患者に対する治療計画には、関節モビライゼーションのような高度なテクニックを含めるべきでしょうか? 含めるべきなら、それはなぜですか? また、含めるべきでないなら、それはなぜですか?

2. 関節モビライゼーションは、この患者に用いて安全でしょうか? 安全であるなら、なぜそういえるのでしょうか?

3. 関節モビライゼーションで施術する場合、具体的にはどの基本手順を行うべきでしょうか? なぜそれらの手順を選びましたか?

※演習問題の解答とこの患者に対する治療方針は、411頁にあります。

Part 3　Self-Care for the Client and Therapist

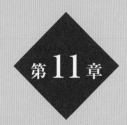

第11章

患者のセルフケア

学習の目標

本章で習得すべきポイント

1. 患者のセルフケアの重要性
2. 患者のセルフケアの天秤ばかりのたとえ
3. 冷水・温水・交代水療法の各適応症とそのメカニズム
4. 患者のセルフケアにおける水治療法の重要性
5. 冷水・温水・交代水療法の基本手順のセルフケアでのやり方の患者への説明
6. ディープティシュー・ワークと併用する冷水療法の利用の施術者の利点
7. クライオカップとアイスパックを使用した冷水療法の実践
8. 患者のセルフケアにおけるストレッチの重要性
9. 本章で解説のあるストレッチの各基本手順のやり方の患者への説明
10. セルフケアのストレッチへのCRストレッチ・ACストレッチ・CRACストレッチの手順の組み込み方の患者への説明
11. 患者のセルフケアにおける姿勢の重要性および、本章で述べられたもっともよくみられる腰部と骨盤に負荷がかかりやすい姿勢とその予防方法
12. 本章のキーワードの定義

キーワード

- アイスパック・マッサージ
- 椅子での腰部のストレッチ
- 温水療法
- 外側ライン（股関節外転筋）のストレッチ
- 患者のセルフケア
- クライオカップ
- ゲート・コントロール理論
- 後側ライン垂直方向（股関節伸筋またはハムストリング）のストレッチ
- 後側ライン水平方向（股関節外旋筋または梨状筋）のストレッチ
- 交代水療法
- 水治療法
- 前側ライン（股関節屈筋）のストレッチ
- ダブル・ニートゥーチェスト・ストレッチ
- 天秤ばかりのたとえ
- 凍結療法
- 内側ライン（股関節内転筋）のストレッチ
- ニートゥーオポジットショルダー・ストレッチ
- ニートゥーチェスト・ストレッチ
- ペイン・スパズム・ペイン・サイクル
- 誘導刺激理論
- 腰椎の外側のストレッチ
- 腰椎の伸展メドレー
- 4の字ストレッチ
- 冷水療法
- RICE

序論

臨床に携わるすべての施術者の目標は、知識基盤を強化し、患者を助けるためにできるだけ多くのテクニックを学びながら、高度な技術を身につけることです。とはいえ、最高の施術者であっても、患者の症状を解消させることは、患者がケアに参加してくれなければ困難になり得ます。患者が積極的に治療を求め、毎回1時間の診療に週3回通ったとしても、その週には施術者のケアを受けていない165時間が別にあることになります。この165時間のうちに、患者が症状を悪化させるような害が及ぶ姿勢や活動に従事していれば、施術者の3時間のケアで症状を逆転させることは大変に難しいでしょう。この理由で、施術者が患者に与えるセルフケアのアドバイスは、患者のケアプランを成功に導くためには非常に重要となります。**患者のセルフケアの3大要素は、水治療法・ストレッチ・正しい姿勢を学び実行することです。**

患者のセルフケアについて完全に解説するには、本まるごと1冊に値します。本章の目的は、施術者が患者の治療計画に取り入れることができる基本レベル・中級レベル・上級レベルの自宅でのセルフケアの方法をいくつか説明することです。

注：本書の施術テクニックとセルフケアの章（第4～12章）では、緑の矢印は動きを、赤の矢印は固定を、黒の矢印は静止状態を保持する位置を示します。

コラム 11－1

セルフケアの基本手順

本章では、以下のセルフケアの基本手順を説明します。

- 水治療法
  - 基本手順11－1　冷水療法
  - 基本手順11－2　温水療法
  - 基本手順11－3　交代水療法

- 腰椎のストレッチ
  - 基本手順11－4　椅子での腰部のストレッチ
  - 基本手順11－5　ニートゥーチェスト・ストレッチ
  - 基本手順11－6　ダブル・ニートゥーチェスト・ストレッチ
  - 基本手順11－7　CRの手順を加えたダブル・ニートゥーチェスト・ストレッチ
  - 基本手順11－8　ACの手順を加えたダブル・ニートゥーチェスト・ストレッチ
  - 基本手順11－9　CRACの手順を加えたダブル・ニートゥーチェスト・ストレッチ
  - 基本手順11－10　腰椎の伸展メドレー
  - 基本手順11－11　腰椎の外側のストレッチ

- 骨盤または股関節のストレッチ・メドレー
  - 基本手順11－12　前側ライン（股関節屈筋）のストレッチ
  - 基本手順11－13　外側ライン（股関節外転筋）のストレッチ
  - 基本手順11－14　内側ライン（股関節内転筋）のストレッチ
  - 基本手順11－15　後側ライン垂直方向（股関節伸筋またはハムストリング）のストレッチ
  - 基本手順11－16　後側ライン水平方向（股関節外旋筋または梨状筋）のストレッチ

臨床のアドバイス　11－1

天秤ばかりのたとえ

自宅でのセルフケアの重要性について患者に助言する際に、わかりやすいたとえが非常に役に立つことはよくあります。効果的なたとえの1つとして用いることができるのが、重さを計る昔ながらの天秤ばかりです。**天秤ばかりのたとえ**では、健康と具合がよくなることが片側に表され、その方向に秤が傾けば、その状態になります。秤のもう一方には、不健康と痛みまたは苦痛が表され、こちら側に秤が沈むと、そういう状態が続いたり悪化したりします（下図を参照）。

このたとえでは、患者が快方に向かうには、健康側の秤を下がるように傾けるよいことをより多く実行するか、不健康側の秤が軽くなって上がるように身体に悪い行いをより少なくするか、その両方を実行することです。ここで患者に説明しておくのが重要な点は、施術で健康側の秤に重りを加えますが、患者自身も職場や自宅での行動で、良い方の側のことをもっと加え、それとは反対側に秤が傾くような悪いことは止めることによって、治癒を促進することが可能であることです。

本章では、秤を健康側に傾けるために患者が実践できる水治療法とストレッチを説明します。また、患者が避けるべきよくない姿勢に関する情報も提供するので、患者の腰部と骨盤にこれ以上の負担が加わることを防ぎ、それによって秤を健康側に傾けることもできるようになります。患者が自分自身でもよくなろうと頑張れば頑張るほど、施術者が手伝わなければならないことは減り、より一層患者の回復は早まるだろうということを、常に患者に指摘することは合理的です。

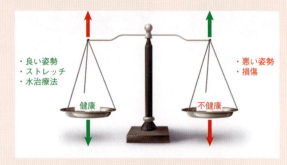

水治療法

患者が回復を促進するため行うセルフケアのうちで、もっとも容易に行えるタイプの1つが**水治療法**です。水治療法という言葉は、文字通り"水で治療する"ことを意味します（英語の hydrotherapy（ハイドロセラピー）の"hydro"（ハイドロ）は「水」を意味します）。水で治療することの都合がよい理由は、水は温度を伝えるのに素晴らしい媒体であるからです。熱した水は患者に熱を効率的に移動させることができ、氷の形にした水は、寒冷を移動させるのに優れています。ただし、"水治療法"という語は時として、ほぼあらゆる形態の温熱あるいは寒冷療法を含むまでに拡大されることもあり、そのなかには水が関わらないものさえあります。例えば、電気の温熱パッドや、化学ゲルのアイスパックなどです。

温熱と寒冷の水治療法は、非常に強力な道具です。たいていどの教科書や学術的記事にも温熱と寒冷を使用する際の原則やガイドラインが記述されていますが、両者がお互いに矛盾し合っているように見えることがよくあります。いつ・どのようにこれらの物理療法を使うかというマニュアルを丸暗記する代わりに、一番よいのは、単にそれぞれの方法の根底にある生理学的なメカニズムをそのまま理解することです。温熱や寒冷が生理学的にどのような働きをするかがわかれば、個別の特定の患者のニーズに合わせるための最善の適用法を決定できるようになります。

冷水療法

冷水療法は、**凍結療法**としても知られますが、この使用には主に2つの生理学的な利点があります。寒冷は感覚受容器を麻痺させるので、結果的に痛みを取り除きます。寒冷はまた、局所的な血管収縮を引き起こし、それによって冷やされた部位の腫脹または炎症を減じるのに役立ちます。

寒冷を用いる主な理由は、第1に痛みを軽減させることができる麻酔薬であることです。この点が重要なのは、痛みが**ペイン・スパズム・ペイン・サイクル**の引き金になりうるからです。このサイクルでは、痛みは、筋スプリンティング化して固定しその部位を酷使しないよう保護するために、筋のスパズム状態をもたらします。そしてこのスパズム状態が、さらなる痛みを発生させるので、このサイクルが延々と続きます。したがって、痛みを軽減することで、反射的な筋のスパズム状態がいくらか弱まるかもしれません。このように、たとえ寒冷を用いることで直接的には治療したり患者の症状の根底にあるメカニズムを改善する助けにならなくても、痛みを軽減させるという事実は、ほとんどすべての筋骨格系の疾患に付随する反射的な筋のスパズム状態を減らすことには役に立ちます。

筋のスパズム状態の軽減は、筋骨格系疾患における多くの他の面でも助けになります。例えば、筋のスパズム状態が少なくなれば、関節可動域を広げることができ、それによって動きを大きくすることができるようになります。これにより今度は局所の血液循環が増え、軟部組織のストレッチがよりよくできるようになります。また、腰部や骨盤での筋のスパズム状態の軽減はまた、腰の関節の圧迫負荷を軽減しますが、これは腰椎の椎間板の膨隆またはヘルニア、椎間関節炎症、仙腸関節疾患などのある患者には恩恵をもたらします。そして当然のことながら、筋のスパズム状態自体も、硬くなった筋が引っ張る力による張力で痛みを発生させることがあります。これらすべての理由で、寒冷は麻酔薬としての使用が可能であり、筋骨格系の問題のどの段階であれ、急性でも慢性でも、用いることができます。

寒冷を用いる第2の理由は、組織内に存在しうる腫脹を軽減することです。腫脹は常に患者の身体の外面に見えているわけではないということを認識しておくことは重要です。腫脹は軽度であったり、組織の層の深部にある場合もあります。このような場合、目に見えなくても、施術者はその領域をやさしく丁寧に触診することで、腫脹を探って調べることが必要です。場合によっては、腫脹が身体の奥深くすぎて触診さえできないこともあります。こういった場合は、患者が苦痛をどのように説明しているかに耳を傾けることが重要になります。ほぼすべての筋骨格系の疾患で、痛みは存在します。一方、患者がある箇所は"触ると痛い"、と述べるような場合は、腫脹があることが多いです。腫脹を軽減するために寒冷の使用が望ましい理由は、たくさんあるのです。

・腫脹は神経を圧迫するため、痛みを増すことにつながり、そこからペイン・スパズム・ペイン・サイクルを引き起こす可能性があります。

・腫脹はまた、痛みを伝達する神経終末を化学的に刺激する組織因子をその領域に引き寄せます。

・腫脹の物理的な存在は、その領域の運動を妨げ、結果的に可動域が減少し、筋を硬くし軟部組織内に癒着を形成させることになります。

・腫脹は、コラーゲン癒着を形成する細胞である線維芽細胞を取り込みます。局所に線維芽細胞が残ってしまうと癒着を過剰に起こすので、さらに可動域が減少します。

・過度な腫脹は、局所の静脈、リンパ管、動脈を遮断する可能性があり、結果として、実質的にその領域の循環を悪くします。静脈とリンパの流れが阻害されると、代謝による老廃物がその領域から排除されず、組織内に蓄積する結果となります。これらの老廃物は次に、局所の知覚神経を刺激する可能性があり、さらなる痛みを発生させます。動脈の流れが阻害されると、酸素や他の栄養がその領域に流れこまなくなり、結果として虚血状態とな

ります。虚血は次に、筋筋膜トリガーポイントを形成したり、損傷した組織の治癒過程を妨げる可能性があります。

実践テクニック　11－1

深部組織への施術（ディープティシュー・ワーク）の治療に寒冷を用いる

　施術者は、冷やさない場合よりも深くまで施術できるように、診療時間中に患者の身体のある部位の感覚をなくさせるのに寒冷を使うことを選択してもよいです。患者のためには深部組織への施術（ディープティシュー・ワーク）がよくても、苦痛や痛みで患者が我慢できないのであれば、施術を可能にするためにその部位に寒冷を施すのもよいです。当然、施術を受けている部位の感覚がなくなれば、患者は施術者の圧に関して反応を示す能力を失います。このため、患者を傷つけないように施術者が自分で自分の圧の深さを判断することが、必要不可欠です。非常に深い圧を用いた場合は、深部施術への反応で腫れることがないように、施術後に寒冷療法を用いることも勧められます。

基本手順

基本手順11－1　冷水療法

冷水療法の方法と適用

　患者が冷水療法（凍結療法）を行う一番簡単な方法は、冷凍庫にある繰り返し使用できるゲル状アイスパックを用いることです。必要に応じて、患部にあてることができます。皮膚に起こりうる凍傷を防ぐために、通常はアイスパックと皮膚の間に1枚ペーパータオルか薄い布のタオルを挟むことを勧めます。とはいえ、使われている素材は寒冷が通るのを妨げるほど厚みがあってはなりません。通常アイスパックは、患部の感覚がなくなるちょうどの時間まであてておくのがベストで、それ以上は置かないようにします。腰部および骨盤の場合、アイスパックの冷たさの度合いによりますが、この時間はおよそ8〜15分です。患部にあまりに熱感と腫脹があって、アイスパックではうまく感覚麻痺を起こせない場合には、アイスパックがいったん温まってしまったらはずします。

注：患者がやわらかいゲル状のアイスパックを所有していない場合は、袋入り冷凍グリーンピースもその場しのぎにはたいてい十分に用を足すので、患者にゲル状アイスパックを購入する時間ができるまでは、これを使用してもよいです。

　患者に冷水療法を勧める際は、凍傷にならないように冷やしている部分の皮膚を頻繁にチェックするよう、念を押すことが重要です。冷やされると感覚が鈍るので、損傷が起きていても、患者が自覚できない場合もあり得ます。したがって、患者は1分おきくらいに指で触れてアイスパックの下の皮膚をチェックしなければなりません。いったん皮膚の感覚がなくなったら、アイスパックは取り除くべきです。患者に感覚性ニューロパチーや寒冷を感じる能力に異常をきたすような事情がある場合は、とりわけ注意が必要になります。そのような条件下では感覚がないことを理解する能力に異常をもたらすからです。

冷水療法のガイドライン

　寒冷療法による血管収縮効果は、組織の腫脹を特徴とする急性症状のある患者に用いるのに最適です。物理的な損傷は（1つの外傷が原因であれ、長年の酷使からのものであれ）、組織腫脹の原因になることが多く、冷却は損傷の急性期の間によく勧められる**RICE**の手順（Rest　安静、Ice　冷却、Compression　圧迫、Elevation　挙上）の一部となっています。寒冷療法を用いる際の時間の長さと頻度に関する一般的なガイドラインのいくつかを理解しておくことは、臨床に役立ちます。

　負傷後の冷却時間に関しては、議論はまちまちです。負傷後24時間以内は冷却しなければならないと書かれているものがある一方、負傷後48時間以内に冷却するよう勧めるものもあれば、72時間以内というものもあります。正しいのはどれでしょうか？　もし寒冷を用いる目的が、負傷による炎症を軽減するためであれば、腫脹が見られる限りは冷却す

べきです。それが24時間だろうが、72時間だろうが、6週間あるいは6カ月でも同様です。

注：捻挫によっては、とくに足首の捻挫では、何か月間もわずかな腫れが続くことは、珍しくありません。

なにかのテクニックを施す際は、暗記した教科書通りのやり方をするのではなく、常にその治療テクニックの生理学的なメカニズムや、患者の症状に特有なニーズに沿って行わなければなりません。

使用頻度に関しては、原則としてはもし凍結療法を必要とする場合であれば、多ければ多いほどよいです。症状が急性もしくは重篤またはその両方の場合、患者は少なくとも1日3回凍結療法を行うことが勧められます。1日に何回も凍結療法をする際のガイドラインは、いったんその局所の温度が体温にまで戻ってから、適用を繰り返すことです。

実践テクニック　11-2

施術者による氷の適用

施術者による寒冷の施術には様々な方法があります。1つのやり方は、患者の肌に沿って単純に角氷でこすることです。この方法の主な問題は、手で角氷を直接持つのは、施術者にとって苦痛な点です。氷が溶けた水が患者の体表に垂れるのは患者にとっても苦痛であり、それを吸い取って拭くタオルを置くことが必要となります。

これに代わるものの1つに、紙コップに水をいっぱいに入れて凍らせたものを使う方法があります。紙をはぎ取って氷を出し、患者の上でこすることができます。こうすれば、施術者は指で氷を直接触らないで済みます。

氷が溶けてきたら、さらに紙コップをはぎ取ればよく、持続的に氷を患者にあてがうことができます。また別の方法として、氷を持つのにプラスチック製の**クライオカップ**※※（http://www.cryocup.com; Cryo Therapy Inc., Monticello, MN）を用いるやり方があります（**下図を参照**）。この方法では、指で直接氷を触らなくて済むだけでなく、紙をはがし続ける必要もありません。ただし紙コップを使ってもクライオカップを用いても、氷が溶け出した水を吸い取るためのタオル類は必要となります。

※※監訳注：クライオカップ（CryoCup）は凍結療法用の製氷器の商品名。

実物の氷を使うことが凍結療法では最も効果的ではありますが、溶けた水が患者の身体に垂れる問題を回避するには、**アイスパック・マッサージ**を用いるという方法があります。アイスパック・マッサージでは、患者の皮膚を柔軟性のあるジェルのアイスパックでこすります。アイスパックを患者の肌ですべらせるには、潤滑剤が必要になります。水ベースの潤滑剤だと凍って硬くなってしまうため、オイルかジェルの潤滑剤を用いる必要があります。水ベースのものを、オイルその他の簡単には凍らない潤滑剤と混ぜることも可能です。

アイスパック・マッサージに1つ利点があるのは、ミネラルアイス※※（http://www.bms.com; Bristol-Myers Squibb, Princeton, NJ）やバイオフリーズ※※（http://www.hygeniccorp.com; The Hygenic Corporation, Akron, OH）といった局所用の鎮痛性軟膏を潤滑剤に混ぜることができることです。これによって、鎮痛性ローションによる感覚面での利点を寒冷療法に加えることができます。

※※監訳注：ミネラルアイス（Mineral Ice）は凍結療法用の鎮痛用ジェルの商品名。

※※監訳注：バイオフリーズ（Biofreeze）は凍結療法用のマッサージジェルの商品名。

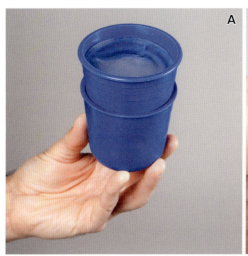
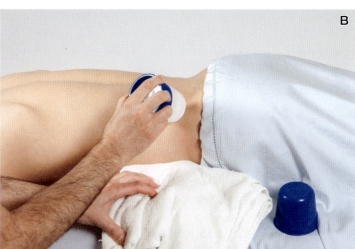

クライオカップの利用
A：クライオカップをぎりぎり一杯まで水で満たし、冷凍庫に入れて氷をつくる
B：クライオカップの下部をはずし、上部を持ち手として氷を適用する際に用いる

温水療法

温水療法の利用の主な生理学的利点は3つあります。

1. 熱は中枢神経系を抑制する働きがあり、これによって筋の弛緩を促進します。これが緩める媒体として使用する際の、熱の大きな利点です。中枢神経系が緩められると、筋の基準の収縮性の緊張が弱まりやすくなり、結果として硬くなっている筋の弛緩につながります。このことは、すでに説明してきた理由すべてでわかるように、その部位の健康を増進する助けとなり得ます。

2. 熱は局所的な血管拡張を生じさせ、これによって熱が施された部位への血流が増加します。動脈血がもたらす必要とされる栄養素は、その部位の細胞の通常の代謝のためだけでなく、その領域にある損傷した組織の治癒にも役に立ちます。

3. 熱は身体の筋膜性の組織をやわらかくしてリリース（解放）する助けをします。これには、筋筋膜（筋内膜、筋周膜、筋外膜、腱、腱膜）とともに、靭帯、関節包靭帯、その他の筋膜性膜も含まれます。したがって、患者をストレッチする前に温めることは理想的です。

臨床のアドバイス　11－2

局所用鎮痛性軟膏

局所用鎮痛性軟膏は、痛みを軽減するために皮膚に擦りつけることもできます。これらの軟膏の説明には、加熱効果または冷却効果を生ずるとよく書いてありますが、これを、こういう製品が実際に循環に（血管収縮や血管拡張を通して）変化をその下にある筋組織にもたらすという意味に誤って解釈してはなりません。患者が覚える冷感や熱感は、たいてい皮膚表面上での軟膏の効果によるものです。

ほとんどの局所用軟膏は、**誘導刺激**（counterirritant、カウンターイリタント）**理論**のメカニズムによって作用します。

皮膚を刺激することで軟膏はその部位の痛みの線維の伝達の遮断を促し、それによって痛みを軽減します。誘導刺激理論は、**ゲート・コントロール理論**※※と呼ばれるより大きな概念のうちの1つのメカニズムです。

ゲート・コントロール理論では、ある部位の痛みは、その部位からくるその他の感覚、例えば運動、圧、皮膚刺激などによって遮断されうると説明します。

一方、局所用軟膏は患者の症状の実質的な原因を治療しているわけではないとしても、痛みを遮断することによってペイン・スパズム・ペイン・サイクルを中

断させるのに役立ち、それによって代償性の筋のスパズム状態を軽減できれば、この効果は有益です。

※※監訳注：「ゲート・コントロール理論」は、英語表記では gate control theory の他に gate theory もよく使われます。

局所用軟膏は、一般的には使用して安全ですが、過剰に使えば身体にとって有毒になり、危険です。ほとんどの局所用軟膏は、同一の誘導刺激理論によって作用するので、患者は自分が気に入ったものを使ってかまいません。

臨床のアドバイス　11－3

温熱療法後のストレッチ

組織がストレッチされる際に、通常反応が一番よく出るのは、最初に温められている場合で、ストレッチのための準備に身体に温熱を適用するのは、理想的な手段です。おそらく温熱の主たる臨床上の利点は、ストレッチを非常に効果的にする筋緊張の緩み具合と筋膜組織のやわらかさをさらに増進することです。注意すべき点は、冷却してからその部位をストレッチする方法もいくつかあることで

す。

なかでも注目すべきなのは、トリガーポイント治療によく使われるスプレー・アンド・ストレッチ※※術です。とはいえ、これらのテクニックは通常、熟練した施術者や医師によって行われます。

患者が自宅でストレッチを行うためのアドバイスに関しては、冷却してからのストレッチはたいがい、よくても効果がないし、組織が伸び過ぎたり裂けたりし

ても患者が感知できないので、とても危険です。

※※監訳注：スプレー・アンド・ストレッチ（spray and stretch）とは、冷却剤のスプレーで施術部位の感覚をなくさせながらストレッチを行う凍結療法のテクニックの1つです。

基本手順11－2　温水療法

温水療法の方法と適用

　セルフケアで熱を使用する場合、患者には方法の選択肢は多く、温水シャワーや温浴、ホットタオル、電子レンジで温めるホットパック、電気あんかなどがあります。もし患者の家や近くにジャグジー、蒸し風呂、サウナがあれば、これらもまた効果的な選択肢です。運動でさえ、身体組織を温める目的に用いることができますが、特に有酸素運動で身体を温め、発汗させるものが使えるでしょう。これらのなかには、他よりも扱いやすいものがいくつかあります。レンジ式ホットパックや電気あんかは、使いやすく便利です。電気あんかは、湿式と乾式の両方とも組織を温める役目をしますが、湿熱の方が乾熱よりも一般的に優れています。腰部と骨盤（または身体のどの部位でも）に湿熱を施すのに、よく好まれる方法はシャワーです。簡単にでき、湯が実際に患者の皮膚にあたるため、シャワーは熱を与えるだけでなく、多少のマッサージ刺激にもなります。

温水療法のガイドライン

　適用時間がかなり厳格な（行うのは感覚がなくなるまで）寒冷療法と違って、温熱療法の適用時間にはかなり幅があります。熱をあてるおおよその時間は、5分から20分までの範囲で、それは熱源の温度と患者の快適さと好みで決まります。寒冷療法が組織に凍傷にかからせる危険性をもたらすのにひきかえ、熱は一般的にはより安全ですが、それでもホットパックやシャワーが熱すぎると皮膚を火傷する危険はあります。どんな温熱療法を使用するにしても、温度をチェックすることを患者に留意させることは重要です。温熱療法に関してもう1点配慮すべきことは、あまり長時間使用すると、その部位を赤く腫れさせる可能性があるということです。

　使用頻度に関しては、原則として熱を必要とする場合であれば、多く行えば多いほどよいといえます。症状が著しいときや重篤な場合は、患者は少なくとも1日3回温熱療法を行うことが勧められます。冷却療法と同様に、1日に何回も温熱療法をする際のガイドラインは、いったんその局所の温度が体温にまで戻ってから、適用を繰り返すことです。前述したように、硬くなっている筋やその他の軟部組織に温熱を使用する場合は、その後にストレッチをすべきです。

　原則として、腫脹のある部位に温熱をあてるべきではありません。熱は血管拡張を生じさせるので、さらに血液を流入させ、よりいっそう腫れさせるだけとなります。また温熱も寒冷の適用と同様に、感覚に異常のある患者には、熱で皮膚がやけどを起こしているかどうかを判断する能力がないことを考えると、慎重に適用しなければなりません。もし患者に実際に感覚異常がある場合は、患者に温熱をあてている皮膚の温度を1分おきくらいにチェックしてもらいましょう。

交代水療法：寒冷療法と温熱療法を交互に行う

　寒冷の適用と温熱の適用は正反対の治療アプローチのように見えるかもしれませんが、両方を使用することが、最も効率的な水治療法の選択肢であることが多いです。寒冷と温熱を交代で行う水治療法は、**交代水療法**と呼ばれます。筋骨格系疾患のほとんどで、筋のスパズム状態と組織の腫脹の組み合わせが起こります。腫脹は治療の選択肢として寒冷を必要とし、筋のスパズム状態は温熱を治療の選択肢として必要とします。したがって、痙縮と腫脹の両方を示す症状にはどんなものでも、交代水療法から恩恵を受けるかもしれません。

基本手順11－3　交代水療法

交代水療法の方法と適用

　交代水療法を行う場合は、冷水療法と温水療法で説明した方法のどれでも用いることができます。通常は寒冷療法を最初に行い、その後に温熱療法を行います。寒冷療法でまず該当部位を麻痺させ、ペイン・スパズム・ペイン・サイクルを遮断し、血管収縮を起こさせます。この後に温熱療法により血管拡張を起こさせます。寒冷と温熱を交替にする全体的な効果は、循環ポンプの効果にあたり、古い血液を押し出して老廃物を除去し、新しい血液を取り込んで栄養素を運び入れます。締めくくりを温熱にすることも、組織が緩んでやわらかくなり、次に行うストレッチにとって理想的な足がかりになります。

交代水療法のガイドライン

　原則として、もし腫脹のみが認められる場合、自宅でのケアへの指導として理想的なのは、患者に寒冷だけを使用させることです。もし筋のスパズム状態のみが認められる場合、自宅でのケアへの指導として理想的なのは、患者に湿熱だけを使用し、その後にストレッチをさせることです（この原則への1つの改正点は、寒冷は常に、感覚麻痺効果のためなら使用可能ということです）。

　もし腫脹とスパズム状態の両方がみとめられる場合には、理想的な治療は交代水療法です。この場合に、筋のスパズム状態が主な要因であれば、自宅でのケアへの指導として理想的なのは、患者に氷を使ってから湿熱を使い、その後ストレ

365

ッチをさせることです。もし腫脹が主な要因の場合には、自宅でのケアへの指導として理想的なのは、患者に氷を使ってから湿熱を使い、それからストレッチをして、その後再び氷で行わせることです（寒冷は必ず感覚がなくなるまで行います。温熱療法は、5～20分の範囲で行いましょう）。

⚠ 寒冷の後に温熱を用いることを勧める際には必ず、患者にとりわけ注意するよう指導しましょう。冷やされてその部位の感覚がなくなっていたら、温めることで皮膚がやけどしかかっていても、気がつかない場合もあるかもしれません。有用なのは、患者が温度が熱すぎないかどうか判断できるように、患者に近辺の冷やしていない皮膚にも熱をあてさせることです。例えば、患者が温水シャワーを温熱療法に使用する場合は、寒冷療法を施さなかった隣の皮膚にも湯をかけるように指導することです。

ストレッチ

水治療法と並んで、ストレッチは患者にとって大変に重要なセルフケアの手段であり、ほとんどの患者に勧めるべきものです[※1]。例外は、ストレッチが禁忌である急性期の症状にある患者です。ストレッチは、温熱でまず組織を温めやわらかくした後だと、一番安全かつ最も効果的で強力になります。

[※1]監訳注：本書での「大腿の屈曲／伸展」は「股関節の屈曲／伸展」を意味し、「下腿の屈曲／伸展」は「膝関節の屈曲／伸展」を意味しますが、著者はあえてそれぞれの関節における大腿および下腿の動きを強調した表現にしています。

患者のセルフケア療法として勧めるとよいのは、よく行われる5種類の腰部ストレッチで、椅子での腰部ストレッチ（基本手順11－4）、ニートゥーチェスト・ストレッチ（基本手順11－5）、ダブル・ニートゥーチェスト・ストレッチ（基本手順11－6から11－9）、腰椎の伸展メドレー（基本手順11－10）、腰椎外側のストレッチ（基本手順11－11）です。

よく行われる5種類の骨盤のための股関節のストレッチのメドレーも、患者のセルフケア療法として勧めるとよいでしょう。このストレッチのメドレーには、前側ライン、外側ライン、内側ラインそれぞれに1つのストレッチ、後側ラインに対しては2つのストレッチがあります。前側ラインのストレッチは股関節屈筋に対して（基本手順11－12）、外側ラインのストレッチは股関節外転筋に対して（基本手順11－13）、内側ラインのストレッチは股関節内転筋に対して（基本手順11－14）、そして2種類の後面ラインのストレッチは、ハムストリング（垂直に走る）（基本手順11－15）と、股関節外旋筋（水平に走る）（基本手順11－16）に対してです。

これらのストレッチはどんな順番で行ってもよいですが、通常は股関節外旋筋に対する後側水平ラインのストレッチは、他のストレッチを済ませた後に行うのがベストです。

一般的に、これらのストレッチやその他のどのようなストレッチでも、典型的な静的ストレッチの手順で行うとしたら、3回くらい繰り返し、1回ごとに長めの時間、通常10～60秒ストレッチを保持します。代わりに、動的なやり方で行うとしたら、その場合は繰り返す回数をずっと増やして、通常8～10回しますが、ストレッチを保持する時間は短めで、通常1～3秒です。この2つのアプローチを組み合わせ、まず動的の短めに保持するストレッチを何回か行い、最後に1回静的の長めに保持するストレッチを行う手順も優れています。

CR、AC、そしてCRACストレッチの手順を取り入れた

コラム 11－2

ストレッチの手順

・腰椎のストレッチ
　・基本手順11－4　椅子での腰部のストレッチ
　・基本手順11－5　ニートゥーチェスト・ストレッチ
　・基本手順11－6　ダブル・ニートゥーチェスト・ストレッチ
　・基本手順11－7　CR手順を加えたダブル・ニートゥーチェスト・ストレッチ
　・基本手順11－8　AC手順を加えたダブル・ニートゥーチェスト・ストレッチ
　・基本手順11－9　CRAC手順を加えたダブル・ニートゥーチェスト・ストレッチ
　・基本手順11－10　腰椎の伸展メドレー
　・基本手順11－11　腰椎の外側のストレッチ

・骨盤または股関節のストレッチ・メドレー
　・基本手順11－12　前側ライン（股関節屈筋）のストレッチ
　・基本手順11－13　外側ライン（股関節外転筋）のストレッチ
　・基本手順11－14　内側ライン（股関節内転筋）のストレッチ
　・基本手順11－15　後側ライン垂直方向（股関節伸筋またはハムストリング）のストレッチ
　・基本手順11－16　後側ライン水平方向（股関節外旋筋または梨状筋）のストレッチ

ダブル・ニートゥーチェスト・ストレッチの手順は、基本手順11-7から11-9に説明があります。患者にストレッチを指導した後の1〜2回の診療時に、患者が正しくできているかどうかの確認に、その場でやってみてもらうのもよい考えです。

腰部と骨盤のストレッチをいろいろ追加して患者に勧めることもできます。これらに関する詳細な説明とやり方については、第6〜9章を参照してください。これらの章の写真はすべて、施術者が患者にストレッチを施しているものですが、ほとんどのストレッチは患者のセルフケア療法に変更可能です。

臨床のアドバイス　11-4

勧めるストレッチの数は抑えめに

多すぎるセルフケアのストレッチやアドバイスで患者を圧倒してしまわないように気をつけましょう。1〜2種類のストレッチだけなら勧めに従いますが、それ以上多くを勧められると圧倒されて1つもやらなくなる患者もいます。患者にどの程度自宅でやることのアドバイスを勧めるかを考える際は、患者がセルフケアを行うことにどのくらい積極的でやる気があるかを判断しましょう。患者の症状にとって最も重要なストレッチを1つか2つからはじめるのがよい場合が多いです。その次の診療時に、患者にやる気があり、勧められたことを実施したことがわかったら、そこで別のストレッチを1〜2種類追加してみてもよいでしょう。このように少しずつ増やしていけば、施術者からのアドバイスを吸収し、ストレッチに慣れる余裕を患者に与えられることが多いです。施術者の患者に対する教育と働きかけ方次第で、患者がセルフケアに関わろうという意欲は違ってきます。

基本手順11-4　椅子での腰部のストレッチ

ほとんどの腰部の症状で、腰椎後側の伸筋が硬くなっています。この作用を持つ筋群に対するシンプルで効果的なストレッチは、**椅子での腰部のストレッチ**です。以下はこのストレッチの手順の、両側の腰部伸筋に対するやり方と、単独で片側だけをストレッチの的に絞るやり方です。

開始位置
- 患者は座位で、両大腿は股関節で外転させ、両手を大腿前側に置きます。

ストレッチを行う
- 患者はゆっくり気をつけながら体幹を脊椎関節で前屈（および骨盤を股関節で前傾）させて、腰部の組織が張るまで両手を床方向に持っていきます（図11-1A）。
- 患者が身体を前屈する際に、前腕を大腿に押しつけて、下降がゆっくりになるよう制御します。開始位置に戻る際の助けとして、前腕で大腿を押すよう患者に勧めましょう。
- このストレッチの姿勢を保持する時間と繰り返す回数は、ストレッチを静的に行うか動的に行うかによります。

側屈で繰り返す
- 全部の手順を繰り返しますが、今度は、患者は腰部を前屈かつ右側に側屈し、両手を右足の小指方向に持っていきます（図11-1B）。この動作では、身体の左側の腰部伸筋にストレッチの的が絞られます。

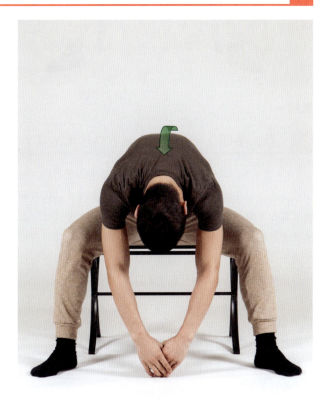

図11-1A

- 再び全部の手順を繰り返しますが、今度は、患者は左足の小指方向へと前屈かつ左側屈します。この動作では、右側の腰部伸筋にストレッチの的が絞られます（図11-1C）。
- 片側への椅子での腰部のストレッチを行う場合は、側屈の度合いをいろいろに変えてよいです。前屈に近ければ近いほど、後側筋群の正中の線維がよりストレッチされます。側屈に近ければ近いほど、身体の対側の後側の筋群の外側の線維がよりストレッチされます。患者には、ストレッチの角度を前屈と側屈の間で、硬くなっている筋に一番効く感触を得るまで色々実験してみるよう指導するのが有益です。また、時々は意図的に角度を変えることで、より多くの後側筋系の線維をストレッチするよう患者に指導することも有益です。
- 患者にはまた、回旋を一方向へ、次に反対側へと、やさしく加えてもらうのもよいです。これは、正中線での椅子での腰部のストレッチでも、身体の両外方への側屈での椅子での腰部のストレッチでも行うことができます。

（動画で見る「椅子での腰部のストレッチ」：著者公式サイト Digital COMT http://www.learnmuscles.com/ にて有料登録で視聴可能、英語のみ）

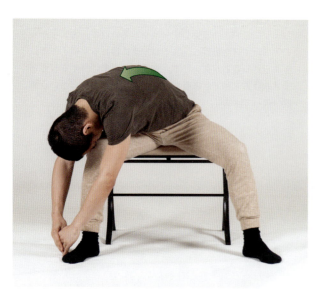

図11-1B

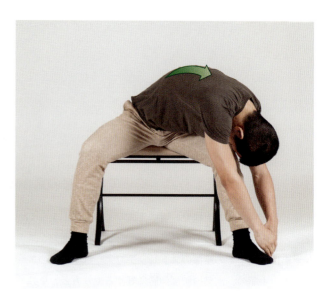

図11-1C

基本手順11-5　ニートゥーチェスト・ストレッチ

　（シングル・）ニートゥーチェスト・ストレッチでは、後側殿筋系とともに腰部筋系がストレッチされます。反対側の大腿と骨盤がベッドについたままであればあるほど、ますます殿筋にストレッチの的が絞られます。もし反対側の大腿をベッドから浮かせ、骨盤を後傾させると、ストレッチは後側腰部筋系へと移行します。

開始位置
- 患者は仰臥位になります。
- 片側の股関節と膝関節を曲げ、同側の大腿遠位の後側に両手を置きます。
- 注：この場合によくあるのは、下腿近位の前側を両手でつかむ人をよく見ますが、こうすると、膝関節に不必要な圧迫をかけることになります。大腿遠位の後側をつかむことで、膝関節に圧迫をかけることなく、同様のストレッチを果たすことができます。

ストレッチを行う
- 患者は両手を使って、ぴんと張るまで膝を胸の方へまっすぐに引き上げます（図11-2）。
- ストレッチの手順を反対側の下肢で繰り返します。
- このストレッチの姿勢を保持する時間と繰り返す回数は、ストレッチを静的に行うか動的に行うかによって決まります。

（動画で見る「ニートゥーチェストおよびダブル・ニートゥーチェスト・ストレッチ」：著者公式サイト Digital COMT http://www.learnmuscles.com/ にて有料登録で視聴可能、英語のみ）

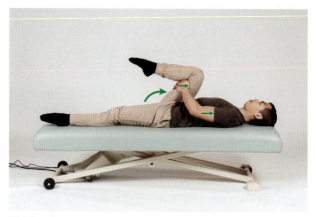

図11-2

基本手順11-6　ダブル・ニートゥーチェスト・ストレッチ

　ダブル・ニートゥーチェスト・ストレッチは、後側殿筋系もストレッチするが、主として腰椎の後側伸筋系を目的としています。両膝を持ち上げることにより、骨盤が後傾し、それによって腰椎の前弯の弯曲が減少し、腰部伸筋系をストレッチします。このストレッチの位置を深くするにつれ、骨盤が後傾へとさらに丸まり、ベッドから離れ、ストレッチが腰椎を上へと移行します。

開始位置
・患者は仰臥位になります。
・両側の股関節と膝関節を曲げ、大腿遠位の後側に両手を置きます。

ストレッチを行う
・患者は両手を使って、張力が腰部に達するまで膝を胸の方へまっすぐに引き上げます。骨盤がベッドから浮き上がれば上がるほど、ますますストレッチは腰椎を上へと移行していきます（図11-3A）。
・このストレッチの姿勢を保持する時間と繰り返す回数は、ストレッチを静的に行うか動的に行うかによって決まります。
・側屈を追加した椅子での腰部のストレッチと同様に、ダブル・ニートゥーチェスト・ストレッチに左右それぞれへの側屈を加えてもよいです（図11-3B）。また、サーカムダクションの動きをするのもよいです（図11-3C）。患者に勧める場合は、必ずサーカムダクションの輪はゆっくりまわすよう患者に伝えましょう。

（動画で見る「ニートゥーチェストおよびダブル・ニートゥーチェスト・ストレッチ」：著者公式サイト Digital COMT http://www.learnmuscles.com/ にて有料登録で視聴可能、英語のみ）

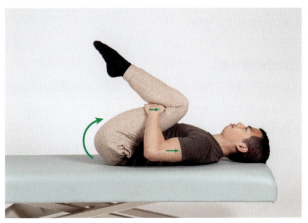

図11-3A

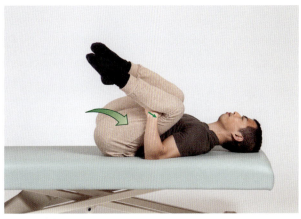

図11-3B

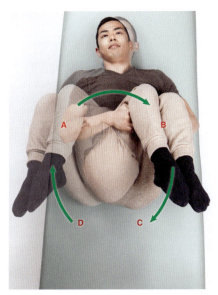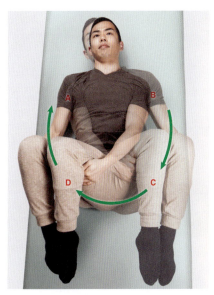

図11-3C

基本手順11-7　CRの手順を加えたダブル・ニートゥーチェスト・ストレッチ

患者はCRストレッチの手順を取り入れてダブル・ニートゥーチェスト・ストレッチを行うことができます。CRストレッチのやり方に関しての詳細は、第7章を参照してください。以下は患者が行うダブル・ニートゥーチェスト・ストレッチでのCRストレッチの手順です。

開始位置
・患者は仰臥位になります。
・両側の股関節と膝関節を曲げ、大腿遠位の後側に両手を置きます。

ステップ1：最初のストレッチ
・次に、患者は両手で、腰部に張力を感じるまで両膝を胸の方へ引っ張ることで、腰部を引っ張ってストレッチします（図11-4A）。
・通常、このステップの最中は息は吐くのが最適です。

ステップ2：患者による等尺性収縮
・患者は息を吸い、次に息を止めるか息を吐くかしつつ、自分の両手の抵抗に対し骨盤と両大腿を下げてベッドに戻そうとしてターゲットの筋を等尺性に収縮させます（図11-4B）。
・5～8秒数える間、この形でターゲットの筋を収縮させましょう。

ステップ3：収縮後他動ストレッチ
・患者は力を抜いて普通に呼吸をし、それから両手を使って腰部に張力が達するまで両膝を胸の方へさらにストレッチします（図11-4C）。
・患者にこのストレッチの姿勢を、およそ1～3秒保持させます。
・通常、このステップでは息を吐くのが最適です。もし患者がステップ2で息を吐いた場合には、それをこのステップで吐き終えてもよいです。または、1回息を新たに吸って、それからこのステップでさらに腰部をストレッチする間に吐くのでもよいです。

この後の繰り返し
・ステップ3の最後に達した位置からはじめ、患者はステップ2と3を合計3～4回繰り返します。
・最後の繰り返しの回では、ステップ2で到達したストレッチの姿勢をより長く、およそ10～20秒以上保持してもよいです。

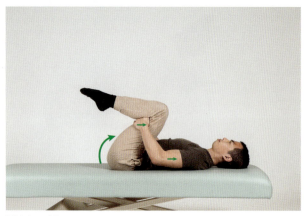

図11-4A

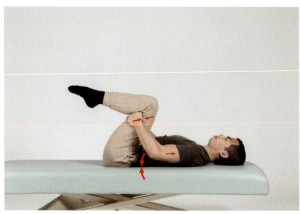

図11-4B

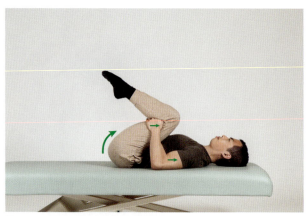

図11-4C

基本パターン11-8　ACの手順を加えたダブル・ニートゥーチェスト・ストレッチ

　患者はまた、ACストレッチの手順を取り入れてダブル・ニートゥーチェスト・ストレッチも行うことができます。ACストレッチのやり方に関しての詳細は、第8章を参照してください。以下は患者が行うダブル・ニートゥーチェスト・ストレッチでのACストレッチの手順です。

開始位置
・患者は仰臥位になります（図11-5A）。

ステップ1：患者による求心性収縮のストレッチ
・患者は息を吸い、次に息を吐きながら、骨盤を後傾させるための前腹壁の筋系と、股関節屈筋を使って、自動運動で収縮させて両膝を胸の方へ持ち上げます（図11-5B）。

ステップ2：付加他動ストレッチ
・患者は力を緩め、両手を使ってさらに両膝を同方向へと引っ張り、ストレッチを増強します（図11-5C）。

ステップ3：開始位置に戻る
・患者は息を吸いながら、開始位置に戻り、両大腿と両下腿をベッドに下ろします。代わりに、股関節と膝を屈曲させて両足裏をベッドにつけてもよいでしょう（図11-5D）。続きの繰り返しは、当初の開始位置でなく、この体勢からはじめてよいです。
・必要に応じて、両大腿を楽に下ろしやすくするのに両手を用いてもよいです。

この後の繰り返し
・開始位置からはじめ、患者はステップ1～3を、合計8～10回繰り返します。
・最後の繰り返しの回では、ステップ2で到達したストレッチの姿勢をより長く、およそ10～20秒以上保持してもよいです。

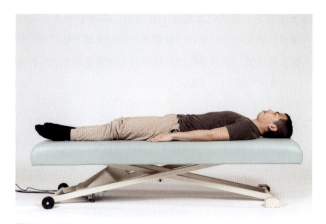

図11-5A

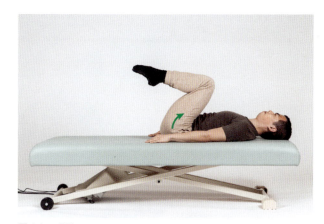

図11-5B

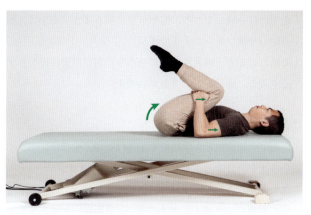

図11-5C

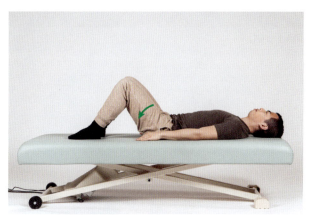

図11-5D

基本手順11－9　CRACの手順を加えたダブル・ニートゥーチェスト・ストレッチ

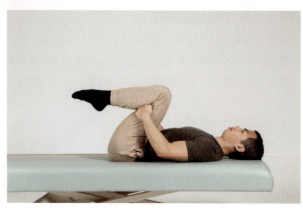

図11－6A

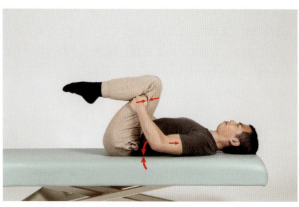

図11－6B

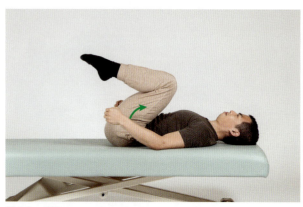

図11－6C

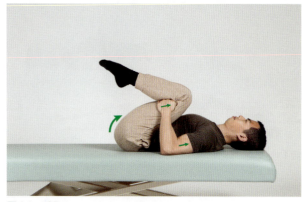

図11－6D

患者はまた、CRACストレッチの手順を取り入れてダブル・ニートゥーチェスト・ストレッチも行うこともできます。CRACストレッチのやり方に関しての詳細は、第9章を参照してください。以下は患者が行うダブル・ニートゥーチェスト・ストレッチでのCRACストレッチの手順です。

開始位置
・患者は仰臥位になります。
・両側の股関節と膝関節を曲げ、大腿遠位の後側に両手を置きます（図11－6A）。

ステップ1：患者による等尺性収縮
・患者は息を吸い、次に息を止めながら、自分の両手の抵抗に対し骨盤と両大腿を下げてベッドに戻そうとしてターゲットの筋を等尺性に収縮させます（図11－6B）。
・5〜8秒数える間、この形でターゲットの筋を収縮させましょう。

ステップ2：患者による求心性収縮のストレッチ
・患者は息を吐きながら、骨盤または股関節と前腹壁の筋群を使って、自動運動で収縮させて両膝を胸の方へ持ち上げます（図11－6C）。

ステップ3：付加他動ストレッチ
・患者は力を緩め、両手を使ってさらに両膝を同方向へと引っ張り、ストレッチを増強します（図11－6D）。
・このストレッチは、通常1〜2秒保持します。
・患者は通常このステップの間に息を吐き終えます。

ステップ4：開始位置に戻る
・患者は息を吸いながら、開始位置に戻ります（両手は大腿遠位の後側に置いたままです）。
・必要に応じて、両大腿を楽に下ろして開始位置に戻しやすくするのに両手を用いてもよいです。

この後の繰り返し
・両手で大腿を抱えた開始位置からはじめ、患者はステップ1〜4を、合計およそ3〜10回繰り返します。
・最後の繰り返しの回では、ステップ3で到達したストレッチの姿勢をより長く、およそ10〜20秒以上保持してもよいです。

基本手順11−10　腰椎の伸展メドレー

　シングルおよびダブル・ニートゥーチェストはどちらも腰椎と骨盤を屈曲させるストレッチですが、腰椎の伸展メドレーは腰椎を伸展させます。腰椎の屈曲運動にはかんばしい反応を示さない患者が、伸展運動にはよい反応をすることは多いです。伸展運動は、腰椎の病的な腰椎の椎間板のある患者には必要とされます。というのは、伸展した姿勢によって髄核が後側の輪状線維から離されて前方に追いやられますが、後側には膨隆やヘルニアがたいていあるからです。とはいえ、患者の脊椎にとって、伸展ははじめは難しいので、これらの運動は十分に時間をかけて注意しながら導入することが推奨されます。

　腰椎の伸展メドレーは、腰椎の伸展を増強させる一連の4種のポーズで構成され、患者は伏臥位で行います。第1の伸展の体勢は、前腹壁の下に枕を入れて伏臥位になります（図11−7A）。第2の体勢は、枕なしに伏臥位になります（図11−7B）。第3の体勢は、前腕で押し上げます（図11−7C）。そして第4のポーズは、両手で押し上げます（図11−7D）。患者は、1つの体勢をとるのになにか重くなる症状があるうちは、次の体勢に進んではなりません。患者のなかには、第4のストレッチの体勢まで進むのに、何日または何週間もかかる場合もある一方、最初の日から第4のストレッチの体勢までできる患者もいます。これらのストレッチの体勢を全部できるようになることを、焦らないようにします。もし患者が下肢への関連症状が増強するような経験をした場合は、ただちにこれらのストレッチは中止するように指導をします。

　第1と第2のストレッチの体勢は、単に静的に保持するだけであり、患者には最大で60秒、この体勢で横たわったままでいるよう指導します。他のストレッチと同様に、第3と第4のストレッチの体勢は、静的にも動的にもすることができ、たいていは約1分行います。1回につき10〜20秒保持する（静的）のを3回くらい繰り返すか、または1回につき3秒くらいだけ保持する（動的）のを10〜20回くらい繰り返すか、患者が選ぶことができます。

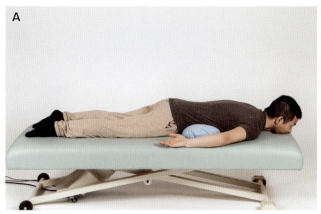
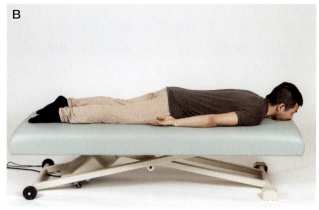
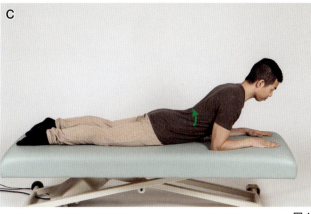
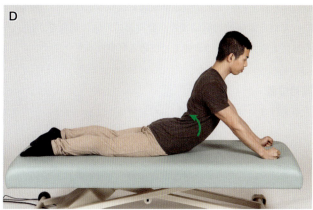

図11−7

基本手順11-11　腰椎の外側のストレッチ

腰椎の外側のストレッチが重要なのは、これが前頭面に位置する腰部の筋、具体的には腰方形筋および脊柱起立筋の外側線維をターゲットとするからです。

開始位置
- 患者は立位で、右足を身体の後ろで対側へ内転させます。バランスをとる助けに、壁やその他の近くにある固定された物につかまるとよいでしょう。

ストレッチを行う
- 患者は右腕を頭の上に挙げ、左側屈方向へと動かし、無理のない程度にできるだけ左へ右腕と体幹を使って伸びます（図11-8）。
- このストレッチの手順を、身体のもう片（左）側で繰り返します。
- このストレッチの姿勢を保持する時間と繰り返す回数は、ストレッチを静的に行うか動的に行うかによって決まります。

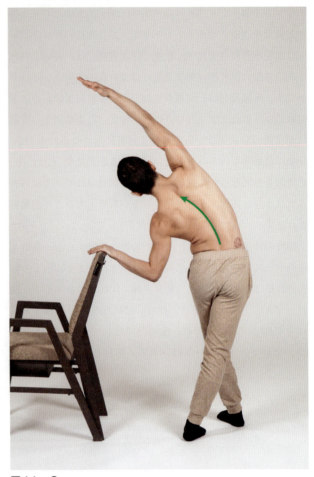

図11-8

基本手順11-12～11-16　股関節のストレッチ・メドレー

患者にとって股関節の筋系をストレッチすることは大変に重要です。というのは、この筋系が骨盤の姿勢を決定し、骨盤の姿勢が脊椎の姿勢を決めるからです。また、硬くなった股関節の筋系によって、股関節での大腿の可動域が減少してしまいます。股関節のストレッチは、前側、外側、内側、後側ラインに垂直、後側ラインに水平、のストレッチに分けることができます。

基本手順11-12　前側ライン（股関節屈筋）のストレッチ

前側ライン（股関節屈筋）のストレッチが重要なのは、股関節の屈筋が硬いと、骨盤を前傾へと引っ張ることで張力を働かせ、それによって今度は腰椎の前弯の弯曲を増大させ、椎間関節にさらに圧をかけ、椎間孔を狭めるからです。硬くなっている股関節屈筋はまた、股関節の伸展に制限をかけ、それによって歩行時の歩幅をせばめる可能性があります。

開始位置
- 患者は立位で、左足を前に、右足を後ろに出します。

ストレッチを行う
- 患者は左足に体重をかけながら、ゆっくりと身体を前に突き出します。この動作で右股関節が伸展され、右の股関節屈筋をストレッチします（図11-9A）。

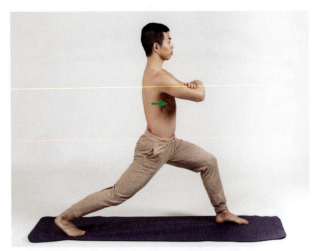

図11-9A

- 右下腿後側の足関節底屈筋（例：腓腹筋およびヒラメ筋）が硬く、そのために患者が股関節屈筋をストレッチする能力に制限がかかる場合は、右のかかとを図11－9Aに示すように床から離してもよいです（こうすると足関節が底屈へと動かされ、それによってこれらの筋を緩められます）。
- ストレッチの手順を、もう片（左）側の下肢で繰り返します。
- 次に全部のストレッチの手順を繰り返しますが、後方の膝関節を屈曲して（図11－9B）、右側と左側の両方で行います。これにより大腿四頭筋の筋群の大腿直筋にストレッチの的が絞られます。
- このストレッチの姿勢を保持する時間と繰り返す回数は、ストレッチを静的に行うか動的に行うかによって決まります。

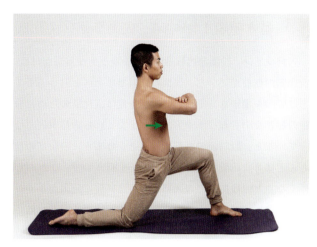

図11－9B

 股関節屈筋をストレッチする際、患者は必ず前に出した足の膝が足先よりも前方へ動かないようにします。というのは、膝が前に出ると膝関節に剪断力がかかることになるからです。もし膝が前に出るようなら、患者は前に出す足をより前方にしてより広い幅になるよう位置を変えましょう。

基本手順11－13　外側ライン（股関節外転筋）のストレッチ

外側ライン（股関節外転筋）のストレッチが重要なのは、股関節外転筋が硬いと、同側の骨盤を下制へと引っ張ることで張力を働かせ、それによって今度は、代償のために脊椎の側弯を引き起こすからです。硬くなっている股関節外転筋はまた、股関節の内転に制限をかけます。

開始位置
- 患者は立位で、右足を身体の後ろで対側へ内転させます。バランスをとる助けに、壁やその他の近くにある固定された物につかまるとよいでしょう。

ストレッチを行う
- 患者は、体幹を垂直に保ちながら、ゆっくりと体重を右側に落としていきます。この動作で右股関節が内転させられ、右股関節外転筋がストレッチされます（図11－10）。
- このストレッチの手順を、身体のもう片（左）側の下肢で繰り返します。
- このストレッチの姿勢を保持する時間と繰り返す回数は、ストレッチを静的に行うか動的に行うかによって決まります。

 外側ラインの股関節外転筋のストレッチを行う際、後ろの足に体重をかけすぎないよう患者にアドバイスします。

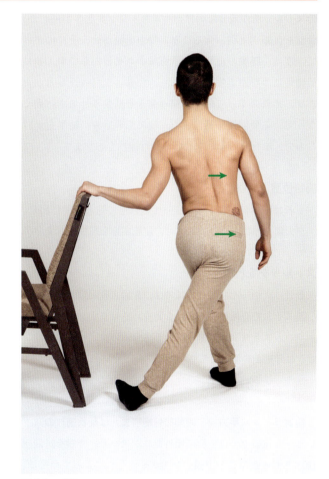

図11－10

基本手順11－14　内側ライン（股関節内転筋）のストレッチ

内側ライン（股関節内転筋）のストレッチが重要なのは、股関節内転筋が硬いと、同側の骨盤を挙上へと引っ張ることで張力を働かせ、それによって今度は、代償のために脊椎の側弯を引き起こすからです。またこれらの筋が硬くなっていると、股関節の外転に制限をかけます。内転筋のほとんどはまた、股関節で屈曲と内旋も行うので、これらが硬くなると、股関節での大腿の伸展と外旋に制限がかかります。伸展に制限がかっていると、歩行時の歩幅をせばめる可能性もあります。

開始位置
・患者は座位で、両大腿を外転し、膝を屈曲し、身体の前で両足裏を合わせます。両手は膝の上に置きます。

ストレッチを行う
・患者は、両手で大腿遠位をやさしく外方へ押し下げます。この動作で股関節が外転させられ、股関節の内転筋をストレッチします（図11－11）。
・このストレッチの姿勢を保持する時間と繰り返す回数は、ストレッチを静的に行うか動的に行うかによって決まります。

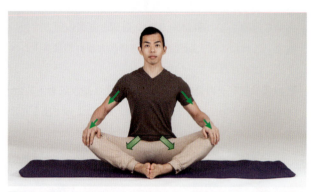

図11－11

基本手順11－15　後側ライン垂直方向（股関節伸筋またはハムストリング）のストレッチ

後側ライン垂直方向（股関節伸筋またはハムストリング）のストレッチが重要なのは、ハムストリング筋群が硬いと、骨盤を後傾へと引っ張ることで張力を働かせ、それによって今度は、腰椎の前弯の弯曲を減少させるからです。仙結節靭帯につながる筋膜を通して、仙骨にも引っ張る力がおよび、それによって仙腸関節の動きを減少させます。硬くなっている股関節伸筋はまた、股関節の屈曲に制限をかけるので、歩行時の歩幅をせばめる可能性もあります。

開始位置
・患者は座位で、右下肢をまっすぐにして患者の前に出し、左大腿を屈曲および外転させ、左膝関節を屈曲させます。

ストレッチを行う
・患者は、ゆっくりと前方に伸び、骨盤を股関節で前方に傾斜（そして脊椎関節で体幹を屈曲）させます。骨盤の前傾でハムストリングがストレッチされるのは、ハムストリングは骨盤を後傾させる筋だからです（図11－12）。

・このストレッチの手順を、身体のもう片（左）側の下肢で繰り返します。
・このストレッチの姿勢を保持する時間と繰り返す回数は、ストレッチを静的に行うか動的に行うかによって決まります。

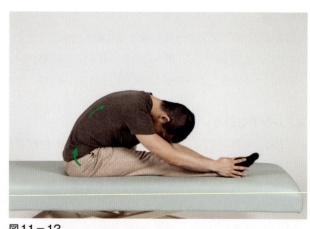

図11－12

基本手順11－16　後側ライン水平方向（股関節外旋筋または梨状筋）のストレッチ

後側ライン水平方向（股関節外旋筋または梨状筋）のストレッチが重要なのは、股関節外旋筋が硬いと、骨盤を対側回旋へと引っ張ることで張力を働かせ、それによって今度は、骨盤にトルクがかけられることにもなりうるからです。このことによって、脊椎にトルクまたは回旋による代償を引き起こす可能性が増えます。さらに梨状筋が硬くなっている場合には、仙腸関節での仙骨の可動性が制限されることもあります。硬くなっている外旋筋はまた、股関節での大腿の内旋も制限します。後側ライン水平方向の股関節外旋筋ストレッチには、2種類の優れた手順があります。1つ目は、ニートゥーオポジットショルダー※1・ストレッチ（ニートゥーチェスト・ストレッチと対照的に命名）です。2つ目は、**4の字ス**

トレッチと呼ばれています。

※1監訳注：ニートゥーオポジットショルダー（knee-to-opposite-shoulder）は殿筋などのストレッチのための体勢で、膝（knee）を反対側の（opposite）肩に（to shoulder）向かって引き寄せる動作。

ニートゥーオポジットショルダー・ストレッチ

開始位置

・患者は仰臥位で、右の股関節と膝関節を屈曲します。
・両手を右大腿遠位の外側に置きます。

ストレッチを行う

・患者は両手を用い、右大腿を身体を横切り対側の肩の方へ持ってきます（図11－13A）。
・股関節領域の前側（鼠径部）に痛みを覚えるようであれば、患者に小さい丸めたタオルを大腿と体幹の間に挟むよう勧めます（図11－13B）。
・このストレッチの手順を、身体のもう片（左）側で繰り返します。
・このストレッチの姿勢を保持する時間と繰り返す回数は、ストレッチを静的に行うか動的に行うかによって決まります。

注：大腿を引き寄せる厳密な方向は、必ずしも完全に対側の肩方向である必要はありません。実際、患者がストレッチの引っ張るラインを変えれば、殿部後側の異なる線維をストレッチすることになります。患者には、ストレッチの角度をまっすぐに胸の方へと真横に身体の対側の方へとの間で、硬くなっている筋に一番効く感触を得るまで色々実験してみるよう指導するのが有益です。また、時々は意図的に角度を変えてみて、より多くの殿部後側筋系の線維をストレッチするように患者に指導することも有益です。

 膝関節に問題がある患者には、下腿にコンタクトすることは避け、必ず大腿側方にコンタクトするようアドバイスしましょう。こうすれば、膝関節に圧がかかりません。

4の字ストレッチ

開始位置

・患者は仰臥位で、右股関節を屈曲および外旋させ、右膝関節を屈曲させます。右足首は、左大腿の前面の遠位に置きます（左下肢の股関節と膝関節は屈曲させ、左足裏をぴったりベッド上につけます）。
・両手は左大腿の後側遠位面に置きます。

ストレッチを行う

・患者は両手を用い、左大腿を胸の方へ引き上げます。左大腿を動かすことによって右大腿が引き上げられ、右股関節の外旋筋をストレッチします（図11－13C）。
・このストレッチの手順を、身体のもう片（左）側の下肢で繰り返します。
・このストレッチの姿勢を保持する時間と繰り返す回数は、ストレッチを静的に行うか動的に行うかによって決まります。

 4の字ストレッチによって膝関節を通るトルクがかかります。膝関節に問題がある患者は、このストレッチは避けましょう。

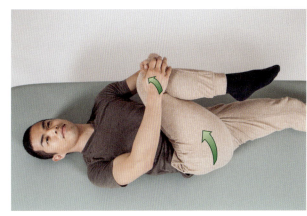

図11－13A

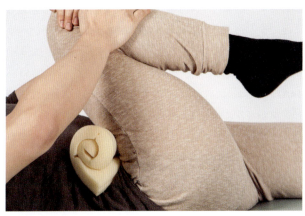

図11－13B

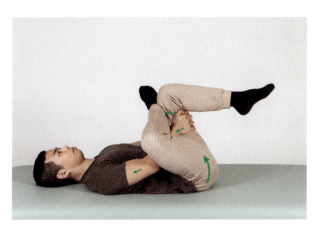

図11－13C

臨床のアドバイス　11−5

ニートゥーオポジットショルダー・ストレッチでの前側の締め付け

股関節の外旋筋群に対して、後側ライン水平方向のニートゥーオポジットショルダー・ストレッチを行う際、患者によくあるのが、大腿前側の鼠径靭帯の近くまたはその奥で締め付けられると感じることです。残念なことに、この締め付けは強くなり痛みを伴って、ストレッチを行えなくしてしまうことがよくあります。この締め付けの原因として考えられることは、色々あります。股関節の関節包の線維のこわばりが原因の場合もあります。これを改善するには、まず大腿を外旋して股関節を「開き」、大腿を天井の方へ引っ張り上げて寛骨臼から牽引し、それからストレッチをするとうまくいきます。また、変性の（骨関節炎の）骨棘の形成におそらく起因する、寛骨臼

の縁への大腿骨頭の侵害が原因かもしれません。これの改善にも、患者に大腿を寛骨臼から牽引させることが役に立ちます。ストレッチされている股関節屈筋のうち外転もする筋、具体的には大腿筋膜張筋や縫工筋が硬くなっているのが原因であることも考えられます。これに対する改善策は、患者はまず前側ラインの股関節屈筋と外側ラインの股関節外転筋のストレッチをしてから、後側ライン水平方向のストレッチをするとよいです（原則として、ここで示した順番通りに、後側ライン水平方向のストレッチは必ず最後に行うこと）。そして、締め付けの原因としてもっとも考えられるのが、前側に位置する股関節屈筋系の圧迫によるもので、たいてい腸腰筋ですが、ことによ

るとどの股関節屈筋も（前側に位置する軟部組織にも同様に）あり得ます。これを改善するのを助けるには、大腿を寛骨臼から牽引するのに加えて、施術者が圧迫された軟部組織を寛骨臼から牽引するのに指圧を用いる必要があることが多いです。残念ながら、患者がひとりでこれを行うのは容易ではありません。その代わりとして、**図11−13B**にあるように、大腿と体幹の間に小さく丸めたタオルを入れると役立つことがあります。患者がニートゥーオポジットショルダー・ストレッチでどうしても前側に締め付けを覚えるようであったら、代わりに4の字ストレッチをする方がよいかもしれません。

姿勢についてのアドバイス

冷やす、温める、そしてストレッチに加えて、腰部と骨盤に問題がある患者に、施術者が姿勢についての助言を与えることは極めて重要です。この部位の症状の原因となりうる要因は数多くありますが、繰り返される姿勢の悪さによる微小な損傷が主な要因となることはよくあります。姿勢の悪さが患者の症状の原因でない場合でも、それによって確実に問題を長引かせ、治癒過程を遅らせるものです。腰部と骨盤に悪い影響をもたらす、最もよく見られる姿勢のうちの5種類は以下の通りです。

1. 前かがみに腰を曲げるまたは前方に上体を曲げる姿勢
2. 重い物を持つ
3. 長時間の座りっぱなし
4. 長時間の立ちっぱなし
5. 睡眠中のよくない姿勢

前かがみに腰を曲げるまたは前方に上体を曲げる姿勢

よくある腰部の姿勢の問題の1つに、前かがみで腰を曲げること、言い替えれば前方に上体を曲げて脊椎を屈曲させることがあります。自身の前面で作業をするために前かがみになると、体幹の重心は骨盤上でバランスをとれなくなります。これが起きると、腰部伸筋系が講じる対抗措置がなかったら、重力によって体幹は身体が地に着くまで完

全屈曲へと落ちてしまうでしょう。これらの筋は、このバランスの悪い屈曲姿勢を、等尺性収縮を持続することによって、維持しようと働きます。このような長引く収縮は筋を疲労させ、結果的にスパズム状態や、硬くなりスパズムを起こした筋に続いて起こるあらゆる後遺症をもたらします。さらに、体幹を屈曲したまま長時間過ごすと、次第に後側の筋膜組織（腰胸筋膜、靭帯、関節包）を引っ張り伸ばしていきます。これにより脊椎の安定性が低下させられ、筋はよりいっそう働かなければならなくなります。そして、体幹が屈曲していると、腰部の筋系は伸ばされて収縮力を発揮しにくくなるため、腰を曲げるまたは上体を曲げるバランスの悪い屈曲姿勢では脊椎を安定させる働きが低下します。

重要なことは、多くのありふれた作業や活動においてこのバランスの悪い屈曲姿勢は助長されるという事実にもかかわらず、患者にできる限りこの姿勢を避けるよう勧めることです。例えば、前かがみになる場合は、雪かき、ベッドメイク、子どもの世話、物を持ち上げる、膝の上で本やタブレットを見る、ガーデニングの作業などです（**図11−14A**）。患者には、これらの作業や似たようなことをする際に、前かがみになる代わりに、できるだけ脊椎を垂直に保つよう助言します。こうすることで、患者の伸筋系への負荷を最小限に留めることができます。例えば、赤ちゃんの面倒をみる場合には、赤ちゃんをベッドの上に乗せ、自分はひざまずくようにしてみましょう。本またはタブレットを読む際は、目の高さに持ち上げます。そしてガーデニン

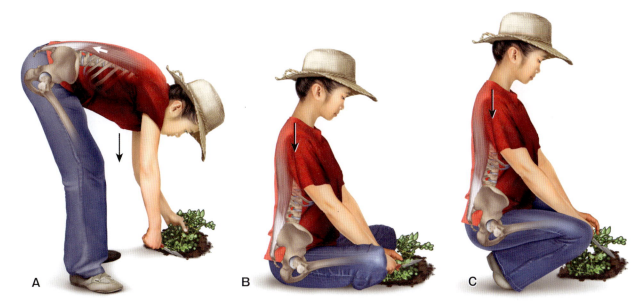

図11-14 腰を曲げて作業をする
A：ガーデニングで腰を曲げて（前方に上体を曲げて）前かがみになると、体幹の重心は見えない空気の上に乗る。この不安定な位置で身体を保つためには、脊柱の後側伸筋系の収縮が必要になる
B：ガーデニングで地面に座ると、脊椎を垂直のままに保つことができるため、体幹の重心は骨盤上で安定する
C：股関節・膝関節・足関節を使って腰を曲げれば、脊椎を垂直のままに保つことができ、それによって体幹の重心を骨盤上で安定させることができる

グはなるべく地面に座って自身の真ん前で作業をするようにします（図11-14B）。

しゃがむ必要がある場合は、両膝そして股関節と足関節を屈曲し、脊椎をまっすぐ垂直に維持すると、脊椎にとってはよいです（図11-14C）。両膝を曲げてしゃがむことには不利益な点が1つあり、それは膝関節により負荷がかかるということです。

重い物を持つ

重い物を持つことは、重みがかかる負荷を脊椎関節を通して増大させるので、腰部にとって物理的な負荷が大きくなります。両手で持つものでも、バッグやバックパックなどに入れて運ぶものでも、その重さは脊椎の関節から下肢を通って最終的に地面に伝えられるようになっています。重みがかかる負荷は、関節面への圧迫負荷を増加し、変性関節疾患（変形性関節症）を進行させる可能性もあります（図11-15A）。このため、重い物を持つことを繰り返す仕事や趣味は、時間が経つにつれ、腰椎、仙腸関節、そして下肢のすべての関節にかかる物理的な負荷が大きくなることになります。

重いものを持つ時にもう1つ考えるべきことは、どの位置でそれを持つかです。身体の前方で持つ場合は、身体の重心（および持ったものの重さ）は前方に移動するので、腰部の伸筋系による収縮力がより多く必要になります。重いものを身体の前で持つときはいつでも、できるだけ身体の中心に近いところで重量を支えるようにすることが重要です。持っている重量が身体から離れれば離れるほど、よ

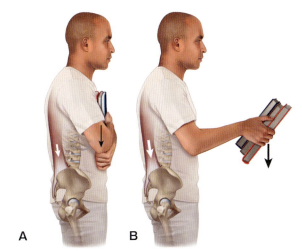

図11-15 重い物を持つ
A：持っている物の重さは、脊椎の関節を通って地面まで伝わる
B：重いものを持つのに身体から離せば離すほど、より"てこ"の作用の力がかかり、脊柱伸筋系による収縮がいっそう必要となる

り一層てこの力を用いさせるようになり、後側伸筋系によって必要とされる収縮力も高められます（図11-15B）。

重い物を身体の脇で片手で持つ場合は、重心が物を持っている側へと側方に移動するので、身体のバランスをとるために、対側の側屈筋系が収縮しなければなりません。できれば、その荷物は2つにわけて、左右の手それぞれに半分ずつ持つようにします。重い物を持つのに脊椎にとってもっとも害のない方法は、バックパックで運ぶことです。特によいのは、腰に巻くベルトのついているバックパックで、これによって重量の大半を骨盤に移動させることができます。

臨床のアドバイス　11-6

太りすぎ

　患者が標準体重を超えているなら、外付けの重量を運んでいるのと同じようなものです。つまり、体重の力は、地面に届くまでに身体の関節を通過しなければならないのです。これによって、通過する関節に変形をもたらす可能性もあります。上半身に余分な体重が乗っている場合は、その力は脊椎と仙腸関節、そして下肢の関節を通ることになります。さらにその体重過多の患者の腹部が大きければ、重心が前方に移動し、脊柱の後側伸筋系の仕事量を増加させます。

　この状況を埋め合わせるために、太りすぎの人たちは大きな腹部との釣り合いをとろうと、体重を後側に移動させるために上半身を後方に反って伸展させることが多いです。脊椎を伸展することによって体重負荷が椎間の椎間板関節から椎間関節の方へ移動し、ストレスの力を増加させてこれらの関節を変形させ、そして椎間孔を狭めることになります。

　多くの患者は、体重過多または太りすぎによる心臓の健康へのリスクは理解しているが、携えている余分な重さが腰部（および下肢）の関節にも害があることは自覚していません。この理由で、太りすぎの患者には、腰痛の症状を軽減したいならば減量するよう助言することが勧められます。

長時間の座りっぱなし

　座ることは下肢の関節にとっては楽ですが、脊椎関節や仙腸関節にとってはそうではありません。座位では、体幹が垂直になります。したがって、やはりこれらの関節は重量を支え、上位の重量の圧迫下にあることになります（図11-16）。実際、様々な研究でわかってきたのは、椎間円板関節を通る圧迫の力は、腰部に支えをして座らない限り、座位の方が立位よりも大きいということです。結果として、事務系のデスクワーカーのような長時間座ったままで過ごす患者は、腰痛を経験することがよくあります。自動車やトラックを座って運転することはさらによくないのは、車両が道路上の隆起や穴にぶつかるたびに、衝撃がその人の脊椎関節を通して伝わるからです。仕事上、座っていることが必要な患者には、できるだけ頻繁に立ち上がって数分歩き回るよう勧めることが大事です。また、どのような姿勢で座るかも非常に重要です。まっすぐ背を伸ばして座るか、椅子の背もたれによりかかるべきです。患者が前方にもたれると、体幹が屈曲しきらないように脊椎の伸筋系が収縮して支えなければなりません。もう1つ重要なことは、片側にもたれず、左右均等に座ることです。ゆがんだ姿勢で座っていると、脊椎の関節に左右不均等な荷重と物理的な負荷がかかります。さらに、肘かけがあるならば、使うべきです。肘かけは腕を支え、それによって肩の筋系の働きを軽減させるだけでなく、腕の重さが脊椎関節や仙腸関節を通るかわりに肘かけに移されるた

臨床のアドバイス　11-7

脚を組む

　座っているときに脚を組む癖がある患者は多いです（**右図**を参照）。その結果、大腿は股関節で外旋され、かつ脚の組み方により内転（**図A**）または外転（**図B**）されます。股関節自体がひんぱんに左右非対称な姿勢になること以上に、股関節での大腿の外旋によって同側の仙腸関節にかかるトルクと圧の力が増します。股関節に外転もさせるような脚の組み方をすると、仙腸関節にかかる力が増します。

　一番よいのは、患者に脚を組まずに座るようアドバイスすることです。患者がどうしても脚を組みたいというならば、力がより均等にかかるように、上になる脚を頻繁に替えるようアドバイスします。

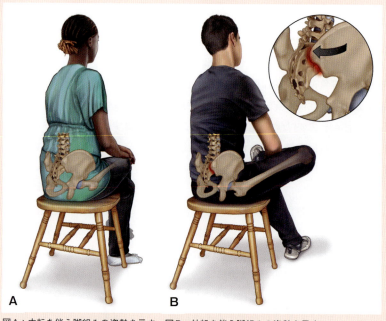

図A：内転を伴う脚組みの姿勢を示す　図B：外転を伴う脚組みの姿勢を示す

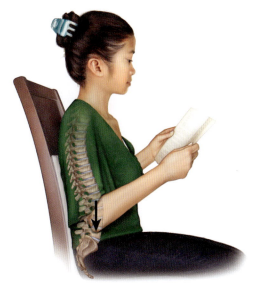

図11－16
座位によって脊椎を通る強い体重負荷の圧の力がかかる

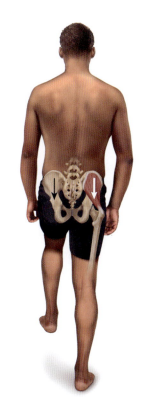

図11－17
一方の足で立つと、身体の重心が片寄って左右の不均衡が生じる。このために、骨盤を安定させるようとして立っている脚の側の中殿筋が収縮する必要が生じる

め、脊椎関節を通る体重負荷をも減少させることができます。可能ならば、リクライニング・チェアに座るのも別の選択肢です。背もたれを倒すのが深ければ深いほど、脊椎関節や仙腸関節を通る体重を支える圧迫の力は少なくなります。

長時間の立ちっぱなし

長時間の座りっぱなし同様、長時間立っていることも、脊椎関節や仙腸関節には大変です。というのも、この姿勢はこれらの関節に体重がかかるからです。長時間の立位には、歩き回ったり、可能ならば横になったりして、休憩をはさむように患者にアドバイスすることが肝要です。もう1つ重要なことは、片脚に体重をかける癖を避けるよう助言することです。片脚に体重をかけると、同側の身体の下肢の関節への圧迫の力を増加させます。また、同側の中殿筋が、骨盤と体幹を安定させるために、収縮を増強させなければならなくなります。これによってさらに同側の股関節に圧迫と負荷をかけることになります（図11－17）。代償として、片脚立ちをする人たちは、同側へと体幹を側屈させることがよくあります。これによって中殿筋を緩めることはできますが、脊椎には左右不均等な負担がかかります。

睡眠中のよくない姿勢

寝ている間の患者の姿勢に言及することは、極めて重要です。毎晩6〜8時間寝る患者の場合、80歳まで生きた頃には、20〜25年以上は眠って過ごしていることになるのです！腰部にとってよくない姿勢で寝ていると、そのうちに深刻な悪影響を及ぼすようになります。

うつぶせ寝は、腰部（および頚部）にとって単純によくありません。うつぶせに寝ると、ベッドの方へ腰椎を落ち込ま

せて前弯を強めさせてしまいます。こうなると椎間関節への圧迫を増大させ、脊椎の椎間孔を狭めます（図11－18A）。またこれによって、適応収縮を引き起こす筋もあれば、十中八九伸張され過ぎて悪化する筋も出てきますし、あるいは筋紡錘反射を起こして筋を硬くしてしまったりします。患者がどうしてもうつぶせで寝たいと言う場合は、腹部の下に小さい枕を挟んで、腰椎の支えにするよう勧めましょう（図11－18B）。

一般的には、あお向けか、横向きに寝るほうがよいです。とはいえ、横向きで寝ると、「上側」になった大腿が「下側」の大腿およびベッドの方へ内転・屈曲・内旋する可能性があります。こうなると骨盤にトルクをかけてしまい、それによって仙腸関節、そしておそらく腰椎の関節にも悪い影響を与えかねません（図11－18C）。このため、両膝の間に枕を挟んで上側の大腿を支えるのはよい考えです（図11－18D）。

あお向けで寝る場合、股関節屈筋が硬いと、骨盤を引っ張って前傾させ、それによって今度は腰椎の前弯を亢進させる可能性があります（図11－18E）。これを防止するには、小さい補助枕か枕を両膝の下に入れるとよいです。こうすると股関節屈筋系が緩んでリラックスし、骨盤や脊椎での張力を軽減します。またなかには、前弯の弯曲の支え用に腰椎の真下に小さい枕を入れると仰向けで寝る際に楽な患者もいるかもしれません（図11－18F）。

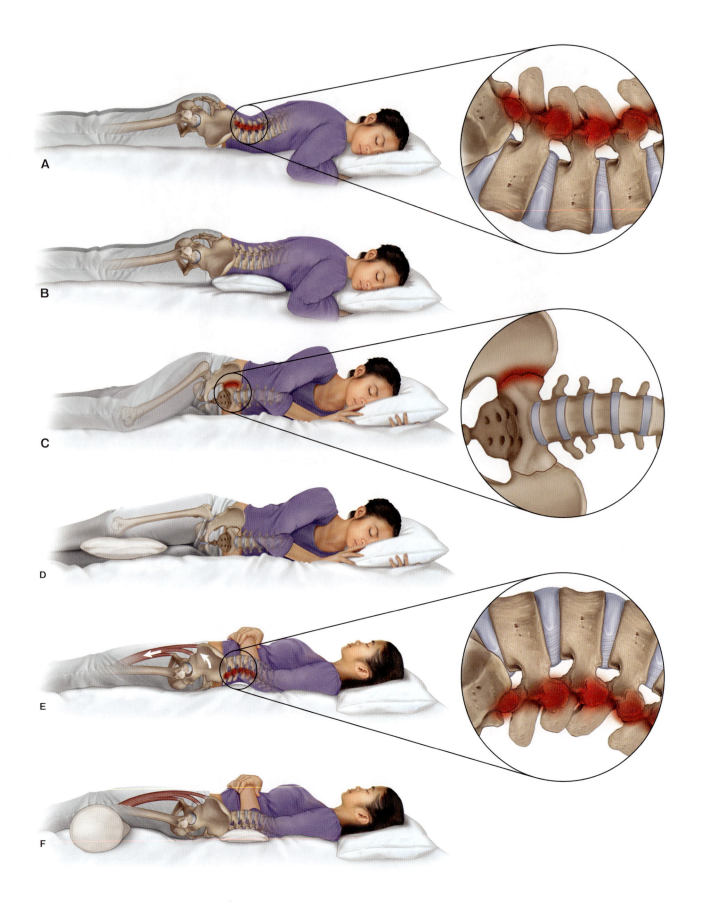

図11-18 睡眠時の姿勢
A：うつぶせ寝は、腰椎の弯曲を落ち込ませて前弯を増強させる
B：腹部の下に小さい枕を入れることによって、腰椎の弯曲を支えることができる
C：横向き寝は、「上側」の大腿がもう片方の大腿およびベッドの方に落ちることが多く、仙腸関節にトルクをかける
D：両大腿の間に枕を挟むことによって、「上側」の大腿を支えることができる
E：あおむけ寝では、硬くなった股関節屈筋が骨盤を前傾させることがあり、それによって腰椎の前弯を増強させる
F：両膝の下に補助枕を入れることによって、股関節屈筋から緊張を取り除くことができる

本章のまとめ

患者のセルフケアの療法プランを立てるには、施術者と患者が協力して取り組まなければなりません。施術者の役割には2つの部分があります。すなわち、患者が家での生活、就業中、そして趣味または活動において治癒を促進するためになすべきことを教育するのを手伝うこと、そして問題を長引かせるものや、経過を妨げるものについて、患者が自覚する手助けをすることです。患者のセルフケアの3つの鍵となるもののうち、2つは水治療法とストレッチで、正しい姿勢が3つ目です。本章では、冷水・温水・交代水療法に関するガイドライン、セルフケアのための個別の効果的な腰部・仙腸関節・股関節のストレッチを説明し、患者の腰部に負担をかける最も一般的な姿勢を解説してあります。施術者と患者がチームとして取り組めば、治療が成功する見込みが実質的に保証されるだけでなく、患者はより早く、より少ない治療回数で回復するでしょう。

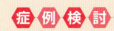

Vaughn Archer、40歳。男性。常連の患者。
（患者のセルフケア）

□ 病歴とフィジカルアセスメント

急性の腰の凝りと痛みで来院。以前にも複数回同様の症状で治療。腰が固まったような感じで、どの方向に動かしてもかなりの痛みが出る。前回の来院は数カ月前のため、直近の病歴を確認。4日後にヨーロッパへ1週間の出張に行く予定で、出発前に自宅の中の諸事を片付けておこうと、この数日は庭仕事と掃除でかなり忙しくしていた。腰を曲げたり、物を運んだりしたことが、腰の状態を悪化させたと思っている。今朝目が覚めたら、腰がひどく硬くなっていて、動かそうとしたら痛かった。引き金となるような外傷なし、下肢への関連症状もなし。痛みはすべて左右の腰部と骨盤上部に限られているが、右側のほうが悪い。出張をキャンセルしたくないので大変心配しているが、現在の腰の感じでは、長時間の飛行や荷物を持ち歩くことに耐えられないのではないかと不安に思っている。腰がよくなり、安心して出張に行けるようなんとかしてもらいたい。

評価では、腰の関節可動域はすべて顕著に減少で痛みを伴う。過去の症例はいずれも筋のスパズム状態の結果で、病的な椎間板や変性関節疾患だったことはなかったが、一応これらの疾患のための整形外科的テストも実施。下肢伸展挙上テスト、咳のテスト、バルサルバ法では、すべて下肢への関連症状は陰性（評価の手順に関する復習は、第3章を参照のこと）。自動下肢伸展挙上テストでは右腰部に痛みが出るが、他動下肢伸展挙上テストでは出ない。腰部の傍脊柱筋系は、左側では中等度、右側では著しくスパズム状態になっている。骨盤の筋組織は左右とも軽度〜中等度に硬く、左右の股関節屈筋と、右の梨状筋が最も悪い。

□ 演習問題

1. この患者に対する治療計画には、自宅でのセルフケアは適応でしょうか？ 適応であるなら、それはなぜですか？ 適応でないなら、それはなぜですか？

2. 自宅でのセルフケアが有用であるとしても、この患者に用いて安全でしょうか？ 安全であるなら、なぜそういえるのでしょうか？ 安全でないのなら、それはなぜですか？

3. セルフケアを勧める場合、具体的に何を勧めますか？ なぜそれらを選びましたか？

※演習問題の解答とこの患者に対する治療方針は、412頁にあります。

Part 3　Self-Care for the Client and Therapist

第12章

施術者のセルフケア

学習の目標

本章で習得すべきポイント

1. セルフケアのスタビライゼーション・エクササイズが施術者にも患者にも重要な理由
2. 固有受容感覚によるスタビライゼーションと姿勢上のスタビライゼーションの関係
3. 腰椎と骨盤にとっての正しい姿勢
4. 運動制御の2つの主な構成要素
5. 不安定な体位や揺らぐ足場がスタビライゼーション・エクササイズで用いられる理由
6. スタビライゼーション・エクササイズで用いられる不安定な体位や不安定な足場の例
7. 下位交差性症候群
8. 本章の各キーワードの定義とスタビライゼーション・エクササイズとの関係
9. 本章で解説するスタビライゼーション・エクササイズの実践

キーワード

- アート・オブ・コントロロジー
- ウォブルボード
- 運動制御
- 仰臥位のブリッジのトラック
- 下位交差性症候群
- コア
- 感覚運動エクササイズ
- キネステティク・アウェアネス
- 頚部のブレース
- 固有受容感覚
- 伸展運動
- スタビライゼーション強化エクササイズ
- 摂動
- 仙骨角
- 側臥位のブリッジ
- 中間位の骨盤
- 中間位の腰椎
- デッドバグのトラック
- パワーハウス
- ピラティス
- 不安定な足場
- 不安定な体位
- 不安定にする力
- 伏臥位のプランク
- 揺らぐ足場
- 腰仙部不安定症
- 腰椎骨盤関係
- 四つんばいのトラック
- ロッカーボード

執筆者：Brett M. Carr
寄稿者：Joseph E. Muscolino

序論

　腰部と骨盤の手技療法テクニックの本に、腰仙椎の安定の強化に関する章がなかったとしたら、不完全なものになってしまうでしょう。腰椎の正しい姿勢を保つのと同様に、脊椎の長期的な健康に欠かせないのは、腰部の筋系を強く、緩く、柔軟に保つことです。この理由で、スタビライゼーション・エクササイズ※1は、定例のセルフケアに組み込まれているべきです。本章では、施術者である読者が、施術者自身のセルフケア・プログラムの一環として行うためのスタビライゼーション・エクササイズを紹介します。これらの運動は、施術者が丈夫で健康でありつつ、手技療法士として働き続けられるように、腰部を強化し安定させる助けとなるものです。施術者の免許や認定の範囲内で患者に強化エクササイズまたはスタビライゼーション・エクササイズを推奨することが可能であれば、これらのエクササイズを患者にもセルフケアに勧めてもよいです。

> 注：本書の施術テクニックとセルフケアの章（第4～12章）では、緑の矢印は動きを、赤の矢印は固定を、黒の矢印は静止状態を保持する位置を示します。

※1監訳注：スタビライゼーション・エクササイズ（stabilization exercise）とは、直訳すると「安定（性）運動」の意で、単に「スタビライゼーション」ともいいます。

メカニズム：運動制御

　歴史的に、手技療法士は、身体の筋や筋膜における硬結または運動の減少や、関節における運動の欠如をつきとめることに専念してきました。結果的に、筋を緩めたり伸張すること、筋膜を緩めて伸ばすこと、そして関節周りの組織をやわらげることに、重きが置かれています。こうしたアプローチは、もし人体の病理解剖学および病態生理学が拘縮の状態の時だけに現れるとするなら、もしくはすべての臨床的な症状が緊張亢進と運動の欠如のみによる結果であるとするならば、十分でしょう。けれども、腰椎の研究により、そうではないということがわかっています。それよりも、多くの病態はなんらかの形態の運動制御の問題と関わっているのです。

　運動制御という概念には、筋の強度と固有受容感覚の双方が含まれます。病態を腰部の筋系が脆弱なせいにするのは論理的に見えるかもしれませんが、その説明だけでは不十分でしょう。腰椎に関していえば、そして実際には身体一般的にもいえることですが、これまでの研究により単に強度だけでは十分ではないことがわかってきたのです。空間における身体の位置、そして空間のなかでの動きを正確に感じることができることも、重要なのです。これは、**固**

コラム 12－1

セルフケアのエクササイズの基本手順

　本章で説明するセルフケアのスタビライゼーションの基本手順は以下の通りです。

- Ⅰ.安定化の強化エクササイズ
  - 基本手順12－1　伏臥位のプランク
  - 基本手順12－2　側臥位のブリッジ
  - 基本手順12－3　仰臥位のブリッジのトラック
  - 基本手順12－4　四つんばいのトラック
  - 基本手順12－5　デッドバグのトラック

- Ⅱ.安定化の感覚運動エクササイズ
  - 基本手順12－6　床上の片脚立ち
  - 基本手順12－7　ロッカーボード上の両脚立ち
  - 基本手順12－8　ロッカーボード上の片脚立ち
  - 基本手順12－9　ウォブルボード上の両脚立ち
  - 基本手順12－10　ウォブルボード上の片脚立ち
  - 基本手順12－11　四つんばいのトラックの感覚運動エクササイズ

コラム 12－2

脊椎のスタビライゼーション（安定化）

　体幹と骨盤の筋は、柔軟で曲げやすい必要があることに加え、多岐にわたる難しい条件下で全可動域を介して脊椎全体を支えることができなければなりません。肉体的に健康な人が、直立姿勢で立つ際に、脊椎を安定させることはごく容易かもしれません。一方、地面からものを拾ったり、子どもを抱き上げたり、箱を動かすために、前方に曲げるという単純な行為は、人体の構造に対し多くの様々な要求を突きつけます。これらの動作を起こすには、筋は同時にいくつもの要求を満たさなければなりません。対象となっている物体を持ち上げるのに十分な筋力がなければなりませんが、これは要求項目の中でも、最も理解しやすいものでしょう。一方、正当に評価されないことが多いのが、こうした動作の際中に脊椎を安定させておくのに必要な筋力です。

　腰椎の安定の強化では、耐久面が強調され、長時間にわたり静止状態を保つ能力（食器を洗う間、流し台で前に曲げられているなど）、または疲労せずに同じ動作を何度も繰り返す能力が要求されます。この関連で、安定化の強化のプロセスは、動かすようにすることよりも動かさないようにすることに関わるという点で、他の種類の強化トレーニングとは異なります。事実、安定化の強化の焦点は、深層の内在筋の等尺性収縮です。これらの運動は比較的単純に見えるかもしれませんが、難易度はかなり高いので甘く見てはなりません。

有受容感覚と定義され、また、**キネステティク・アウェアネス**※2と見なされます。固有受容性シグナルは、身体の筋系に対する運動シグナルを組織的に遂行させるように、処理および統合されなければなりません。

※2監訳注：キネステティク・アウェアネス（kinesthetic awareness）とは、直訳すると「運動感覚認識」という意です。

　筋の強度と固有受容感覚が組み合わさることで、身体にかかるあらゆる力にもかかわらず、腰椎と骨盤を正しい位置に維持することが可能になるのです。身体にかかる力には、外からか内からかのいずれかの場合があります。外からの力には、重力や、急に不安定にする力、例えば道の縁石を踏み外したり、他の人にぶつかられたり、物が当たったりということなどがあります。内からの力は、腰部の筋が収縮し、腰椎と骨盤の姿勢のバランスを崩すような引っ張る力を引き起こす際に必ず生じます。このような力を受けるにもかかわらず腰椎と骨盤を安定した位置に維持する能力は本質的なもので、それによって全身のバランスと姿勢を確保することができるのです。

　運動制御には筋の強度と固有受容感覚の双方が含まれることから、腰椎のスタビライゼーション・エクササイズによって的を絞るのは、これらの要素のどちらか1つの改善でも両方の改善でもよいです。固有受容性の感覚と統合の向上に主に的を絞るスタビライゼーション・エクササイズは、**感覚運動エクササイズ**といわれます。局所的な腰部の筋系の強化に主に的を絞るスタビライゼーション・エクササイズは、単純に**スタビライゼーション強化エクササイズ**と呼ぶことができます。ほとんどのスタビライゼーション・エクササイズは、運動制御のこれらの側面両方を刺激し改善するため、両方のカテゴリーに分類されます。

テクニックの概要と実践

　腰部のスタビライゼーション・エクササイズの目的は2要素から成ります。つまり、正しい姿勢のために必要な固定筋系を強化することと、様々な活動すべてにおける正しい姿勢を覚えて維持できるよう神経系を訓練することです。本章にあるすべてのスタビライゼーション・エクササイズを行う際に必要不可欠なことは、腰仙椎を正しい姿勢に維持することです。姿勢は3つの切断面すべてにおいて考慮すべきですが、矢状面での姿勢が最も重要になることが多いです。
・腰仙椎の矢状面での正しい姿勢は、腰椎と骨盤（腰仙椎）をいわゆる中間位、言い換えれば、**中間位の腰椎と中間位の骨盤**に保つことが含まれます。仙骨は腰椎の台座であるので、腰椎の姿勢を決定するのは仙骨、ひいては骨盤の姿勢となります。そのため、腰椎または腰仙椎に正しい姿勢

コラム12-3

下位症候群

　長時間座ったままの姿勢は、腰椎の不安定を悪化させます。チェコ共和国のブラディミア・ヤンダ※※は、症状に現れる筋のアンバランスの典型的なパターンを**下位交差性症候群**と説明しましたが、特徴的なゆがみには猫背、前かがみの姿勢、過剰な腰椎前弯があります。"交差性"という言葉は特徴的な十字形（X）を指し、前側と後側の硬くなっている（短縮され、過度に促進された）筋と、前側と後側の弱くなっている（伸張され、過度に抑制された）筋の関係を説明します（**下図**を参照）。"下位"という言葉は、上位交差性症候群との区別のためで、こちらは頚胸部に起こります（同じく、**下図**を参照）。手技療法士は、下半身の筋のアンバランスによくあるパターンとして、腰部と骨盤の両方の固定筋が弱くなっているのと他の筋が短縮しているのを、下位交差性症候群と認識します。弱くなっている腰部の安定させる筋は、腰椎の屈筋で、腹直筋・内腹斜筋・外腹斜筋（および腹横筋）です。弱くなっている骨盤の安定させる筋は、大殿筋・中殿筋・小殿筋です。硬くなっている筋は、腰部伸筋と股関節屈筋です。

※※監訳注：ブラディミア・ヤンダ（Vladimir Janda、1923-2002）は、チェコの神経学者・リハビリテーション医。慢性的な痛みと障害となる筋のアンバランスの特徴的なパターンの症候群を定義し、神経・筋骨格系から治療する「ヤンダ・アプローチ」を提唱した。

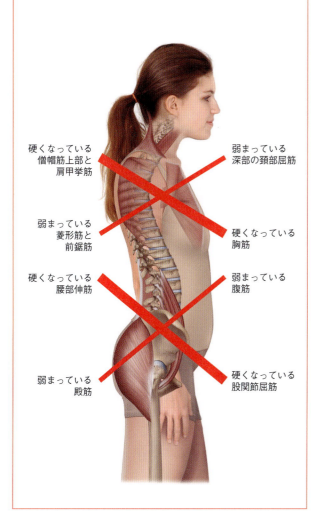

をもたらすことは、骨盤の正しい姿勢を作ることによって達成されます。

- 何をもって理想的な矢状面での骨盤の中間位とするかについては、いくつか議論があります。骨盤の中間位を表現する方法の1つに、恥骨結節と上前腸骨棘を垂直に並べるというものがあります。つまり、立位の際には、これらの骨のランドマーク（骨指標）を通る線が垂直に（図12－1A）、仰臥位の際にはこの線が水平になります（図12－1B）。この方法が問題となりうるのは、時としてこれらの指標を可視化するのが難しいためです。
- 別の説明で、中間位とは、骨盤が他動的な筋緊張が最も少なく、動きが最も妨げられていないような状態にある、前傾と後傾の中間の位置だとするものもいくつかあります。とはいえ、その人の骨盤の姿勢が慢性的に過剰に前傾または後傾していれば、組織はこの過剰な姿勢に適応しやすくなり、姿勢を正すまたは改善しようとすると、張りを覚えるかもしれません。この理由で、この方法もまた問題となり得ます。
- もし骨盤の傾きが過剰になっている場合は、いきなりそれを完全に理想的な中間位に急いで直そうとしないようにしましょう。そうではなく、何週間もしくは何カ月かけて、徐々に理想的な姿勢へと移行させるように試みるのがよいでしょう。
- 重要 これらのエクササイズを行う際、頚部、上肢帯、上背部を、正しい姿勢に保つことも必須です。頚部の正しい姿勢には、頚椎上部が過伸展にならないように顎をひき、体幹上に頚部を保つまたは乗せるよう、頭部と頚椎下部を後ろに引きます。上背部または上肢帯の領域の正しい姿勢には、肩甲骨を締め付け後方に引っ込めて両肩が前方へ丸まらないようにし、胸椎上部を後ろに伸展させて上背部が前方にうなだれないようにします（図12－2）。
- 各エクササイズの目標は、こうした正しい姿勢を長めの時間維持することを身につけることです。一般的に、その姿勢を1分以上保持できるようにすることが勧められます。3回繰り返して行うことを通常は勧めます。

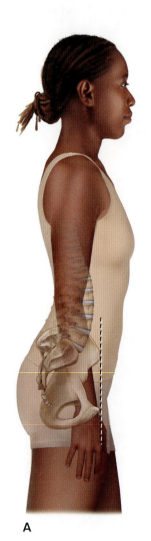
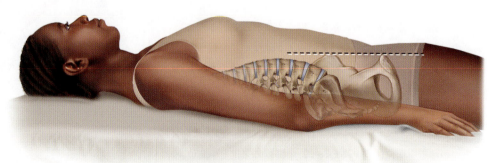

図12－1　腰椎と骨盤の中間位を確認する
A：立位では、恥骨結節と上前腸骨棘を通る線が垂直になる
B：仰臥位では、同じ線が水平になる

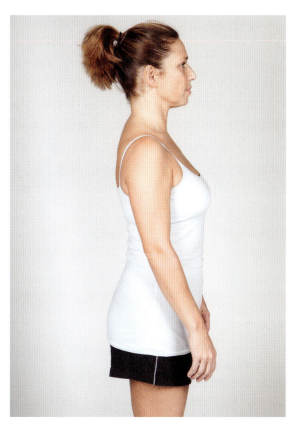

図12-2 正常な頚胸部の安定（頚部のブレース）姿勢
(Reproduced with permission from Muscolino JE. *Advanced Treatment Techniques for the Manual Therapist: Neck.* Baltimore, MD: Lippincott Williams & Wilkins; 2013.)

> **コラム12-4**
>
> ### 仙骨底の傾斜角度
>
> 　矢状面での骨盤の前傾または後傾の度合いを実際に測定する最も正確な方法は、**仙骨角**を放射線写真（X線）で見ることです。仙骨底の傾斜角度は、仙骨底に沿った線と水平線を引き、2本の交わったところの角度で得られます。中間位の骨盤（すなわち中間位の腰椎）となるのは、仙骨底の傾斜角度がおよそ30°と通常いわれています（**図A**）。例えば、骨盤が過度に前傾して仙骨底の傾斜角度が45°になると、腰椎の前弯が増強します（**図B**）。一方、骨盤が過度に後傾して仙骨底の傾斜角度が15°になると、腰椎の前弯が減少するのがわかります（**図C**）。
>
>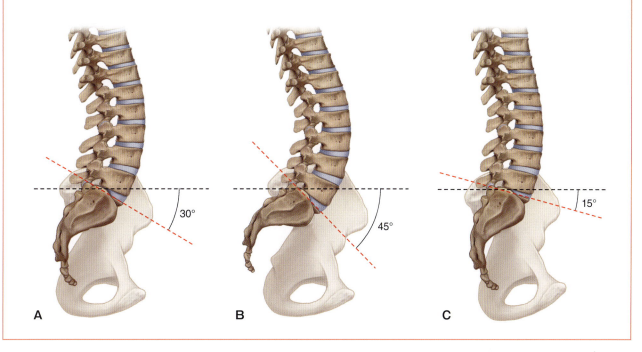

セルフケアのスタビライゼーション・エクササイズ

　本章で説明する教材のなかには、11種類のセルフケアのスタビライゼーション・エクササイズがあり、それらは2つのグループ、強化エクササイズと感覚運動エクササイズに分けられています[※3]。強化エクササイズは、主に筋の持久力の改善に的が絞られている一方、感覚運動エクササイズは、主に固有受容感覚の改善に的が絞られます。とはいえ、前述したように、強化エクササイズにも感覚運動の要素があり、感覚運動エクササイズにも強化の要素があります。

　腰椎の強度のスタビライゼーション・エクササイズの多くは、進むにつれ難しい運動を行う「トラック[※4]」ごとに組まれています。定義的には、各トラックの最初の方のエクササイズはより簡単で、後の方のものはより難易度が高くなります。どのトラックであれ、1つの運動を習得するまでは、次のより難しいものに進まないようにすることが重要です。さもないと、これらのエクササイズによって傷害を予防する代わりに、傷害をもたらしてしまうかもしれません。

※3 監訳注：本書での「大腿の屈曲／伸展」は「股関節の屈曲／伸展」を意味し、「下腿の屈曲／伸展」は「膝関節の屈曲／伸展」を意味しますが、著者はあえてそれぞれの関節における大腿および下腿の動きを強調した表現にしています。

※4 監訳注：トラック（track（s））は、ここでは「行路」「手順」といった意での単位を表しています。

コラム 12-5

従来の腰椎強化トレーニング

　本章で説明するセルフケアのスタビライゼーション強化エクササイズのほとんどは、剛力さや総体的な筋力を強めるのではなく、耐久力に向けられています。とはいえ、腰椎が尋常でない力にさらされて、そのような負荷にも対応するためにより強度が必要な場合があります。このようなことは、スポーツの最中、転倒したとき、あるいはバイク事故から来る損傷の結果でも、起こることがあります。こういうことはそれほど頻繁にあるわけではありませんが、この手の課題に対処できるよう身体を調整しておくことは重要です。強い筋の方が簡単には損傷しないので、従来の強化トレーニングで得られる調整は、腰部のセルフケア・プログラムにとっても付加価値になり得ます。こうした従来のエクササイズには、重力に抗する腰部の関節可動域や、外部抵抗を加えるエクササイズなどがあります。

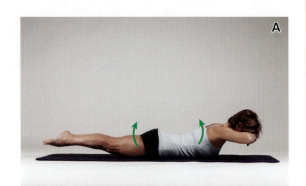

　重力に抗する腰部の関節可動域訓練は、4種類の体位で行うことができます。すなわち、伏臥位・仰臥位・左右の側臥位です。伏臥位では、体幹を伸展して床から離さなければなりませんが、これは、**伸展運動**として知られています（**図A**）。仰臥位では、体幹を丸くして（屈曲して）床から離しますが、これは、シットアップ、カールアップまたはクランチという名で知られています（**図B**）。各側臥位では、体幹を側屈して床から離します（**図C**）。すべての場合において、これらのトレーニングは徐々に取り入れて、ごくゆっくり、少しずつエクササイズ・プログラムに加えていくべきですが、このことはとりわけ、伏臥位の伸展と側臥位の側屈運動についていえます。

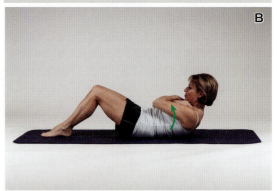

注：セルフケア療法のエクササイズに加え、これらの動きは筋力を確認する評価手段としても用いることができます。1つの動作が簡単にできるなら、その動作に関わる筋組織は強くて安定しています。これらの動作のうち、やりにくいものがあれば、その動作に関わる筋組織は弱いため、機能的な強化トレーニングが必要となるでしょう。

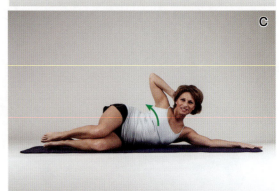

　外部抵抗（例えば、トレーニング・マシーン、ウエイト、チューブ、ゴムバンドなど）をかけての腰椎強化の詳しい解説は、本書の対象範囲ではありません。肝心なのは以下の点です。つまり、これらの運動中に正しい姿勢を維持することの方が、どれほどの抵抗を加えるかよりも重要なのです。言い換えれば、抵抗の量よりも、姿勢の質がより重要なのです。

コラム 12-6

ペルビックティルト

ペルビックティルト※※は、非常にシンプルな骨盤と腰椎の関節可動域エクササイズで、座位でも仰臥位でも行うことができます。この運動は、腰部の筋を緩めるのにも、施術者が骨盤の動きを学ぶにも、役に立ちます。ペルビックティルトはもたれかかった姿勢で行うと習得しやすいので、その姿勢からはじめるのがベストです。腰痛がある人には、これは痛みを起こさない可動域を広げてみるのにもよい方法です。

※※監訳注：ペルビックティルト（pelvic tilts）は直訳すれば「骨盤の傾斜」で、文字通りの動きによるエクササイズの名称。

- 後傾：腹筋と殿筋を緊張させて、腰部を床にぺったりと押しつけます（図A）。腰のくびれた部分の下に片手を入れて、腰部を手に押しつけるのを感じるようにすると、役に立ちます。
- 前傾：今度は腰部をアーチ状にし、腰部が床から引き上げられるまで傍脊柱の伸筋系を収縮させます。上背部と殿部は床につけたままにします（図B）。
- 合計でおよそ3回繰り返します。
- 慢性的に腰部が硬い場合は、後傾エクササイズに力を入れるようにします。

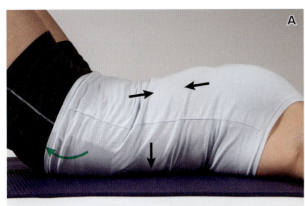 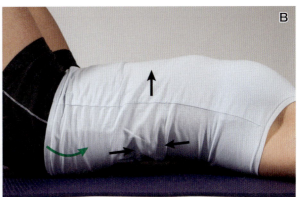

基本手順

I. スタビライゼーションの強化エクササイズ

　腰仙部の筋は、腰部と骨盤を長時間にわたって正しい姿勢に維持することができなければなりません。これには耐久性が必要なため、このセクションにある腰仙部のスタビライゼーション・トレーニングでやることは、身体の重さに作用する重力の力に対抗する際に、腰部の正しい姿勢を維持してもらうだけです。体幹を重力に抗して持ち上げたり、ウェイトを加えることは、腰椎の安定強化に通常は必要ではありません。重力に抗いながら単に正しい姿勢を維持することだけでも、十分に腰部の筋は鍛えられるものです。したがって、高価なマシンがなくても、これから説明するエクササイズは自宅で行うことが可能です。

　これらの強化エクササイズをセルフケアの一部として行うことによって、腰仙部の筋力の低下や疲労、およびキネステティク・アウェアネスの乏しさなど、腰部の愁訴と関係することが多い問題を防止する助けとなり得ます。

　腰椎に付着する筋の大部分が骨盤にも付着することから、身体には**腰椎骨盤関係**が存在します。腰椎と骨盤または殿部の痛みが組み合わさり、痛みの中心が腰仙関節と仙腸関節にかかる位置にある患者の数を考えてみるとよいです。したがって、腰椎向けの適正なセルフケア・プログラムにおいては、骨盤の固有受容的な位置調整と、骨盤の筋の持久力、そして骨盤の不安定を起こす大きな力に耐えうるこれらの筋の能力にも取り組まなければなりません。骨盤の姿勢は、股関節をまたぐ筋系によって主に決まるため、この筋系の強度や柔軟性に取り組むこともまた不可欠です。腰仙部の筋系の不安定さは何であれ、**腰仙部不安定症**と呼ぶことができます。以下に挙げるのは、腰仙部強化のスタビライゼーション・エクササイズの例です。これらのエクササイズは、最も難しくないものから最も難しいものという順番で紹介してあります。

コラム 12-7

パワーハウス

　身体の重心は、だいたいS2（仙骨の第2分節レベル）に位置します。この理由で、腰仙椎は実質的に身体の**コア**です。ピラティスでは、人はコアから最大級の力を出すことから、コアのことは**パワーハウス****として知られています。実際、第4章で説明した身体の使い方では、コアから力を出すという概念を重視します。コアを強化することの重要性の認識はいまでは広く受け入れられていますが、ジョセフ・ピラティスはゆうに半世紀以上も前に、これを**アート・オブ・コントロロジー****という彼の身体調整法で、現在では単に**ピラティス**として知られているものの中心テーマとして提唱しました。

　※監訳注：パワーハウス（powerhouse）と創始者ピラティスによって命名されたものは、「コア」や「中心」と同義語のように使われることが多いが、中心とする範囲の上限とする両肩を結ぶ線と下限とする両股関節を結ぶ線で、上肢帯と下肢帯も含める独自のもので、その他の一般的な「コア」や「中心」の定義とは異なる。

　※※監訳注：アート・オブ・コントロロジー（The Art of Contrology）は「コントロール学の芸術」の意で、これがもともと命名されていた名称で、普及したピラティス（Pilates）という名称は創始者の名前。区別して、療法については「ピラティス・メソッド」ともいわれる。

基本手順 12-1　伏臥位のプランク

　伏臥位のプランクは、前腹壁を強化するスタビライゼーション・エクササイズとしてよく知られています。その2種類のバリエーションを次に挙げます。1つ目は、両膝および両肘または前腕でバランスをとって行うもので、これは2つのうちで難しくない方です。いったんこのバリエーションを習得した上で、両つま先と両肘または前腕でバランスをとる2つ目に進みましょう。

注：プランク（plank）という語は、英語での意味の「木の板」のように身体をまっすぐに保つことにちなんだものです。

第1バリエーション：両膝で支える

・伏臥位になり、ベッドで読書をするときのように身体を両肘を突いて支えて起こします。
・両膝をわずかに曲げて（大腿を膝関節で屈曲させ）、骨盤を床から浮かせます。これで、両肘と両膝だけで身体を支えることとなり、殿部と胴体はこの2点の間で吊るされています。身体を板のようにほぼまっすぐで、お尻だけわずかに上がった状態にします（図12-3A）。

・この姿勢を10秒間保持した後、ゆっくりと床に下ろしていきます。
・これを通常、3回繰り返します。
・保持する時間を徐々に長めにし、大体60秒以上行います。

注：骨盤が下がり始めたら、やめましょう。

第2バリエーション：両つま先で支える

・伏臥位になり、第1バリエーションと同様に身体を両肘を突いて支えて起こします。今度は膝関節は伸展させ、両つま先と両肘を突いて身体を起こします。身体は板のようにほぼまっすぐで、お尻だけわずかに上がった状態にします（図12-3B）。
・この姿勢を10秒間保持した後、ゆっくりと床に下ろしていきます。
・これを通常、3回繰り返します。
・保持する時間をより長く、できれば60秒以上になるよう徐々に強化していきます。

注：骨盤が下がり始めたら、やめましょう。

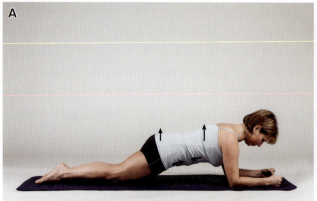 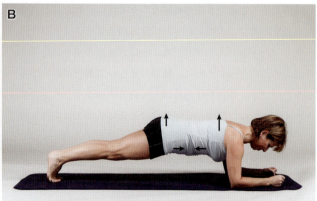

図12-3　伏臥位のプランク
A：第1バリエーション：両膝で支える
B：第2バリエーション：両つま先で支える

基本手順12−2　側臥位のブリッジ

　側臥位のブリッジは伏臥位のプランクと似ていますが、違いは名前が示すように、伏臥位ではなく側臥位で行う点です。側臥位のブリッジでは、床に近い方の側腹壁を強化することができます。側臥位のブリッジのエクササイズを一方の側に行ったら、もう片側も行います。伏臥位のプランクと同様に、バリエーションが2つあります。必ず1つ目を習得した上で、2つ目のより難しいバリエーションに進みましょう。

注：ブリッジ（bridge）という語は、英語での意味の「橋」を一方の支柱からもう一方の支柱に架けるように身体を引き上げることにちなんだものです。

第1バリエーション：片膝で支える

・両膝関節を90°に屈曲して側臥位になり、身体を片肘を突いて支えて起こし、肘は肩の真下に保ちます。確実に肩、殿部、膝が一直線上に並ぶようにします。
・骨盤を床から浮かせて脊椎がまっすぐになるようにします。こうすると、全身は肘と下側の膝の外側の間で吊られた形になります（図12−4A）。
・この姿勢を10秒間保持した後、ゆっくりと床に下ろしていきます。
・これを通常、3回繰り返します。
・保持する時間をより長く、できれば60秒以上になるよう徐々に強化していきます。
・反対側で繰り返します。

注：この形を保てなくなり、脊椎が床方向にくずれ（側屈し）始めたら、やめてください。

第2バリエーション：片足先で支える

・第1バリエーションと同じ姿勢をとりますが、両膝関節は伸展したままにします。確実に肩、殿部、膝、そして足首が一直線に整列するようにします。
・骨盤を床から浮かせます。これで全身は肘と下側の足の外縁の間で吊られた形になり、脊椎はまっすぐになります（図12−4B）。
・この姿勢を10秒間保持した後、ゆっくりと床に下ろしていきます。
・これを通常、3回繰り返します。
・保持する時間をより長く、できれば60秒以上になるよう徐々に強化していきます。
・反対側で繰り返します。

注：この形を保てなくなり、脊椎が床方向にくずれ（側屈し）始めたら、やめてください。

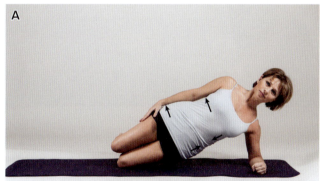 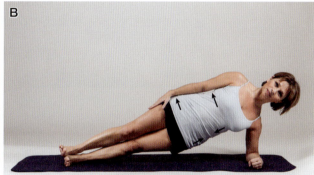

図12−4　左側を下にした側臥位のブリッジ
A：第1バリエーション：片膝で支える
B：第2バリエーション：片足で支える

基本手順12−3　仰臥位のブリッジのトラック

　仰臥位のブリッジのトラックのエクササイズは、やさしいものからより複雑で難しいものへと進む行路（トラック）をたどります。仰臥位で行う5つのバリエーションの連続で、後腹壁（腰部伸筋、例えば傍脊柱筋、腰方形筋など）と股関節の伸筋（後側の殿筋およびハムストリング）を強化します。他のスタビライゼーション・エクササイズと同様に、1つのバリエーションを習得してから次のバリエーションに進みましょう。各バリエーションは、腰椎の中間位で行ってもよいし、ブリッジの際に腰椎の伸展過剰を防ぐために骨盤を後傾させて行ってもよいです。

注：仰臥位のブリッジを行う際には、上肢帯を引いて床につけたままにします。手のひらを床に押しつけるのも役に立ちます。

第1バリエーション：ブリッジをする

- まず仰臥位になり、股関節と膝関節を曲げ、両足裏を床にぴったりとつけます（図12-5A）。
- 痛みがなくて楽な場合に限り、腰背部が床にべったりつくように骨盤の後傾を加えてもよいです（図12-5B）。骨盤の後傾を加えない場合、このエクササイズは脊椎を中間位にして行います。
- 骨盤を床からまっすぐ上に引き上げますが、腰椎の姿勢を維持し、背中が弓なりに反らないように気をつけます（図12-5C）。ブリッジをする際に骨盤を引き上げすぎる傾向のある人が多いので、骨盤を挙上する高さは自由に制限してよいです。
- この姿勢を10秒間保持した後、ゆっくりと床に下ろしていきます。
- これを通常、3回繰り返します。
- 保持する時間をより長く、できれば60秒以上になるよう徐々に強化していきます。
- 反対側で繰り返します。

注：この形を保てなくなり、脊椎が床方向にくずれ（側屈し）始めたら、やめましょう。

第2バリエーション：かかとを片方上げてブリッジをする

- 第2バリエーションは、不安定の要素を加えるので、安定させる努力がより必要となります。ブリッジの姿勢になったら、片足のかかとを上げて、母趾球だけが床についている状態にします。反対側の足は、足の裏を床にぴったりつけたままにしておきます（図12-5D）。
- 次に、挙げたかかとをゆっくり床に下ろし、その後に反対側のかかとを上げます。
- かかとは、片足ずつ交互に上げて下ろします。
- このエクササイズは10秒間行います。
- これを通常、3回繰り返します。
- 時間をより長く、できれば60秒以上になるよう徐々に強化していきます。
- このエクササイズの焦点は骨盤にあります。足と足首が動

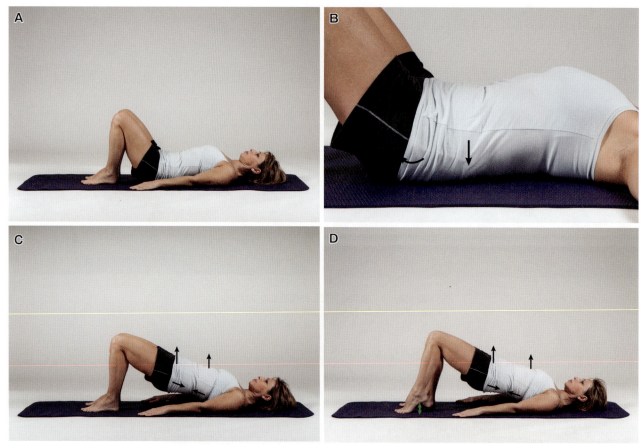

図12-5　仰臥位のブリッジのトラック
A：開始位置
B：骨盤の後傾を加える（この図では脊椎が見えるように両腕を外転してある）
C：骨盤を引き上げての仰臥位のブリッジ
D：ブリッジのまま片方のかかとを引き上げる

（次ページのE、F、Gに続く）

く間、骨盤は動かずにまたは固定されていなければなりません。

> 注：このエクササイズをする間に、骨盤を安定させておくことが難しければ、指先を上前腸骨棘に置くとよいかもしれません。こうすることにより、空間における骨盤の位置を知る触覚的な手がかりを追加することができます。

第3バリエーション：足を片方上げてブリッジをする

- 第3バリエーションでは、さらに不安定さを加えます。ブリッジの姿勢になったら、片足全体をおよそ1インチ（監訳注：約2.54cm）床から上げます。これはかなり大きく不安定感が増すので、この動きによってはるかにいっそう骨盤は動きがちになります（図12－5E）。
- 骨盤が揺らいだり下がったりする場合は、不安定な状態になっていて、1つ前のバリエーションに戻るか、姿勢を崩さずに骨盤を固定させることができるところまで、繰り返しの回数を減らす必要があることを示しています。
- 第2バリエーションと同様に、このエクササイズも10秒間行い、通常、3回繰り返します。鍛えられてきたら、繰り返しごとに時間をより長く、できれば60秒以上になるよう徐々に強化していきます。

第4バリエーション：足を片方上げてブリッジをして「蹴り」を加える

- 第4バリエーションは、片足を上げてから「蹴り」を加えることで難易度が増す以外は、第3バリエーションと同じです。毎回片足を上げた後に、膝関節で下腿を伸展して下肢をまっすぐにし、この姿勢を保ちます（図12－5F）。次に、膝関節を90°曲げ、下肢を開始位置に戻します。反対側で繰り返します。
- 正しい骨盤の安定姿勢が維持できないようであれば、やめましょう。
- これまでのバリエーションと同様、このエクササイズも10秒間行い、通常、3回繰り返します。鍛えられてきたら、繰り返しごとに時間をより長く、できれば60秒以上になるよう徐々に強化していきます。

第5バリエーション：片脚のブリッジ

- これは仰臥位でのブリッジのバリエーションのうち、最も難しいもので、第4バリエーションの終わりの姿勢から始めます（図12－5Fを参照）。
- 次に、両大腿を平行に保ったままで、骨盤を引き上げてから下げ、この姿勢を維持します（図12－5G）。
- これを行う間はずっと、骨盤は安定して水平で、コントロールできる状態を保持します。このエクササイズを行うのに労力は要しますが、痛みや苦痛を感じるようなことはすべきではありません。
- これまでのバリエーションと同様、このエクササイズも10秒間行い、通常、3回繰り返します。鍛えられてきたら、繰り返しごとに時間をより長く、できれば60秒以上になるよう徐々に強化していきます。

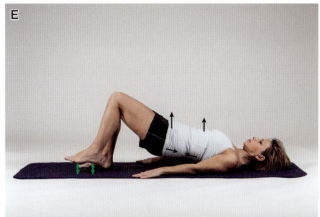

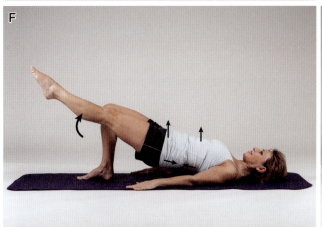

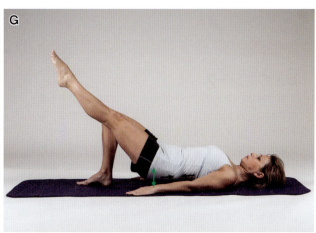

図12－5　仰臥位のブリッジ・トラック（続き）
E：ブリッジのまま片方の足を引き上げる
F：ブリッジのまま片方の足を引き上げて「蹴り」を加える
G：片脚のブリッジ

基本手順12-4　四つんばいのトラック

四つんばいのトラックは、両手両膝をついて（"四つんばい"）で行う一連のエクササイズで、やさしいものからより複雑で難しいものへと進みます。このエクササイズでは、脊椎を水平で荷重がかからない肢位にするので、脊柱への荷重負荷が制限されます。四つんばいのトラックのエクササイズは、頚椎のスタビライゼーションのための出発点として用いられることが多いです。頚椎のスタビライゼーションのために行う四つんばいのエクササイズのこと指すのには、"頚部のブレース"※5という用語が使われます。一方、四つんばいのトラックのエクササイズでは、前腹壁と股関節伸筋にも積極的に関与します。これらのエクササイズを行う際に重視する点は、腰椎と骨盤の中間位の姿勢を維持することにあります。これを行うには、単純に引き込む方法で（骨格的な骨盤と脊椎の角度は変えずに）、臍を引っ込めて脊椎に向かってわずかに引き上げることです。

※5監訳注：頚部のブレース（cervical brace）とは、直訳すると「頚部の支持具」の意ですが、頚部を緊張させて固定するエクササイズの名称です。

注：この姿勢でのエクササイズを習得したら、目標とする組織に対して負荷を加えるために、抵抗をかけるのもよいです。本章の後ろの方（基本手順12-11）で示されるように、例えば感覚運動系を刺激するなど、固有受容的なインプットを増やすために揺らぐ足場を用いるのもよいかもしれません。

第1バリエーション：四つんばいで片腕を上げる

- 両手両膝を床につけます。頚部のブレースの姿勢をとり、腰椎を中間位に維持します。
- この姿勢で安定したら、安定を保ったまま、片腕を（肩関節を屈曲して）挙上し、床と平行にします（図12-6A）。
- そのまま5～10秒保持します。
- 反対の腕で繰り返します。
- それぞれの側で、3回繰り返します。
- 鍛えられてきたら、繰り返しごとに時間をより長く、できれば60秒以上になるよう徐々に強化します。

第2バリエーション：四つんばいで片脚を上げる

- 四つんばいのトラックの頚部のブレースの姿勢をとり、腰椎を中間位にします。
- この姿勢で安定したら、安定を保ったまま、片脚を（股関節で大腿を、膝関節で下腿を）伸展し、床と平行にします（図12-6B）。
- そのまま5～10秒保持します。
- 反対の脚で繰り返します。
- それぞれの側で、3回繰り返します。
- 鍛えられてきたら、繰り返しごとに時間をより長く、できれば60秒以上になるよう徐々に強化していきます。

第3バリエーション：クロス・クロール（腕と脚を互い違いにする）

- 3番目の四つんばいのトラックのバリエーションは、最初の2つの組み合わせです。
- 四つんばいのトラックの頚部のブレースの姿勢をとり、腰椎を中間位にします。
- この姿勢で安定したら、安定を保ったまま、片腕を（肩関節を屈曲して）挙上し、反対側の脚（下肢）を伸展し、両方とも床と平行にします（図12-6C）。
- そのまま5～10秒保持します。
- 反対の腕と脚で繰り返します。
- それぞれの側で、3回繰り返します。
- 鍛えられてきたら、繰り返しごとに時間をより長く、できれば60秒以上になるよう徐々に強化していきます。

コラム12-8

頚部のブレース

四つんばいのトラック・エクササイズは、頚部でも腰部でも安定性を増加させる機能があります。**頚部のブレース**という言葉は、四つんばいのトラック・エクササイズの間に維持すべき頚部と体幹上部の姿勢を説明するのに使われます。頚部のブレースの姿勢をとるには、肩甲骨間部を天井方向に押し上げ、顎を引っ込め、後側の頚部の筋に沿って緊張を感じるまで頭部と頚部下部を後方に引きます。頚椎に過剰な伸展や屈曲が起こらないように、注意する必要があります。

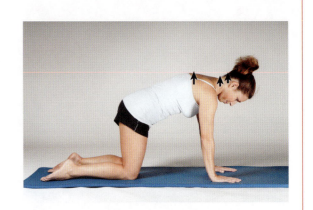

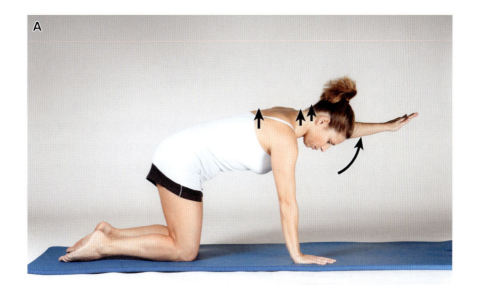
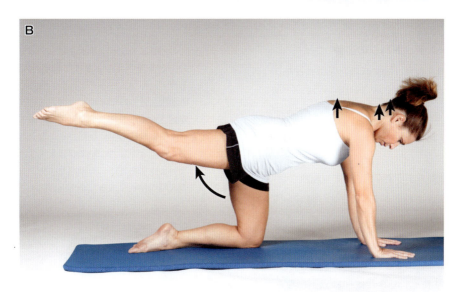
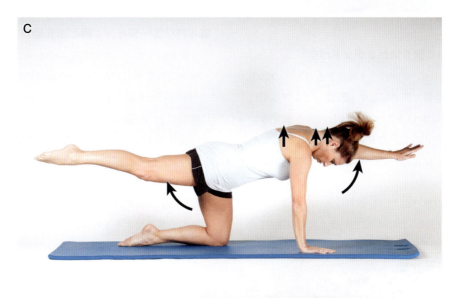

図12-6 四つんばいのトラックのエクササイズ
A：片腕を用いたエクササイズ
B：片脚を用いたエクササイズ
C：片腕と対側の片脚を用いたクロス・クロールの姿勢
(Reproduced with permission from Muscolino JE. *Advanced Treatment Techniques for the Manual Therapist: Neck.* Baltimore, MD: Lippincott Williams & Wilkins; 2013.)

基本手順12－5　デッドバグのトラック

デッドバグのトラックは、前腹壁の筋を鍛えることにより、腰仙部の安定性をつくる一連のエクササイズです。死んでいる虫※6の姿にちなんで命名されたもので、言い替えれば、仰向けで足を宙に上げた状態です。他のトラックのエクササイズと同様に、やさしいものからより難しいものへと進みます。冒頭のバリエーションでは、静止した姿勢をとり、後続のバリエーションでは、腰椎と骨盤は安定させたままで、四肢に動きを加えることによって不安定な力を増加させます。骨盤の後傾がこのエクササイズの重要な側面で、トラックの間はずっと維持されていなければなりません。

※6監訳注：デッドバグ（dead bug）は「死んでいる虫」の意。この体勢で行う運動は「ゴキブリのポーズ」「ゴキブリ体操」などとも呼ばれます。

第1バリエーション：デッドバグの姿勢

・仰臥位になり、骨盤を後傾させて背中を床にべったりつけます。

・股関節で大腿を90°に（地面に対して垂直になるまで）上げて（屈曲させ）、下腿は膝関節で90°まで（地面に平行に）屈曲させます。

・次に、両腕を肩関節からまっすぐに上げて（屈曲させ）、両大腿と並行にして天井を指すようにします（図12－7Aを参照）。

・この姿勢を10秒保持し、それから両腕と両脚をゆっくりと床に下げます。

・これを通常、3回繰り返します。

・保持する時間をより長く、できれば60秒以上になるよう徐々に強化していきます。

第2バリエーション：腕を動かすデッドバグ

・第2バリエーションは、デッドバグのエクササイズの第1バリエーションの姿勢で開始します（図12－7Aを参照）。

・次に片腕をさらに180°になるまで屈曲し、頭の横で床にぴったりとつけます（図12－7B）。

・この姿勢をおよそ1秒保持してから、腕を開始位置に戻します。

・この動作を反対側の腕で繰り返します。

・腕を交代させ続けながら、このエクササイズを10秒行います。

・これを通常3セット繰り返します。

・1セットごとに時間をより長く、できれば60秒以上になるよう徐々に強化していきます。

注：このバリエーションを少しだけより難しいバージョンにするには、両腕を同時に動かします。つまり、片腕を下げながら、もう一方の腕を上げます。

第3バリエーション：脚を動かすデッドバグ

・第3バリエーションは、デッドバグのエクササイズの第1バリエーションの姿勢で開始します（図12－7Aを参照）。

・次に片方の下腿を膝関節で伸展させて「蹴り」出させ、下肢をまっすぐにして天井の方を指します（図12－7C）。

・この姿勢をおよそ1秒保持してから、脚を開始位置に戻します。

・この動作を反対側の脚で繰り返します。

・脚を交代させ続けながら、このエクササイズを10秒行います。

・これを通常3セット繰り返します。

・1セットごとに時間をより長く、できれば60秒以上になるよう徐々に強化していきます。

注：このバリエーションをより難しいバージョンにするには、膝関節が伸展されるときに反対側の大腿を股関節で部分的に下げて（伸展し）、もう天井を指せなくします（図12－7D）。脚が床に近づけば近づくほど、このエクササイズで腰仙部の安定させるのが難しくなります。最も重要なのは脚の動きではなく、動作の間は後傾させた腰仙部の安定を保持することであることを忘れないようにします。骨盤後傾位を維持できないようであれば、このバリエーションのこのバージョンでの大腿の伸展を減らします。

補注：腕を動かす第2バリエーションと同様に、このバリエーションも両脚を同時に動かすことでより難しくすることが可能です。つまり、片脚を下げながら、もう一方の脚を上げます。両方の下肢を同時に動かそうとする前に、静止位置をかならず習得しましょう。

第4バリエーション：腕と脚を動かすデッドバグ

・4番目のデッドバグのバリエーションは、上述のバリエーションの第2と第3の組み合わせです。

・デッドバグのエクササイズの第1バリエーションの姿勢で開始します（図12－7Aを参照）。

・片腕を頭より上に上げ（図12－7Bにある第2バリエーションと同様）、同時に反対側の脚を「蹴り」出します（図12－7Cおよび12－7Dにある第3バリエーションと同様）（図12－7E）。

・この姿勢をおよそ1秒保持します。それから腕と脚を開始位置に戻します。

・反対側の腕と脚で繰り返します。

・このエクササイズを10秒間行います。

・これを通常3セット繰り返します。

・1セットごとに時間をより長く、できれば60秒以上になるよう徐々に強化していきます。

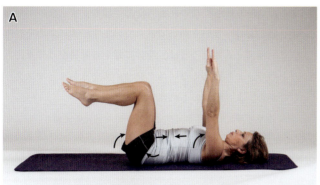
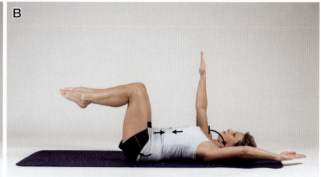
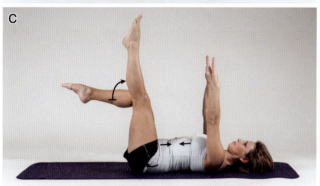
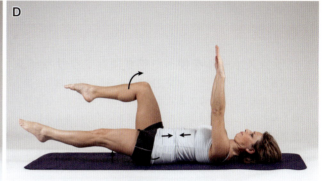
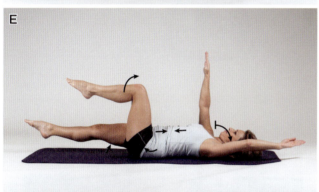

図12-7　デッドバグのトラックのエクササイズ
A：第1バリエーション：デッドバグの姿勢
B：第2バリエーション：腕を動かすデッドバグ
C、D：第3バリエーション：脚（下肢）を動かすデッドバグ
E：第4バリエーション：腕と脚を動かすデッドバグ

Ⅱ．スタビライゼーションの感覚運動エクササイズ

　感覚運動エクササイズでは、骨盤と腰椎（ならびに頭部と頸部）を正しい位置に維持しておいてから、身体に**不安定にする力**を導入します。これを行うには固定筋が、安定を保つまたは安定を戻すために、さらに働かなければならなくなるため、神経筋経路を強化し改善することになります。

　不安定にする力は2通りの方法で導入することができます。1つの方法は片脚で立つことで、これは**不安定な体位**です。もう1つの方法は、**揺らぐ足場**の上に立つことで、これは動きやすいので**不安定な足場**となります。ほとんどの人は動いている最中のボートの上で立った経験があるでしょう。ボートの上では正しい姿勢を保つのがより難しいです。というのは、足場自体が動いているからです。幸運にも、感覚運動トレーニングをするのにボートの上に立つ必要はありません。ボートは楽しいかもしれませんが、その代わり、揺らぐ足場を提供することが可能な道具、例えばロッカーボードやウォブルボード※7などを使用することは可能です。**ロッカーボード**は、名前の通り、1平面に限られたロッキング運動で前後に揺れます。**ウォブルボード**は、すべての方向または平面（ただし、可能性のある動きは矢状面と前頭面におけるものが最大で、水平面での動きは最小）に動く（揺れる）ので、ロッカーボードよりも不安定なため、より難しくなります。もちろん、神経筋の安定性を司る経路をより鍛える目的で、不安定な姿勢を不安定な足元と組み合わせることも可能です。例えば、ロッカーボードやウォブルボード上に片足で立つことなどです。

※7監訳注：ロッカーボード（rocker board）とウォブルボード（wobble board）は、本文の説明にあるように機能が異なります。英語のrockは「前後または左右にゆるく揺れ動く・揺り動かす」の意で、wobbleは「不安定に動揺する・動揺させる」の意なので、機能ごとに名称が分かれますが、日本語では一般的に総じてどちらも「バランスボード」、または形状に応じて「バランスディスク」などと呼ばれます。スノーボードの種類では「ロッカーボード」が使われています。

　これらのエクササイズを行う際に、正しい安定した姿勢を

維持するための難易度を増す1つの方法は、不安定にする力の導入を加えることです。例えば、エクササイズの最中に、誰かにやさしく押してもらうなどです。この付加された不安定にする力は、**摂動**と呼ばれます。安定性を維持する能力が上がるにつれ、難易度を上げていくことも可能です。

腰椎の感覚運動系のスタビライゼーション・エクササイズの例をいくつか、以下に挙げます。スタビライゼーション強化エクササイズと同様に、これらのエクササイズは、最も安定した（最も難しくない）ものから、最も安定しない（最も難しい）ものへという順番で並んでいます。すべての運動療法と同様に、重要なことは、身体に対する難易度は徐々に上げる点で、より難しくないエクササイズをきちんとマスターしてから、より難しいものに挑むことです。

注：本章で解説したスタビライゼーション強化の運動と同様、頭部・頚頭部・上背部の正しい姿勢を維持することも重要です（図12-2を参照）。

コラム 12-9

バランスボールを使った感覚運動エクササイズ

バランスボール**は、感覚運動系を刺激し、固定筋系を働かせるために、様々な方法で用いることができます。いまやほとんどのジムでバランスボールは普通に見かけるようになりましたが、実際はリハビリ用具の一種で、上級エクササイズ用の使用する前にかなりの腰仙部（および頚頭部）の安定化力を必要とするものです。バランスボールの使い方の1つは、四つんばいのトラックのエクササイズに取り入れる方法です。両腕を腕立て伏せの姿勢に保ちつつ、両下肢をボールの上に乗せます（図A）。この姿勢が安定したら、腕の動きを足すことも可能で、必要に応じて腕立て伏せなどをしてもよいです。他の安定化エクササイズ同様に、エクササイズの最中はかならず正しい脊椎の姿勢を維持するようにしましょう。

注：手を完全に開く典型的な腕立て伏せ姿勢が苦痛な人は多く、手関節の損傷をまねきやすいかもしれません。代わりに手関節を解剖学的中間位にする方法が2つあり、1つはこぶしで身体を支えるやり方（図B）、もう1つはプッシュアップバー（push-up handles プッシュアップハンドル）を用いるやり方です（図C）。

**監訳注：「バランスボール」は日本では様々な商品名がついているが、英語ではgym ball「ジムボール」となっています。

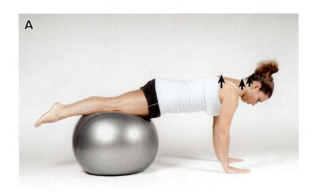

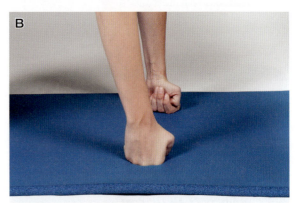

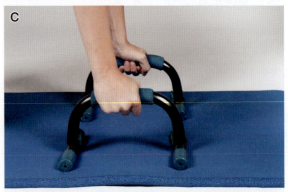

A：バランスボール上での感覚運動エクササイズの姿勢
B、C：両手の置き方の別のやり方
([A] Adapted with permission from, and [B, C] reproduced with permission from Muscolino JE. *Advanced Treatment Techniques for the Manual Therapist: Neck.* Baltimore, MD: Lippincott Williams & Wilkins; 2013.)

基本手順12－6　床上の片脚立ち

手始めの最も簡単な感覚運動の運動は、床上の片脚立ちです。

- ここでは、不安定な姿勢である片脚立ちを、安定した足場である床上で行います。
- 直立位で、正しい姿勢を維持し（図12－8）、徐々に進めて、この姿勢を片脚につき少なくとも1分間保てるようにしていきます。
- 全部で3回繰り返すか、立つ時間を長くします。
- 上手くなって簡単に安定できるようになったら、摂動を加えさせて難易度を上げてもよいでしょう。
- 患者と一緒に行う場合、倒れないように、特に摂動が加えられる場合には、目を離さないことが重要です。

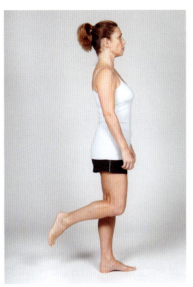

図12－8　床上の片脚立ち
片脚立ちは、固有受容感覚系を刺激する不安定な体位の感覚運動スタビライゼーション・エクササイズである
(Reproduced with permission from Muscolino JE. *Advanced Treatment Techniques for the Manual Terapist: Neck.* Baltimore, MD: Lippincott Williams & Wilkins; 2013.)

基本手順12－7　ロッカーボード上の両脚立ち

次のより難しいエクササイズは、ロッカーボード上の両脚立ちです。

- ロッカーボードの台上（不安定な足場）で、両脚立ち（安定した姿勢）をします。
- ロッカーボードは、1つの平面で動くまたは揺れるように設計されています。不安定な足場だと、安定した姿勢を維持することは、体重が両足にかかっていたとしても、床上で片脚立ちの立ち姿勢をとるよりも難しいものです。
- エクササイズの最中は正しい姿勢を維持することが不可欠である点を忘れないようにしましょう（図12－9A）。
- ボードを矢状面で前後に揺らしながら、この姿勢を1分間維持するように努力します。
- これを通常、3回繰り返します。
- 安定するようになってきたら、ロッカーボードを前頭面で、最後には斜面（矢状面と前頭面の間）で、側方に揺れるまたは動くように向けてもよいでしょう。
- 上手くなって簡単に安定できるようになったら、摂動を加えさせて難易度を上げてもよいでしょう。
- 患者と一緒に行う場合、特に台の昇降時と、摂動が加えられる場合には、目を離さないことが重要です。

> ⚠️ スタビライゼーション・エクササイズは、本質的に、姿勢を不安定にするものなので、転倒の危険があります。そのため、こうしたエクササイズは、転倒する可能性があればバランスを取り戻すために使えるやわらかいソファや壁の近くなど、安全な環境下で行うことが重要です。最初にボードに上がる（登板）とき、ボードから降りる（降板）とき、そして摂動が加えられるときには、とりわけそうすべきです。患者にスタビライゼーション・エクササイズをさせたり、させてチェックする場合には、患者がバランスを失わないか、特に登板、降板、そして揺動が加えられる際には、補助をしたり目を離さないようにしましょう。

臨床のアドバイス　12－1

摂動

どんなスタビライゼーション感覚運動エクササイズを行うにしても、摂動（わずかに押すこと）を身体に加えることによって課題または難易度を増すことが可能です。摂動は通常、骨盤の高さに加えます（ロッカーボード使用の場合には、摂動はロッカーボードの方向の平面で加えます）。摂動により、固定筋の収縮の増加が誘発されます。これらの感覚運動エクササイズをあなたのセルフケアとして行う場合、摂動を加える手伝いを協力してくれる人がいれば、身体に対する固有受容的刺激を増やすことができます。患者への施術でこれらのエクササイズを用いるのであれば、その患者のトレーニングがより上級なレベルになってきた時点で摂動を加えることを考慮しましょう。

基本手順12-8　ロッカーボード上の片脚立ち

　ロッカーボード上の片脚立ちは、両脚立ちのエクササイズと同様ではありますが、違いは片脚立ちの立ち姿勢をとることです。最初はかなり難しいかもしれません。
- ロッカーボードの台上（不安定な足場）で、片脚立ち（不安定な体位）をします。
- ロッカーボード上の中央に置いた片足の体重を保つよう集中します。
- ロッカーボード上の両脚立ちと同様に、ボードを矢状面で前後に揺らしながら、1分間正しい姿勢を維持するよう努力します（図12-9B）。
- これを通常、3回繰り返します。
- 矢状面で安定できるようになってきたら、ロッカーボードを前頭面で、最後には斜面で、側方に揺れるまたは動くように向けてもよいでしょう。
- 上手くなって簡単に安定できるようになったら、摂動を加えさせて難易度を上げてもよいでしょう。
- 患者と一緒に行う場合、特に台の昇降時と、摂動が加えられる場合には、目を離さないことが重要です。

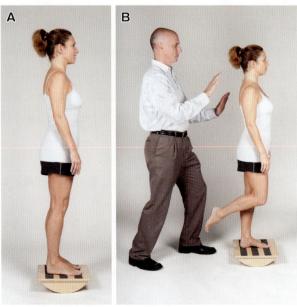

図12-9　ロッカーボードを使ったスタビライゼーション感覚運動エクササイズ
ロッカーボードは、1平面で揺れることが可能な不安定な（揺らぐ）足場である
A：ロッカーボード上の両脚立ち
B：ロッカーボード上の片脚立ち
(Reproduced with permission from Muscolino JE. *Advanced Treatment Techniques for the Manual Therapist: Neck.* Baltimore, MD: Lippincott Williams & Wilkins; 2013.)

基本手順12-9　ウォブルボード上の両脚立ち

　ウォブルボード上の両脚立ちは、ロッカーボード上の両脚立ちと似ていますが、違いはウォブルボードはすべての平面に動くまたはよろめくことが可能なため、ロッカーボードよりも本質的により不安定である点です。
- ウォブルボードの台上（不安定な足場）で、両脚立ち（安定した姿勢）をします（図12-10A）。
- ウォブルボードは非常に不安定なので、台の昇り降りの際にはとりわけ気をつけます。
- 1分間正しい姿勢を維持するよう努力します。
- これを通常、3回繰り返します。
- 上達してきたら、摂動を加えてもよいでしょう。
- 患者と一緒に行う場合、特に台の昇降時と、摂動が加えられる場合には、目を離さないことが重要です。

基本手順12-10　ウォブルボード上の片脚立ち

　ウォブルボード上の片脚立ちは、不安定な足場の上で不安定な姿勢をとる、スタビライゼーション・エクササイズの中でも最も難しいものの1つです。結果として、正確に行われれば、脊椎の固有感覚の安定性に取り組み向上させるためには最も効果が高くなります。
- 片足でウォブルボード上に立ちます（図12-10B）。
- 難しさを考慮に入れると、台の昇降時には近くに壁があることが特に重要です。
- 徐々に進めて、1分間正しい姿勢を保てるようにしていきます。
- これを通常、3回繰り返します。
- すべての感覚運動エクササイズと同様に、上達してきたら摂動を加えてもよいでしょう。
- 患者と一緒に行う場合、特に台の昇降時と、摂動が加えられる場合には、目を離さないことが重要です。

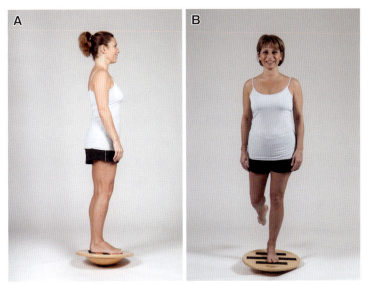

図12−10　ウォブルボードを使ったスタビライゼーション感覚運動エクササイズ
ウォブルボードは、あらゆる平面で揺れることが可能な不安定な（揺らぐ）足場である
A：ウォブルボード上の両脚立ち
B：ウォブルボード上の片脚立ち
([A] Reproduced with permission from Muscolino JE. *Advanced Treatment Techniques for the Manual Therapist: Neck.* Baltimore, MD: Lippincott Williams & Wilkins; 2013.)

基本手順12−11　四つんばいのトラックの感覚運動エクササイズ

　四つんばいのトラックの感覚運動エクササイズでは、揺らぐ足場としてフォームローラーを使用します。

・まずローラーを2本平行に並べ、身体の長軸に対して垂直にします（図12-11A）。これは、矢状面でのバランスを刺激します。
・両膝を1本のローラー上に、そして両手を2つめのローラー上に置きます。
・ほとんどのスタビライゼーション・エクササイズと同様に、必ず臍を引っ込めて脊椎に向かってわずかに引き上げ、骨盤をやや後傾位に保持します。

注：身体の残りの部位で正しい姿勢をとるためには、顎をひき、頭部と頚部下部を後方へ引き、肩甲骨間部を天井方向へと押し上げます。

・この姿勢を10〜20秒、徐々に進めて1分保持できるようにします。
・これを通常、3回繰り返します。
・安定できるようになってきたら、フォームローラーを身体の長軸に平行に置いてもよいでしょう。これは、前頭面での姿勢を刺激します（図12-11B）。
・それぞれの姿勢を習得したら、外的な負荷、例えば教科書などを、腰部に置いて加えてもよいでしょう。

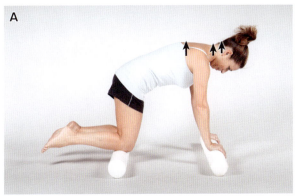
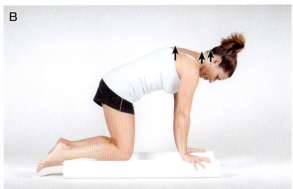

図12−11　四つんばいのトラックのスタビライゼーション感覚運動エクササイズ
フォームローラー2本を不安定な（揺らぐ）足場として用いる
A：フォーム・ローラーを身体の長軸に対して垂直に置いた場合
B：フォーム・ローラーを身体の長軸に平行に置いた場合
(Reproduced with permission from Muscolino JE. *Advanced Treatment Techniques for the Manual Therapist: Neck.* Baltimore, MD: Lippincott Williams & Wilkins; 2013.)

本章のまとめ

手技療法では、硬くなった筋やその他の緊張した軟部組織をストレッチし緩めることに主眼が置かれるため、脊椎を安定させるために筋系を強化することの重要性を見逃すことがよくあります。一方、筋骨格系の健康を支える最良の方法は、ゆるく柔軟性に富んだ軟部組織と、強くて関節を安定させることのできる筋系とのバランスを取ることです。腰仙部の脊椎の安定のための優れた養生法とは、筋系の強化エクササイズだけでなく、神経の固有受容系の感覚運動トレーニングを取り入れているものです。不安定な体位で運動することや、不安定な（揺らぐ）足場の上でこれらのエクササイズを行うことによって、神経筋系を安定させるのに必要な経路を刺激することができるのです。

手技療法の計り知れない身体的な特性を思えば、患者にセルフケアを勧めるのと同様に、施術者自身もセルフケアを実践すべきです。脊椎のスタビライゼーション・エクササイズをセルフケアの一部に取り入れるのは、賢い選択です。強化エクササイズを推奨したり実施する免許や認定の資格を持つ治療師であれば、これらの運動を患者の治療に組み入れることも、素晴らしい決断です。

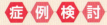

あなた自身。

（施術者のセルフケア）

注：この症例検討では、通常とやや違う形式をとる。患者が来院する仮定ではなく、ここでは読者であるあなたを患者と仮定する。確かに、この症例検討の詳細があなたの状況と合致する程度には、大きな違いがあるかもしれない。とはいえ、これは多くの施術者にかなり共通する筋書きであり、本章は施術者のセルフケアに関するものなので、あなた自身を患者の役に想定するのは、ためにもなるし、楽しんでいただけるのではないだろうか。

□病歴とフィジカルアセスメント

あなたは施術者になってもう何年も経つ。開業当初は、手技を行うのにも身体は頑強で、問題は感じなかった。だがここ数年、以前よりずっと疲れやすくなり、数時間働いただけで腰部に痛みと苦痛を感じるようになっていた。皮肉にも、仕事は増えてきているのに、患者のケアをするのに必要な肉体労働を行うことが、ますます難しくなってきている。そして仕事の予定を制限し始め、多忙な時には予約をキャンセルさえするようになりはじめている。この問題はよくなるどころか悪化する方向にあることが分かっているので、仕事を続ける能力がまもなく危機的状態になるのではと恐れている。最近、自然療法医で例年の検診を受けた際に、体調の件を話したところ、血液検査と腰部のX線写真を手配され、とくに代謝異常はないと診断された。

どうしたものかわからず、マッサージ師兼フィットネス・トレーナーである友人のSimonaに相談。口頭問診中に、患者には筋骨格系の健康を維持するようよくアドバイスするのに、あなた自身はそういう理想をもはや実行していないことを自覚し始める。だんだん自分のことを、身体のケアはせずに、健康よりも仕事を優先する患者の1人として見るようになる。マッサージを受けることはほとんどなく、ジムで身体を鍛えることもかなり以前に止めた。この2年間に、体重も増えた。

理学的検査では、自動および他動下肢伸展挙上テスト、咳のテスト、バルサルバ法、ナクラステスト、ヨーマンテストなど、実施したすべての腰部と仙腸関節の整形外科的評価テストでは結果は陰性だった（評価の手順に関する復習は、第3章を参照）。腰部での関節可動域は、どれも少し減少気味だが、大幅に動きが欠けているものは1つもなく、可動域の動きで痛みは一切起こらない。筋の触診は、関節可動域の評価と同様の結果である。全般的に硬さはあるが、際立つトリガーポイントや過緊張の部位はない。さらに、硬くなっている筋の部位と硬さの程度は、腰部の疲労と苦痛を覚える部位や程度との相関性がほとんどない。

姿勢の検査では、過度に前傾した骨盤と、それに付随する腰椎の前弯亢進がみられた。脊椎を上にたどると、胸椎は中等度に後弯亢進、頚椎下部は少々前弯減少で、その代償で頚椎上部は前弯亢進、頭部は前かがみ（前突）だった。

腰椎の安定性の強度の評価で、腰仙椎のスタビライゼーション・エクササイズを色々やってみるよう言われ、伏臥位のプランク、側臥位と仰臥位のブリッジ、デッドバグ、四つんばいのトラックなどのエクササイズを行った。これらのエクササイズの最中に、コアの安定を保って10～15秒経つと、特徴的な腰部の疲労と苦痛に見舞われた。ロッカーボードとウォブルボードのエクササイズでは、特徴的な腰部の疲労と苦痛を呈しただけでなく、バランスをとって数秒ともたずに落ちてしまった。

あなたが手技療法士であることから、身体の使い方を見ることになり、社内の人に数分間施術を行った。コアから動くことによって効率的に力を出す代わりに、上肢の筋を使って「力づくで」マッサージをする傾向がある、と指摘された。また、患者の施術部位から遠すぎる位置に立っているため、結果として、患者に届こうとして、過度に背中を屈曲するまたは前かがみになる傾向があることも指摘された。

□演習問題

1. あなたのセルフケアのプランに、脊椎のスタビライゼーション・エクササイズを取り入れるべきでしょうか？ 取り入れるべきなら、それはなぜですか？ 取り入れるべきでないなら、それはなぜですか？

2. 腰仙椎のスタビライゼーション・エクササイズが有用であるとしても、あなたに用いて安全でしょうか？ 安全であるなら、なぜそういえるのでしょうか？ 安全でないのなら、それはなぜですか？

3. スタビライゼーション・トレーニングを行うと決めた場合、具体的にどの基本手順を行うべきでしょうか？ なぜそれらの手順を選びましたか？

※演習問題の解答とこの患者に対する治療方針は、413頁にあります。

Answers to Case Study

解答・解説

第4章

症例検討

Dan：腰部と骨盤への深部組織の施術

【演習問題】

4−1　この患者に対する治療計画には、深部組織へのマッサージを含めるべきでしょうか？　もし含めるべきなら、それはなぜでしょうか？　含めるべきでないなら、それはなぜでしょうか？

梨状筋と大腿方形筋にトリガーポイントがあり、患者がここが痛みが起きる場所と確認しているので、治療として骨盤後側へのマッサージの必要性がみとめられる。さらに、大腿方形筋のトリガーポイントへの押圧と、深層外旋筋の筋群のストレッチで、患者がいつも感じている下肢への関連痛の再現があるので、症状の発生源としての2点のトリガーポイントの因果関係を意味する。

> 注：梨状筋と大腿方形筋のトリガーポイントが働かないようにし、梨状筋全体を緩めるために、患者の治療計画にストレッチも加えることにする。一方、現状では、椎間板が原因になっている様子はないが、ストレッチの手順の施術中には骨盤を固定するのにとりわけ注意を払い、腰椎に負担がかからないようにする。

4−2　深部組織へのマッサージが有効であるとしても、この患者に用いて安全でしょうか？　安全であるなら、なぜそういえるのでしょうか？

深部組織へのマッサージを患者の骨盤後側の筋系に施すことは、坐骨神経上にじかに過剰な圧をかけないかぎり、安全である。マッサージを腰椎に行う際は、ヘルニアのある椎間板を悪化させないように、脊椎に深い圧迫をかけることは避ける。

4−3　深部組織へのマッサージを施術する場合、具体的にはどの筋、または筋群に対して行うべきでしょうか？　なぜそれらの部位を選びましたか？

身体的テストの結果にもとづいて、深部組織へのマッサージを施す部位を決定する。主な治療部位となるのは、右骨盤の殿筋と深層外旋筋で、とくに梨状筋と大腿方形筋だが、発見されたトリガーポイントには留意する。患者が耐えうる範囲での深さの圧で施術を行うこと以外に、深部組織へのマッサージでの禁忌事項はない。

【治療】

治療のはじめに、腰部と骨盤の左右両側に軽度〜中等度の深さのマッサージを5分から10分行う。このときの手技はエフルラージュ※※とサーキュラー・フリクション※※のストロークで、組織を温めて循環を促進する。次に、前腕をコンタクトとして用い、右側の骨盤後側に広く長めのストロークで深い圧をかけてマッサージをする。まず、仙骨と腸骨稜の近くから始め、続けて外方へ向かう（基本手順4−4を参照）。それから梨状筋と大腿方形筋に集中的に施術を行う。トリガーポイントに対し、0.5〜1インチ（監訳注：約1.3cm〜2.5cm）のストロークを、30回〜60回施す。最後にその部位に湿熱をあてがい、深層外旋筋のストレッチをする。この手順を週2回、3週間にわたって行う。もし施術後に痛みがあれば、帰宅してすぐに5〜10分くらい氷で冷やすように勧める。痛みがなければ、右の腰部と骨盤に1日数回湿熱をあて、その後にニートゥーチェストとニートゥーオポジットショルダーのストレッチを行うよう指示する（第11章を参照のこと）。また、患者がデスクワークをする際にとるべき正しい姿勢についても話し合う。

※※監訳注：「エフルラージュ」efflourage はフランス語で「軽擦法」の意のスウェーデン式マッサージなどで用いられる手技名。

※※監訳注：「サーキュラー・フリクション」circular friction は狭い部位に対して強めに円を描くように行う手技名。

【フォローアップ】

3週間後、患者の報告によると、骨盤の痛みが80%〜90%は減り、もう何日も右大腿への関連痛はない。同じ施術内容と治療頻度で治療を続けることにし、さらに梨状筋と大腿方形筋へのピン・アンド・ストレッチを加える。さらに2週間の治療後、患者の骨盤に痛みはすっかり出なくなったと言う。今後は予防のために、1カ月に1回くらい来院するように勧める。

第5章

症例検討

Vera：腹部前側のマッサージ

【演習問題】

5−1　この患者に対する治療計画には、腹部のマッサージを含めるべきでしょうか？　もし含めるべきなら、それはなぜですか？　含めるべきでないなら、それはなぜですか？

患者の右側の大腰筋に硬さと痛みがあり、触診によって主訴の痛みが再現されるので、大腰筋へのマッサージの必要性は明らかである。また右の腸骨筋も硬いので、その部位にも施術するのが適切だ。

5−2　腹部マッサージが有効であるとしても、この患者に用いて安全でしょうか？　安全であるなら、なぜそういえるのでしょうか？

大腰筋（および腸骨筋）のマッサージの安全性に関しては、禁忌とすべきことは見当たらない。患者によれば、腸に問題はない。また、腰椎に対するすべての整形外科的評価テストの結果は陰性である（たとえ椎間板やほかの占拠性病変に対するテストで陽性であったとしても、大腰筋のマッサージは禁忌とはならない）。

5-3　腹部マッサージを施術する場合、具体的にはどの基本手順を行うべきでしょうか？　なぜそれらの手順を選びましたか？

腹部のどの筋をマッサージすべきかは、明確である。右側の大腰筋のみが、硬くていつもの痛みのパターンの再現が起こる腹部の筋である。腸骨筋も硬いので、ここにも施術が必要であり、適切である。

注：患者の脊柱起立筋と腰方形筋も硬いので、これらにも施術が必要であり、適切である。

【治療】

患者の治療は、週2回の施術を今後3週間行うことを勧める。6回目の治療後に、患者の状態を再評価して、さらに治療が必要かどうか、そしてもし必要ならば治療のプランをどうするかを決めることにする。

施術は伏臥位で始め、まずホットパック※※を腰部に5分～10分載せておき、その間に胸椎、殿部、両大腿後側の筋系に軽度～中等度の軟部組織マッサージを施す。次に腰部の左右両側の筋系に対し、軽度から中等度の深さのマッサージをおよそ10～15分施す。このとき、右側を重点的に、その領域を温め緩めるように色々なストロークを組み合わせながら施術する。それから仰臥位にして、膝の下に大きい補助枕を入れ、ホットパックを右大腿近位に載せ、その間に前腹壁の筋を左右両側で5分間温め、緩める（基本手順5-1および5-2）。ここでも右側を重点的に施術する。次に、右大腰筋の腹壁筋腹（基本手順5-3）を5分間、軽度の圧から始めて次第に中等度の圧で施術する。それから右腸骨筋（基本手順5-4）に数分間、そして大腿近位前側で右腸腰筋の遠位筋腹または腱（基本手順5-5）に5分間、施術をする。左側の大腰筋の近位と遠位におよそ5分間施術をして、軟部組織への手技の治療を仕上げる。また、自宅でのセルフケアに、ホットパックをしてから腰部と大腰筋または股関節屈筋の筋群をやさしくストレッチすることを

勧める（これらのストレッチを含め、自宅でのセルフケアのアドバイスに関して詳しくは第11章を参照のこと）。

※※監訳注：「ホットパック」moist heat hydrocollator pack は英語表記を直訳すると「湿熱ハイドロコレーターパック」となるが、湿性の温熱を局所に与えるための最も一般的な医療道具で、ハイドロコレーターと呼ばれる電気的恒温槽で加熱したもの。

マッサージ後に、患者の右大腰筋をやさしくストレッチし（第6章の基本手順6-7を参照）、その後シングル・ニートゥーチェストを左右両方、それからダブル・ニートゥーチェストの腰部のストレッチを行う（第6章の基本手順6-1および6-9を参照）。

注：病的な椎間板やその他の占拠性病変に対する評価テストの結果は陰性だったことにより、腰椎の屈曲ストレッチを行っても大丈夫であることが明らかになっている。

続く5回の治療では、初回の治療と同じウォーミング・アップを行う。とはいえ、大腰筋への圧は徐々に深くしていく。また、治療の最後に行うストレッチ療法も強度を上げ、右腸腰筋の遠位筋腹または腱に対してはピン・アンド・ストレッチを行い（『実践テクニック5-6』を参照）、患者を伸展へとストレッチさせて前腹壁と脊椎にやさしくストレッチを加える（第6章の基本手順6-4を参照）。

【フォローアップ】

3週間後、患者によると深部にいつもあった痛みは消失。さらに、前腹壁の痛みもなくなり、腰は弱々しい感じがしなくなった。長時間座りっぱなしだった時や、いきなり不用意に腰を動かすと、まだ痛みがうずくが、強さは鋭く急激な痛みから、より軽度でより鈍い痛みに変わってきた。快復状況を患者と共に検討したのち、痛みが消えるまで週2回の治療を続けることで合意する。痛みがなくなったら、施術は週1回に減らして2～3週間行うこととする。症状が出ないで続けば、2週間に1回の治療を

2回行い、その後は3～4週間に1回の治療を数回行う。その時点で痛みがないままでいられたら、治療をいったん終了して必要な時に再来することにしてもよいし、2～4週に1回くらいか患者次第で適当な間隔を空けて、大腰筋と腰部の事前予防の治療を続けてもよい。

第6章

症例検討

Felix：多面ストレッチ

【演習問題】

6-1　この患者に対する治療計画には、多面ストレッチを含めるべきでしょうか？　含めるべきなら、それはなぜですか？　含めるべきでないなら、それはなぜですか？

患者に可動域制限があることから、治療の手技としてストレッチを用いる必要があることは明白である。患者はマッサージを受け、殿部と腰部のストレッチも行なってきたが、大して症状は良くならなかったので、多面ストレッチのような、より精緻なテクニックを用いることが必要とされる。この推論は、患者が行っているストレッチでは右側の大腿筋膜張筋を緩めたり伸張したりできてないという観察に基づく。患者がランジストレッチをやってみせると大腿が外転してしまい、前頭面で大腿筋膜張筋を不活発にさせてしまう（この筋は外転筋のため）。さらにダブル・ニートゥーチェストのストレッチは正しくできているものの、それに前頭面と横断面の要素を加えたら、左右の脊柱起立筋をストレッチする際の効率は上がるだろうと感じた。

6-2　多面ストレッチが有効であるとしても、この患者に用いて安全でしょうか？　安全であるなら、なぜそう言えるのでしょうか？

なんらかのストレッチを用いて安全かど

407

うかを判断するために、下肢伸展挙上テスト、ナクラステスト、ヨーマンテストを実施し、患者に咳のテストとバルサルバ法を行ってもらった。これらのテストの結果が陰性だったので、治療手技として安全にストレッチを用いることができることは明らかである。対照的に、一方、もし患者に病的な椎間板や進行した変性関節疾患（変形性関節症）といった容態の重度によっては一定のストレッチは禁忌となりうる状態があったとしたら、これらの評価テストの結果は陽性になっていただろう（評価手順についての詳細は、第3章を参照のこと）。患者の既往歴には下肢への関連症状（痛み、チクチク感、無感覚など）がないことからも、ストレッチが禁忌となる状態があるとは考えにくいことが示されている。

6−3 多面ストレッチで施術する場合、具体的にはどの基本手順（複数可）を行うべきでしょうか？ なぜそれらの手順を選びましたか？

ストレッチを右大腿筋膜張筋と両側の脊柱起立筋に、右側に重点を置きつつ行うことにする。患者が自分で行っていた右大腿筋膜張筋のストレッチは効果がなく、その主な原因は前頭面での動作を考慮していなかったからで、実際、外転によって前頭面では緩ませてしまっていた。脊柱起立筋には、前頭面と水平面の要素を加え、ストレッチをより効果的にすることにする。こうした理由から、大腿筋膜張筋と脊柱起立筋への多面ストレッチの施術が必要とされる。このように結論したもとになったのは、触診でこれらの筋、とりわけ右の大腿筋膜張筋に硬さがあったからだ。さらに、大腿筋膜張筋の作用のなかには屈曲と外転があるので、この筋が硬いと逆作用である伸展と内転に制限がかかっていることが予想される。脊柱起立筋が硬くなっていることからは、体幹が屈曲しにくくなる可能性があるし、右の脊柱起立筋がより硬いということは、体幹の左側屈がしにくくなるだろう。これらの制限は、実施した可動域テストの

結果と一致している。右股関節の屈曲と外転に対する徒手抵抗での痛みも、右大腿筋膜張筋が患者の殿部痛の原因因子であることを裏付けている。

【治療】

まず伏臥位で、患者の腰部に対し、軽度〜中等度の深さのマッサージを10分程度、エフルラージュとクロスファイバーストロークを組み合わせて腰全体に施術するが、右側により重点的に行う。これは組織を温めて、局所的な循環を促進する役目を果たす。マッサージ後に、その部位にホットパックを5分間載せて、ストレッチ前にさらにターゲットの筋を温め、患者をリラックスさせる。そして患者を仰臥位にして脊柱起立筋の左右両側に多面ストレッチを、体幹の屈曲・対側への側屈・対側への外旋で行う（第6章の基本手順6−1を参照）。

それから右側の股関節前側に軽度〜中等度の深さのマッサージを10分程度行って温める。これも、エフルラージュとクロスファイバーストロークを組み合わせる。右股関節前側にホットパックを置き、その間に左の股関節前側の筋系に同じマッサージを5分間繰り返す。次に、右の大腿筋膜張筋に対する多面ストレッチを、仰臥位と伏臥位で行う（基本手順6−7のストレッチ①および⑥を参照）。ここで右大腿は、伸展、内転、外旋の方向にストレッチされる。

この両側の脊柱起立筋と右大腿筋膜張筋のストレッチの手順は、はじめはそれぞれ1回につき1〜3秒間の保持を繰り返す短い動的ストレッチをおよそ40秒間行う。最後の回だけ長めに、約20秒間保持する静的ストレッチで繰り返して終える。この手順を、各筋または筋群に対し、合計3セットずつ行う。

治療のしめくくりに、ふたたび右腰部に対して中等度の深さの軟部組織へのマッサージを3〜5分繰り返したのち、右脊柱起立筋の筋群の多面ストレッチを行う。次に右股関節前側に中等度の深さの軟部組織へのマッサージを3〜5分行ったのち、右

大腿筋膜張筋の多面ストレッチを行う。

患者には、このマッサージとストレッチの治療手順を週2回、3週間続けることを勧める。非常に意欲のある患者で、自分でもストレッチをやる気があるので、これらのストレッチの自宅での正しいやり方を教える。また、デスクに向かう時や運転中の正しい腰の姿勢のとり方や、その他の腰の姿勢についてのアドバイスも話し合う。

【フォローアップ】

3週間の治療後、腰部の硬さと右殿部の痛みと硬さがなくなった。これまでの既往歴にもとづいて、今後とも腰部と殿部のストレッチのセルフケアを続けること、また特に症状がなくても定期的にマッサージとストレッチの治療を受けることが重要であることを、強調しておく。

‖ 第7章 ‖

── 演習問題 ──

Natasha：CR（収縮・弛緩）ストレッチ

【演習問題】

7−1 この患者に対する治療計画には、CRストレッチのような高度なテクニックを含めるべきでしょうか？ 含めるべきなら、それはなぜでしょうか？ 含めるべきでないなら、それはなぜでしょうか？

患者がスパズムを起こしているので、治療法としてはストレッチが求められる。患者の症状は急性なので、CRストレッチ（または第8章で説明するAC（主動筋収縮）ストレッチ）などの高度なストレッチのテクニックが必要とされる。高度なストレッチは、硬くなっている筋を弛緩させるために神経的な刺激を加えるおかげで、通常のストレッチでうまくいかないケースにも効果があることが多い。この患者にはCRストレッチを用いることにする。

7－2 CRストレッチが有効であるとしても、この患者に用いて安全でしょうか？ 安全であるなら、なぜそう言えるのでしょうか？ 安全でないなら、それはなぜでしょうか？

ストレッチ各種を施術して安全かどうかを判断するために、自動および他動下肢伸展挙上テストを実施し、患者に咳のテストとバルサルバ法もやってもらった。下肢への関連症状に対してこれらのテスト結果は陰性だったので、治療法としてストレッチを用いて安全であろうことが示された。患者に病的な椎間板ヘルニアや進行した変性関節疾患（変形性関節症）といったストレッチを禁忌とする異常があったとしたら、こうした評価テストの結果は下肢への関連症状が陽性となったはずである（これらの病態に関しての詳細は、第2章を参照のこと）。患者の既往歴には下肢への関連症状（痛み、チクチク感、無感覚など）がないことからも、ストレッチが禁忌となる状態があるとは考えにくいことも示されている。

さらに、自動下肢伸展挙上テストでは腰痛が陽性で、他動下肢伸展挙上テストでは陰性だったので、患者には筋挫傷または筋痙縮はあるが、靭帯の捻挫はないことがわかる。

7－3 CRストレッチで施術する場合、具体的にはどの基本手順を行うべきでしょうか？ なぜそれらの手順を選びましたか？

どのストレッチを行うかは、触診の評価で判断する。患者の腰部の傍脊柱伸筋が硬いので、腰椎を屈曲へとストレッチする必要がある。傍脊柱筋は両側とも硬いので、腰椎を左右に側屈するストレッチも必要である。加えて、腰部をさらに伸張させるために、屈曲と右側屈の組み合わせ、それから屈曲と左側屈の組み合わせでの斜面でのストレッチも行う。

【治療】

患者は伏臥位にして腹部の下に小さい補助枕を入れ、最初に腰椎をホットパックで約10分間温め、その間に上背部と頸部をエフルラージュでやさしい深さのマッサージを施す。これを行う目的は、腰部の治療を始める前に、患者をリラックスさせて落ち着かせるためである。次に、エフルラージュを腰椎と仙腸部にも10～15分やさしく施す。患者がリラックスしてくるにつれ、マッサージの深さを中等度の強さまで増しながら、やさしく圧迫のストロークも加えてさらに5分間施術する。

患者を仰臥位にし、まずシングル・ニートゥーチェスト、次にダブル・ニートゥーチェストでやさしく腰部をストレッチする。このとき、繰り返しごとに3～5秒間ストレッチ姿勢を保持する（第6章の基本手順6－1と6－9を参照のこと）。それから、仰臥位で腰部の伸筋にCRストレッチ術を施し（基本手順7－1）、次に右側屈筋と左側屈筋の両方にCRストレッチを側臥位で施す（基本手順7－3および7－4）。最後は腰椎の伸筋へのCRストレッチを、今回は前頭面での側屈の要素を加え、まず右側、それから左側と行う。

この手順を2日後と、そのまた2日後にも繰り返すが、来院を重ねるごとにマッサージの深さとストレッチの強さを徐々に増していく。初診時にはまた、患者と話し合って自宅でのセルフケアが重要なことを伝え、座位も立ちっぱなしもできるだけ避けるように勧める。また、湿熱療法とそのあとにダブル・ニートゥーチェストをただの屈曲と、やさしく側屈要素を加えたものと両方行うことも勧める。この手順はできるだけ頻繁に、少なくとも1日3回は行うように勧める。

【フォローアップ】

その週の終わりには、患者は痛みがなくなったと報告した。立つのも座るのも、背中を動かすことも、制限なくできる。今後は、湿熱療法とそのあとのストレッチを1日1回続けるように勧める。また予防治療のために、今後1カ月は週1回の割合で来院するよう勧める。

第8章

症例検討

Hyesun：AC（主動筋収縮）ストレッチ

【演習問題】

8－1 この患者に対する治療計画には、ACストレッチのような高度なテクニックを含めるべきでしょうか？ 含めるべきなら、それはなぜでしょうか？ また含めるべきでないなら、それはなぜでしょうか？

患者に関節可動域制限があり、硬さを感じていることからも、治療法としてマッサージとストレッチが必要であることは明らかである。患者はすでにセルフケアでストレッチを試し、マッサージも受けたが、改善はみられなかったので、ACストレッチ（もしくは、第7章のCRストレッチ）などの高度なストレッチ術が必要になりそうだと思われる。高度なストレッチ術では、硬くなっている筋を緩めるために神経系の刺激を加えるので、通常のストレッチよりもすぐれている場合が多い。また、この患者は治す気が満々で、運動をしていることからも積極的に治療に関わる気がある感じを受ける。そのため、ACストレッチはこの患者に満足してもらえそうに思われる。

8－2 ACストレッチが有効であるとしても、この患者に用いて安全でしょうか？ 安全であるなら、なぜそういえるのでしょうか？ また安全でないなら、それはなぜでしょうか？

ストレッチ各種を施術して安全かどうかを判断するために、患者に咳のテストとバルサルバ法をしてもらったが、下肢への関連症状は陰性だった。自動および他動下肢

伸展挙上テストもまた、下肢への関連症状は陰性だった。自動下肢伸展挙上テストでは局所的な腰痛が発生し、他動下肢伸展挙上テストでは腰部領域に引っ張られる感じだけが生じたことから、患者には腰部に筋挫傷または筋のスパズムがあるということを意味する。もし病的な椎間板や進行した変性関節疾患（変形性関節症）といったストレッチが禁忌となる容態があったとしたら、これらの評価テストで下肢への関連症状が起こる結果となっただろう。ナクラステストとヨーマンテストも陰性だったので、さらにストレッチは安全であると判明。患者の既往歴には、下肢への関連症状（痛み、チクチク感、無感覚など）の報告はないことからもストレッチが禁忌になるような病態があるとは考えにくい。

8−3 ACストレッチで施術する場合、具体的にはどの基本手順を行うべきでしょうか？ なぜそれらの手順を選びましたか？

どのストレッチを用いるかを決めるために、患者の腰部のどこで可動域が減少しているかがわかる評価を行うことにする。患者は屈曲動作が減少しているので、伸筋が硬くなっていてストレッチが必要だとわかる。これには、腰椎を屈曲方向へ伸張させればよい。側屈動作は左右とも可動域が減少しているので、左右両側の側屈筋も硬くてストレッチが必要である。これは腰椎を右側屈および左側屈方向へ伸張させればよい。腰椎をさらにストレッチすることにして、屈曲と側屈を組み合わせた斜面のストレッチを左右それぞれ行う。次に、これらのストレッチにさらに左右それぞれの回旋も加えたものを行う。

【治療】

施術の始めに、患者の腰部と殿部領域におよそ15〜20分間のマッサージを施す。やさしい圧で始め、だんだんと深さを加えて、最後は中等度の圧にする。このとき、エフルラージュ、サーキュラー・フリクショ

ン、ストリッピング※※、やさしい圧のストロークを組み合わせて、組織を温め循環を促進する。マッサージ後に、施術部位にホットパックをおよそ10分施し、さらにターゲットの筋を温め、患者をリラックスさせて、ACストレッチに備える。ACストレッチは伸筋の筋群（基本手順8−1を参照）および左右両方の側屈筋の筋群（基本手順8−3と8−4を参照）に行う。次に、伸筋を伸張する屈曲と、側屈を組み合わせたストレッチ、それから左右それぞれへの回旋要素を加えた斜面のACストレッチを施す（『実践テクニック8−3』を参照）。ストレッチ手順は斜面でのACストレッチで終えるが、まず回旋で始め、次に矢状面と前頭面の要素を加える（『実践テクニック8−6』を参照）。それぞれのストレッチを10回ずつ繰り返す。毎回の診療の最後に、必ずストレッチの効果で可動域が他動的にも自動的にも増大していることを、患者に意識させること（第7章の『臨床のアドバイス7−11』を参照）。

※※監訳注：「ストリッピング」strippingは、筋線維に沿って圧をかけながら指を移動する手技。

この手順を、はじめの3週間は週2回で、次の2週間は週1回で繰り返す。患者は身体をよく動かす仕事なので、適正な姿勢や動作のパターンについて話し合う時間をとる。また、自宅での適正な姿勢についても話し合い、患者が横向きで眠る習慣なので、両膝の間に枕をはさむとよいことをアドバイスする。加えて、1日2〜3回は湿熱療法後に腰部のストレッチを行うことを勧め、これらの筋に対する補助なしACストレッチのやり方を教える。

【フォローアップ】

5週間目の終わりには、患者によると、腰部の可動域は、屈曲も左右の側屈も完全に元どおりになった。来院時のはじめに経過観察の関節可動域評価を行い、患者の増加した可動域を確認する。また、寝るのも立つのも座るのも、痛みなく快適にできるとのこと。できるだけ再発させないために、

今後の3〜4週間は週1回治療に来るよう勧める。この日程の終わりには、その後は、毎日のストレッチを続け、予防治療のためにおよそ月1回の来院を勧める。

第9章
症例検討

Leslie：CRAC（収縮・弛緩−主動筋収縮）ストレッチ

【演習問題】

9−1 この患者に対する治療計画には、CRACストレッチのような高度なテクニックを含めるべきでしょうか？ 含めるべきなら、それはなぜですか？ 含めるべきでないなら、それはなぜですか？

患者の可動域制限や、筋が広い範囲にわたって硬くなっていることから、治療法としてストレッチが必要とされる。マッサージも通常のストレッチも大した効果を上げなかったので、神経反射を使う利点もあるCR、AC、CRACなどの高度なストレッチが必要とされると結論づける。患者はすでに約1〜2カ月にわたってマッサージを受けて来てほとんど効果がないので、CRACストレッチを施すことに決める。というのは、これは複合的なテクニックとして、高度なストレッチ術の中でも最も力があると思われるからだ。

9−2 CRACストレッチが有効であるとしても、この患者に用いて安全でしょうか？ 安全であるなら、なぜそう言えるのでしょうか？ 安全でないなら、それはなぜですか？

ストレッチ各種を施術して安全かどうかを判断するために、自動および他動下肢伸展挙上テストを実施し、咳のテストとバルサルバ法もやってもらう。下肢への関連症状に対してこれらのテスト結果は陰性であることから、治療法としてス

トレッチを用いて安全であることが明らかである。患者に病的な椎間板や進行した変性関節疾患（変形性関節症）といったストレッチを禁忌とする異常があったとしたら、こうした評価テストの結果は関連症状が陽性となったはずである（これらの評価の手順に関しての詳細は、第3章を参照のこと）。X線写真の所見ではごく軽度の変性関節疾患があるだけなのも、やはりストレッチが治療の選択肢として適切である証拠となる。それに加え、患者から聞き取った既往歴では、下肢への関連症状（痛み、チクチク感、無感覚など）はなかったことからも、ストレッチが禁忌になるような病態があるとは考えにくい。

9-3 CRACストレッチで施術する場合、具体的にはどの基本手順を行うべきでしょうか？ なぜそれらの手順を選びましたか？

どのストレッチを用いるかを決めるために、患者の腰椎のどこで可動域が減少しているかを判断するための評価を行う。この患者の場合、屈曲、伸展、左右の側屈で可動性低下があるので、腰部を切断面での可動域で腰部を動かすだけでなく、切断面の動作を組み合わせた斜面での多面CRACストレッチを含む系統的なストレッチの手順に、毎回の治療のうち20～30分費やすことにする。

【治療】

患者の可動域はかなり減少しており、慢性化して長いので、かつジムでのストレッチやマッサージの効果がかんばしくなかったことから、10週間にわたる積極的な治療計画を策定する。これは、マッサージ、温熱療法、そしてCRACストレッチで構成され、はじめの4週間は週3回、続く4週間は週2回、最後の2週間は週1回の頻度で行う。患者には自宅と仕事での適正な姿勢も指導し、就寝時は膝下に枕を入れたあお向けか、両膝の間に枕を入れた横向きの

姿勢をとることも指導する。さらに、運動や湿熱パック、または熱いシャワーを浴びて身体をまず温めたあとに、セルフケアのストレッチを行うよう勧める。

治療は、まず伏臥位で腰部と骨盤を5分間温め、次に腰部全体と殿部領域を20分間マッサージする。マッサージは、軽度から中等度へと徐々に圧を深くしていく。患者を仰臥位にして、およそ5分間左右の大腰筋をマッサージするが、これも軽度から始め中等度へと徐々に圧を深くしていく。再び伏臥位にもどし、腰部をさらに5分間湿熱で温める。それから腰椎の4つの切断面の各作用を持つ筋群（伸筋、屈筋、左右の側屈筋）にCRACストレッチを施術する。次に、腰椎の伸筋と屈筋に対して側屈と回旋の動きを組み合わせた斜面でのCRACストレッチを行う。それから股関節の屈筋と深層外旋筋のCRACストレッチを施す。各ストレッチは5回ずつ繰り返す。

【フォローアップ】

10週目の治療の終わりには、患者の腰部の可動域は、どの方向も完全あるいはほぼ完全になった。自宅でのストレッチを毎日行い、予防のために月に1～2回程度は治療に来るよう勧める。

‖ 第10章 ‖
症例検討

Alicia：関節モビライゼーション

【演習問題】

10-1 この患者に対する治療計画には、関節モビライゼーションのような高度なテクニックを含めるべきでしょうか？ 含めるべきなら、それはなぜですか？ また、含めるべきでないなら、それはなぜですか？

患者の総体的な腰椎の可動域は正常なので、通常のものも高度なものもストレッチは必要とされていない。このことは、彼女

が以前受けたことがある通常のストレッチとCRストレッチに反応しなかったことからも、裏付けられる。関節の遊びの可動域の評価の際（動態触診）に左仙腸関節の可動域減少を認めたため、関節モビライゼーションが必要とされる。この患者に対しては、関節モビライゼーションを施術することにする。

10-2 関節モビライゼーションは、この患者に用いて安全でしょうか？ 安全であるなら、なぜそういえるのでしょうか？

関節モビライゼーションを施術して安全かどうかを判断するために、下肢伸展挙上テストを行い、患者にスランプテスト、咳のテスト、バルサルバ法をしてもらう。これらのテストでは陰性で、下肢への関連症状（痛み、チクチク感、無感覚など）の報告もないため、治療術として関節モビライゼーションを用いて安全であることがわかる。患者に病的な椎間板や進行した変性関節疾患（変形性関節症）といった関節モビライゼーションを禁忌とする異常があったとしたら、こうした評価テストの結果は関連症状が陽性となったはずである（これらの評価の手順に関しての詳細は、第3章を参照のこと）。

10-3 関節モビライゼーションで施術する場合、具体的にはどの基本手順を行うべきでしょうか？ なぜそれらの手順を選びましたか？

どの関節モビライゼーションを行うかは、患者の腰部で可動性減少が見つかった場所にもとづいて決める。関節の遊びまたは動的触診の評価では、腰椎すべての分節関節の動作および右仙腸関節の動作は正常であった。唯一左仙腸関節だけに可動性減少がみられた。そこで、左仙腸関節の関節モビライゼーションが必要とされる。伏臥位の上後腸骨棘と仙骨圧迫のモビライゼーション、仰臥位の片脚のニートゥーチェストモビライゼーションを最初に、後半の診

411

Answers to Case Study

療では仰臥位の水平内転と側臥位の水平内転のモビライゼーションを施術することにする。筋のスパズム状態があるため、中等度の深さのマッサージと温熱療法も選択する。

【治療】

施術の始めに、伏臥位で腰骨盤部領域に、中等度の深さのマッサージをおよそ10〜15分間行う。右側より左側を主に施術し、エフルラージュとトランスバース・フリクション※※を組み合わせながら、組織を温めて循環を促進し、筋のスパズム状態を軽減する。マッサージ後に、その領域を湿熱でおよそ10分温め、ターゲットの組織をさらに温め、関節モビライゼーション開始前に患者をリラックスさせる。それから伏臥位の上後腸骨棘と仙骨圧迫、仰臥位の片脚のニートゥーチェストのモビライゼーションを左仙腸関節に対して行う（基本手順10−1、10−2および10−5を参照）。

※※監訳注：「トランスバース・フリクション」transverse friction は、「横断する強擦法」の意。「クロスファイバー・フリクション」cross-fiber friction と同義としたり、皮膚を動かすとしているもの、このままで深部組織への手技名とするもの、「ディープ・トランスバース・フリクション」deep transverse friction と深さを明確にするものなど、手技の名称および説明は複数見受けられる。

各モビライゼーションは3回繰り返し、この手順の治療を第1週目は週2回の頻度で施す。第2週目は、患者が回復し始めたので、この手順に仰臥位の水平内転も加える（基本手順10−6を参照）。第3週と第4週は、患者が引き続き快方に向かっているため、側臥位の水平内転のモビライゼーションも足す（基本手順10−7を参照）が、第3週目ではかなりやさしく行い、第4週目でこれを含めたすべてのモビライゼーションの強さを増していく。

また、患者とは自宅と仕事、とりわけパソコン仕事での適正な姿勢について話し合い、デスクワークであればなんであれ、パソコン業務も含め、30分ごとに5分間休憩するよう指導する。また、今後1カ月く

らいは、運転の時間を減らすよう努力し、長めの運転をしなければならない場合は、20〜30分くらいごとに車を停めて、数分間歩き回るよう勧める。他に、1日1〜3回、腰骨部に湿熱療法をしてから軽度〜中等度のストレッチをすることも勧める。

【フォローアップ】

4週間後、患者の報告によると、凝りとずっと感じていた深部の鈍痛が70％減少。治療に対して体調がどれほど良いかを患者と話し合ったのち、患者はあと4週間、このまま週2回のペースで来院することを決めた。上記の治療の終わりには、患者は体調が90〜95％改善したと感じられ、100％良くなったと感じられるまで、治療を週1回に減らすことにした。患者が100％の回復に到達したら、来院間隔を2週間、3週間、4週間、そして6週間と伸ばして、治療から徐々に離れていくよう勧める。6週間おいての来院時に、患者の症状は戻って来ていないとのことなので、腰椎と骨盤の分節関節の可動性減少が再発しないように、マッサージと温熱とストレッチと関節モビライゼーションから成る予防治療のために1〜3カ月に1回来院するよう勧める。

第11章
症例問題

Vaughn：患者のセルフケア

【演習問題】

11−1　この患者に対する治療計画には、自宅でのセルフケアは適応でしょうか？　適応であるなら、それはなぜですか？　適応でないなら、それはなぜですか？

ヴォーンは4日後の出張に出ることを希望しており、症状を解消する時間はほとんどない。そのため、今後3日間にわたり3回の診療を組むことに加え、治癒を促進

するために自宅でセルフケアを行えば行うほど、快適に出張をこなせるくらいに改善する可能性も高くなる。交代水療法とストレッチの両方を勧めることにする。セルフケアに関して、患者のやる気にはこれまではむらがあったが、出張という動機付けがあるので、喜んで従うだろうという自信が施術者にはある。

11−2　自宅セルフケアが有用であるとしても、この患者に用いて安全でしょうか？　安全であるなら、なぜそういえるのでしょうか？　安全でないのなら、それはなぜですか？

患者には感覚性ニューロパチーはないので、水治療法は安全である。また、ストレッチが禁忌となる病状、たとえば占拠性病変（例：病的な椎間板や骨棘）もなく、下肢伸展挙上テスト、咳のテスト、バルサルバ法で下肢への関連症状は陰性という結果はすべて、これを裏付けている。下肢への関連症状がないことによって、さらなる確証を得ることができる。なおかつ、自動下肢伸展挙上テストは陽性（腰痛あり）、他動下肢伸展挙上テストは陰性だったので、施術者は患者には筋緊張があり、水治療法とストレッチで良い反応が出るはずだと自信を持てる。

11−3　セルフケアを勧める場合、具体的に何を勧めますか？　なぜそれらを選びましたか？

患者に勧めるのは、交代水療法（基本手順11−3を参照）で、まず氷を用い、続いて湿熱を施し、それからストレッチを行う。開始を寒冷療法にすることが必要とされるのは、患者の腰部にはかなりの痛みがあるため、その部位の感覚をなくすためである。続く温熱療法は、筋を温めて緩め、腰部と骨盤のストレッチを安全かつ効果的に行えるようにする役目を果たす（はっきりとわかる腫脹はないため、最後にもう一度氷をあてがう必要はない印象である）。患者の症状が重めであること、時間がほとん

412

どないことと、良くなって出張に行く気が満々であることを考えれば、この一連のセルフケアをできるだけ頻繁に、可能ならば文字通り毎時ごとにでも行うように勧める。

具体的には、局所にペーパータオルを置いた上からゲル状アイスパックを感覚がなくなるまであてがうよう勧める。次に、10〜20分間熱いシャワーを浴びて、お湯が腰にあたるようにする。シャワー後すぐに、一連の腰部と骨盤のストレッチを行う。

ストレッチについては、（片脚の）ニートゥーチェスト（基本手順11−5を参照）を左右それぞれに行うが、右側の方が左よりも症状が重いので、右側での繰り返しをより多く行うようにする。次に、両脚のニートゥーチェストを行う（基本手順11−6を参照）。それから椅子での腰部のストレッチ（基本手順11−4を参照）を行うのもよいが、両側への側屈では、右側の筋のほうがより硬いので、左方向へ側屈するのに多めに時間をかけるとよい。骨盤の筋系もいくぶん硬いので、股関節のストレッチのメドレーも勧める（基本手順11−12から11−16を参照）。具体的には、患者は前側ライン（股関節屈筋）のストレッチを左右両側と、身体の右側への後側ライン水平方向（股関節外旋筋または梨状筋）のストレッチに的を絞るべきである。

【治療】

治療はおよそ15〜20分間の腰部後側の軟部組織へのマッサージから成り、軽度の圧から始めて徐々に中等度の圧へと上げていく。次に、その領域に温熱をさらに5〜10分施す。これで腰部がいくらか緩み温まったので、ストレッチを行う。最初は静的ストレッチを、片脚のニートゥーチェストと両脚のニートゥーチェストとを用いて左右両側にやさしく行う。次に、すべてのストレッチにCRストレッチの手順を加えて、その後ACストレッチの手順を加えて、繰り返す。患者の症状は重いことから、CRとACの手順の強度はやさしく保つ。それから、股関節屈筋のマッサージを

5〜10分行うが、軽めから中等度の圧へと徐々に移行する。これは前側股関節屈筋のストレッチ、次にニートゥーオポジットショルダーのストレッチをまず静的に、その後CRの手順を加えて行う。ニートゥーオポジットショルダーの角度は、膝をまっすぐ胸のほうに持ってくるのと、身体の対側に向かってまっすぐ膝を持ってくるののの間で、意図的にいろいろに変えてみる。残り数分で、腰部と骨盤にやさしくマッサージをして終える。毎回の治療ごとに、患者が回復するにつれ、圧の深さとストレッチの手順の関節可動域を徐々に増していく。患者は3日間連続で治療を受けてきて、短期間にあまりに多くの施術を受けた患部は、過敏になり少々腫れているかもしれないため、最終日は最後は5分間腰部にアイシングを施して終える。

【フォローアップ】

3回目の治療の終わりには、患者はおよそ75％良くなっているように感じていた。患者は毎日5〜7回、交代水療法またはストレッチを行ってきた。腰部にはまだ少々スパズムがあるが、3日前よりもかなり緩んでいる。完全に症状が解消したわけではないが、患者はこれで出張に出かけられるという自信がある。

患者には自宅でのセルフケアは続けるよう勧めるが、かなり状態が良くなったので、氷を使用した交代水療法はもうする必要はなく、温熱療法のみを行い、その後ストレッチをするように移行してよい。また、出張中も温熱療法とストレッチは続け、良いマッサージ師を見つけて出張中の週に少なくとも2回は治療的なマッサージを受けるようにアドバイスをする。たいていのホテルではマッサージのサービスがあること、もしない場合でも、ホテルでその地域の施術師を紹介してくれるであろう旨を伝える。

5日後、ヨーロッパにいる患者からeメールが届く。飛行中は少々苦痛だったものの、その後は素早く快復したとのこと。温熱療

法とストレッチは続けているが、良くなって来たので、セルフケアの量を徐々に減らしているという。また、素晴らしい治療的マッサージをホテルで2回受けたので、かなり助かったそうである。帰国したら、診てもらいにいくと約束してあった。

第12章

症例問題

あなた自身：施術者のセルフケア

【演習問題】

12−1　あなたのセルフケアのプランに、脊椎のスタビライゼーション・エクササイズを取り入れるべきでしょうか？　取り入れるべきなら、それはなぜですか？　取り入れるべきでないなら、それはなぜですか？

あなたの持久機能が減退しているが、このことは、スタビライゼーションの強化の基本手順と感覚運動エクササイズの基本手順でコアの腰仙部筋系の弱さを露呈したことで、わかっている。したがって、スタビライゼーション・エクササイズは自分のセルフケア・プログラムの一部として明らかに必要である。腰部は硬さと苦痛または痛みだけでなく、疲労感もある事実もまた、強化をする必要があることを示している。さらに、筋の硬さと苦痛または痛みの間に明確な相関関係はない。施術の際はコアの等尺性収縮をずっと行う必要がある手技療法の性質を考えると、スタビライゼーション強化エクササイズは、とりわけ必要とされる。体力が弱くなっていることにより、また体重が増えたことによっても、全般的に体調を崩してしまったので、カーディオバスキュラー・エクササイズも始めることにする。

413

12−2　腰仙椎のスタビライゼーション・エクササイズが有用であるとしても、あなたに用いて安全でしょうか？　安全であるなら、なぜそういえるのでしょうか？　安全でないのなら、それはなぜですか？

あなたの場合、占拠性病変（病的な椎間板や骨棘）や急性疾患を示唆するすべての整形外科的な検査の結果が陰性だったので、脊椎のスタビライゼーション・エクササイズを行っても安全である。加えて、X線写真で病態は何も見られなかった。このような容態がないので、脊椎のスタビライゼーション・エクササイズに要するのは筋系の収縮や頸と体肢の動作だけなので、実施しても安全である。

12−3　スタビライゼーション・トレーニングを行うと決めた場合、具体的にどの基本手順を行うべきでしょうか？　なぜそれらの手順を選びましたか？

原則として、その人がどのエクササイズを行うべきかの判断は、どの筋が弱くなっているか、またそのために、機能的な欠落がどこに出ているかを考慮して行う。あなたの場合は、腰仙部の筋系の主要な作用を持つ筋群がすべて弱くなっていることが明らかである。したがって、スタビライゼーション強化エクササイズのすべてが有益となるので必要とされる。さらに、固有受容感覚のエクササイズにも弱さが見られたので、スタビライゼーションの感覚運動エクササイズもまた必要とされる。

【治療】

症状が慢性化していることと、脆弱さの度合いから考えて、スタビライゼーションのプログラムは徐々に始めた方がよい。この理由で、最初はスタビライゼーションの感覚運動エクササイズで始め、次にスタビライゼーション強化エクササイズへと進む

のが最良である。片脚立ちで感覚運動系のトレーニングを開始する（基本手順12−6を参照）。それからロッカーボード上での両脚立ち運動、次に片脚立ち運動を行う（基本手順12−7および12−8を参照）。この運動に慣れたところで、ウォブルボード上での両脚立ち、それから片脚立ち運動へと進んでよい（基本手順12−9および12−10を参照）。各エクササイズを、最初は10秒間を1回か2回繰り返し、徐々に繰り返しを3回、それぞれの姿勢を60秒以上保つようになるまで上げていく。

この時点でスタビライゼーション強化エクササイズを始める準備ができているはずである。はじめは伏臥位のプランクと側臥位および仰臥位のブリッジを行い（基本手順12−1、12−2および12−3を参照）、それから徐々に四つんばいのトラックとデッドバグのエクササイズを加えていく（基本手順12−4および12−5を参照）。すべてのスタビライゼーション強化エクササイズにおいて、最も簡単なバリエーションからはじめて段々と、やさしい方を60秒間以上維持するのを3回繰り返せるようになった場合のみ、より難しいバリエーションへと進める。

それに加え、頸椎および胸椎の安定性向上のため、すべてのエクササイズの最中に、頸部のブレースの姿勢（正しい頸胸部と上肢帯の姿勢を維持すること）にも細心の注意を払うこと。

運動療法にスタビライゼーションのトレーニングを組み入れる際の選択肢は2つある。あなたのエクササイズをアドバイスしたり監督する施術者、医師、または免許保持者や訓練を受けたトレーナーと一緒に行うのもよい。もしくは必要なエクササイズを自分のセルフケア・プログラムに導入しながら、ひとりで行うことも可能だ。自分に知識基盤があることから、ひとりで始めることにする。身体調整のピラティス・メソッドも始めて、セルフケアを補完することも決める。ピラティスのインストラクターと30回の個人レッスンを契約し、や

り方をよく学ぶことにしたが、その後は経済的負担を軽くするため、グループ・レッスンで続ける。

筋組織が硬いために、強化トレーニングで筋緊張が増す傾向が多々あるので、日課の中にストレッチも加えることにした（腰部のセルフケアのストレッチのエクササイズは、第11章を参照）。また同様の理由で、スケジュール中に時間をつくって、マッサージ治療を受けることにする。最初の1、2カ月は週1回、その後は隔週1回で、マッサージ師のTeriを手配した。Teriを選んだのは、彼女が臨床的な整形外科的マッサージに優れているからである。治療の内容は、湿熱治療、マッサージ、ストレッチ、そして関節モビライゼーションである。毎回の治療の半分の時間は、腰仙部領域に的を絞って費やす。

最後に、電動昇降ベッドと手技療法士向けの生体力学に関する良書とDVDを購入し、患者を施術する際の身体のつかい方の改善に意識的な努力をする。

【フォローアップ】

6カ月後、新しい身体で生まれ変わったような感じがする。痛みも苦痛も疲労感もなく、快適に仕事ができている。さらに、自分のマッサージのテクニックが目に見えて進歩したのに気づき、以前よりも患者の満足度が上がって、友人や家族をもっと紹介してくれるようになった。今回のことは短期的な解決策というだけではないこと、良い体調でいることは自分の健康にとって重要で、一生を通じて関わっていくものであること、そして自分の患者に勧める理想的な生活を実践することは大切であることを実感したため、一生の継続要素として、強化トレーニング、ストレッチ、そして手技療法、といったセルフケアを続けることに打ち込むことにする。

索引
INDEX

※※索引において、ページ数の後ろに記載している文字は、それぞれ以下の要素を示しています

コ→「コラム」　治→「治療のヒント」　臨→「臨床のアドバイス」　実→「実践テクニック」　図→表／写真／イラスト　監→監訳注

あ

アート・オブ・コントロロジー ……392 コ, 392 監
アイシング ……72, 72 監, 80 治, 82 治 142 実
圧を深くするためのアイシング ……142 実
アイスパック ……362, 363 実
―・マッサージ ……363 実
アクティブ・アイソレーテッド・ストレッチ ……263, 263 監
脚を組む ……380 臨
アジャストメント ……98 臨, 98 監, 331 臨, 331 監
アセスメント ……17
亜脱臼 ……68 監
圧縮 ……21, 21 図
アッパークロスシンドローム ……87
圧迫 ……77 図, 109, 114, 322 コ, 362
アメリカ国内での略式呼称や資格名 ……5 監
あらかじめ回旋しておく ……195 臨, 223
安静 ……109, 362
安静時緊張 ……54, 56 コ
異常感性大腿神経痛 ……80 監
異常感覚性大腿痛 ……79, 79 コ, 80 監
椅子での腰部のストレッチ ……367
一番短いロープ ……177 臨
イヨーマンテスト ……105
ウォブルボード ……386 コ, 399, 399 監, 402, 403 図
運動学 ……16 監
運動感覚認識 ……387 監
運動制御 ……386
運動に対する患者の自覚 ……259 臨
エフルラージュ ……406, 406 監
遠心性収縮 ……58, 58 監
円靭帯 ……45, 48 図, 48 監
エンドフィール ……97, 332
円板関節 ……19
凹円背 ……85, 85 監
骨盤の姿勢と凹円背 ……86 臨
横隔膜 ……31 図, 36 図, 171
呼吸と横隔膜 ……172 臨
黄色靭帯 ……44, 45 図
横突間筋 ……69, 323
横突間靭帯 ……44 図, 45, 45 図, 47 図, 74 図
横突起 ……16, 16 監, 17 図, 45 図, 46 コ, 163
横突棘筋 ……33 図, 46 コ, 184
―のトリガーポイントと関連痛の出現部位 ……59 図
起き上がり運動 ……26 監
おじぎ運動 ……26 監
オステオパシー ……68 コ, 98 臨, 158 監, 172 監, 331
オステオパス ……172 実, 172 監
温水療法 ……364, 365

か

温熱療法 ……84 治, 88 治, 111, 365
―後のストレッチ ……364 臨

カーディオバスキュラー・エクササイズ ……174, 174 監
カールアップ ……390 コ
下位運動ニューロン ……55, 55 図, 55 監, 217 コ
下位交差性症候群 ……87, 87 図, 387 コ
開始位置 ……266 臨, 305
下位症候群 ……387
回旋筋 ……24 図, 29 図, 33 図, 216 コ, 262 コ, 302 コ
―のトリガーポイントと関連痛の出現部位 ……59 図
回旋モビライゼーション ……350, 352
外側広筋 ……28 図, 30 図, 31 図
外側大腿皮神経 ……79 コ
回転力 ……105, 182, 279, 345
外腹斜筋 ……28 図, 28 監, 30 図, 31 図, 35 図, 46 コ, 159, 187
―のトリガーポイントと関連痛の出現部位 ……62 図
外閉鎖筋 ……29 図, 41 図
解放 ……230, 331 臨
開放性連鎖運動 ……23, 23 監
開放的運動連鎖 ……23 監
カイロプラクティック ……68, 98 監, 331 臨
ドクター・オブ・カイロプラクティック ……5 監, 422, 422 監
マッサージとカイロプラクティック ……68 臨
カウンター・ニューテーション ……25 図, 26, 26 監
カウンターイリタント ……364 臨
カウントダウン ……219 臨
架橋 ……58 監
下後鋸筋 ……28 図, 30 図, 34 図
―のトリガーポイントと関連痛の出現部位 ……61 図
下後腸骨棘 ……17, 17 監, 18 図
下肢伸展挙上 ……99, 100 監, 104 図
―テスト ……99 臨, 100 図
―テストと拮抗筋系 ……105 臨
―と仙腸関節の評価 ……104 臨
下肢帯 ……17
―の骨 ……16, 17
下制 ……23, 23 監
下前腸骨棘 ……17, 18 図, 18 監, 43 図, 48 図
過前弯 ……85, 85 図
―の腰椎 ……85, 111
前方への骨盤傾斜と過前弯の腰椎 ……86 治
下双子筋 ……28 図, 30 図, 41 図
肩関節 ……23 コ, 179 臨, 227, 265, 305 臨
可動域 ……21, 21 図, 51, 92, 92 監

―の評価 ……95, 96 臨
可動性減少 ……69, 69 図, 69 監, 322
分節関節の可動性減少の重要性 ……323
可動性亢進 ……69, 69 図, 69 監, 323, 323 臨
下部腰椎のモビライゼーション ……330 図, 331
身体の使い方 ……114 コ, 115 臨, 137 図, 138 図, 156 臨, 179 臨, 339 実
感覚異常性大腿神経痛 ……80 監
感覚運動エクササイズ ……387, 399
感覚神経 ……72, 72 監
感覚ニューロン ……55 図, 76, 217 コ
寛骨 ……16, 16 監, 17, 17 図, 18 図, 25 図
寛骨臼の関節軟骨 ……79 コ
寛骨臼横靭帯 ……79 コ
寛骨大腿リズム ……41 監
患者とのコミュニケーション ……140 臨, 152 臨, 217 臨, 263 臨, 303 臨
関節炎 ……81 監
関節可動域 ……92, 92 監
―訓練 ……390 コ
関節機能障害 ……54 コ, 68, 69, 71 治, 109
サブラクセーションまたはミスアライメント vs. 関節機能障害 ……68 コ, 71 治
関節症 ……81 監
関節唇 ……48 図
関節突起 ……17 図, 19, 19 図
関節突起間関節 ……19
関節の遊び ……322
―の評価 ……92, 98, 98 図, 98 臨, 322 図
関節の解放 ……331 臨, 331 監
関節の可動性減少の原因 ……70 コ
関節包靭帯 ……48 図
関節マニピュレーション ……332 コ
関節面 ……95
―の異常 ……95 臨
関節モビライゼーション ……17, 17 監, 71 治, 92, 98, 109, 322, 324 図, 325 図, 330
―とピン・アンド・ストレッチ術 ……327 コ
―の基本手順 ……322 コ, 333
―または関節マニピュレーションのグレード ……332 コ
腰部と骨盤の関節モビライゼーションを学ぶ ……331 臨
関節モビリゼーション ……17 監
関節リリース ……331 臨, 331 監
機構 ……53
起始 ……27 監, 34 監
機序 ……53
疑似坐骨神経痛 ……80, 80 監
拮抗筋 ……44, 44 監, 262 コ, 302 監
―収縮 ……302 監

キネシオロジー ……16, 16 監
キネステティック・アウェアネス ……387, 387 監
基本手順 ……104, 140, 157, 183, 223, 268, 307, 333, 362
逆作用 ……22 図, 23, 24 図, 181 コ
逆制止反射 ……262, 262 監, 262 コ, 302
求心性収縮 ……58, 58 監, 263, 263 図, 303, 371
胸郭 ……36 図, 152, 152 監
―の肋骨 ……152 監, 230
胸筋 ……87 図
胸椎
―の可動域 ……21 図
―への展開 ……183 臨, 224 臨
―をストレッチする ……268 臨, 308 臨
ストレッチを胸椎まで拡大する ……275 実
胸腰筋膜 ……46 コ
―と腹部の腱膜 ……46 コ
胸腰椎の可動域 ……21 図
仰臥位のブリッジのトラック ……393, 394 図
協力筋 ……55 図, 87 図
挙筋裂孔 ……43 図
棘間靭帯 ……44, 45 図
棘筋 ……27, 28 図, 33 図
棘上靭帯 ……44, 45 図, 47 図, 74 図
局所用鎮痛性軟膏 ……364 臨
棘突起 ……16, 45 図, 46 コ, 98 図
―のコンタクトを見つける ……328 臨
挙上 ……23 図, 25 図, 109, 362
筋筋膜トリガーポイント ……58, 97, 136 実, 362
―を施術する ……136 実
筋骨格系の病態 ……54 コ
筋挫傷 ……71, 71 図, 72 臨
捻挫と筋挫傷 ……72 治
捻挫と筋挫傷の評価をする下肢伸展挙上テスト ……104 図
筋線維を横断するストローク ……154, 154 図
緊張過度の筋系 ……54, 68 治
筋紡錘 ……55 図
―線維 ……54
―反射 ……55, 55 図, 181, 222, 266, 306
筋膜（ファシア）の癒着 ……56 コ
くすぐったがりの患者 ……167 臨
屈曲モビライゼーション ……352
クライオカップ ……363 実, 363 監
グライド ……21, 21 図, 21 監, 353
クランチ ……390 コ
クランプ ……54
クリープ現象 ……176 コ, 266 臨, 306 臨
グレードの分類 ……332 コ
クロス・クロール ……396, 397 図
クロスファイバーストローク ……154

INDEX

クロスファイバー・フリクション……412 監
クロスブリッジ……58, 58 監
脛骨神経……28 図, 76 図
頚部のブレース……389 図, 396, 396 コ, 396 監
頚部屈筋……87 図, 387 コ
痙攣……54 監
ゲート・コントロール理論……364 臨, 364 監
ゲル状アイスパック……362
牽引……21 図, 353
タオル伸延または牽引……355 実
牽引関節モビライゼーション……356
肩甲胸郭関節……34 監
肩甲挙筋……87 図, 387 コ
健康歴の質問……93 コ
肩甲肋骨関節……34, 34 監
ゲンスレンテスト……106, 107 図, 245 臨
顕微（的）外傷……72 監
コア……111, 111 監, 114, 114 監, 117 図, 120 図, 392 コ, 392 監
―を一直線に合わせる……206 臨
―を使う……219 臨, 265 臨, 305 臨
―を使って後ろに反る……272 臨
施術者のコアの位置……194 実
施術者のコアをブレースする……222 臨
広筋……30
後傾……26, 153 実, 219 臨
後傾エクササイズ……391 コ
後縦靭帯……45, 45 図
拘縮……54, 54 監
後退……21
交代水療法……365
広背筋……28 図, 34 図, 34 監, 46 コ
―のトリガーポイントと関連痛の出現部位……60 図
後方関節包靭帯……252
肛門挙筋……41, 42 図, 43 図
肛門挙筋腱弓……43 図
肛門尾骨靭帯……42 図, 43 図
股関節
―での関節作用……22 図
―の靭帯……45
―の靭帯をストレッチする……209 臨
―または骨盤の多面ストレッチ……191, 192 コ
腰椎と骨盤または股関節のCR多面ストレッチの基本手順……223 実
CR多面ストレッチへの展開：股関節の外転の作用を持つ筋群……241 実
CR多面ストレッチへの展開：股関節の屈曲の作用を持つ筋群……248 実
股関節外旋筋または梨状筋のストレッチ……376
股関節外転筋……22 図, 147, 193, 216 コ, 238, 280
―のストレッチ……375

別の体勢での股関節外転筋のACストレッチ……282 実
股関節屈筋……22 図, 87 図, 198, 204, 216 コ, 245, 285, 314, 387 コ
―のストレッチ……374
ベッドの下端での股関節屈筋のCRストレッチ……248 実
AC多面ストレッチ：股関節屈筋……287 実
CRAC多面ストレッチ：股関節屈筋……316 実
股関節伸筋……22 図, 204, 206, 216 コ, 249, 250, 287, 288, 316
―またはハムストリングのストレッチ……376
CR多面ストレッチへの展開：股関節伸筋―ハムストリングの筋群……249 実
股関節深層外旋筋……209, 216 コ, 252, 290, 317
股関節置換……51, 192, 239
股関節内旋筋……216 コ, 256, 293
股関節内転筋……22 図, 196, 216 コ, 242, 283
―のストレッチ……376
AC多面ストレッチ：股関節内転筋……284 実
ゴキブリ体操……398 監
ゴキブリのポーズ……398 監
呼吸……135, 155, 182, 222, 267, 307, 332
―手順を選ぶ……222 臨
―と横隔膜……172 臨
患者に呼吸手順を説明する……307 臨
後仙腸靭帯……45, 47 図, 74 図
後大腿皮神経……76 図
骨関節症……81 臨, 81 監
骨棘……81, 81 図
骨指標……17 図
骨増殖体……81
骨盤……16, 16 図, 18 図
―の関節……20
―の固定のしかた……191 実, 192 実
―の姿勢と凹円背……86 臨
―の姿勢と脊柱……23 コ
―の靭帯……47 図
―の腰仙関節での関節作用……24 図
―を固定する……280 実
患者の骨盤を固定する……219 臨, 264 臨
前方への骨盤傾斜と過前弯の腰椎……86 治
腰椎と骨盤または股関節のCR多面ストレッチの基本手順……223 実
腰部と骨盤の関節モビライゼーションを学ぶ……331 臨
骨盤大腿リズム……41 監
骨盤底筋群のトリガーポイントと関連痛の出現部位……67 図
骨盤底の筋……42 図

骨盤内運動……25
固定のコンタクト……204, 264 図, 306
固定の手……177 コ, 181, 216, 222, 263, 267, 302, 306, 324
拳……121 図
固有受容感覚……158 実, 379, 382, 386
固有受容性神経筋促通ストレッチ……216
固有受容性神経反射……216, 262 コ
「コラム」……23, 41, 46, 54, 56, 68, 70, 78, 79, 93, 99, 114, 152, 176, 177, 178, 181, 183, 192, 216, 217, 262, 302, 322, 327, 332, 360, 366, 386, 387, 389, 390, 391, 392, 396, 400
ゴルジ腱器官……217 コ
―反射……216、217 コ, 262, 302
コンタクト……17, 17 監, 114, 114 監, 116, 125, 154
―を交替する……125 臨
コントラクトリラックス……216 監
コンピューター断層撮影法……75, 109

さ

サーカムダクション……20 図, 21, 21 監
サーキュラーフリクション……406, 406 監
最後の繰り返しを持続する……266 臨, 306 臨
最終域感……97, 332
最長筋……28 図, 33 図, 245
鎖骨……224, 339 実
坐骨……17, 17 図
坐骨棘……43 図
坐骨結節……18 図, 28 図, 47 図, 48 図, 74 図
坐骨神経……28 図, 49 図, 50, 76 図, 80 図
―と梨状筋の関係……80 図
―の直径……50, 51 監, 77, 77 監
坐骨神経痛……77, 80
坐骨大腿靭帯……45, 48 図, 252, 290
支え……116, 116 臨
支えの手……116, 335 臨
作動体……95, 95 図
サブラクセーション……68 コ, 68 監
―またはミスアライメント vs. 関節機能障害……68 コ
磁気共鳴映像法……75
指球間溝……106, 106 監, 334
軸性……20
軸性伸延……333, 353
矢状面……19, 19 図
姿勢……94
―についてのアドバイス……378
睡眠時のよくない姿勢……381
背中の姿勢……132 臨
正しい姿勢……305 臨, 360
正しい姿勢で毎回始める…305 臨
膝蓋骨……30 図, 31 図

膝蓋靭帯……31 図
膝窩静脈……28 図
膝窩動脈……28 図
膝関節を保護する……251 実
「実践テクニック」……136, 142, 143, 144, 147, 148, 153, 154, 157, 158, 162, 164, 170, 172, 180, 182, 191, 194, 201, 212, 223, 226, 229, 233, 241, 248, 249, 251, 253, 255, 265, 268, 270, 272, 275, 279, 280, 282, 284, 287, 292, 295, 296, 304, 307, 310, 316, 326, 335, 339, 341, 346, 347, 349, 351, 355, 362, 363
シットアップ……390 コ
自動下肢伸展挙上……99, 100 監, 105
自動関節可動域……95, 95 図, 322
自動的個別化ストレッチ……263 監
ジムボール……400 監
斜面……19, 19 図
収縮・虚血サイクル……58, 58 図
手技およびテクニック……114 臨
手技療法……158 実
手掌……121 図
―から手刀へ、肘から上腕へ移行する……124 臨
―の施術のコンタクト……123 図, 126 図
手刀……120, 121 図, 336
手掌から手刀へ、肘から上腕へ移行する……124 臨
主動筋……26, 55 図, 95, 95 監, 179, 262 コ, 302 監
―収縮……223, 262, 262 監, 262 コ, 302
潤滑剤……139 臨, 363 実
正しい潤滑剤を選ぶ……139 臨
ジョイント・プレイ……322
ジョイントリリース……331 監
上位交差性症候群……87
消化の流れ……161 臨
上関節面……17 図
上下関節面……19 図, 70 コ
上後腸骨棘……17, 17 監, 18 図, 42 図
―圧迫テスト……106, 106 監, 107 図
大腿を伸展させての伏臥位での上後腸骨棘圧迫……335 実
小坐骨孔……47 図, 74 図
上肢の関節を整列伸展……128 図
上肢帯を上げさせておく……134 臨
上前腸骨棘……17, 18 監, 18 図, 30 図, 43 図
―圧迫テスト……106, 106 監, 107 図
上双子筋……28 図, 30 図, 41 図
小殿筋……29 図, 31 図, 40 図
―のトリガーポイントと関連痛の出現部位……66 図
小転子……48 図
上部腰椎のモビライゼーション……330 図, 331 臨
小腰筋……32 図, 36 図, 42 図

「症例検討」……150, 174, 213, 260, 299, 320, 358, 383, 405
伸延……21図
　―テクニック……353
　―モビライゼーション……353
　タオル伸延または牽引……355実
心血管系エクササイズ……174監
深層外旋筋
　―群……41図, 209
　―の筋群へのもう1つの
　　ACストレッチ……292実
　―のストレッチと鼠径部痛
　　……212実, 253実
　股関節深層外旋筋……209, 252, 290, 317
　4の字ストレッチを用いた深層
　　外旋筋のCRストレッチ
　　……255実
身体運動学……16監
身体診査技法……92
　診断と評価……92臨
伸張時自動収縮不全……221
伸張性収縮……58監
伸張反射……55, 72臨, 181, 181監, 222, 266
伸長反射……181監
伸展運動……390
伸展反射……181監
伸展モビライゼーション……326実
深部組織……26
　―の施術……26, 114, 140
　―の施術の基本手順での身体の
　　使い方……114コ, 140
　―への施術(ディープティシュー・
　　ワーク)の治療に寒冷を用いる
　　……362実
　伸ばして深部組織の施術を行う
　　……143実
診療……107, 107監
　診療要件の範囲……6, 7監, 41, 41監, 92, 333
髄核……18, 19図, 76図
水治療法……361
水平外転……23コ, 23監
水平屈曲……23コ, 23監, 103
水平伸展……23コ, 23監, 209
　水平屈曲と水平伸展……23コ
水平内転……23コ, 23監
　側臥位の水平内転モビライゼー
　　ションを仙腸関節から腰椎に
　　展開する……347実
　側臥位の仙腸関節への水平内転
　　モビライゼーションのバリ
　　エーション……346実
水平面……19
スウェイバック……85監
スコープ・オブ・プラクティス
　……6, 7監, 41, 41監, 92, 333
スタティックストレッチ……176監
スタビライゼーション……111, 111監, 152監, 386監
　―・エクササイズ……152, 152監, 386, 386監, 390
　―強化エクササイズ……387, 391
　ステップ4で途中までだけ戻す
　　……304実

ストリッピング……410, 410監
ストレッチ……26, 176, 366
　―の手……177コ, 216, 263, 302
　―の手順……366コ
　―の用語……177コ
　―は常に腰椎にかける……182実
　―を胸椎まで拡大する……275実
　アクティブ・アイソレーテッド・
　　ストレッチ……263, 263監
　椅子での腰部のストレッチ……367
　温熱療法後のストレッチ……364臨
　身体の使い方とストレッチ
　　……179臨
　患者の片足を施術者の鎖骨に
　　乗せてストレッチの向きを
　　見守る……339実
　深層外旋筋のストレッチと
　　鼠径部痛……212実, 253実
　勧めるストレッチの数は
　　抑えめに……367臨
　多関節ストレッチ……201実
　腰部のストレッチの別の体位
　　……180実
ストローク……114, 114監, 136図, 137図
スパズム……54, 306
スプリンティング……55, 55監, 57
スプレー・アンド・ストレッチ
　……364臨, 364監
すべり症……88監
スラスト
　―法……98, 98監, 331監
　決してスラスト法を行わない
　　……331臨
スランプテスト……101, 102図
ずれ……21監
ズンバ……320, 320監
正中仙骨稜……17, 17監, 18図
静的ストレッチ……176コ
整列伸展された関節……127, 127図
脊髄……55図, 78図, 217コ
脊髄神経……75図, 78図, 88図
脊柱の靱帯……45図
脊柱の高さを識別できなくても施
　術は行うテクニックを適用する
　……327臨
脊柱管……16, 17図, 17監, 78監
脊柱管狭窄症……17監, 78, 78コ, 78監
脊柱起立筋……33図, 46コ, 74図, 184
　―のトリガーポイントと
　　関連痛の出現部位……59図
脊柱前弯症……85監
脊柱側弯症……82, 83図, 84図, 84治, 110
　―と硬くなった筋……84臨
脊椎……19図
　―のスタビライゼーション
　　(安定化)……386コ
脊椎症……81, 88
脊椎すべり症……88, 88図, 88監, 89図, 89臨, 89治, 111
咳テスト……101監
咳のテスト……101, 101図, 101監

施術のコンタクト……120, 121図, 125
施術の手……177コ, 181図, 216, 222, 266, 306, 324, 328
施術の深さ……135臨
施術者による氷の適用……363実
施術者の別の体勢……341実
施術者のペースで……267臨
切断面……19, 19図
　3番目の切断面の作用は
　　どうなのか……178臨
摂動……400、401臨
背中の姿勢……132臨
セルフケア……360, 390
　―のエクササイズの基本手順
　　……386コ
　―の基本手順……360コ
　―の指導……108臨
ゼロバランシング……158実
線維輪……18, 19図, 76図
前外側腹壁……159図
前額面……19, 19図
前鋸筋……87図, 387コ
仙棘靱帯……47図, 74図
占拠性病変……77, 99, 189, 271, 330
前傾……22図, 23図, 25図
前脛骨筋……31図
仙結節靱帯……28図, 42図, 45, 47図, 74図
仙骨……16, 16図, 17, 18図, 25図, 30図, 42図
　―の運動……26
　―のニューテーション……25図
仙骨尖……17, 336, 345
仙骨底……17, 18図
　―の角度……86図
　―の傾斜角度……86, 389コ
仙骨モビライゼーション……346実
前縦靱帯……45, 45図, 47図, 74図
前仙腸靱帯……42図, 45, 47図, 74図
仙腸関節……17, 17監, 18図, 72, 73図, 106図, 334
　―損傷とハムストリング……73臨
　―における寛骨の運動……26図
　―の上後腸骨棘圧迫……334
　―の靱帯……74図
　―の水平内転……340
　―の水平内転モビライゼーション
　　……340, 346
　―の仙骨圧迫……336
　―の損傷と捻挫……73治
　―の多種混合テスト……106, 106監, 107臨
　―のニートゥーチェスト……338
　―のモビライゼーション……333
　下肢伸展挙上と仙腸関節の評価
　　……104臨
　側臥位の水平内転モビライゼー
　　ションを仙腸関節から腰椎に
　　展開する……347実
　側臥位の仙腸関節への水平内転
　　モビライゼーションのバリ
　　エーション……346実

仙腸関節圧迫モビライゼーション
　……348
仙腸関節炎……72, 73監
仙腸関節ストレッチテスト…106監
仙腸関節不安定性テスト…106監
仙腸骨炎……73監
仙椎の結節……17監
前頭面……19, 19図, 82, 95, 223,
浅腓骨靱帯……76図
仙尾靱帯の捻挫……336
前腹壁……156図, 161, 187図, 227
　―を強化する……152コ
　妊娠の前腹壁筋への影響
　　……157実, 158監
　まず前腹壁から施術する…165臨
前方への骨盤傾斜……111
前腕……121図
前弯……16
　「前弯」という用語……85臨
　腰椎の前弯の弯曲を取り戻す
　　……349実
相互抑制反射……262監
総腓骨神経……29図, 76図
僧帽筋……46コ, 387コ
側臥位……162実
　―で腰方形筋を施術する…143実
　―の水平内転モビライゼーショ
　　ンを仙腸関節から腰椎に展開
　　する……347実
　―の仙腸関節への水平内転
　　モビライゼーションの
　　バリエーション……346実
　―のブリッジ……393, 393図
促進シグナル……262コ
足底筋……28図
側方傾斜……23
鼠経靱帯……47図, 74図
鼠径部の線維性癒着……169臨
側屈モビライゼーション……350
　座位の側屈モビライゼーション
　　を回旋と伸展のモビライゼー
　　ションに展開する……326実
ソフトティシューマニピュレー
　ション……81治, 109監, 179臨

た

ターゲットの筋……26, 116, 177コ
第1腰椎……16
体幹……111監, 114監
　―の右側屈筋群……230
　―の腰仙関節での動き……24図
　患者の体幹を保持する……328臨
対抗筋……44
大坐骨孔……47図, 74図
体重……93, 117, 133図
　―を使う……134臨
対側性回旋……21
大腿
　―の外旋……257臨
　―の屈筋……263
　―の股関節での動き……22図
　―の内旋筋群……256, 257臨
　―を伸展させての伏臥位での
　　上後腸骨棘圧迫……335実
大腿円靱帯……48監

INDEX

大腿スラストテスト―106, 107図
大腿筋膜張筋―28図, 28監,
　30図, 31図, 37図
　―のトリガーポイントと
　　関連痛の出現部位―62図
大腿骨―18図
大腿骨頭―48図
大腿骨頭靭帯―45, 48図, 48監
大腿骨盤リズム―41コ, 41監
大腿三角―49, 49図
大腿静脈―49, 49図, 79コ, 169
大腿神経―49, 49図, 79コ, 169
大腿直筋―30図, 31図,
　37図, 42図
　―のトリガーポイントと
　　関連痛の出現部位―62図
大腿動脈―49, 49図, 79コ, 169
大腿二頭筋―28図, 39図, 65図
大腿部膝屈筋―75
大腿方形筋―28図, 30図, 41図
大殿筋―28図, 30図, 39図,
　42図, 74図
　―のトリガーポイントと関連痛
　　の出現部位―65図
大転子―48図
大内転筋―28図, 31図,
　39図, 42図
ダイナミックストレッチ―176コ
大腰筋―30図, 31図, 42図,
　46コ, 162
　―のためのその他の体位―164実
タオル牽引―353
タオル伸延―353
タオル伸延または牽引―355実
多関節ストレッチ―201実
多切断面ストレッチ―178コ
正しい姿勢―305臨, 360
正しい姿勢で毎回始める―305臨
立ち位置を調整―118図
他動下肢伸展挙上―99,
　101監, 104
他動関節可動域―95, 95図, 322
タプラー・テクニック―157実
ダブル・ニートゥーチェスト・
　ストレッチ―369, 370
多面関節モビライゼーション―333
伏臥位の多面関節モビライゼー
　ションを伸展と側屈へ
　―351実
多面ストレッチ―176, 178
　―の基本手順―176コ
股関節または骨盤の
　多面ストレッチ―192コ
腰椎の多面ストレッチ―183コ
多裂筋―29図, 33図
　―のトリガーポイントと
　　関連痛の出現部位―59図
短縮性収縮―58監
短内転筋―32図, 39図, 42図
知覚異常性大腿神経痛―80監
知覚神経―72監
恥骨―17, 17図, 42図
恥骨筋―31図, 39図
恥骨結合―42図, 43図, 47図,
　47監, 74監
恥骨結合関節―47監, 74図, 74監

恥骨結節―17, 18図
恥骨大腿靭帯―45, 48図
恥骨直腸筋―42図
恥骨尾骨筋―42図
中間位の骨盤―387
中間位の腰椎―387
中心管―17監
虫垂―162, 162図, 165
中殿筋―28図, 30図, 31図,
　40図, 80図
　―のトリガーポイントと
　　関連痛の出現部位―66図
中部腰椎のモビライゼーション
　―331臨
腸脛靭帯―28図, 28監, 30図,
　31図, 39図, 74図, 148実
徴候と症状―93臨
腸骨―17, 17図, 49図
腸骨筋―31図, 42図, 165
腸骨大腿靭帯―45, 48図
腸骨尾骨筋―42図
腸骨稜―17, 18図, 28図,
　30図, 47図, 74図
　―圧迫テスト―106,
　　106監, 107図
　―の触診―97図
長内転筋―31図, 39図, 42図
長腓骨筋―31図
腸腰筋―30図, 38図, 79図, 167
　―にピン・アンド・
　　ストレッチを行う―170実
　―のトリガーポイントと
　　関連痛の出現部位―63図
腸腰靭帯―45, 47図
張力のライン―176, 183臨
腸肋筋―28図, 33図, 59図
直腸前繊維―43図, 43監
「治療のヒント」―68, 71, 72, 73,
　80, 81, 82, 84, 86, 88, 89
治療頻度―108, 319臨
　―の効果―108図
適正な治療頻度を決める―319臨
椎間円板―17図, 18, 18監,
　19図, 45図, 75, 75監
椎間関節―18, 19図, 70コ, 85図
　―の関節包―47図
椎間関節症―87図
椎間関節症候群―87, 87監,
　87図, 88治, 111, 189,
　227, 271
　―を評価する―88臨
椎間関節包靭帯―74図
椎間孔―16, 45図, 75図, 88図
椎間板―18監, 75, 75監,
　85図, 100図
　―の破裂―76図, 77
　―の菲薄化―75
　―の膨隆―76図, 77, 100図
硬くなった筋と椎間板の問題
　―78臨
病的な椎間板―75, 76図,
　77, 80治
遊離脱出椎間板―76図, 77
椎間板関節―17図, 18,
　18監, 19図
椎間板脱出―77

椎間板ヘルニア―76図, 77,
　78図, 101監
椎弓根―45図
椎弓板―16, 17図, 45図
椎弓板溝―16, 17図
椎体―17図, 45図
椎体間関節―18監
突き出し―21
手の尺側を使って触診を行う
　―154実
ディープストローク―137, 137監
ディープストローク・マッサージ
　―137, 137監
ディープティシュー―140
ディープティシュー・ワーク
　―114, 140, 362
ディープ・トランスバース・
　フリクション―412監
抵抗の手―302
停止―27監, 34監
テーブル―116監
適応性短縮―57
適切な身体の使い方―156臨
デッドバグ―398, 398監, 399図
　―のトラック―398
電気あんか―365
殿筋―87図, 206, 250,
　288, 387コ
　―の筋群―250, 250図, 250監
電動ベッド―115, 183
天秤ばかりのたとえ―360臨
殿部―145
　―の施術と関連症状―50臨
同一面内の双方の作用を持つ
　筋群に一度の基本手順で行う
　ACストレッチ―296実, 297実
動画―7監, 103, 106, 115臨,
　120, 164, 168, 205, 249,
　287, 302, 333, 334, 336,
　345, 368, 369
凍結療法―361
動作学―16
等尺性収縮―57, 57図,
　303, 303図, 370
等尺性収縮後弛緩ストレッチ―216
同側性回旋―20, 23図
動態触診―17監
動的触診―17, 17監, 70, 98, 332
　―の評価―332
動的ストレッチ―176コ, 266
従来の静的ストレッチ vs.
　　動的ストレッチ―176コ
特殊な評価テスト―98, 99, 99コ
徒手伸延―356
徒手抵抗―95, 96, 96図,
　96監, 105
ドミノ効果―323臨
トラック―386コ, 390, 390監
トランスバース・フリクション
　―412, 412監
トランスレーション―21, 21監
トリガーポイント―50臨, 54,
　54監, 58, 136実
　―治療―364臨
横突棘筋のトリガーポイントと
　関連痛の出現部位―59図

回旋筋のトリガーポイントと
　関連痛の出現部位―59図
外腹斜筋のトリガーポイントと
　関連痛の出現部位―62図
下後鋸筋のトリガーポイントと
　関連痛の出現部位―61図
広背筋のトリガーポイントと
　関連痛の出現部位―60図
骨盤底筋群のトリガーポイント
　と関連痛の出現部位―67図
小殿筋のトリガーポイントと
　関連痛の出現部位―66図
脊柱起立筋のトリガーポイント
　と関連痛の出現部位―59図
大腿筋膜張筋のトリガーポイン
　トと関連痛の出現部位―62図
大腿直筋のトリガーポイントと
　関連痛の出現部位―62図
大殿筋のトリガーポイントと
　関連痛の出現部位―65図
多裂筋のトリガーポイントと
　関連痛の出現部位―59図
中殿筋のトリガーポイントと
　関連痛の出現部位―66図
腸腰筋のトリガーポイントと
　関連痛の出現部位―63図
内転筋群のトリガーポイントと
　関連痛の出現部位―64図
内腹斜筋のトリガーポイントと
　関連痛の出現部位―62図
ハムストリングのトリガー
　ポイントと関連痛の出現部位
　―65図
腹横筋のトリガーポイントと
　関連痛の出現部位―62図
腹直筋のトリガーポイントと
　関連痛の出現部位―61図
縫工筋のトリガーポイントと
　関連痛の出現部位―63図
腰方形筋のトリガーポイントと
　関連痛の出現部位―60図
梨状筋のトリガーポイントと
　関連痛の出現部位―67図
トルク―105, 182, 290, 345

な

内旋筋の筋群へのもう1つの
　ACストレッチ―295実
内臓マッサージ―172実, 173監
内臓マニピュレーション―172実
内側広筋―31図
内側上顆炎―129, 129監
内側上顆障害―129, 129監
内側腓骨神経―76図
内転筋群―39図
　―のトリガーポイントと
　　関連痛の出現部位―64図
内腹斜筋―28図, 28監, 30図,
　31図, 35図, 46コ, 159, 187
　―のトリガーポイントと
　　関連痛の出現部位―62図
内閉鎖筋―28図, 43図
ナクラステスト―93, 105, 106図
軟部組織への手技―81治, 109,
　109監, 179臨

軟部組織マニピュレーション……109 監
ニートゥーオポジットショルダー・ストレッチ……377, 377 監
　—での前側の締め付け……378 臨
ニートゥーチェスト 206, 206 監
　—・ストレッチ……360 コ, 368
　—のモビライゼーション……338
シングル・ニートゥーチェスト……206 監
ダブル・ニートゥーチェスト……206 監, 360 コ, 369, 370, 371, 372
ニューテーション……25 図, 26, 26 監
乳頭突起……16, 17 図
ニュートンテスト……106 監
妊娠の前腹壁筋への影響……157 実, 158 監
捻挫……71, 71 図
　—と筋挫傷……72 治
　—と筋挫傷の評価をする下肢伸展挙上テスト……104 図
仙腸関節の損傷と捻挫……73 治
能動的下肢伸展挙上……100 監

は

バイオフリーズ……363 実, 363 監
ハイドロセラピー……361
ハイパーモビリティ……69 監
ハイポモビリティ……69 監
箱を押す……134 臨
薄筋……28 図, 31 図, 39 図, 42 図
バソメカニクス……53
白線……46 コ
ハバース管……17 監, 78 監
ハムストリング……39 図, 204, 249, 287, 316
　—の筋群……249, 249 図, 249 監
　—のストレッチ……206, 376
　—のトリガーポイントと関連痛の出現部位……65 図
　—の AC 多面ストレッチ……265 実
仙腸関節損傷とハムストリング……73 臨
CR 多面ストレッチへの展開：股関節伸筋—ハムストリングの筋群……249 実
バランスディスク……399 監
バランスボード……399 監
バランスボール……400 監
　—を使った感覚運動エクササイズ……400 コ
バルサルバテスト……101
バルサルバ法……101, 101 図, 101 臨
パワーハウス……111 監, 392 コ, 392 監
半棘筋……28 図, 33 図
半月体……70 コ
半腱様筋……28 図, 39 図
瘢痕組織の癒着……56 コ, 323 臨
半膜様筋……28 図, 30 図, 39 図, 42 図
尾骨……16, 17, 18 図, 43 図

尾骨筋……42 図
尾骨骨折……345
腓骨頭……30 図
微細な断裂……72 臨, 72 監
肘……121 図, 127 図
非軸性グライド……21 図
肘のコンタクトをブレース……127 図
微小外傷……72 監
左横突棘筋……235 図
左外腹斜筋……235 図, 276 図, 311 図
ヒップハイク……23
腓腹筋……28 図, 31 図
評価……17, 92
下肢伸展挙上と仙腸関節の評価……104 臨
可動域と徒手抵抗の評価……95
可動域の評価……96 臨
関節の遊びの評価……98 臨
関節の遊びまたは関節モビライゼーションの評価……95
姿勢評価……94
触診評価……97
診断と評価……92 臨
椎間関節症候群を評価する……95
特殊な評価テスト……98
特定の疾患の評価と治療……108
菱形筋……46 コ, 87 臨, 387 コ
病態生理……54, 89
病態力学……53, 114 臨
ピラティス……174, 392 コ, 392 監
ピラティス・メソッド……392 監
ヒラメ筋……31 図
ピン・アンド・ストレッチ……147 監
関節モビライゼーションとピン・アンド・ストレッチ術……327 コ
腸腰筋にピン・アンド・ストレッチを行う……170 実
梨状筋へのピン・アンド・ストレッチ……147 実, 174 監
ファシア……56 監, 173 監
ファセット症候群……87 監
ファセットシンドローム……87 監
不安定な足場……399
不安定な体位……399
不安定にする力……399
フィジカルアセスメント……92
フィラメント……58, 58 監
フェイス・クレイドル……115 臨, 117 監, 118
フォームローラー……403, 403 図
深い圧……114, 114 臨
付加下肢伸展挙上……100, 101 監
腹横筋……32 図, 32 監, 36 図, 46 コ, 159, 187, 162 実
　—のトリガーポイントと関連痛の出現部位……62 図
伏臥位……50, 89 臨, 106, 115 臨, 117 図
　—の多面関節モビライゼーションを伸展と側屈へ……351 実
　—のプランク……392, 392 図
患者を伏臥位にした施術……50 臨
腹斜筋……159, 162 実
腹大動脈……49 図, 165

腹直筋……31 図, 31 監, 35 図, 46 コ, 153 実, 157, 187
　—のトリガーポイントと関連痛の出現部位……61 図
ランドマークとしての腹直筋……155 図
腹直筋膜……46 コ
腹直筋離開……157 実
副突起……16 監
腹部の腱膜……46 コ
腹部マッサージの基本手順……152 コ
付着部……27, 27 図, 34 監
「付着部と作用」……33, 34, 35, 36, 37, 38, 39, 40, 41, 42, 43
腹筋群……162
プッシュアップバー……400 コ
プッシュアップハンドル……400 コ
太りすぎ……380 臨
ブラガードテスト……101 監
プランク……386 コ, 392, 392 図, 392 監
ブリッジ……393, 393 監
ブレース……116, 116 監
プロプリオセプション……158 実
分節関節……323
　—の可動性減少の重要性……323 臨
分節関節レベル……19, 19 監, 98, 322
分回し運動……21 監
閉鎖管……43 図
閉鎖性連鎖運動……23, 23 監
閉鎖的運動連鎖……23
並進……21 監
ペイン・スパズム・ペインサイクル……56, 56 図, 361
臍……87 図, 387 コ
ベッド……115 臨, 116, 116 監, 117 図
　—の下端での股関節屈筋のCRストレッチ……248 実
　—の角を使う……144 実
適切なベッドの選び方……115 臨
どのくらいベッドの端へ患者を寄せたらよいか?……341 臨
ヘッド・レスト……117 監
ペルビックティルト……391 コ, 391 監
変形性関節症……77, 81, 81 監, 192
変性関節疾患……81, 81 臨, 81 監, 82 治, 192
痛みの原因は変性関節疾患か?……82 臨
縫工筋……28 図, 30 図, 31 図, 38 図, 42 図, 79 コ
　—のトリガーポインと関連痛の出現部位……63 図
紡錘細胞……54
紡錘糸……54
傍脊柱筋……140, 144
ポケット・トゥー・ポケット……342, 343 監
母指以外の指腹……121 図
母指の指節間関節の過伸展……122 図
母指腹……98, 121 図
　—のコンタクト……116, 117 図

　—のコンタクトをブレース……116, 125 図
補助付きストレッチ……177 コ
補助付き AC ストレッチ……263
補助付き CR ストレッチ……216
補助枕……89 臨, 89 監, 143 実, 153 実
患者の膝下に補助枕を置く……153 実
ボックス型シーツの下に補助枕を入れる……163 臨
ホットパック……407, 407 監
ボディーワーク……114, 114 監
ボルスター……89 監, 153 実
ヴォルフの法則……82

ま

マイクロトラウマ……72, 72 監, 77
前かがみ……378
マクロトラウマ……72, 72 監, 77
マッサージ
　—とカイロプラクティック……68 臨
アイスパック・マッサージ……363 実
内臓マッサージ……172 実, 173 監
右脊柱起立筋……178, 179 図, 235 図
右内腹斜筋……235 図
右腹直筋……153 図
ミスアライメント……68 コ, 68 監
サブラクセーションまたはミスアライメント vs. 関節機能障害……68 コ
水かき……126, 126 図, 334, 336, 337, 344, 350
ミネラルアイス……363 実, 363 監
メカニズム……54, 58, 69, 72, 73, 77, 80, 82, 83, 86, 87, 88, 114, 176, 216, 262
モーション・パルペーション……17 監
モビライゼーション
　→関節モビライゼーション
座位の腰椎の側屈モビライゼーションを回旋と伸展のモビライゼーションに展開する……326 実
側臥位の仙腸関節への水平内転モビライゼーションのバリエーション……346 実
側臥位の水平内転モビライゼーションを仙腸関節から腰椎に展開する……347 実
伏臥位の多面関節モビライゼーションを伸展と側屈へ……351 実
徒手の腰椎牽引モビライゼーション……357 臨

や

ヤンダ・アプローチ……387 臨
誘導刺激理論……364 臨
遊離脱出椎間板……76 図, 77
揺らぐ足場……399
よい姿勢……94
腰仙関節……19, 347 実
腰仙部不安定症……391

腰椎········16, 16図, 17図, 18図, 83図, 176監, 348
—と骨盤または股関節の CR多面ストレッチの基本手順········223実
—の運動········20
—の外側のストレッチ········374
—の可動域········21図
—の関節モビライゼーション········348
—の屈筋········216コ, 227, 271
—の伸筋········216コ, 224, 269, 308
—の伸展圧迫········322コ, 348
—の伸展メドレー········373
—の屈曲伸延········322コ, 351
—の前弯········86図, 94図
—の前弯の弯曲を取り戻す········349実
—の側屈と回旋········322コ, 350
—の側屈モビライゼーション········326実
—のタオル牽引または伸延········322コ, 353
—の多面ストレッチ········183コ
—の徒手牽引または伸延········322コ, 356
—の非軸性の運動········21図
—の左回旋筋···216コ, 237, 278
—の左側屈筋···216コ, 234, 275
—の伏臥位での伸展圧迫········349臨
—の右回旋筋········216コ, 234, 276, 311
—の右側屈筋···216コ, 230, 273
過前弯の腰椎········111
座位の患者での腰椎の右側屈筋のCRストレッチ········233実
座位の腰椎の側屈モビライゼーションを回旋と伸展のモビライゼーションに展開する········326実
従来の腰椎強化トレーニング········86治, 390コ
ストレッチは常に腰椎にかける········182実
前方への骨盤傾斜と過前弯の腰椎········86治
側臥位の水平内転モビライゼーションを仙腸関節から腰椎に展開する········347実
徒手の腰椎牽引モビライゼーション········357臨
AC多面ストレッチ：腰椎の回旋筋········279実
AC多面ストレッチ：腰椎の屈筋········272実
AC多面ストレッチ：腰椎の伸筋········270実
CR多面ストレッチへの展開：腰椎の屈曲の作用を持つ筋群········229実
CR多面ストレッチへの展開：腰椎の伸展の作用を持つ筋群········226実
CRAC多面ストレッチ：腰椎の伸筋········310実

腰椎圧迫モビライゼーション····350
腰椎外側のストレッチ········374
腰椎関節モビライゼーション····348
腰椎牽引モビライゼーション····357
腰椎骨盤関係········391
腰部
—と骨盤の関節モビライゼーションを学ぶ········331臨
—と骨盤の神経血管構造········49図
—と骨盤部の筋系········28図, 29図, 30図, 31図, 32図
—のストレッチの別の体位········180実
—の施術と関連症状········50臨
—のよい姿勢と悪い姿勢········94図
椅子での腰部のストレッチ····367
腰部伸筋········87図, 387コ
腰方形筋········29図, 34図, 46コ, 142, 143実, 186
—のトリガーポイントと関連痛の出現部位········60図
側臥位で腰方形筋を施術する········143実
ヨーマンテスト········105, 106図
抑制シグナル········262コ
抑制性介在ニューロン········217コ
四つんばいのトラック········386コ, 396, 396コ, 397図, 403, 403図
4の字ストレッチ········377
—を用いた深層外旋筋のCRストレッチ········255実

ら
ランジストレッチ····213, 213監
ランドマークとしての腹直筋········155図
梨状筋········28図, 30図, 32図, 41図, 42図, 43図, 49図, 74図, 80図, 103図, 147実, 209, 252図, 290図, 317図, 376
—のストレッチ········103図, 376
—のトリガーポイントと関連痛の出現部位········67図
—へのピン・アンド・ストレッチ········147実
梨状筋症候群····80, 80監, 81治, 99, 103
梨状筋伸展テスト········103
リラキシン········157臨, 157監
リリース········230, 364
「臨床のアドバイス」········50, 68, 72, 73, 78, 81, 82, 84, 85, 86, 88, 89, 92, 93, 95, 96, 98, 99, 101, 104, 105, 108, 114, 115, 124, 125, 132, 134, 135, 139, 140, 152, 156, 161, 163, 165, 167, 169, 172, 177, 178, 179, 183, 195, 206, 209, 217, 219, 222, 224, 245, 257, 259, 263, 264, 265, 266, 267, 268, 272, 298, 302, 303, 305, 306, 307, 308, 319, 323, 327, 328, 331, 335,

341, 349, 357, 360, 364, 367, 378, 380, 401
輪帯········45, 48図
リンパドレナージ········172監
リンパ・ドレナージュ・セラピー········172実, 172監
冷却········109, 362
冷水療法········361, 362
レラキシン········157監
レラクシン········157監
連結橋········58監
レンジ式ホットパック········365
攣縮········54監
ローワークロスシンドローム····87
肋椎関節········186
ロッカーボード········386コ, 399, 399監, 401, 402
肋骨突起········16, 16監, 17図, 45図, 163監

アルファベット
AC→ agonist contract
—(主動筋収縮)ストレッチ········223、262, 262監, 302
—ストレッチを用いるべき場合とは？········298臨
—(主動筋収縮)の基本手順········262コ, 268
深層回旋群へのもう1つのACストレッチ········292実
同一面内の双方の作用を持つ筋群に一度の基本手順で行うACストレッチ········296実, 297実
内旋筋の筋群へのもう1つのACストレッチ········295実
別の体勢での股関節外転筋のACストレッチ········282実
補助付きACストレッチ········263
AC多面ストレッチ········268
—：股関節の屈筋········287実
—：股関節の内転筋········284実
—：腰椎の回旋筋········279実
—：腰椎の屈筋········272実
—：腰椎の伸筋········270実
—の基本手順········268実
ハムストリングのAC多面ストレッチ········265実
COPD········172臨
CR→ contract relax
—(収縮・弛緩)の基本手順········216コ
—ストレッチ········216, 223, 302
—ストレッチを用いるべき場合とは？········259臨
座位の患者での腰椎の右側屈筋のCRストレッチ········233実
ベッドの下端での股関節屈曲のCRストレッチ········248実
補助付きCRストレッチ········216
4の字ストレッチを用いた深層外旋筋のCRストレッチ········255実
CR多面ストレッチ········223
—への展開：股関節の外転の作用を持つ筋群········241実

—への展開：股関節の屈曲の作用を持つ筋群········248実
—への展開：股関節伸展—ハムストリングの筋群········249実
—への展開：腰椎の屈曲の作用を持つ筋群········229実
—への展開：腰椎の伸展の作用を持つ筋群········226実
腰椎と骨盤または股関節のCR多面ストレッチの基本手順········223実
CRAC········302, 302監
—(収縮・弛緩—主動筋収縮)ストレッチ········223, 302, 302監
—(収縮・弛緩—主動筋収縮)ストレッチの基本手順········302コ, 307
—ストレッチの習得の仕方········302臨
—ストレッチを用いるべきかどうか見分ける········319臨
CRAC多面ストレッチ········307
—：股関節屈筋········316実
—：腰椎の伸筋········310実
—の基本手順········307実
CT········75, 109
GTO反射········216
L1········16, 16図, 16監, 17図, 18図
L2 - L3の関節レベル········324
L2 - L3の左側屈の関節モビライゼーション········325図
L4 - L5の分節レベル········322
L5········16, 16図, 17図, 18図
L5 - S1関節········19, 332
MRI········75, 109
PIRストレッチ········216, 332
PNFストレッチ········216, 332
RI反射········262監
Z関節········19

欧文
AAS(＝Associate of Applied Science)········5, 5監
accessory process········16監
Active Isolated Stretching(＝AIS)········263監
active SLR(＝ASLR)········100監
adjustment········331監
agonist········302監
agonist contract(＝AC)········262監
AIIS→ anterior inferior iliac spine
AIS→ Active Isolated Stretching
antagonist········44監, 302監
anterior inferior iliac spine(＝AIIS)········18監
anterior superior iliac spine(＝ASIS)········18監
anterolisthesis········89監
art of contrology, the········392監
arthritis········81臨, 81監
ASIS→ anterior superior iliac spine
ASIS compression test········106監
ASLR→ active SLR
assessment········17
attachment········27監

BA (=Bachelor of Arts) 422, 422監
Biofreeze 363監
bodywork 114監
bolster 89監
bony landmark 17図
brace 116監
bridge 393
BS (=Bachelor of Science) 5, 5監
cardiovascular exercise 174監
central canal 17監, 78監
central canal of spinal code 17監
central canal stenosis 17監, 78監
central spinal canal 17監
cervical brace 396監
circular friction 406監
circumduction 21監
CKC→ closed kinetic chain
closed chain kinematics 23監
closed kinetic chain (=CKC) 23監
CMT (=Certified Massage Therapist) 5, 5監
CMTPT (=Certified Myofascial Trigger Point Therapist) 5, 5監
CNMT (=Certified Neuromuscular Therapist) 5, 5監
compression 109, 362
COMT (=Clinical Orthopedic Manual Therapy) 7監
concentric contraction 58監
contact 17監, 114監
contract relax (=CR) 216監
contracture 54監
contralateral muscles 44監
core 111監, 114監
costal process 16
cough test 101監
counterirritant 364臨
counternutation 26監
coxal bones, the 16
coxal-femoral rhythm 41監
cramp 54監
crista sacralis mediana 17監
cross-fiber friction 412監
cross fiber strokes 154
crossbridge 58監
CryoCup 363監
DC (=Doctor of Chiropractic) 5, 5監, 422, 422監
dead bug 398監
deep stroke 137監
deep stroking massage 137監
deep transverse friction 412監
Degenerative Joint Disease (=DJD) 81臨, 81監
Digital COMT 7監, 103, 106, 115臨, 120, 164, 168, 205, 249, 287, 302, 333, 334, 336, 368, 369
disc joint 18監
DJD→ Degenerative Joint Disease
double knee-to-chest 206監
EAO→ external abdominal oblique

eccentric contraction 58監
efflourage 406監
elevation 109, 362
end-feel 97
epicondylitis 129監
epicondylosis 129監
external abdominal oblique (=EAO) 28監
external rotation 26
face cradle 117監
facet joint 19
facet syndrome 87監
fascia 56監
femoropelvic rhythm 41監
filament 58監
full SLR 101監
gate control theory 364監
gate theory 364監
glide 21監
gluteal group 250監
gym ball 400監
hamstring [s] 75
hamstring group 249監
hip bones 16
hydro 361
hydrotherapy 361
hypermobile 69監
hypermobility 69監
hypomobile 69監
hypomobility 69監
IAO→ internal abdominal oblique
ice 109, 362
icing 72監
iliac crest compression test 106監
iliotibial band (=ITB) 28監
iliotibial tract 28監
innominate bones, the 16
interbody joint 18監
intereminential groove 106監
internal abdominal oblique (=IAO) 28監
internal rotation 26
ITB→ iliotibial band
joint mobilization 17監
joint release 331監
kinesiology 16監
kinesthetic awareness 387監
knee-to-chest stretch 206監
knee-to-opposite-shoulder stretch 377監
landmark 16
lateral rotation 26
laterolisthesis 88監
ligament of head of femur 48監
ligamentum capitis femoris 48監
ligamentum gate 48監
ligamentum teres femoris 48監
LMNs→ lower motor neurons
LMT (=Licensed Massage Therapist) 5, 5監
locked long 84臨, 84監
locked short 84臨, 84監
lower crossed syndrome 87
lower motor neurons (=LMNs) 55監

LSp→ lumbar spine
lumbar spine (=LSp) 176監
lunge stretch 213監
lymph drainage 172監
macro trauma 72監
manual resistance (=MR) 96監
mechanism 54
medial rotation 26
meralgia paresthetica 80監
micro trauma 72監
microtearing 72監
Mineral Ice 363監
moist heat hydrocollator pack 407監
motion palpation 17監
mover 95監
MR→ manual resistance
MS (=Master of Science) 5, 5監
muscle splinting 55監
Newton test 106監
nutation 26監
OA→ osteoarthritis
OKC→ open kinetic chain
open chain kinematics 23監
open kinetic chain (=OKC) 23監
opposite side 44監
Osteoarthritis (=OA) 81臨, 81監
osteopath 172監
osteopathy 172監
passive SLR (=PSLR) 101監
pathomechanics 53
pelvic bones, the 16
Pelvic Rock Test 106監
pelvic tilts 391監
pelvifemoral rhythm 41監
physical assessment 92
PIIS→ posterior inferior iliac spine
Pilates 392監
pin and stretch 147実
plank 392監
plunb line 94
pocket to pocket 343監
posterior inferior iliac spine (=PIIS) 17監
posterior superior iliac spine (=PSIS) 17監
posterolisthesis 88監
powerhouse 392監
prerectal fibers 43監
proprioception 158監
PSIS→ posterior superior iliac spine
PSIS compression test 106監
PSLR→ passive SLR
push-up handles 400コ
RA→ rectus abdominus
range of motion (=ROM) 92監
reciprocal inhibition (=RI) 262監
reciprocal inhibition (reflex) 262監
rectus abdominus (=RA) 31監
relaxin 157監
release 230
rest 109, 362
RI→ reciprocal inhibition
rib cage 152監
RICE 109, 362
rocker board 399監

roll 89監
ROM→ range of motion
sacral tubercles 17監
sacroiliac joint (=SIJ) 17監
sacroiliac joint medley of tests 106監
Sasroiliac Stretch Test 106監
sacroiliitis 73監
scapulocostal joint 34監
scapulothoracic joint 34監
scope of practice 7監, 41監
segmental joint level 19監
sensory nerve 72監
session 107監
SIJ→ sacroiliac joint
single knee-to-chest 206監
SLR→ straight leg raise
soft tissue manipulation 109監
spasm 54監
spinal (canal) stenosis 17監, 78監
splinting 55監
spondylolistheses 88監
spondylolisthesis 88監
spray and stretch 364監
stabilization 111監, 386監
stabilization exercise 152監, 386監
stacked joints 127監
Straight Leg Raise (=SLR) 100監
stretch reflex 181監
stripping 410監
stroke 114監
subluxation 68監
support 116監
swayback 85監
symphysis pubis joint 47監, 74監
TA → transversus abdominus
table 116監
tensor fasciae latae (=TFL) 28監
TFL→ tensor fasciae latae
thorax 152監
thrust 98監, 331監
tight muscle 54監
torque 105
track (s) 390監
translation 21監
transverse friction 412監
transverse process 16監
transversus abdominus (=TA) 32監
trigger point (=TrP) 54監
TrP→ trigger point
Tupler Technique 157監
upper crossed syndrome 87
vertebral canal 17監
vertebral foramen 16
vertebral foramina 16
wobble board 399監
Yeoman's test 105
Z joints 19
Zero Balancing 158監
Zumba 320監
zygapophyseal joints 19

PROFILE

プロフィール

◆著者

Joseph E. Muscolino, BA[1], DC[2] （ジョセフ・E・マスコリーノ）

筋骨格系解剖学、生理学、運動生理学、フィジカルアセスメントそして治療のコースを25年以上にわたって手技療法士および運動療法士に指導（必修科目および継続教育を含む）。1986年から2010年にかけてConnecticut Center for Massage Therapyでインストラクターを、現在はニューヨーク州立大学（SUNY）パーチェス・カレッジにて非常勤教授を務める。

筋骨格系の解剖学および生理学、キネシオロジー、筋骨格系病理学、触診と整形外科的評価、そして実践的な施術テクニックについて記した手技療法や運動療法の著書も多数ある。加えて、手技療法士および運動療法士向けの身体的評価および施術のDVDも数多く作成している。また *Massage Therapy Journal* 誌にコラム「Body Mechanics」も執筆しており、アメリカだけでなく国際的にも数多くの出版物に寄稿している。

世界中の継続教育（CE）のワークショップ（身体の使い方、ディープティシュー・マッサージ、ストレッチ、高度なストレッチ、関節モビライゼーション、筋の触診、整形外科的評価、筋骨格系の病態、キネシオロジー、死体解剖など）で指導。The Art and Science of Kinesiologyを通して、臨床整形外科的徒手療法（Clinical Orthopedic Manual Therapy略してCOMT）の認定コースを提供している。また、運動生理学インストラクターと実践的治療インストラクター向けの実地訓練も運営する。承認を受けた継続教育提供者であり、マッサージ師とボディーワーカーの免許更新用の単位は、National Certification Board for Therapeutic Massage and Bodywork（NCBTMB）を通して取得可能である。

ニューヨーク州立大学ビンガムトン校ハーパー・カレッジにて生物学士（BA）を、オレゴン州ポートランドのウェスタン・ステート・カイロプラクティック・カレッジにてドクター・オブ・カイロプラクティック（DC）を取得。コネティカットで28年以上にわたって個人開業しており、自身の患者全員にカイロプラクティックにソフト・ティシュー・マッサージを統合した施術を行っている。

本書『腰部と骨盤の手技療法 機能解剖に基づく臨床技法とセルフケア』についてさらに詳しいことは、出版社サイト（http://thepoint.lww.com/MuscolinoLowBack）を参照されたい。著者のその他の著書、DVD、ワークショップに関して、また著者に直接連絡をしたい場合には、著者のウェブサイト（http://www.learnmuscles.com）を参照、またはFacebookでThe Art and Science of Kinesiologyをフォローされたい。

■監訳注

1）BA：Bachelor of Arts は「文学士」

2）DC：Doctor of Chiropractic は「ドクター・オブ・カイロプラクティック」というアメリカでの学位で、以前は第一職業専門学位（First-Professional Degree）と呼ばれる博士号とは別の学位でしたが、2011年以降はカイロプラクティックの規定の博士課程の修了者に授与される「Doctor's degree - professional practice（博士号－専門職の意）」に分類されるようになりました

◆監訳者

木戸 正雄（きど・まさお）　　　　　　　　あん摩マッサージ指圧師、はり師、きゅう師

　京都工芸繊維大学応用生物学科・日本鍼灸理療専門学校・東京医療専門学校教員養成科卒業。岩田鍼院副院長・日本鍼灸理療専門学校専任教員・(財) 東洋医学研究所研究員を経て、2012年より日本鍼灸理療専門学校教務部長。(一財) 東洋医学研究所主任研究員、学校法人花田学園評議員、日本伝統鍼灸学会評議員、経絡治療学会夏期大学講師、経絡治療学会学術部員をも務める傍ら、学会等の研究発表や招聘講演に全国を飛び回り、執筆も多数手がけ、精力的に活躍している。主な著書は、『変動経絡検索法（VAMFIT）―だれでもできる経絡的治療―』、『天・地・人 治療　―鍼灸医術の根本的治療システム―』、『脈診習得法（MAM）―だれでも脈診ができるようになる―』(医歯薬出版)、『素霊の一本鍼』(ヒューマンワールド社)。共著に『痛みのマネジメント（西洋医学と鍼灸医学からのアプローチ）』(医歯薬出版)、『日本鍼灸医学　経絡治療・臨床編』(経絡治療学会)、DVDに『変動経絡治療システム（VAMFIT）』(医道の日本社)、『素霊の一本鍼』(ヒューマンワールド社)、その他論文多数。

◆翻訳者

信國 真理子（のぶくに・まりこ）　　　　　　あん摩マッサージ指圧師、はり師、きゅう師

　外資系金融機関勤務を経て、日本鍼灸理療専門学校卒業。アルヴィゴ・テクニーク・マヤ式腹部マッサージ（ATMAT）認定施術資格取得。あん摩マッサージ指圧師、はり師、きゅう師、またATMATの日本国内唯一の施術師として活躍している（http://atmat.m-nobukuni.jp/）。

伊藤 直子（いとう・なおこ）　　　　　　　　あん摩マッサージ指圧師、はり師、きゅう師

　早稲田大学教育学部卒業、アメリカ南カリフォルニア大学教養学部交換留学、日本鍼灸理療専門学校卒業。外資系音楽関連会社勤務、中学・高校英語科非常勤講師を経て、現在、英語添削指導講師、按摩屋鍼灸処熊猫洞所長を務めている。

腰部と骨盤の手技療法
機能解剖に基づく臨床技法とセルフケア

2017 年 11 月 10 日　第 1 刷発行　©

著　者	Joseph E. Muscolino（ジョセフ　マスコリーノ）
監訳者	木戸正雄
翻訳者	信國真理子、伊藤直子
発行者	森田　猛
発行所	株式会社 緑書房
	〒103-0004
	東京都中央区東日本橋２丁目８番３号
	TEL 03-6833-0560
	http://www.pet-honpo.com
日本語版編集	秋元　理、森川　茜
日本語版編集協力	川音いずみ
デザイン・DTP	メルシング
印刷・製本	図書印刷

ISBN 978-4-89531-316-2 Printed in Japan
落丁、乱丁本は弊社送料負担にてお取り替えいたします。

本書の複写にかかる複製、上映、譲渡、公衆送信（送信可能化を含む）の各権利は株式会社 緑書房が管理の委託を受けています。

JCOPY ＜(一社)出版者著作権管理機構 委託出版物＞

本書を無断で複写複製(電子化を含む)することは、著作権法上での例外を除き、禁じられています。本書を複写される場合は、そのつど事前に、(一社)出版者著作権管理機構(電話 03-3513-6969、FAX03-3513-6979、e-mail:info @ jcopy.or.jp)の許諾を得てください。また本書を代行業者等の第三者に依頼してスキャンやデジタル化することは、たとえ個人や家庭内の利用であっても一切認められておりません。